Schattauer

Die digitalen Zusatzmaterialien haben
wir zum Download auf www.klett-cotta.de
bereitgestellt. Geben Sie im Suchfeld auf unserer
Homepage den folgenden Such-Code ein:
OM40166

Alexander Reichardt

Tiefenpsychologisch fundierte Verhaltenstherapie

Psychodynamisch denken –
verhaltenstherapeutisch handeln

Schattauer

Praxis für Psychotherapie
Alexander Reichardt
Eichenallee 5, 14050 Berlin
Deutschland
praxisreichardt@posteo.de

Schattauer
www.schattauer.de

Gestaltungskonzept: Farnschläder & Mahlstedt, Hamburg
Cover: Bettina Herrmann, Stuttgart
unter Verwendung einer Abbildung von © nicemyphoto/Adobe Stock
Gesetzt von Eberl & Koesel Studio, Kempten
Gedruckt und gebunden von Friedrich Pustet GmbH & Co. KG, Regensburg
Lektorat: Barbara Buchter
Projektmanagement: Dr. Nadja Urbani
ISBN 978-3-608-40166-0
E-Book ISBN 978-3-608-12225-1
PDF-E-Book ISBN 978-3-608-20645-6

Bibliografische Information der Deutschen Nationalbibliothek
Die Deutsche Nationalbibliothek verzeichnet diese Publikation in der Deutschen Nationalbibliografie; detaillierte bibliografische Daten sind im Internet über http://dnb.d-nb.de abrufbar.

Geleitwort Dr. Lars Hauten

Buchtitel nach dem Schema »abc denken – xyz handeln« wecken Interesse (wir denken an Rudolf 2019 oder Fürstenau 2017). Solche Titel verheißen etwas: Das Versprechen, Grenzen aufzubrechen, Bezüge herzustellen, in Netzen statt in Kaskaden zu denken. Und gleichzeitig werden fast reflexhaft Zweifel geweckt: Das große Projekt einer »eklektischen Psychotherapie« (Norcross, 1986) ist auch nach 25 Jahren intensiver Forschung noch längst nicht vollendet. Soll also weiter Wasser in den Wein gegossen oder gar freigiebig Gold an eine Kupferschmiede verschenkt werden?

Meine Neugier war also geweckt, als mir das Manuskript von Reichardt nahegebracht wurde. Dies vor dem Hintergrund, dass wir am Berliner ppt-Institut seit vielen Jahrzehnten mit einer irgendwie integrativen Grundhaltung Psychotherapie lernen und lehren. Ein lieb gehegter Traum war es, eine Art »Wörterbuch« herzustellen, mit welchem die verschiedenen psychotherapeutischen Sprachen und Dialekte ineinander übersetzt werden können. Doch dies ist auch mit KI nicht zu haben. Was wir aber herausfinden konnten und immer wieder zu leben versuchen, ist Folgendes: Auf dem common ground, dass Psychotherapie in und mit Beziehung funktioniert, ist es möglich, die Verfahren respektvoll nebeneinanderzustellen und Schnittmengen übereinanderzulegen. Wir nennen das »Verfahrensdialog« (Geckle 2020).

Nun also liegt der Entwurf vor für eine »tiefenpsychologisch fundierte Verhaltenstherapie«. Kann das gelingen?

So viel vorab: Es kann!

Reichardt stellt sich der herkulisch anmutenden Aufgabe, das psychodynamische Denken nicht nur verständlich darzustellen, sondern obendrein auch noch für Verhaltenstherapeutinnen und -therapeuten praktisch nutzbar zu machen.

Dies gelingt, indem zunächst ein knapper Abriss der psychodynamischen Theoriebildung vorgenommen wird. Die Fülle und Reichhaltigkeit der psychoanalytisch-psychodynamischen Theorienvielfalt kann manchmal wie ein dschungelhafter Wildwuchs wirken. Daher wird die Ideengeschichte mit und in der Theorieentwicklung verschiedener »Schulen« nachgezeichnet. Ausgangspunkt bietet die schon etwas in die Jahre gekommene, in der Psychodynamik aber immer noch gültige Sortierung anhand von »Säulen« (Pine 1990). Diese Darstellungsform ist direkt anschlussfähig an moderne Formen der Theorienforschung in der Psychotherapie (Strauß et al. 2021). Dieser Buchteil ist insofern hervorzuheben, als die Theorie- und Methodenvielfalt es ungemein schwer macht, sich einen schnellen Überblick zu verschaffen. Ein umfängliches Handbuch allein über die Grundbegriffe erzeugt schnell vierstellige Seitenzahlen (Mertens 2022), und auch praxisbezogene Erläuterungen fallen eher schwergewichtig aus (Jungclaussen 2018).

Sodann wird das psychodynamische Denken störungsspezifisch verdeutlicht: Das Störungsrational wird anhand der zentralen ätiopathogenetischen Faktoren (von Reichardt Dimensionen genannt) Konflikt, Beziehung, Struktur und Trauma verständlich dargelegt. Es wird so möglich, die zuvor entwickelte Theoriegeschichte in ihrer Relevanz für ein psychodynamisches Fallverständnis zu erkennen. Für das Buchmotiv von entscheidender Bedeutung dürfte es sein, dass das zentrale psychodynamische Element der Fokussierung auf unbewusste Prozesse zu einer veränderten Haltung führen sollte.

Abschließend wird das von den verhaltenstherapeutischen Leserinnen und Lesern vielleicht am sehnlichsten erwartete Versprechen eingelöst, das dargelegte psychodynamische Denken in der Praxis einzusetzen. Hier wird Reichardt sehr konkret: Anhand von spezifischen Fallkonstellationen wird verdeutlicht, welche behandlungspraktischen Anreicherungen aus einem psychodynamisch fundierten Denken folgen. Für die Lesegeduld belohnt werden sie darüber hinaus mit einem Token, welches aus VT-Lehrbüchern wohlbekannt ist: Arbeitsblätter und konkrete Handlungsanweisungen ermutigen dazu, das eigene Interventionsrepertoire spielerisch zu erweitern.

Was dem Buch jedoch fehlt, ist eine »Gebrauchsanweisung«. Wie ist es von wem zu lesen? Diese Lücke erlaube ich mir zu füllen, indem zunächst naheliegende Missverständnisse ausgeräumt werden:

Der Titel legt nahe, dass das Buch als Anleitung eigentlich nur für Verhaltenstherapeutinnen und -therapeuten geeignet wäre. Dies ist nicht der Fall. Auch als erfahrener Psychodynamiker war die Lektüre für mich sehr gewinnbringend. Und es ist schön, eine Quelle zu haben, bei der wir uns auch konkreter Handlungsanweisungen bedienen können, ohne Arbeitsblätter quasi heimlich von unseren VT-Kolleginnen und -Kollegen zu stehlen. Denn allen Vorurteilen zum Trotz sind auch die psychodynamischen Psychotherapien beweglich – in Theorie und Praxis (Wöller 2022). Verfahrensdialog ist eine Zweibahnstraße. Es gibt für Psychodynamikerinnen und Psychodynamiker also keinen Grund, das Buch nicht zu lesen.

Das Buch ist kein eklektisches Add-On für die verhaltenstherapeutische Praxis. Eine Suche in die Richtung »Bei Problem X verwende ich standardgemäß Intervention Y; mal gucken, ob die Psychodynamik mir zusätzlich Intervention Z als Behandlungsalternative anbietet« wird mit Reichardt nicht von Erfolg gekrönt sein. Denn es geht um etwas der Intervention Vorausgehendes, eine Erweiterung des Denkens und einen Shift in der Haltung, was dann erst im zweiten Schritt die Interventionspraxis anreichert.

Wie also ist vorzugehen? Das Buch eignet sich sehr gut dafür, in einem Rutsch gelesen zu werden. Die systematische Logik und der Aufbau der Anreicherung kann so gut nachvollzogen werden. Es kann aber auch ganz anders verwendet werden: Die Leserinnen und Leser dürfen es getrost auch auf den Kopf stellen und beherzt schütteln, auch dann wird etwas Interessantes herausfallen. Konkret meint das: Bei Interesse können auch einfach zunächst die Fallgeschichten gelesen werden oder – wenn es ganz eilig ist – auch die Arbeitsblätter zur Anwendung kommen, und die konzeptionelle und theoriegeschichtliche Lektüre wird auf einen regnerischen Nachmittag verschoben. Auch dies wäre eine denkbare Anwendungsform, solange die Leserin oder der Leser sich darüber im Klaren ist, dass Missverständnis zwei dennoch gilt: Dass sie oder er nicht einfach ein Zusatztool anwendet, sondern sich auf eine Haltungsänderung einlässt.

Und wer soll dies nun tun? Die erste, von Titel und Ansatz nahegelegte Zielgruppe dürften Praktikerinnen und Praktiker der Verhaltenstherapie sein. Ich bin sicher, dass die Lektüre nicht nur gewinnbringend sein wird, weil Neues entdeckt wird, sondern auch, weil vermutlich (im Sinne der theorielosen Integration) längst Praktiziertes nun endlich Namen bekommt.

Wie bereits erwähnt, ist das Buch aber auch für Psychodynamikerinnen und Psychodynamiker interessant. Im Sinne des zirkulären Fragens kann es erhellend sein zu hören, wie quasi von der anderen Seite aus auf die eigenen Konzepte geschaut wird.

Last not least sei das Buch auch allen empfohlen, welche sich der psychotherapeutischen Praxis erst annähern wollen. An den Universitäten sind die Studierenden entweder einer Methodeneinfalt ausgesetzt, oder sie stehen vor einem theorielosen Bündel an Kompetenzbereichen, die vermutlich eher selten miteinander in eine logische Verbindung gebracht werden. Hier kann es enorm hilfreich sein, das Pendeln zwischen Verfahrensspezifität und Durchbrechen der Schulengrenzen praxisnahe veranschaulicht zu bekommen. Und was ist mit Ausbildungskandidatinnen und -kandidaten? Unsere Erfahrungen mit dem Verfahrensdialog zeigen, dass die Wege der psychotherapeutischen Identitätsbildung verschieden sind. Viele suchen zunächst nach einer Identifikation mit dem »eigenen« Verfahren, um sich dann die anderen Ansätze mit anzueignen. Andere wiederum weigern sich von Beginn an, allzu enge Tellerränder zu akzeptieren. Es bleibt abzuwarten, wie es für die neuen – dann ja vorab verfahrensbreit ausgebildeten – Weiterbildungskandidatinnen und -kandidaten sein wird.

Reichardt selbst verfügt über sowohl verhaltenstherapeutische als auch psychoanalytische Fachkunde. Es steht zu vermuten, dass ihm ganz persönlich ein seltenes Kunststück gelungen ist: Nämlich die verschiedenen Aspekte der unterschiedlichen Ansätze in sich zu integrieren (pun intended), ohne die Seiten zu wechseln (wie wir es von einigen Größen unserer Zunft kennen). Wohl deshalb gelingt es Reichardt, die Leserinnen und Leser abzuholen und einzuladen. Stärken und Schwächen der jeweiligen Ansätze werden liebevoll balanciert, sodass sich eine Synergie voll entfalten kann.

Der Autor ist sich des spannungsgeladenen Ausgangspunktes seiner Reise wohl bewusst: »Noch immer ist die Schulenorientierung für viele Psychotherapeutinnen emotional hoch besetzt und Teil der therapeutischen Identität« (S. 15). Dem ist mit Rudolf (2016) zu entgegnen: »Gute Therapeuten statt richtiger Identitäten!«

Dem Buch sind selbstverständlich viele interessierte Leserinnen und Leser zu wünschen. Mehr noch: Es gehört in die Bibliothek eines jeden Ausbildungsinstitutes – unabhängig davon, welches Verfahren dort gelehrt wird.

Berlin, Juli 2023
Dr. Lars Hauten

Geleitwort Prof. Dr. Matthias Berking

Die Verhaltenstherapie hat in den letzten Dekaden auf beeindruckende Weise Erklärungsmodelle für psychische Störungen sowie Methoden zur Behandlung dieser Störungen entwickelt. Diese Erfolge sind nicht zuletzt der großen Offenheit zu verdanken, welche die Verhaltenstherapie jedweder potenziell therapeutisch nutzbaren Idee entgegenbringt. Basierend auf dieser Offenheit wurden in den letzten Jahrzehnten Ideen aus humanistischen, systemischen, achtsamkeitsbasierten und psychodynamischen Ansätzen »geklaut« bzw. in den Methodenkanon der Verhaltenstherapie integriert. Eine solche grundsätzliche Offenheit gegenüber neuen Ideen kann sich die Verhaltenstherapie leisten, weil es für sie aufgrund ihrer wissenschaftlichen »DNA« selbstverständlich ist, dass sich die Nützlichkeit neuer Ideen erst in hinreichend validen Studien erweisen muss, bevor diese Ideen für den Einsatz in der klinischen Praxis empfohlen werden können.

Aber bevor eine Idee einer wissenschaftlichen Prüfung unterzogen werden kann, muss man sie erst einmal verstehen. Aus meiner eigenen Erfahrung kann ich sagen, dass dies im Fall psychodynamischer Ideen zuweilen alles andere als leicht sein kann. Seit meinem Studium habe ich immer wieder mit Texten in psychodynamischen Lehrbüchern gerungen. In vielen Fällen erschienen mir die postulierten Theorien als unnötig komplex, die Argumentationslinien als in sich widersprüchlich, der Wahrheitsanspruch als zu hoch und zu unbelegt, die präsentierten Belege als zu anekdotisch oder zu sehr auf die Meinungen vermeintlicher Autoritäten gestützt. Außerdem schien mir der Umfang der Theorie in keinem angemessenen Verhältnis zum Nutzen für das konkrete therapeutische Handeln zu stehen. Die daraus resultierende Frustration legt dann oft eine Abkehr vom psychodynamischen Diskurs nahe.

Doch wie schade wäre es, diesen Schatz an Ideen einfach so links liegen zu lassen? Legt uns die therapeutische Arbeit nicht täglich nahe, wie wichtig es ist, sich am Einzelfall zu orientieren? Und selbst wenn wir Konzepte wie das Unbewusste, Konflikte, Abwehr, Übertragung, Gegenübertragung etc. nicht als zentral für jede Behandlung ansehen, ist es dann nicht doch sehr wahrscheinlich, dass diese Konzepte in Einzelfällen eine wichtige Rolle spielen können? Und sollten wir uns nicht bestmöglich auf diese Fälle vorbereiten? Und als Teil dieser Vorbereitung auch in der Lage sein, die »psychodynamische Brille« aufzusetzen und eine psychodynamische Fallkonzeption der verhaltenstherapeutischen zur Seite zu stellen, sodass wir beide Perspektiven für die Entwicklung einer maximal erfolgversprechenden Therapieplanung nutzen können?

Wenn Sie diese Fragen für sich bejahen, stellt sich darüber hinaus allerdings die Frage, wie man sich das dafür notwendige Wissen aneignen sollte. Eine mögliche Antwort auf diese Frage halten Sie gerade in der Hand.

In »Tiefenpsychologisch fundierte Verhaltenstherapie« gelingt es dem Autor, der sowohl die Fachkunde für Verhaltenstherapie als auch die Fachkunden für tiefenpsychologisch fundierte und analytische Psychotherapie erworben hat, die oft nur schwer nachvollziehbaren Grundannahmen der psychodynamischen Tradition auf eine Weise darzustellen, die sie zumindest erahnbar machen. Insbesondere schafft er es, mit Hilfe nachvollziehbarer Schaubilder und Arbeitsblätter aufzuzeigen, wie eine konkrete Anwendung dieser Theorien in der Praxis aussehen kann.

Ebenfalls von hoher Praxisrelevanz scheint mir die vom Autor vorgeschlagene Verbindung von Verhaltenstherapie und psychodynamischer Therapie zu sein. Dieser Vorschlag zielt interessanterweise weder darauf ab, ein Verfahren dem anderen anzugleichen oder es in dieses zu integrieren, noch darauf, die Verfahren als lediglich verschiedene Sprachen zur Beschreibung identischer Ideen darzustellen und eine synoptische Übersetzungshilfe zu bieten. Stattdessen wird mit der Idee einer »Tiefenpsychologisch fundierten Verhaltenstherapie« eine Brücke geschlagen, welche Verfahren, die auf (unbewusste) Bedeutungen fokussieren, systematisch mit dem konkreten Einsatz bewältigungsorientierter Methoden zu verbinden sucht.

Mit der nachvollziehbaren Beschreibung psychodynamischer Ideen und der Gewährleistung des Praxisbezugs adressiert der Autor auch den im Rahmen der Revision der Psychotherapeut*innenausbildung noch einmal gestiegenen Bedarf an didaktischen Hilfestellungen für den Erwerb verfahrenstranszendierender therapeutischer Kompetenzen.

Auf der Grundlage dieser Eindrücke und Einschätzungen wünsche ich diesem Buch und den darin beschriebenen Ideen viel Erfolg und eine große Leserschaft!

Erlangen, August 2023
Prof. Dr. Matthias Berking

Vorwort

Dieses Buch hat sich lange in mir »zusammengebraut«. Als Verhaltenstherapeut und Psychoanalytiker habe ich das Privileg, von Vertreterinnen beider Verfahren in meiner jeweils anderen therapeutischen Persona angesprochen zu werden und die Annahmen, Vorurteile, Fragen und Anregungen zum jeweiligen »Konkurrenzverfahren« zu hören. Mir kam dann oft die Rolle zu, die eine Methode gegenüber der anderen zu erklären und nicht selten auch zu verteidigen, was dazu beitrug, auch meine eigene Haltung gegenüber den Verfahren und deren Verhältnis zueinander sowie möglicher Verbindungen und Unterschiede zu klären. Das Buch ist Ausdruck und Ergebnis dieses Klärungsprozesses.

Dabei reifte in mir mehr und mehr die Einsicht, dass das unterscheidende und entscheidende Merkmal des psychodynamischen Ansatzes nicht so sehr in der Theorie, der Art des Handelns, den Techniken und Interventionen liegt, sondern in einer spezifischen Herangehensweise, die eine Haltung, eine Form der Wahrnehmung und ein ganz eigenes Verstehen umfasst, die es ermöglichen, mit der Offenheit und Frische des Therapiegeschehens produktiv zu arbeiten. Das ganz Spezifische und Eigene der psychodynamischen Herangehensweise zu vermitteln und für die verhaltenstherapeutische Arbeit anwendbar zu machen, ohne den Druck, dem Therapiegeschehen nun ein weiteres Konzept oder neue Techniken »auferlegen« zu müssen, ist das Ziel des Buches.

Im Buch wird Schritt für Schritt ein tiefenpsychologisches Fundament erarbeitet, das die verhaltenstherapeutische Fallkonzeption und Behandlung von Beginn an trägt, ergänzt und »behütet«. Durch die Sensibilisierung für unbewusste Wirkfaktoren können blinde Flecken, Fallstricke und mögliche Rückfälle frühzeitig erkannt, mit den psychodynamischen Instrumenten verstanden und ggf. verhaltenstherapeutisch bewältigt werden. Die therapeutische Praxis wird dadurch umfassender und zugleich präziser. Indem wir das eigene Erleben als bedeutungstragendes Therapieelement einbeziehen, werden innere Freiheit, Wohlbefinden und Sinnerleben gefördert.

Das Buch vollzieht einen didaktischen Dreischritt von der Theorie (Kapitel 1 und 2) über die Ableitung zentraler Denkinstrumente (Kapitel 3) hin zur Praxis (Kapitel 4):

Im theoretischen Teil werden nach einer Einleitung zum Thema in einem kurzen Überblick die wichtigsten Strömungen der psychodynamischen Tradition dargestellt und deren zentrale Konzepte und Begriffe eingeführt. Diese sollen auch mit wenigen Vorkenntnissen nachvollziehbar und die Inhalte anschaulich werden. Ähnlichkeiten und Unterschiede zu verhaltenstherapeutischen Vorstellungen werden reflektiert, um den Kern des jeweiligen Beitrags herauszuarbeiten.

Kapitel 3 leitet anschließend die zentralen Dimensionen für eine tiefenpsychologische Fundierung ab. Diese sind Konflikt, Beziehung und Struktur. Die drei Dimensionen dienen als Verständnisinstrumente, Orientierungsrahmen und Brücke von der Theorie in die Praxis.

Kapitel 4 schließlich stellt das Herzstück des Buches dar, in dem das zuvor Dargestellte in der und für die Praxis angewandt wird. Dabei geht es zunächst um die systematische Erarbeitung eines psychodynamischen Bezugsrahmens. Vor diesem Hintergrund wird ein entsprechendes Fallverständnis möglich, das schließlich sowohl die Planung der Therapie als auch deren eigentliche Durchführung befruchtet. Die psychodynamischen Inhalte werden dabei aus dem Therapiegeschehen »bottom-up« erarbeitet und mittels der angebotenen Konzepte und Arbeitsmaterialien geordnet. Durch die Definition eines Bezugsrahmens können an dessen Handhabung durch Therapeutin und Patient unbewusste Themen im Therapieverlauf sichtbar und, wenn notwendig, bearbeitet werden. Das sichert den Rahmen und erfolgreichen Fortlauf der Therapie, adressiert unausgesprochene Themen und kann diese in die Therapie integrieren.

Die Inhalte des Buches werden dabei so weit möglich mit einer verhaltenstherapeutischen Methodik vermittelt, d.h. strukturiert, praxisnah und unter Zuhilfenahme von Schaubildern und Arbeitsblättern. Für die primär adressierten verhaltenstherapeutisch denkenden Leserinnen ist das Vorgehen also vertraut, die psychodynamisch orientierten Leser wiederum können eine eher verhaltenstherapeutische Herangehensweise kennenlernen und sich die eigene Methode mit »fremden« Mitteln (neu) aneignen.

Die Inhalte des Buches bauen aufeinander auf, wer jedoch ein stärkeres Interesse an der Praxisseite hat, kann auch in Kapitel 3 mit den drei Dimensionen von Konflikt, Beziehung und Struktur einsteigen. Ganz Mutige können sich auch gleich in Kapitel 4 einfinden und das Fehlende »rückwärts« erarbeiten.

Die Begriffe »psychodynamisch« und »tiefenpsychologisch« werden synonym verwendet und bezeichnen die aus der psychoanalytischen Tradition hervorgegangenen und in dieser stehenden Herangehensweisen.

Der Autor äußert sich im Buch in der »Wir«-Form. In dieser drückt sich einerseits die Integration seiner eigenen Vielstimmigkeit aus, andererseits die einladende und gemeinschaftliche Grundhaltung des Buches.

Ich möchte an dieser Stelle explizit einigen Menschen danken, obwohl ich unendlich vielen mehr zu Dank verpflichtet bin.

Ich danke Julia Heinz für die Planungen an dem Buch, die vielen anregenden Gespräche, Rückmeldungen und Korrekturen und für die Konzeption und gemeinsame Durchführung von Workshops zum Thema des Buches. Karolin Blattmann danke ich für wertvolle Hinweise und Diskussionen, insbesondere zur psychoanalytischen Tradition. Ich danke einer lieben Freundin für die vielen klärenden Spaziergänge und ihre unerschütterliche Gewissheit, dass dieses Buch entstehen würde, wo ich selbst daran nicht recht glauben konnte.

Dr. Armin Gottmann danke ich für die zahlreichen hilfreichen, oft beiläufigen Bemerkungen, die mich auf Lücken, aber auch Brücken hinwiesen.

Ich danke Dr. Donata Schoeller und den Teilnehmerinnen und Teilnehmern des von ihr durchgeführten Workshops zur Methode des »Thinking at the Edge« (Gendlin 2004) für die sensible Begleitung und Unterstützung beim Finden von Begriffen und Strukturen zu den Themen dieses Buches.

Dem Gründer (Niko) und den Mitgliedern meiner Schreibgruppe (Jo, Anja, Gerrit, Anja, Jonas, Anja, Ina) danke ich für ihr Interesse und die fachfremden Rückmeldungen.

Liudmyla Mykhasiva danke ich für ihre hilfreiche und angenehme Präsenz, die eine Atmosphäre schuf, in der das Buch gut gedeihen konnte.

Ich danke meiner Familie für das anhaltende Interesse und die wohlwollende, ermutigende Begleitung des Projektes.

Besonders möchte ich meinem Lehranalytiker, Wilhelm Meyer, danken für die wertvolle und heilsame Erfahrung der Lehranalyse.

Ich danke dem Schattauer-Verlag für die Annahme und Unterstützung dieses Projektes, insbesondere Dr. Nadja Urbani für ihre Begeisterung und professionelle Begleitung. Barbara Buchter danke ich für das aufmerksame, interessierte und einsichtsvolle Lektorat.

Prof. Dr. Matthias Berking danke ich für die über Jahre bestehende Verbindung, Mentorschaft und Inspiration und sein Geleitwort macht mich besonders dankbar. Dr. Lars Hauten danke ich sehr für das freundliche Geleitwort von psychodynamischer Seite. Beide haben mir geholfen, meine zwei verfahrensspezifischen Über-Ichs etwas zu beruhigen.

Nicht zuletzt danke ich meinen Patientinnen und Patienten für ihren Mut, ihre Offenheit und Ehrlichkeit, mich an ihren Erfahrungen teilhaben zu lassen, die mich immer wieder berühren, beeindrucken, inspirieren und bereichern.

Berlin, Juni 2023

Inhalt

ANHANG

1 Einleitung

Der Titel »Tiefenpsychologisch fundierte Verhaltenstherapie« ist unter verschiedenen Aspekten ketzerisch und eine Provokation. Zum einen untersagt die Psychotherapie-Richtlinie das Vermischen von Therapieverfahren in der Praxis (Dieckmann et al. 2020) und es gilt der Verfahrensbezug auch in der Ausbildung. Zum anderen bestehen weiterhin große Vorbehalte in der therapeutisch praktisch tätigen Community gegenüber theoretischen oder eklektizistischen, teilweise als anmaßend erlebten Versuchen einer Integration, die zudem immer wieder auch mit der Forderung eines Endes des Verfahrensbezuges verbunden werden (z. B. Rief 2019; Grawe 2000). Noch immer ist die Schulenorientierung für viele Psychotherapeutinnen emotional hoch besetzt und Teil der therapeutischen Identität. Eine praktische Integration ist zwar weit verbreitet (z. B. Oddli & McLeod 2017; Schindler & von Schlippe 2006), aber meist Teil gewachsener Erfahrung und Entwicklung vom Boden eines Heimatverfahrens aus und weniger Ergebnis theoretischer, meist universitär verorteter oder verordneter Konzepte und Debatten.

Nichtsdestotrotz gab und gibt es immer wieder Versuche, verschiedene therapeutische Ansätze miteinander zu verknüpfen und auf die ein oder andere Weise zu integrieren. Das »Handbook of Psychotherapy Integration« erschien erstmalig im Jahre 1992 und seitdem in immer neuen Auflagen (aktuelle Ausgabe: Norcross & Goldfried 2019). Paul Wachtel (1977) und Lothar Wittmann (1981) haben bereits vor über 40 Jahren bis heute noch lesenswerte Vorschläge einer Zusammenschau vorgelegt. Das zeigt, wie inspirierend die Vision einer Theorie und Praxis, die die Verfahrensgrenzen erweitert oder ganz hinter sich lässt, seit Langem ist und bleibt. Besonders von verhaltenstherapeutischer Seite wurden solche Versuche unternommen. Die immer spezifischeren Verfahren für immer feinere Störungseinheiten machten eine integrierende Perspektive schon aus rein praktischen Gründen notwendig. Transdiagnostische und verfahrensübergreifende Wirkfaktoren gerieten in den Blick, aber es meldeten sich auch Vertreter einer »theoriearmen«, pragmatischen Technikorientierung zu Wort.

Im Zuge der sogenannten »Dritten Welle« etablierten sich schließlich Methoden, die implizit oder explizit Ideen der psychodynamischen Tradition entlehnten. So arbeitet das »Cognitive Behavioral Analysis System of Psychotherapy« (CBASP; z. B. Schramm et al. 2006) sowohl mit Übertragungshypothesen als auch mit einer »Haltung des disziplinierten persönlichen Einlassens« (Brakemeier et al. 2021), welche dazu dienen sollen, das Übertragungsgeschehen transparent zu machen und neue, heilsamere Beziehungserfahrungen zu ermöglichen.

Ein weiteres Beispiel für ein wachsendes verhaltenstherapeutisches Interesse an

Methoden und Sichtweisen außerhalb des klassischen kognitiv-verhaltenstherapeutischen Kanons ist die Schematherapie (Young et al. 2005), die viele Konzepte (auch) der psychoanalytischen Theoriebildung übernommen hat (Roediger & Dornberg 2011). Nicht zuletzt ist ein gesteigertes Interesse an der Beziehungsdimension der Psychotherapie innerhalb der verhaltenstherapeutischen Community bemerkbar. War die Beziehung zwischen Verhaltenstherapeut und Patientin lange Zeit als bloßes Arbeitsbündnis konzipiert, gilt sie heute, auch wegen entsprechender empirischer Befunde, als zentrales Vermittlungsorgan von Einsicht und Genesung.

Parallel dazu gerieten auf psychodynamischer Seite unter dem Druck empirischer Forschung und berufspolitischer Begründungszwänge störungsspezifische Faktoren vermehrt in den Blick und auch einer Manualisierung konnte inzwischen Gutes abgewonnen werden (z. B. Beutel et al. 2010). Die »Übertragungsfokussierte Therapie« (TFP; Clarkin et al. 2008), die »Strukturbezogene Therapie« (Rudolf 2013), die »Mentalisierungsbasierte Therapie« (MBT; Bateman & Fonagy 2016) oder die »Affektfokussierte psychodynamische Psychotherapie« (McCullough et al. 2019) stellen Beispiele dar, in denen zumindest in der Praxis eine Annäherung an die Verhaltenstherapie mit ihrem strukturierten, störungsadaptierten, bewältigungsorientierten und teils psychoedukativen Vorgehen stattfindet.

In der Umsetzung haben integrative Ansätze verfahrensfremde Elemente dabei entweder assimiliert, sie in Theorie oder Praxis transzendiert oder in Einzeltechniken aufgelöst, die dann in einer pragmatischen Kombination zur Anwendung kommen (→ Sell & Benecke 2020). Beide Seiten, die verhaltenstherapeutische und die psychodynamische, sammelten so Erfahrungen mit Erweiterungen und Adaptationen der eigenen Methode. Die Einschätzung der Ergebnisse und die daraus zu ziehenden Schlüsse könnten jedoch unterschiedlicher nicht sein. Während die eine Seite (z. B. Rief 2019; Kiyhankhadiv & Schramm 2017) einer Ablösung des Verfahrensbezuges das Wort redet und entsprechende Ideen formuliert, kommen andere Autoren zum genau gegenteiligen Schluss (z. B. Sell & Benecke 2020; Benecke 2019; Leichsenring et al. 2019).

Es ist aus unserer Sicht wenig überraschend, dass überwiegend von verhaltenstherapeutischer Seite, die seit jeher keine Scheu zeigte, verfahrensfremde Methoden zu integrieren, die Forderung nach einer Ablösung der Verfahrensorientierung erhoben wird. Neben den sicher handfesten berufspolitischen Motiven scheint sich darin jedoch auch eine genuin andere Sicht und Erlebensweise auszudrücken, die valide ist. Das verhaltenstherapeutische Vorgehen scheint mehr die eines Zerlegens, Zerteilens und Aufschlüsselns von beobachtbaren oder zumindest nicht schwer erschließbaren Prozessen und Entitäten zu sein, um diesen mit einer entschiedenen Veränderungs- und Bewältigungsorientierung entsprechend zugeschnittene Interventionen gegenüberzustellen. Ein komplexes Geschehen löst sich in beherrschbare Teile auf, das Bedürfnis nach Orientierung und Kontrolle dominiert. Für ein solches Vorgehen ist ein theoretischer Über- oder Unterbau weniger vonnöten und entscheidend. Entscheidend ist, »what works« und das holt man sich, wo man es eben findet.

Demgegenüber beschäftigt sich der psychodynamische Ansatz mit dem Nicht-Offensichtlichen, den verborgenen Antrieben und unbewussten Bedeutungen, in denen die Ätiologie und Genese psychischer Störungen, aber auch ganz alltäglichen Geschehens, verortet wird. Dieser Ansatz ist von Beginn an transdiagnostisch orientiert und konzentriert sich auf zugrunde liegende, ätiologische Faktoren. Für die Erkenntnis und Arbeit mit solchen Phänomenen bedarf es naturgemäß einer komplexeren Theorie und überhaupt theoretischen Fundierung der Methode. Die Einsicht oder Erkenntnis führt darüber hinaus hier nicht wie in der Verhaltenstherapie notwendigerweise in eine veränderungsorientierte Intervention, sondern das Tun steht zuvorderst in den Diensten der Einsicht. Dabei ist die Haltung gerade durch ein Zurückstehen von ins Handeln treibenden Impulsen (»Abstinenz«) und deren Reflexion auf Einsicht hin geprägt. Es wird versucht, »hinter« das Handeln zu kommen. So ist es nachvollziehbar, dass eine Herauslösung von Einzeltechniken aus dem psychodynamischen Verfahren, nicht nur schwer möglich ist, sondern der Haltung des Verfahrens und der sich daraus ergebenden (eigengesetzlichen) Strukturierung des therapeutischen Prozesses grundsätzlich widerspricht.

Neuere Ansätze auf psychodynamischer Seite (siehe oben) tragen zwar auch vermehrt der Tatsache Rechnung, dass die Eigendynamik psychischer Störungen und deren strukturelle, auch ätiologisch zu verstehende Verankerung sich nicht notwendigerweise durch »bloße« Einsicht von allein bewältigen oder verändern (was unter anderem mit dem Begriff des »Durcharbeitens« von Freud schon beschrieben wurde), die Grundhaltung bleibt dennoch eine grundsätzlich andere, die ebenso valide ist, wie die verhaltenstherapeutische. Der psychodynamische Ansatz beinhaltet also eine ganz eigene Herangehensweise, die eine spezifische Form der Wahrnehmung und des Verstehens umfasst, die nicht von ihrem theoretischen Grund gelöst werden kann, da beide als in einer wechselseitigen Beziehung stehend gedacht werden (→ Kapitel 2.1; Freuds »Junktim«). Vor dem Hintergrund dieser fundamental verschiedenen Haltung ist es nur folgerichtig, dass sich die Kritiker eines Endes des Verfahrensbezuges überwiegend auf psychodynamischer Seite finden.

Aber es sprechen auch (wissenschafts-)theoretische und praktische Gründe gegen eine Ablösung des Verfahrensbezuges. Einer Integration oder Auflösung verschiedener Therapieschulen und -verfahren fehlt eine empirische Legitimierung hinsichtlich der Grundlagen und möglicher Wirkfaktoren, ja es ist überhaupt nicht ersichtlich, wie eine solche Integration empirisch untersucht werden kann und soll (Benecke 2019). Darüber hinaus besteht weder Einigkeit hinsichtlich der Definition des Konzeptes »Wirkfaktor« noch über deren Zuordnung zu verschiedenen Ebenen des Therapieprozesses (Pfammatter & Tschacher 2012), was keine fundierte Umsetzung eines »Wirkfaktorenkonzeptes« verspricht. Die Argumente für eine Ablösung des Verfahrensbezugs durch eine sonst wie geartete Kompetenz-, Evidenz- oder Wirkfaktorenorientierung sind bis heute widersprüchlich und nicht überzeugend (Benecke 2019).

Obwohl die Entwicklung und Weiterentwicklung bestehender und neuer Therapieverfahren sicher zu begrüßen ist, hat sich jedoch keiner der behaupteten verfahrensunabhängigen oder diese integrierenden Ansätze in der Lage gezeigt, die Vielfalt bestehender Verfahren, Konzepte und Methoden tatsächlich überzeugend zu vereinen und hinter sich oder in sich zu versammeln, schon gar nicht, diese überflüssig zu machen.

Im Gegenteil begründen solche Ansätze wieder neue Denkschulen und methodische Konzepte und vergrößern den Markt an Psychomethoden, wo sie diesen doch durch Integration verkleinern zu wollen vorgaben. Besonders überraschend aber ist, wenn diese »neuen« Verfahrensansätze sich selbst nicht vom Verfahrensbezug lösen, sondern sich als Verfahren im Verfahren etablieren. Dass dies auch ökonomische und berufspolitische Gründe hat, sei am Rande eingestanden.

Ein weiteres Argument, einer Loslösung vom Verfahrensbezug skeptisch gegenüberzustehen, ist das fragliche Verständnis der Konzepte des jeweils anderen Verfahrens. So hat die Übernahme beispielsweise psychodynamischer Begrifflichkeiten durch Verhaltenstherapeutinnen gezeigt, dass diese die Konzepte bewusst oder unbewusst umdeuten oder missinterpretieren. So beschreibt das »Cognitive Behavioral Analysis System of Psychotherapy« (CBASP; Schramm et al. 2006) mit den Begriffen von Übertragung und Gegenübertragung ein bloßes, lerntheoretisch begründetes Interaktionsgeschehen, dessen genetische und akute Gestalt im Sinne psychodynamischer Konzepte beispielsweise der Objektbeziehungstheorie (verinnerlichte Objektbeziehungen und deren interpersonelle Verteilung und Dynamik) oder unter Gesichtspunkten der Abwehr nicht reflektiert wird (→ Sell & Benecke 2020, S. 194). Es handelt sich schlicht um ein anderes Konzept.

Auch Roedigers (2010) Darstellung des »Szenischen Verstehens« im Kontext der Schematherapie geht entscheidend an dessen eigentlicher Bedeutung vorbei. Er interpretiert es anhand der vorgestellten Beispiele offenbar als eine emotionale Ähnlichkeit des gegenwärtigen Erlebens mit einem (noch dazu unmittelbar und leicht erinnerbaren) früheren – wobei die Metapher, die das Erleben beschreibt, scheinbar regelhaft als ein konkretes Geschehen der Vergangenheit vermutet wird –, womit sich die »Bedeutung« der »Szene« dann schon erschöpft. Der so hergestellte biografische Rückbezug bleibt ein seltsam sinnleeres Datum und reduziert absurderweise den Bedeutungsgehalt des Geschehens, statt ihn zu offenbaren oder anzureichern. Weder das Geschehen im Heute noch des Damals wird auf seine unbewussten(!) Bedeutungen untersucht. Die »infantile Szene« wird von Roediger nicht wirklich als »Szene« aufgefasst, darüber hinaus geradezu »konkretistisch« missverstanden und nicht als Bedeutungskonstellation und Sinnstruktur, die sich in der gemeinsam(!) »gehandelten« situativen Struktur darstellt, verstanden; es fehlt schlicht das namengebende »Szenische Verstehen«. Das entscheidende Element, das das »Szenische Verstehen« nach Argelander und vor allem nach Lorenzer (1983, 1970), dem zweiten wichtigen und von Roediger unerwähnt gebliebenen Denker des Konzepts – auch der »infantilen Szene« –, erst zu einem szenischen Verstehen macht, nämlich der Einbezug vor allem auch der Gegenübertragung, wird zwar erwähnt, aber nicht angewandt. Roedigers »Szenisches Verstehen« ist keines, es geht nicht über das von Lorenzer auch beschriebene »Psychologische Verstehen« hinaus.

Auf psychodynamischer Seite wiederum wird aus konkreten, differenzierten verhaltenstherapeutischen Interventionen schnell ein »Ratschlag«, aus kognitiver Arbeit »positives Denken« und aus gezielten Übungen und Hausaufgaben eine »Dressur«, wenn sich überhaupt mit Verhaltenstherapie auseinandergesetzt wird. Der wirklichen

Begegnung und Beschäftigung mit dem anderen Verfahren und ihren Vertreterinnen wird zum Teil mit einer Flucht in Meta-Reflexionen begegnet, die in diesem Fall eben mehr Flucht als angemessene Reflexionsleitung sind.

Diese Beispiele zeigen, dass ein Rückbezug auf Methoden des anderen Verfahrens oder die Verwendung derselben Begriffe noch lange nicht für dieselbe Bedeutung und schon gar nicht für eine korrekte Anwendung bürgen. Es besteht im Gegenteil die Gefahr einer theoretischen und praktischen Verunklarung und daraus erwachsenden Behandlungsfehlern.

Zusammenfassend können wir also sagen: Es sprechen gewichtige Gründe für eine Beibehaltung des Verfahrensbezuges und die Realisierung therapeutischer Wirkfaktoren im Kontext und mit den Mitteln des jeweiligen Verfahrens. Die Erkenntnis, dass es allgemeine Wirkfaktoren gibt, muss also nicht notwendigerweise zu einer »Allgemeinen Psychotherapie« führen und die Identifikation spezifischer Wirkfaktoren nicht zu einer Verarmung therapeutischer Kommunikation auf einen reinen Symptom-Technik-Zusammenhang.

Warum nun aber dieses Buch? Könnten und sollten wir mit diesen Feststellungen nicht besser alles so belassen, wie es ist? Müssen wir dem Psycho-Markt noch ein neues Produkt hinzufügen, das verschiedene Ansätze zu verbinden sucht? Wir sind der Meinung, dass das Einüben eines Denkens und Sehens mit verschiedenen, auch verfahrensfremden Konzepten Therapien förderlich ist. Es geht aus unserer Sicht nicht darum, nun wieder neue (integrative) Methoden oder Theorien dem therapeutischen Prozess »aufzuerlegen«, sondern um die Entwicklung einer um ein anderes Verfahren erweiterten Sicht und eines reicheren Verständnisses, die das Handeln im verfahrenseigenen Methodenrepertoire präziser und umfassender machen. Wir lassen uns bei diesem Ziel leiten von der Idee einer »persönlichen Integration«, wie Sell und Benecke (2020, S. 196) sie vorschlagen und wie sie von vielen Praktikerinnen bereits gelebt wird. Wir glauben, dass persönliche Erfahrung, berufliche Entwicklung und Weiterbildung eine Therapeutenpersönlichkeit formen, die zu angemessenen Integrationsleistungen fähig ist. Eine solche Persönlichkeit ist in der Lage, eine Brücke zu bauen zwischen den Polen aus »mehr Allgemeinheit« und »noch mehr Spezifizität« (ebd., S. 195).

In den letzten Jahren ist darüber hinaus zu Recht die Therapeutin mit ihren Eigenschaften, Fähigkeiten und Kompetenzen in den Fokus der Therapieforschung geraten. Wenn Therapie als ein zwischenmenschliches Geschehen angesehen wird, in dem die Beziehungsvariable entscheidenden Einfluss auf Erfolg oder Misserfolg hat, dann ist es sinnvoll, sich mindestens den einen an der Beziehung beteiligten und durch Aus- und Fortbildung beeinflussbaren Akteur genauer anzuschauen. Denn in der Therapeutenpersönlichkeit findet die Umwandlung abstrakter Prinzipien, wissenschaftlicher Erkenntnisse und komplexer Theorien in konkretes Handeln statt. Dabei ist Therapie ein wechselseitiges Geschehen, in dem die jeweiligen Merkmale und Verhaltensweisen der Beteiligten in einen dynamischen Austausch treten.

Mit dem Konzept der »responsiveness« (z. B. Norcross & Wampold 2019; Hatcher 2015; Kramer & Stiles 2015) formuliert die Forschung diese Gegenseitigkeit des Prozesses als Kernelement von Psychotherapie. Bezogen auf die Therapeutin und ihr Ziel, die

Therapie positiv zu gestalten, wird auch von »appropriate responsiveness« (Kramer & Stiles 2015) gesprochen. Ihr Gegenteil wäre wohl Rigidität. Wir verstehen unter Responsivität die therapeutische Fähigkeit, das individuelle Gegenüber in seiner Eigenheit und Dynamik möglichst umfangreich wahrzunehmen und zu verstehen und sich auf diese angemessen (»appropriate«) einzustellen bzw. sich von diesen »einstellen zu lassen«. Watson und Wiseman schreiben: »... responsiveness is an attitude, a way of being with another characterized as a willingness or capacity to be flexible and fluid to align with and be attentive to their goals and needs.« (Watson & Wiseman 2021, S. 3). Responsivität umfasst danach Facetten von Ansprechbarkeit und Reaktionsfähigkeit, Offenheit, Flexibilität und Achtsamkeit, einen mehr passiven und einen aktiveren Pol. Gelungene Responsivität bedeutet aus unserer Sicht daher eine auf achtsamer Wahrnehmung gegründete Übereinstimmung von Auswahl, Timing und Dosis von Verhaltensweisen und Interventionen mit den aktuellen Bedürfnissen und Möglichkeiten des Gegenübers. Eine solche Fähigkeit fördert und sichert einen erfolgreichen Fortgang der Therapie.

Der psychodynamische Ansatz realisiert unserer Meinung nach eher die passive Seite der Responsivität, die des Wahrnehmens und Verstehens des Gegenübers. Deren »Produkte« werden dann, gefördert durch angemessene Klarifizierungen, Konfrontationen oder Deutungen, zum Gegenstand eigenen und gemeinsamen Nachdenkens unter Berücksichtigung von Widerstand und strukturellen Bedingungen. Verhaltenstherapeutisch wird eher die aktive Seite betont: Der Therapeut stellt sich bewusst und gezielt auf Besonderheiten der Patientin ein und passt sein Verhalten an, in der Regel, ohne diese Anpassung auch zum Inhalt zu machen. Wir wollen beide Seiten verbinden, psychodynamisches Wahrnehmen und Verstehen und verhaltenstherapeutisches Handeln.

Es ist offensichtlich, dass eine angemessene Responsivität, unabhängig von der verfahrensgemäßen Ausgestaltung, zentral ist für das Gelingen von Therapien. Es stellt sich also die Frage, wie eine solche Empfänglichkeit, Offenheit, Flexibilität und Anpassungsfähigkeit in uns und anderen gefördert werden können. Wir glauben, dass dies besonders durch die Einübung verfahrensfremder Perspektiven auf das Therapiegeschehen gelingt, in unserem Fall mit psychodynamischem Blick in die verhaltenstherapeutische Praxis. So wird das Feld der Wahrnehmung und das Erkennen und Verstehen der darin gegebenen Sachverhalte produktiv erweitert und eine »appropriate responsiveness« gefördert. Für die Schulung eines solchen Blickes ist die Vermittlung der Haltung und zentralen Konzepte nah am Therapiegeschehen notwendig, sodass diese im Sinne einer »persönlichen Integration« angeeignet werden können.

Therapeutische Fähigkeiten entfalten sich nicht in einem luftleeren Raum, sondern sind eingebettet in ein Fallverständnis bzw. erwachsen diesem. Storck et al. (2021) betonen hierfür die Bedeutung »konzeptueller Kompetenz« oder »Konzeptkompetenz« als gewichtige Dimension des Faktors »Therapeut«. Sie konkretisieren diese Kompetenz anhand eines therapeutischen Arbeitsmodells, das auf einer allgemeinen (z. B. Wie funktioniert Therapie? Was verstehe ich unter Deutung?), einer fallbezogenen (z. B. Wie verstehe ich den spezifischen Fall? Wie könnte für diesen ein sinnvolles therapeutisches Vorgehen aussehen?) und schließlich sitzungsbezogenen Ebene (Welche Art der Beziehungsgestaltung sollte ich anwenden? Wie ist der Rückzug der Patientin zu verstehen?) realisiert wird (ebd., S. 156 f.).

Wir wollen mit dem Versuch einer tiefenpsychologisch fundierten Verhaltenstherapie alle drei Ebenen durch eine Zusammenschau der beiden Verfahren, die in ihrem Eigensein bestehen bleiben, ansprechen. Dadurch soll die Realisierung der Wirkfaktoren in der verhaltenstherapeutischen Methode im Sinne einer größeren »responsiveness« unterstützt werden. Den Weg »persönlicher Integration« wollen wir also ernst nehmen und ein entsprechendes Angebot machen, praxisnah und konkret. Darüber hinaus möchten wir zu einem »Multilog« beitragen, aus dem sich »ein für das Ganze produktiver Umgang mit für sich genommen unauflösbaren Differenzen zwischen den partikularen Perspektiven« (Sell & Benecke 2020, S. 198) entwickeln kann. Der Ansatz dieses Buches ist, wie der Titel schon sagt, der einer Fundierung der Verhaltenstherapie mit psychodynamischen Konzepten und Erkenntniszugängen. Während also einige Forscher kognitiv-behaviorale Therapien als »foundational platform for integration« (David et al. 2018) ansehen, haben wir eine genau gegenteilige Ansicht. Wenn sich ein Therapieverfahren als Grundlage und Fundament für eine Zusammenschau eignet, dann aus unserer Sicht das psychodynamische Verfahren.

Die psychoanalytisch begründete Methode hat sich in der Lage gezeigt, mit ihrer Herangehensweise vielfältigste Gegenstände zu umschließen und zu erhellen, von der Kunst über literarische Texte bis hin zu Gruppenprozessen, Paarbeziehungen und Unternehmensdynamiken. Dabei sehen wir aber die psychodynamischen Ansätze nicht als konkurrierend zu der lerntheoretischen und sozialwissenschaftlichen Fundierung der Verhaltenstherapie, sondern als Ergänzung und Bereicherung. Wir möchten außerdem mit dieser Arbeit unsere Kolleginnen ein Stück weit von dem normativen Veränderungsdruck befreien, der sowohl institutionell, von unseren Patientinnen und durch uns selbst (»Ich-Ideal«, »Über-Ich«) an uns herangetragen wird. Stattdessen möchten wir Interesse wecken für das Nicht-Wissen und ermutigen, genau jene Inhalte, Gefühle und Wahrnehmungen, die wir bisher vielleicht als störend und belastend, als unangemessen oder peinlich aus unserer Arbeit ausschlossen, eben jene Prozesse als integralen Bestandteil unserer Tätigkeit zu begreifen und sie von einem Störfaktor in ein Erkenntnisinstrument zu verwandeln. So können wir uns wieder mit mehr Freude und Lebendigkeit, als Ganze, integriert und mit allen Facetten beteiligt erleben.

2 Theoretische Grundlagen

Wir erarbeiten uns im folgenden Theorieteil wesentliche Elemente des tiefenpsychologischen Theorienfundamentes, d. h. wir werden auf der allgemeinen Ebene des therapeutischen Arbeitsmodells arbeiten (→ Storck et al. 2021). Wie in der Einleitung bereits erwähnt, lassen sich psychodynamische Praxis und Theorie nicht voneinander trennen. Das beginnt bereits mit der Einstellung zum Gegenstand und der Art, wie und welche Erkenntnisse über diesen gewonnen werden können und sollen, also mit der Erkenntnishaltung, die wir zunächst skizzieren. Im Anschluss betrachten wir die Vorstellungen dessen, was über momentweise Erhellungen zu ergründen versucht wird, nämlich das sogenannte »Unbewusste«, auch im Unterschied zu verhaltenstherapeutischen Konzepten. Die Inhalte und Prozesse, die nun die bewusste und unbewusste Psyche und ihr Verhältnis zueinander kennzeichnen, stellen wir dann anhand der klassischen Unterscheidung der psychoanalytischen Tradition in Form der »vier Psychologien« dar (Pine 1988). Im Anschluss gehen wir kurz auf neuere, aus der Säuglingsbeobachtung und Entwicklungsforschung hervorgegangene Ansätze ein. Uns ist die Vermittlung solch grundlegender Konzepte wichtig, da sie ein Bewusstsein für Strukturen, Inhalte und Denkfiguren schaffen, die so überhaupt erst im Therapiegeschehen erfasst werden können.

2.1 Erkenntnishaltung

Der wissenschaftstheoretische Status der Psychoanalyse wurde von Freud selbst wechselnd und widersprüchlich beschrieben (→ Warsitz & Küchenhoff 2015). Zum einen verstand er sie als Naturwissenschaft und ordnete sie der Medizin zu, zum anderen finden wir Äußerungen, in denen er die Psychoanalyse geisteswissenschaftlich oder gar als ganz eigene Art der Wissenschaft darstellt. In der Selbstcharakterisierung der Psychoanalyse als Naturwissenschaft sieht Habermas (1968) ein »szientistisches Selbstmissverständnis«, weil sie ihrer eher als Hermeneutik zu bestimmenden Methodik widerspricht. Die Methodik der Psychoanalyse zeigt sich in der Art, wie sie an ihren Gegenstand herantritt und ihn zu verstehen sucht. Prototypisch geschieht das in der »Klinischen Situation« in der Begegnung mit dem »Einzelfall«, über den sie mit ihrer spezifischen methodischen Haltung Erkenntnisse gewinnen will.

Grundsätzlich stehen uns zahlreiche Möglichkeiten zur Verfügung, einen Menschen kennenzulernen. Wir können Informationen Dritter einholen, wir können ihn beobachten und beschreiben, wir können diesem Menschen mündlich oder schriftlich Fragen vorlegen oder ihn verschiedenen experimentellen Bedingungen aussetzen und seine Reaktionen prüfen. Im Ergebnis haben wir eine Reihe von Informationen und Sachverhalten, die uns aber einem Verstehehen des jeweiligen Menschen nicht unbedingt näher bringen. Auf der Grundlage psychologischer Theorien könnten wir Hypothesen über Kausalitäten und Funktionszusammenhänge aufstellen und auf die Person anwenden, die Fakten so vielleicht rational miteinander verbinden. Mit der Methode der Beobachtung und Verknüpfung von Daten auf Grundlage gewisser Theorien und Regeln entsteht unleugbar eine gewisse Logik. Wir haben möglicherweise eine Erklärung. Diese Herangehensweise hat jedoch etwas »Äußerliches« und bringt uns nicht unbedingt einem Verstehen unseres Gegenübers näher, dem wir uns besonders verpflichtet fühlen (zum Verhältnis von Erklären und Verstehen siehe z. B. Körner 1995).

Aber ist es überhaupt anders möglich, einen Menschen zu verstehen, gewissermaßen »von innen«, »aus und durch sich selbst heraus«? Ist ein solches »Innen« überhaupt zugänglich oder uns nicht eigentlich für immer entzogen? Psychoanalytische Erkenntnis beschäftigt sich genau mit jener »inneren Ausgelegtheit des Subjekts« (Gast 2006, S. 15). Diese ist uns offensichtlich nicht unmittelbar sinnlich gegeben und eine Selbstauslegung des Menschen, z. B. im Rahmen einer Befragung, scheitert ebenfalls oft genug kläglich. Wir selbst fühlen uns auf banale Fragen oft wenig auskunftsunfähig und selbst bei hochemotionalen Themen unserer erklärten Werte und Lebenshaltungen handeln wir beschämend widersprüchlich und verstehen uns selbst nicht. Gerade im Kontext psychischer Belastungen und Symptome sind unsere Selbstverfügbarkeit und unser Selbstverstehen oft auf demütigende Weise eingeschränkt. Die Kommunikation mittels Sprache ist darüber hinaus nur recht unvollkommen in der Lage, dem eigenen Sein Ausdruck zu verleihen. Schon das Gesagte weist auf ein Meinen, dessen wir nicht sofort und immer habhaft werden. Es ist also nicht so, dass wir mit uns und den Mitteln der Sprache zuverlässige Quellen des Verstehens zur Hand hätten, und noch weniger, um uns einem Gegenüber verstehbar zu machen. Im Gegenteil stehen Handeln und Sprechen eher im Verdacht, ein Erleben oder eine Einsicht zu verhindern (z. B. Erklären als Rationalisieren), statt diese zu offenbaren. Eine naive Transparenzannahme zwischenmenschlicher Kommunikation kann nicht tragen und wird auch von den meisten Verhaltenstherapeuten nicht geteilt.

Dies führt uns zur Hermeneutik als »Lehre vom Verstehen« (M. Jung 2018, S. 9), im Weiteren auch des Sinn- oder Bedeutungsverstehens. Die hermeneutische Herangehensweise begegnet ihrem jeweiligen Gegenstand mit einem gewissen inhaltlichen und formalen Vorverständnis, z. B. in Form soziokultureller oder sprachpraktischer Kontexte, und lässt es vom Gegenstand »irritieren«, korrigieren und erweitern. Wir hören z. B. den Satz: »Es geht mir irgendwie nicht gut.« Mit unserem Vorverständnis erfassen wir seinen Inhalt, vielleicht auch seine Mitteilungsintention – und dann taucht eine Irritation auf: »irgendwie«. Jemand spricht über sich, weiß aber offenbar nicht genau, auf welche Weise er oder sie ist. Gleichzeitig wird unser Vorverständnis offenbart: Wir nehmen an, ein Sprecher wisse, was er berichten wolle. Und es wird korrigiert: Dem ist nicht so. Nun treten wir erneut, mit einem aktualisierten Vorwissen an den Gegenstand heran. Der Satz »Es geht mir irgendwie nicht gut.« drückt nun ein Unwissen aus und gleichzeitig doch ein Wissen, mindestens eine Ahnung. In uns taucht die Frage auf, warum jemand mit diesen zwei Botschaften an uns herantritt. Warum sagt die Person nicht einfach »Mir geht es nicht gut.«? Wir hören vielleicht einen Aufklärungswunsch, Hilflosigkeit und Leid aus diesem Sachverhalt heraus. Um diese Einsicht bereichert treten wir nun erneut an den Gegenstand heran, der sich mehr und mehr mit Bedeutung füllt und den wir immer besser verstehen. Dieses als hermeneutischer Zirkel bekannte Vorgehen können wir immer wieder erneut vornehmen, dabei nicht nur persönliche, sondern auch soziokulturelle Voranahmen, z. B. über Sprechakte, Grammatik, Interaktionsformen, Kontexte etc., mitnehmen und vom Gegenstand korrigieren und erweitern lassen.

Es wird ersichtlich, dass wir in dieser Herangehensweise das Subjekt nicht auszuschließen suchen, wie in der traditionell bestimmten Naturwissenschaft, sondern als Instrument verwenden und daher integrieren müssen. Die psychoanalytische Methodik setzt das auf ihre eigene Weise (z. B. über den Rahmen und die Haltung) um, jedoch ist das Sinnverstehen hier dadurch verkompliziert, dass der »Gegenstand« des Verstehens ein lebendiges, interaktionelles Geschehen ist, an dem wir noch dazu beteiligt sind und das uns aber immer wieder durch Verwandlung verloren geht. Zusätzlich geht die Psychoanalyse von zum großen Teil verborgenen, unbewussten Gegenstandsaspekten und »Voranahmen« aus, die sich zwar im manifesten Geschehen zeigen, aber gleichzeitig in und mit diesem Geschehen selbst verbergen und insofern erst »entborgen« werden müssen, um sie zu verstehen. Die latenten Sinnstrukturen sind im und mit dem Manifesten ge- und verkleidet.

Die Gestaltung der psychoanalytischen Begegnungssituation stimuliert auf gewisse Weise die »Ausbreitung« und Manifestation der unbewussten seelischen Lage in den zwischenmenschlichen Raum. Themen, Gefühle und unbewusste Beziehungs- und Konfliktdynamiken konstellieren sich und machen uns zu einem Teil des Systems, das wir gleichzeitig und dadurch verstehen können. Über die analytischen »Sinnesorgane«, das wache Sehen dessen, was geschieht, das »Hören mit dem Dritten Ohr« (Reik 1948/1976), das Fühlen der Gegenübertragung und das Spüren unseres handelnden Beteiligtseins, erhält das System die Chance auf ein Bewusstsein seiner selbst, in dem Bedeutungen generiert und immer wieder aktualisiert werden. Das Ganze kommt in den Stand sich zu fühlen, zu denken und zu symbolisieren, letztlich seinen eigenen Sinn zu vernehmen. Aus der Begegnung von Analytikerin und Analysand können daher jene Erkenntnisse hervorgehen, die zuvor nicht bewusster Besitz der Beteiligten waren. Die Begegnung wird über die analytische Handhabung zum Erkenntnisinstrument. Im Verlauf können Sinnelemente, sprachliche oder andere Symbole geteilt und in einem besonderen Evidenzerleben für die Beteiligten beglaubigt werden. Damit markiert das System selbst, ob wirkliches Sinnverstehen vorliegt, und probiert sich immer wieder neu aus in Ausdruck und Vernommenwerden.

Die psychodynamische Erkenntnishaltung nimmt also an, dass es möglich ist, einen Menschen »von innen«, aus sich selbst heraus, mit sich und durch uns in der analytischen Begegnung zu erkennen und zu verstehen. Durch die (Selbst-)Verdunkelung des Geschehens in Form unbewusster Prozesse scheint es sogar so, als brauchten wir den anderen und die »analytische Situation«, um uns selbst, zumindest in Teilen und auf neue Weise, zu erkennen und erweitert wieder anzueignen. Das analytische Geschehen kann daher auch als ein mehrdirektional ausgerichteter, hermeneutischer Prozess verstanden werden. Nicht nur erweitern sich die Vorannahmen der Patientin von sich und uns, sondern auch unsere eigenen der Patientin und uns gegenüber.

Wir können also zwei grundlegend verschiedene Herangehensweisen an die Erkenntnis eines Menschen unterscheiden. Die eine versucht, auf der Grundlage von objektivierenden Beobachtungen und Regeln, Erklärungen zu finden (z. B. Entstehungsmodelle), aus denen dann entsprechende Techniken abgeleitet werden. Auf der anderen Seite haben wir eine hermeneutische, subjektivierende Herangehensweise, die auf ein Verstehen latenter Sinnstrukturen zielt und mittels Deutung Einsicht und so die Einführung eines neuen Elementes ins Bewusstsein anstrebt. Das wiederum erlaubt Verantwortungsübernahme und einen kreativen Umgang im Sinne einer Integration.

Das Grundverständnis des Menschen im psychodynamischen Therapiesetting ist also nicht das eines Objekts, das es zu erklären und dann zu verändern gilt, sondern eines schöpferisch tätigen Subjekts, das zu verstehen ist. Wir glauben, dass in der Praxis jede Psychotherapeutin, egal welcher Fachrichtung, selbstverständlich ebenso sinnverstehend tätig ist. Verhaltenstherapeutinnen verlassen damit allerdings ein Stück weit den Boden der verhaltenstherapeutischen Erkenntnishaltung.

Wenn wir die analytische Erkenntnishaltung als eine hermeneutische charakterisieren, da sie auf Einsicht durch (gemeinsames) Sinnverstehen zielt (vs. Erklären), können wir sie noch genauer bestimmen als eine »negative Hermeneutik« (Küchenhoff 2019, S. 65 ff.). »Negativ«, weil sich der Gegenstand des Verstehens, »die innere Ausgelegtheit des Subjekts«, zwar »performativ« (Warsitz & Küchenhoff 2015, S. 130) in Inszenierungen, »enactments« und in Übertragung und Gegenübertragung herstellt, aber grundlegend durch seine bewusstseinsmäßige und sprachsymbolische Entzogenheit auszeichnet. »Negativ« kennzeichnet darüber hinaus treffend die spezifische Haltung zum Gegenstand, die charakterisiert ist durch ein »Abstehen« und »Absehen« von Wissen, Konzepten, Vorannahmen und »Wollen«. Bion (2006) spricht von der »negativen Fähigkeit« (engl. negative capability), welche Aufnahmebereitschaft, Unvoreingenommenheit und das Ertragenkönnen von Nicht-Wissen umfasst. Wir unterwerfen den Patienten nicht einem Konzept und unserem Wollen, sondern wir unterwerfen uns der Begegnung und dem Wollen des anderen, woraus Verstehen und Konzepte erst geboren werden. Die psychodynamische Erkenntnishaltung muss entsprechend nah an der klinischen Situation, in welcher Erkenntnisobjekt und Erkenntnisinstrument auf besondere Art zusammenfallen, verbleiben.

Dass sich die verschiedenen Erkenntnishaltungen der psychotherapeutischen Praxis auch im Wissenschaftsverständnis von Verhaltenstherapie und Psychoanalyse ausdrücken bzw. zu diesem zurückverfolgen lassen, ist nicht verwunderlich und zeigt sich dort auch in einer anders gearteten Forschungspraxis. Wo die verhaltenstherapeutisch orientierte Forschung objektivierend, quantifizierend, verallgemeinernd und erklärend ihrem Gegenstand gegenübertritt, tritt die hermeneutische Wissenschaft qualitativ, narrativ, subjektivierend und teilnehmend-erfahrend quasi »in diesen hinein« bzw. versteht, dass sie im Grund schon »in ihm« ist und integriert diese Einsicht in ihre Forschung.

Diese verschiedenen Haltungen führen natürlicherweise auch zu unterschiedlich »geschnittenen« Gegenständen und differierenden Methodiken der Forschung, die kaum ineinander übersetzbar sind und so immer wieder Missverständnisse und Anwendungsfehler nach sich ziehen. Benecke (2014) meint, dass der Forschungsansatz sich logisch aus der Fragestellung ergibt, sich an dieser orientieren sollte und entsprechend auch quantifizierende und objektivierende Herangehensweisen für psychodynamische Verfahren ihre Berechtigung haben, z. B. bei einer Wirksamkeitsprüfung. Sell (2012) weist aus unserer Sicht dennoch zu Recht darauf hin, dass die gegenwärtige Wissenskultur der vergleichenden Psychotherapieforschung derjenigen entspricht, die der Verhaltenstherapie zugrunde liegt. Es sollte daher die Angemessenheit der Methode für Fragestellung und Untersuchungsgegenstand mindestens mitreflektiert und über eine Ergänzung seitens der verfahrensfremden Wissenskultur nachgedacht werden. Die Verantwortung für eine dem psychodynamischen Ansatz angemessene Forschungsarbeit liegt dabei jedoch auf psychodynamischer Seite. Uns scheint es z. B. eine interessante Forschungsaufgabe, auch verhaltenstherapeutische Behandlungen unter psychoanalytisch-hermeneutischer Perspektive und mit entsprechenden Forschungsdesigns zu untersuchen, wie es z. B. Alder et al. (2016) mit konversationsanalytischer Methodik bereits getan haben. Buchholz (2014) versteht die verschiedenen Sichtweisen überhaupt als komplementär, wie die Seiten einer Münze, bei der eine Seite die Zahl, die andere das Bild oder Symbol trägt.

Wenn wir uns wieder der klinischen Praxis zuwenden, so finden wir hier bereits Ansätze und Beispiele produktiver Komplementarität. Ein integrativer Denker wie Rainer Sachse misst in seiner »Klärungsorientierten Psychotherapie« dem Prozess des »Verstehens«, z. B. eines zum Teil unbewussten »Meinens«, große Bedeutung bei (z. B. Sachse 2003, S. 75 ff.). In der klinisch-verhaltenstherapeutischen Theoriebildung und Methodenentwicklung existiert mit der Plananalyse (Caspar 2007) ein Ansatz, mit dem implizite Planstrukturen als Zweck-Mittel-Relationen erschlossen werden sollen und der damit einer hermeneutischen Fragestellung nach dem Sinn eines Phänomens nahekommt. In der Umsetzung wird jedoch auch deutlich, wie schwer und überaus aufwändig eine solche Fragestellung mit einer überwiegend erklärenden und rationalistisch orientierten Herangehensweise zu bearbeiten ist.

Ein weiteres Beispiel, bei dem hermeneutische und erklärende Aspekte zusammenkommen, ist Grawes unter Rückgriff auf Guidano & Liotti 1985 erfolgte Darstellung der einer Agoraphobie zugrunde liegenden Konfliktdynamik (Grawe 2000, S. 115 ff.), die psychodynamischen Hypothesen nahekommt (z. B. Subic-Wrana et al. 2012). Dabei wird von den empirisch erhobenen drei zentralen Angstinhalten der Störung von »Alleinsein«, »Eingeengtsein« und »Kontrolle verlieren« (Grawe 2000, S. 116 f.) in einem entscheidenden, aber nicht weiter ausgeführten Schritt, der durch die Anführung von Forschungsbefunden mehr verdeckt als begründet wird, auf die zugrunde liegende

Konfliktdynamik geschlossen. Es wird hier über den konkreten Symptombezug dieser Beschreibungen hinausgegangen, indem ihnen eine weitergehende Bedeutung, nämlich ein biografischer und vor allem symbolischer Sinn gegeben wird. Sie werden gewissermaßen zu Stellvertretern des unbewussten Konfliktgeschehens, das sich dann als Konflikt zwischen Autonomieimpulsen bzw. Wut über ihre Einschränkung und der Angst vor dem Verlust von Schutz und Bindung erweist. Besonders interessant scheint uns im Anschluss die Deutung der Expositionsintervention als verdeckte Lösung des unbewussten Konfliktes im Sinne einer korrektiven Erfahrung der unbewussten(!) Befürchtungen (Grawe 2000, S. 118 ff.). Grawe beschreibt den Therapieprozess dabei allgemein als von »Bedeutungen, die nicht bewusst werden« (ebd., S. 119) durchzogen, die implizit mitwirken und in der klassischen Verhaltenstherapie im besten Falle (zufällig) mitbehandelt werden. Die dargestellte Annäherung an die unbewusste Bedeutung und anschließende Interpretation der Expositionsintervention wirken auf uns – indem er dem konkreten Geschehen eine tiefere, symbolische Bedeutung, einen Sinn zu geben in der Lage ist – eher psychodynamisch als verhaltenstherapeutisch, was jedoch als chancenreiche Herangehensweise nicht erkannt und explizit gemacht wird. Zwar werden empirische Daten aus der Forschung angeführt, die die Deutung stützen, dennoch scheint uns diese Methodik wenig überzeugend. Welche Befunde und warum herangezogen oder ausgeschlossen und auf welche Art diese zusammengeführt und für den gegenwärtigen Fall interpretiert werden, bleibt unklar. Zudem ist die Agoraphobie, wenn sie denn so isoliert auftritt, ein unvergleichlich gut erforschtes, »klares« Störungsbild und die Übertragung einer rein empirisch geleiteten Konfliktdeutungsarbeit auf andere Störungen, die Grawe (2000, S. 121 ff.) fordert, scheint fraglich. Die zentrale Frage nach der Quelle der Deutung wird im geschilderten Fall aus unserer Sicht eher verschleiert als beantwortet und in der präsentierten Form auch nicht weiterverfolgt. Der Grund liegt unserer Meinung nach im Fehlen der entsprechende Erkenntnishaltung, die es ermöglicht, den »Sinn der Symptome« (Freud 1916–17, S. 264 ff.) in der klinischen Situation am Einzelfall selbst zu finden, statt in entindividualisierten Forschungsbefunden danach zu suchen. Dieses Beispiel mag veranschaulichen, wie viel ungenutztes Potenzial in einer hermeneutischen Betrachtungsweise steckt, der Grawe, ohne es zu bemerken, sehr nahe war. Andererseits könnte eine hermeneutische Reflexion auch der empirischen Befunde und darüber hinaus der in großen Teilen symptomwirksamen, verhaltenstherapeutischen Techniken auch Anregungen für psychodynamische Störungsmodelle geben.

Komplementarität aufseiten psychoanalytischer Forschung wiederum finden wir in Form differenzierter wissenschaftstheoretischer Ortsbestimmungen (z. B. Warsitz & Küchenhoff 2015; Leuzinger-Bohleber & Fischmann 2006), Vorschlägen für eine schulenübergreifend ausgerichtete Konzeptforschung (z. B. Storck et al. 2021), Auseinandersetzungen zwischen psychoanalytischen Ideen und denen der Allgemeinen Psychologie (z. B. Storck & Billhardt 2021) und aufwendigen Wirksamkeitsstudien (z. B. Leuzinger-Bohleber et al. 2019; 2011), trotz des schwierigen institutionellen Umfeldes. Es gibt also in beiden psychotherapeutischen Verfahren Ansätze, die eigene Erkenntnishaltung zu verlassen, wenn wahrscheinlich auch nicht immer aus vollem Herzen oder offen eingestanden. Wir wollen erklärende Ansätze und objektivierte Daten, die ja auch in der Psychoanalyse existieren, also nicht verwerfen. Sie können unser Verstehen erklären und dadurch vielleicht sogar vertiefen und erweitern.

Tab. 2-1 fasst die Unterschiede der Verfahren im Verhältnis zur Erkenntnispraxis noch einmal zusammen. Die Erkenntnishaltung hat, wie hoffentlich gezeigt werden konnte, für die psychodynamischen Verfahren nicht nur theoretische Relevanz, sondern ist unauflösbar mit der Heilpraxis verbunden. Bereits Freud postulierte einen wechselseitigen Bedingungszusammenhang zwischen Heilen und Erkenntnis, sodass im Sinne eines Junktims Erkenntnis zu therapeutischem Erfolg führe und dieser wiederum die Wahrheit der Erkenntnis bezeuge (Freud 1927, S. 293). Eine solch ideale Verbindung im Sinne eines Wirkzusammenhanges ist laut Thomä et al. (Thomä et al. 1985) jedoch nicht etwas der Psychoanalyse a priori Gegebenes, sondern muss aktiv hergestellt werden. Dies gelingt aber nur über eine Erkenntnishaltung, die Phänomene nicht bloß erklären, sondern vor allem in ihren Sinnstrukturen verstehen will, weil deren Deutung Heilung fördert.

Wir wollen uns die oben beschriebene Erkenntnishaltung aneignen und ihre Wahrnehmungsinstrumente kennenlernen. Die verhaltenstherapeutische Praxis wollen wir in der Folge unter einem hermeneutischen Blickpunkt betrachten und reflektieren lernen und so latente Sinnstrukturen freilegen.

Verhaltenstherapie	Psychoanalyse
Erkenntnishaltung	
Naturwissenschaftlich Erklärend Empirisch Objektivierend Quantitativ	Negative Hermeneutik Verstehend Erfahrungsbezogen Subjektivierend Qualitativ
Erkenntnisgegenstand	
Bewusstseinsnahes Erleben Beobachtbares Verhalten Kognitionen, Bewertungen Symptome	Das Unbewusste »Innere Ausgelegtheit« Unbewusste Bedeutungen Klinische Situation
Erkenntnismethoden	
Verhaltensbeobachtung Verhaltensexperimente Fragebögen, strukturierte Interviews Modellentwicklung und Prüfung Verhaltensanalysen	Szenisches Verstehen Übertragungs-Gegenübertragungs-Analyse Widerstandsanalyse Freie Assoziation – gleichschwebende Aufmerksamkeit

Tab. 2-1: Gegenüberstellung der Erkenntnisbezüge von Verhaltenstherapie und Psychoanalyse in der Praxis.

2.2 Das Unbewusste

Entlang des Konzepts des Unbewussten ließen sich praktisch die gesamte psychoanalytische Tradition darstellen und ihre verschiedenen Strömungen charakterisieren. Das Unbewusste ist für die Psychoanalyse zentral von Beginn an. Seine Erforschung machte sie zur ersten Form wirklicher Psychotherapie, einer Behandlungsmethode psychischen Leids. Wir werden im Folgenden nicht auf die zahlreichen historischen Vorläufer (siehe z. B. Gödde 2009) und auch nicht auf alle Konzeptualisierungen der verschiedenen psychoanalytischen Strömungen (siehe dazu z. B. Leuzinger-Bohleber & Weiß 2014; Storck 2019) eingehen, sondern uns auf die für das Verständnis und die Behandlung psychischer Störungen zentralen Fragen konzentrieren: Wie ist das »psychoanalytische« Unbewusste verfasst? Welche Inhalte umfasst es? Welche Rollen und Funktionen kommen dem Unbewussten im psychischen Geschehen zu?

Die Entdeckung des Unbewussten geschah zunächst im Kontext der Konfrontation mit psychopathologischen Phänomenen – zur damaligen Zeit insbesondere dissoziativen und Konversionssymptomen (»Hysterie«) – die »normalpsychologisch« und auch biologisch-medizinisch nicht zu erklären waren. Mit der Methode der Hypnose tastete man im Dunkel der unbewussten Psyche und nutzte eine Beeinflussbarkeit am Bewusstsein der Betreffenden vorbei, die zu einer zeitweisen Beseitigung der Symptome führte, jedoch noch nicht befriedigend erklärt werden konnte. Besonders die in diesem Bereich forschenden französischen Neurologen und Psychiater Jean-Martin Charcot (1825–1893) und Pierre Janet (1859–1947) leisteten entscheidende Beiträge für die Entwicklung der Psychoanalyse und Psychotherapie im Allgemeinen. Während Charcot von einer Wechselwirkung von traumatischem Vorfall und einer vorwiegend biologisch gegebenen Disposition für hysterische Beschwerdebilder ausging, formulierte Janet eine differenzierte Theorie eines »Unterbewusstseins« und erklärte dieselben Phänomene mit einer traumabedingten Dissoziation und ihre Heilung mit der notwendigen Reintegration psychischer Prozesse, was modernen Traumakonzepten sehr nah kommt (Wöller et al. 2020, S. 6). Insbesondere Janet hatte großen Einfluss auf Freud, aber auch auf C. G. Jung und sein Konzept des Unbewussten. In Jungs Theorie der »gefühlsbetonten Komplexe« und deren Auffassung als pathogenetische Abspaltungen oder »abgesprengte Teilpsychen« (z. B. Jung 1934/2001, § 204/S. 116 ff.) lebten Janets Ideen erkennbar fort und nahmen schematheoretische Konzepte vorweg. Zum Verhältnis der Ideen Janets zur Verhaltenstherapie hat Hoffmann (2013) einen sehr lesenswerten Beitrag veröffentlicht. Als zentral für die »hysterischen« Symptombildungen wurde der Vorgang der Dissoziation im Kontext eines traumatischen Erlebnisses angesehen. Freud (1895) folgte zunächst der Traumahypothese und nahm als Verursachung der hysterischen Symptome die oft mit der Pubertät einsetzende Reaktivierung einer nun als solche verstandenen, frühkindlichen sexuellen Traumatisierung an, in der eine angemessenen Abreaktion der ausgelösten Affekte verhindert wurde. Die Möglichkeit der Abfuhr des »eingeklemmten Affektes« würde dann entsprechend die Heilung befördern (»Katharsis«). Ähnliches geschieht heute vielleicht in manchen traumatherapeutischen Expositionsverfahren. Freud löste sich jedoch im Verlaufe seiner

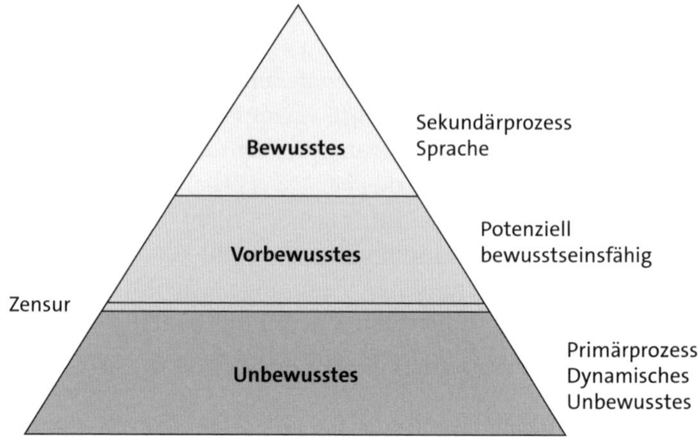

Abb. 2-1: Das erste topische Modell des Unbewussten.

Forschungen von der Fokussierung auf ein Realgeschehen und legte den Schwerpunkt auf die unbewussten Bedeutungen, ihre Konflikthaftigkeit und Dynamik, die sich in seinen frühen Konzepten eines Unbewussten niederschlugen. Unter dem Begriff des **ersten topischen Modells** fasste Freud das Unbewusste als Teil eines dreifach geschichteten Systems bestehend aus **Bewusstem, Vorbewusstem** und **Unbewusstem** (→ Abb. 2-1).

Das Vorbewusste versteht Freud als latent bewusstseinsfähig und nur momentweise nicht bewusst, das Unbewusste hingegen dem Bewusstsein unzugänglich (z. B. Freud 1923). Zwischen den Systemen »unbewusst« und »vorbewusst« nahm er eine **Zensur** an, die bestimmt, was und in welcher Form es herübertreten kann. Die Inhalte müssen sich dabei an »akzeptable« Vorstellungen als eine Art Transporter binden. Entscheidend für die Durchlässigkeit sind die Gebote der äußeren und inneren Normen und der Realität. Eine zweite Zensur wurde auf der Grenze zwischen vorbewusst und bewusst angenommen. Das entscheidende Interesse lag für Freud auf dem Unbewussten, das er aufgrund der es charakterisierenden Verdrängungsdynamik in Abgrenzung zum Vorbewussten als **dynamisch Unbewusstes** bezeichnete. Nach Freud handelt es sich bei den Inhalten des dynamischen Unbewussten um die **Repräsentanzen von Trieben** in Form von Wünschen, Vorstellungen, Fantasien, Affekten oder Impulsen, die einmal verdrängt werden mussten (»Urverdrängung«) und weiter verdrängt werden müssen (»Nachdrängen«). Der Verdrängungsbegriff löste schließlich die Zentralität der Dissoziationsannahme ab.

Freud (1911) schreibt dem Unbewussten auch einen energetischen oder **ökonomischen Aspekt** zu, bei dem Triebobjekte affektiv »besetzt« werden, diese Energie aber auch wieder abgezogen werden kann (»Besetzungsentzug«). Wir können uns solche Besetzungen als ein inneres Investment, z. B. in ein Befriedigung versprechendes Objekt, vorstellen, das bei erfahrener oder erwarteter Enttäuschung auch wieder rückgängig gemacht oder verschoben werden kann. Die investierten Ressourcen werden dann beispielsweise auf das Ich, den Körper, andere Personen oder Objekte gesammelt, in denen nun Befriedigungsmöglichkeiten verortet sind. Wenn wir nach einem Streit mit dem Partner denken »Sowas brauch ich nicht!«, so sprechen wir damit einen solchen Besetzungsentzug aus. Wir sammeln in Reaktion auf die erfahrene Enttäuschung unere Energie wieder auf uns oder auf die Vorstellung eines früheren Partners oder auf eine Kollegin, die mehr Erfüllung versprechen und entsprechend besetzt werden. Dieser Vorgang kann der Selbstwertregulation dienen oder auch die Lösung von einem Objekt ermöglichen, das tatsächlich nicht mehr erfüllend oder erreichbar ist.

Neben den energetischen Aspekten beschreibt Freud (1915a, S. 286 f.) unterschiedliche systemische Verfasstheiten für einerseits die Systeme bewusst und vorbewusst, andererseits das System unbewusst, d. h. das dynamische Unbewusste. Das dynamische Unbewusste ist durch den **Primärprozess** (auch Primärvorgang) charakterisiert, die beiden anderen Systeme durch den **Sekundärprozess**. Der Primärprozess ist gekennzeichnet durch das Vorherrschen des Lustprinzips und die Phänomene von Verdichtung und Verschiebung. Verdichtung stellt eine Zusammenschiebung, Ballung und multiple Ladung von Objekten mit verschiedenen, (für das Bewusstsein) widersprüchlichen Bedeutungen und affektiven Valenzen dar. So kann eine Traumfigur mehrere Realfiguren bündeln. Verschiebung meint, dass Bedeutsamkeit und Wert (»Besetzung«) von einem Objekt auf ein anderes umdisponiert werden können.

Den Primärvorgang können wir uns als eine Art Anarchie vorstellen. Es gibt keine Begrenzung, keinen Aufschub, keine Zensur und Gesetzlichkeit, auch die Logik ist ausgesetzt. Der Sekundärprozess hingegen gehorcht den Gesetzen der Vernunft, Logik und Realität, setzt den Triebimpulsen Grenzen und adaptiert diese für eine realitätsgerechte Befriedigung oder initiiert ihre Verdrängung. In der Entwicklung eines Kindes ist das zunehmende Hervortreten des Sekundärprozesses gut zu beobachten. Wo anfangs eine unmittelbare und ggf. rücksichtslose Bedürftigkeit sich ohne Aufschub Bahn bricht (und auch adressiert werden muss), Bedeutungen fluide und willkürlich erscheinen und kein Bewusstsein für Zeit und Grenzen besteht, finden wir mit zunehmendem Lebensalter wachsende Fähigkeiten der Selbstregulation, des Belohnungsaufschubs und der Berücksichtigung der Grenzen der Realität. In dieser Entwicklung, die treffender als ein Kampf und hartes Ringen beschrieben ist und permanenter Unterstützung bedarf, entstehen nun durch kränkende Versagungen und schmerzliche Erfahrungen Lustimpulsen entgegenstehende Unlusterwartungen und Ängste, die bei ihrem Überwiegen zu Abwehr und Kompromissbildungen führen. So wird aus der äußeren Versagung mit zunehmender Ich-Entwicklung schließlich eine innere.

Im **zweiten topischen Modell**, dem **Struktur- oder Instanzenmodell** versuchte Freud (1923), den daraus entstehenden Konflikten differenzierter Ausdruck zu verleihen (→ Kapitel 2.3.1). Die Begriffe des Unbewussten, Vorbewussten und Bewussten werden im Folgemodell weitgehend abgelöst von den entsprechenden Adjektiven (vorbewusst, unbewusst, bewusst), die die Vorgänge, Inhalte und Prozesse der Instanzen kennzeichnen. Das dynamisch Unbewusste wird dabei überwiegend dem Es zugeordnet, während das Ich und das Über-Ich unbewusste und vorbewusste, d. h. auch bewusstseinsfähige Anteile besitzen.

Wir wollen uns hier jedoch erst einmal auf die abstraktere Unterscheidung zwischen dynamisch Unbewusstem und Vorbewusstem/Bewusstem konzentrieren. Wenn das System (dynamisch) »unbewusst« wie oben beschrieben als von qualitativ anderer systemischer Natur angesehen wird und darüber hinaus einer gewissen inhaltlichen Zensur unterliegt, bedeutet das auch, dass der Vorgang der Bewusstmachung eine Transformation des grundsätzlich Unverfügbaren bedingt und umfasst. Eine solche Übersetzung und Verwandlung in einen anderen »Systemcode«, also eine formale Transformation, beinhaltet aber gleichzeitig auch eine inhaltliche Entstellung und Verstellung angesichts der angenommenen Zensur. Insofern können wir sagen, dass bewusst und unbewusst nicht beziehungslos nebeneinanderstehen, sondern in einem gegenseitigen Wirkverhältnis. Erst dadurch macht die Annahme eines Unbewussten Sinn, quasi als aktive »Rückseite« des Bewussten, die zusammen erst ein ganzes Phänomen bilden oder konstituieren. Das verbreitete Modell des Unbewussten als einer Rumpelkammer, in der verdrängte Inhalte passiv einstauben, ist daher der Sache nicht angemessen. Das Unbewusste drängt aktiv ins Bewusstsein und Handeln, die Abwehr drängt zurück, heraus kommen schmutzige Kompromisse.

Die Gesetze und Wege der Abwehr, Transformation oder Umarbeitung unbewusster Inhalte und Prozesse anhand von Träumen, Assoziationen, Symptomen und Fehlleistungen nachzuverfolgen und zu verstehen, legt nach Ansicht der Psychoanalyse ihre unbewusste Bedeutung frei, die dann entsprechend gedeutet werden kann. Symptome werden unter dieser Perspektive als »schlechte« Kompromiss- oder Ersatzbildungen betrachtet vor dem Hintergrund von Triebkonflikten, über die kein Bewusstsein vorliegt. Einsicht in unbewusste Beweggründe würde von der pathogenetischen Besessenheit durch konflikthafte, infantile Vorstellungen und Wünsche befreien und Verantwortungsübernahme und Integration der abgewehrten Inhalte ermöglichen.

Das Unbewusste zeigt sich nach tiefenpsychologischer Tradition jedoch nicht nur intrapsychisch, sondern auch in zwischenmenschlichen Beziehungen, insbesondere der therapeutischen. Dies erschöpft sich nicht in der Annahme, dass infantile Wünsche in Form der Übertragung an die Therapeutin herangetragen werden oder sich unbewusste Interaktionssequenzen etablieren. Vielmehr wird heute vielfach davon ausgegangen, dass sich die Psychen von Therapeutin und Patientin verschränken und etwas Drittes bilden, das Ferro (1999) als »bipersonales Feld«, Ogden (2016) als »analytisches Drittes« konzeptualisiert. Die an der Begegnung Beteiligten bilden sich ineinander ab in Form der bewussten und unbewussten Reaktionen, wobei strenggenommen nicht mehr zwischen den beiden unterschieden werden kann, denn sie bilden ein System. Entscheidend ist dabei der Prozess der projektiven Identifizierung, der als Vorgang der Verlagerung unbewusster, nicht-symbolisierter und mindestens momentan nicht symbolisierbarer Elemente der Patientin in den Analytiker interpretiert wird. Dieser verdaut stellvertretend diese »rohen« Elemente und hilft damit, sie symbolisiert einem gemeinsamen Verständnis verfügbar zu machen (→ Kapitel 2.3.3).

In den letztgenannten intersubjektiven Weiterentwicklungen der psychoanalytischen Tradition gewannen zunehmend Konzepte des Unbewussten an Einfluss, die ein sogenanntes »nicht-verdrängtes Unbewusstes« ins Zentrum stellten, das als implizites Unbewusstes verstanden wird. Dieses bildet sich im Gegensatz zu den Inhalten des dynamischen Unbewussten vorsprachlich und liegt entsprechend nicht in sprachlichem Code zum Abruf bereit. Bohleber (2013) beschreibt als dessen Inhalte »die frühen Objektbeziehungen, die sich als Repräsentanzen oder als innere Objekte darin niederschlagen, als körperlich verankerte (embodied) senso-motorische Koordinationen, als Interaktions- und Handlungsschemata, als Phantasien und Erwartungen.« (ebd., S. 811). Darüber hinaus rechnet er Christopher Bollas‹ »unthought known« ebenso dem impliziten Unbewussten zu, wie Donnel B. Sterns Beschreibung einer »unformulated experience« oder das »implicit relational knowledge« Daniel Sterns (ebd., S. 812). Jenes implizite Unbewusste wird »prozessual« gebildet und aktualisiert sich ebenso als un- oder teilbewusste Beziehungs- und Erlebensmuster, Wahrnehmungs- und Handlungsschemata. Wir können hier an eine »performative« Aktualisierung solcher Muster z. B. in einer Begegnungssituation denken, die sich in der Art zu sprechen, sich nonverbal zu verhalten, der Mimik und Gestik ausdrückt und ein Erfahrungswissen in Aktion zeigt, das aber nicht bewusst und vor allem nicht sprachlich verfügbar ist, sondern sich eben darstellt, geschieht. So wie der Gehalt einer Melodie nicht erklärt oder sprachlich vollumfänglich ausgedrückt werden kann, so sind auch solche implizit-prozeduralen Aktivierungen nicht vollständig sprachfähig. Da die frühen Prozesse, die eine implizite Beziehungserfahrung etablieren, intentional ausgerichtet sind, wird nach Bohleber (ebd.) die Abgrenzung zu einem dynamischen Unbewussten unscharf.

Benecke und Brauner (2017, S. 207 ff.) zeigen eine Möglichkeit, wie die Vorstellungen des dynamischen Unbewussten und moderne Auffassungen eines impliziten Unbewussten über das Konzept der Mentalisierung, d. h. der mentalen Repräsentation affektiv-intentionaler Inhalte, verbunden werden können. Sie gehen davon aus, dass durch mangelnde Affektspiegelung der Bezugspersonen nicht-mentalisierte, d. h. nicht mental symbolisierte, frühe, körpernahe Impulse und Affektzustände ein »drängendes« Material bilden, das sie mit den körpernah verstandenen Trieben Freuds verbinden und dem impliziten Unbewussten zuordnen. Gelingt aber die Mentalisierung solcher z. B. lustbetonter Impulse und Affektzustände des Kindes, können sie als nun mental repräsentierte (vs. körpernah verbliebene) Inhalte ggf. der »klassisch« dynamischen Abwehr unterliegen. Zusätzlich nehmen sie mit Fonagy (2008) an, dass ein Rest der nur prozedural repräsentierten Phänomene immer unmentalisiert bleibt und sich mit den dynamisch »hinzukommenden« unbewussten Inhalten verbindet. Wir würden ebenso davon ausgehen, dass, auch ohne eine solche »Rettung« des Triebkonzeptes, natürlich immer auch frühkindliche, also vorsprachliche, implizite Gedächtnisspuren (jenseits der Konzeptualisierung als triebhaft) in spätere, potenziell explizit verfügbare Fantasiebildungen und Beziehungsvorstellungen eingehen, die dann wiederum der Abwehr unterliegen können. Solche tiefergehenden Konzeptfragen können und wollen wir hier jedoch nicht weiter vertiefen, sondern uns auf die aus unserer Sicht relevanten Annahmen über das psychoanalytische Unbewusste beschränken und sie hier noch einmal zusammenfassen:

- Das dynamische Unbewusste ist gekennzeichnet von der Dynamik aus ins Bewusstsein drängenden Triebrepräsentanzen (z. B. Wünsche, Impulse, Affekte, unbewusste Fantasien, Vorstellungen) und deren Abwehr.
- Zentrale Triebrepräsentanzen sind dem libidinösen, aggressiven oder (mittelbar) narzisstischen Spektrum zuzuordnen (siehe folgendes Kapitel).
- Das dynamische Unbewusste ist durch einen Systemzustand gekennzeichnet, der als Primärvorgang beschrieben wird, das Bewusste durch den Sekundärvorgang.
- Bewusstes Erleben und manifestes Verhalten sind als ein Kompromiss aus unbewussten Triebregungen und deren Abwehr anzusehen.
- Das Unbewusste weist eine energetische Dimension auf, die sich als Besetzung von Objekten oder des Selbst und deren Verschiebungen bemerkbar macht.
- Das Unbewusste ist bestimmender Teil des sich selbst regulierenden psychischen Gesamtsystems.
- Das nicht-verdrängte, implizite Unbewusste umfasst unter anderem den Niederschlag früher, emotional getönter Beziehungserfahrungen und das daraus hervorgegangene Erfahrungswissen (bezogen auf das Selbsterleben, das Erleben anderer und die daraus hervorgehenden Erwartungen und Bewältigungsformen).
- Das Unbewusste von Therapeutin und Patient bilden zusammen eine Art drittes Unbewusstes, das mithilfe der Symbolisierungsfunktion der Analytikerin verstanden werden kann.

Die Verhaltenstherapie hat seit ihrem Aufkommen zahlreiche, bisher in ihrer Wichtigkeit unterschätze Aspekte des psychischen und Therapiegeschehens in den Blick genommen und integriert. So wurde das Betrachtungsfeld um Kognitionen und innerpsychische Verarbeitungsprozesse, die Rolle von Emotionen und Motiven, die Zentralität der Beziehungsdimension und die Bedeutung unbewusster Prozesse und Konflikte für Ätiologie und Therapie erweitert.

Auch die Psychoanalyse hat sich in den über 120 Jahren ihrer Geschichte weiterentwickelt und neue Facetten integriert. Bewegte sich die Verhaltenstherapie vom beobachtbaren Verhalten über das bewusste Erleben schließlich auch auf unbewusste Determinanten zu, so kann auf psychodynamischer Seite eine gegenläufige Bewegung hin zu bewusstseinsnäheren Inhalten und Prozessen, den Fähigkeiten der Selbst-, Verhaltens- und Beziehungssteuerung und eine Verlagerung der Perspektive zu einem auch empirisch untersuchbaren (frühen) Beziehungsgeschehen (vs. einer Ein-Personen-Psychologie) beobachtet werden. Dabei kann das implizite Unbewusste als ein Treffpunkt beider Schulen angesehen werden, an dem gewisse Ähnlichkeiten der Konzepte bestehen und Unterschiede mehr praktischer Natur sind.

Das implizite Unbewusste der Verhaltenstherapie hat seinen Ursprung überwiegend in kognitionspsychologischen Konzepten von impliziten Prozessen unter anderem der Informationsverarbeitung, implizit-prozeduralen Gedächtnisleistungen und implizitem Lernen (siehe z. B. Perrig et al. 1993). Viele dieser Prozesse sind als von pathogenetischer Relevanz erkannt worden, wie zum Beispiel die Bildung impliziter Modelle über sich und signifikante andere oder dysfunktionale Bewältigungsstile. Da diese darüber hinaus zumindest teilweise bewusstseinsfähig und in einen explizit symbolisierten Modus überführbar sind, stellen sie zentrale therapeutische Ansatzpunkte dar.

Am weitesten bei der Konzeptualisierung einer Psychotherapietheorie unter Annahme impliziter, unbewusster Determinanten geht dabei sicherlich Grawe (2000, 2004), dessen Konsistenztheorie in vielerlei Hinsicht als moderne Neuformulierung psychoanalytischer Grundannahmen angesehen werden kann. Zentral hat sich für ihn und auch andere, im weitesten Sinne verhaltenstherapeutische Denker (z. B. Sachse 2003; Roediger 2010) das Schemakonzept erwiesen. Dieses, anfänglich als rein kognitives Phänomen verdichteter, unter der Bewusstseinsschwelle ablaufender Bewertungs- und Interpretationsschablonen gedacht, wurde im Verlauf erweitert um affektive, motivationale, teilweise auch Verhaltenskomponenten und sogar eine Konfliktperspektive (z. B. Grawe 2000).

Explizite Schemakonzepte sind dagegen in der Psychoanalyse wenig präsent, wenngleich durchaus implizit in einigen Vorstellungen vorhanden. So könnten wir die Ideen von Triebrepräsentanzen mit den »motivationalen Schemata« Grawes (ebd.) verbinden, die verinnerlichten Konflikte klingen im Konzept der »Konfliktschemata« an, Selbst-/Objekt- und Beziehungsrepräsentanzen in den Ideen der »Modi« (Roediger 2010) oder »Beziehungsschemata« (Sachse 2003), Über-Ich- und Ich-Ideal-Ansprüche in den »Eltern-Modi« (Roediger 2010) und Abwehrstrukturen in den »Bewältigungsmodi« (ebd.), »kompensatorischen Schemata« (Sachse 2003) oder »Vermeidungsschemata« (Grawe 2000). Da die Psychoanalyse das psychische System als äußerst dynamisch und beweglich auffasst und genau diese Bewegungen – dann durchaus in ihrer Ähnlichkeit – nachzuvollziehen sucht, müssen Konzepte feststehender Schemata der Dynamik des Gegenstandes nicht ganz angemessen erscheinen. Dennoch gibt es einige Ähnlichkeiten in den Grundannahmen über zentrale unbewusste Prozesse.

Wir finden diese auch in sprachlichen Annäherungen und Anleihen. Wo Freud von Zensur spricht, postuliert Grawe (2000, S. 429) einen »Konsistenzwächter«, wo die Psychoanalyse Abwehrmechanismen annimmt, formuliert Grawe die Annahme von Konsistenzsicherungsmechanismen (ebd., S. 427), die Schematherapie von Bewältigungsstilen (Young et al. 2005). Selbst das Konzept der Verdrängung (Grawe, S. 425 f.) findet in der Konsistenztheorie Anwendung. Grawe ist es jedoch wichtig, ihre Bewusstseinsnähe zu betonen, um sie an die Ergebnisse experimenteller Forschung anzuschließen, die ihren intendierten Einsatz mit psychischer Belastung in Verbindung bringt. Benecke (2016, S. 16 f.) weist darüber hinaus auf die in verhaltenstherapeutischen Konzepten oft implizit beschriebenen, unbewussten »dynamischen« Regulationen hin, so z. B. die von Caspar beschriebene Aktivierung regulierender Pläne bei auftauchender Angst angesichts der Bedrohung eines Planes (Caspar 2007, S. 83).

Ein anderes Beispiel findet sich in der Emotionsfokussierten Therapie (z. B. Greenberg 2016), deren Konzepte auch in die Verhaltenstherapie Eingang gefunden haben. Hier wird z. B. beschrieben, wie das Erleben von Primäremotionen dadurch verhindert wird, dass etwas anderes gefühlt wird (z. B. Wut statt Hoffnungslosigkeit).

Zusammenfassend können wir festhalten, dass zentrale Annahmen der tiefenpsychologischen Tradition in den verhaltenstherapeutischen Vorstellungen implizit-unbewusster Phänomene gegeben sind, nämlich die eines auch pathogenetisch wirksamen Unbewussten, von handlungsbestimmenden, unbewussten Motiven und Repräsentanzen und deren »Verdrängung« aufgrund ihrer Konflikthaftigkeit.

Bei aller Annäherung und Ähnlichkeit bestehen dennoch gravierende Differenzen in den Konzepten eines Unbewussten bzw. unbewusster Prozesse. Die verhaltenstherapeutische Handhabung unbewusster Phänomene geht aus psychodynamischer Sicht teilweise an der Sache vorbei, da Abwehrprozesse, auch solche, die die Therapeutin nicht nur interaktionell, sondern atmosphärisch in die Abwehr einbinden, unzureichend mitkonzeptualisiert werden. Es mag vor dem Hintergrund des verhaltenstherapeutischen Kalküls nachvollziehbar sein, einer wiederholt depressiven Patientin ihre unbewussten Interaktionsmuster zurückzumelden, lerngeschichtlich zu erklären und die Differenz zur Gegenwart vor Augen zu führen, aber wenn die Therapeutin maßlos wütend im Umgang mit dieser Patientin wird, so ist das aus tiefenpsychologischer Sicht nicht nur ein Interaktionsproblem, sondern auch ein Bedeutungsphänomen, beispielsweise im Sinne einer zwischenmenschlichen »Lösung« im Umgang mit eigenen Aggressionen. In Bezug auf diese Aggressionen stellen sich dann weitere Fragen, über ihren Stellenwert im psychischen System, wem sie in der verinnerlichten Biografie vielleicht gelten, warum sie auf diese Art abgewehrt werden müssen und wie und wo sie noch untergebracht werden. Dafür braucht es aber entsprechende Denkfiguren, die in der Lage sind, das Material der Stunde entsprechend in einer Deutung zusammenzuziehen.

Wenn wir uns die modernen Konzepte der Verhaltenstherapie zum Umgang mit unbewussten Prozessen anschauen, kann uns darüber hinaus ein Gefühl der Hilflosigkeit und Ratlosigkeit überkommen und es stellt sich die Frage, wie wir als Verhaltenstherapeutinnen wirklich damit arbeiten können. Es fehlt ein sparsames Instrumentarium, das unbewusste Geschehen zu (er)fassen, es sinnvoll zu deuten und nicht nur abstrakt zu erklären. Die in Kapitel 2.1 angeführte Darstellung einer Konfliktdeutung durch Grawe (2000) wird methodisch auf dieser Konkretionsebene von ihm selbst nicht durchgehalten, sondern rasch auf eine hochabstrakte Systemebene gehoben, deren praktische Umsetzung dann doch wieder in Fragebögen und den klassischen strukturierten Interviews besteht.

Bei den Darstellungen Roedigers (2010) und überhaupt den Annahmen der Schematherapie (Young et al. 2005) wiederum, nach denen zentrale unbewusste Schemata und Motive schon sehr früh und scheinbar einfach erfragt, formuliert und biografisch eingeordnet werden können, schließen wir uns der diesbezüglichen Skepsis von Schirm und Sachse (2016) an. Sie hielten es »für komplett illusorisch, relevante Schemata innerhalb von 4 Stunden ohne Beziehungsgestaltung und ohne gezielte Strategien auch nur ansatzweise hinreichend zu klären! Eine wirklich valide ›schema-bezogene Fallkonzeption‹ kann daher in aller Regel in der 4. Stunde nicht vorliegen, insbesondere nicht bei Klienten mit Persönlichkeitsstörungen« (ebd., S. 8).

Sachse (2003) scheint uns mit seiner ausführlichen Darstellung des Verstehensprozesses, der wertvollen Unterscheidung von Inhalts-, Bearbeitungs- und Beziehungsebene (denen psychoanalytisch ungefähr die manifesten Inhalte der freien Assoziation, der Widerstand/die Abwehr und die Übertragungs-Gegenübertragungs-Dynamik entsprechen) und seinen differenzierten Schemakonzepten noch am ehesten eine praxisnahe Orientierung zu geben. Allerdings machen die zahlreichen Listen, Aufstellungen von Kategorien und die Abarbeitung einzelner, spezifischer Probleme auch deutlich, dass ein wirkliches Gesamtkonzept zur praktischen Arbeit mit dem einmaligen Therapiegeschehen fehlt.

Die verhaltenstherapeutischen Annäherungen an unbewusste Inhalte und Prozesse wirken auf uns also entweder unrealistisch optimistisch, zu abstrakt oder verlieren sich in der umfangreichen Adressierung kleinteiliger Prozesse. Die psychodynamische Herangehensweise hingegen ermöglicht die Wahrnehmung und Deutung unbewusster Phänomene in und aus der klinischen Situation heraus und lässt sich auf verschiedenste Störungsbilder, Settings und Betrachtungsobjekte anwenden.

Neben der oben erwähnten Überschätzung des Zuganges zum Unbewussten besteht unserer Meinung nach gleichzeitig auch eine Unterschätzung, wenn geglaubt wird, unbewusste Prozesse mit Techniken hervorholen, zu provozieren oder anders aktiv prozessual aktivieren zu müssen (mittels Imaginationen, Rollenspielen, Affektbrücken etc.). Die psychodynamischen Verfahren gehen hingegen von einer unentrinnbaren Präsenz unbewussten Materials im manifesten Geschehen aus, performativ in Enactments und »Szenen«, in der Beziehung durch die Übertragungsdynamik und über Fehlleistungen, Aussparungen, »prominent Abwesendes«. Dabei können wir Enactments und Szenen als performatives Geschehen konzeptuell eher dem implizit-prozeduralen Unbewussten, Fehlleistungen, Träume oder Inhalte von Assoziationen wiederum eher dem dynamischen Unbewussten zuordnen, dessen Inhalte sich »dazwischenschieben«, dabei aber nicht unbedingt als »Melodie« auch prozessual das manifeste Geschehen bestimmen. Wir könnten also sagen, dass sich verhaltenstherapeutische Konzepte doppelt täuschen über die Bedeutung des Unbewussten: einerseits, indem sie dessen durch Fragen oder Übungen angenommene Zugänglichkeit und Sprachverfügbarkeit überschätzen, andererseits wiederum, indem sie dessen unbemerktes Einströmen und sich Dazwischenschieben (dynamisches Unbewusstes) oder Eingewobensein (implizit, prozedural) schon vor allem Fragen und Üben in sichtbare und bewusste Phänomene unterschätzen.

Zusätzlich glauben wir, dass ein großer Teil dessen, was Verhaltenstherapeutinnen als ätiologisch wirksames unbewusstes Material annehmen, eher Abwehrprozessen zuzuordnen ist bzw. es in seiner Bedeutung im psychischen System nicht vollständig erkannt oder gar verkannt wird. Sogenannte dysfunktionale, ggf. unbewusste Schemata, wie »Ich bin nichts wert.« oder »Ich verdiene nichts Gutes.« können aus psychodynamischer Sicht zum Beispiel als Abwehr einer gegenläufigen, aber bedrohlichen Triebrepräsentanz (»Ich bin großartig!«, »Das will ich!«) angesehen werden oder auch als Wendung aggressiver Triebregungen gegen das Selbst. Freud (1925) weist darauf hin, dass das Unbewusste keine Verneinung kennt, sodass auch für negierende Kognitionen eine interessante Perspektive entsteht.

Die »Endzustände« von Zwangsbefürchtungen mit ihren entsprechenden Affekten (z. B. Schuld und Scham) wiederum lassen sich noch tiefer in ihrer Bedeutung verstehen, wenn in den Zwangshandlungen zum Beispiel ein schuldhaftes Versagen abgewendet werden soll, weil es unbewusst einer Identifikation mit dem brutalen und rücksichtslosen Vater gleichkäme. Es ist doch eine wertvolle Frage, warum es gerade dieser Gedanke ist, der auftaucht und mit dem sich die Patientin verwickelt, oder eben jene Befürchtung, die das Ritual auslöst. Aus psychodynamischer Sicht haben beide unbewusste inhaltliche Bedeutung, die sich auf einen gewissen Lebenskontext bezieht, z. B. die recht häufigen aggressiven Zwangsgedanken von Müttern kurz nach der Geburt des Kindes, die doch recht klar die verständlichen und doch so tabuisierten aggressiven Regungen gegenüber dem Kind, das anstrengend ist und einengt, in Form eines schlechten Kompromisses ausdrücken. Eine Expositionsbehandlung, die solche Bedeutungen ignoriert, scheint uns unvollständig und unbefriedigend.

Abschließend können wir sagen, dass bei allen Annäherungen der Konzepte eines Unbewussten oder unbewusster Prozesse dennoch entscheidende, praxisrelevante Unterschiede bestehen, die wir hier noch einmal zusammenfassen:

- »doppelte« Täuschung über Zugänglichkeit unbewussten Materials
- unklare oder strittige Zugangswege zu unbewussten Inhalten
- Verkennung der Bedeutung im psychischen System (z. B. Abwehr vs. Abgewehrtes)
- fehlende Inhalte (z. B. unbewusste Bedeutungen, aggressive Inhalte) und Deutungsfiguren

Folgende Vermittlungsziele ergeben sich daraus für uns:

- Wahrnehmung der pervasiven Präsenz unbewusster Phänomene durch die Vermittlung psychodynamischer Erkenntniszugänge zum Unbewussten
- tiefenpsychologische Einordnung und Deutung
- ggf. Anpassung der Therapiestrategie

Wir wollen also lernen, Unbewusstes wahrzunehmen, es differenziert zu beschreiben und schließlich zu deuten. Für das Sinnverstehen der Erscheinungsformen des Unbewussten sind vertiefende inhaltliche Annahmen notwendig, die Inhalt der folgenden Kapitel sind.

2.3 Die vier Psychologien

Die Psychoanalyse hat sich schon in ihrer Frühzeit von einem um Kohärenz und die Bestimmung einiger weniger Determinanten psychischen Geschehens bemühten System hin zu einem vielfältigen Theorienkomplex mit neuen Facetten und Strömungen entwickelt. Nicht nur hat Freud im Laufe seiner Arbeit die eigenen Theorien verfeinert, korrigiert und ihnen neue Elemente hinzugefügt, auch viele seiner Schüler taten dies. Das war temperamentsmäßigen Unterschieden, den vornehmlich behandelten Patientengruppen oder auch kulturellen Unterschieden und Herkünften geschuldet.

Ähnliches können wir in der Verhaltenstherapie beobachten, deren Vielfalt an theoretischen Strömungen und methodischen Ansätzen kaum zu überblicken ist. Auch die Grenzen dessen, was heute, nach über 120 Jahren theoretischer und praktischer Weiterentwicklung als Psychoanalyse oder psychodynamische Theorie und Therapie gilt, sind schwer zu bestimmen. Um eine grobe Orientierung zu ermöglichen und Begriffe, Konzepte und Behandlungstechniken einem gewissen Denkansatz zuzuordnen, hat sich die Beschreibung von vier Psychologien, wie sie Pine (1988) vorgenommen hat, etabliert, die wir hier in ihren Grundzügen darstellen wollen. Dabei ist zu beachten, dass die jeweiligen Strömungen in sich selbst wiederum vielfältige Facetten theoretischer und praktischer Art aufweisen, die wir in ihrer Fülle in diesem Buch nicht darstellen können. Es ist uns ebenfalls nicht möglich, alle bedeutenden Strömungen der psychoanalytischen Tradition »neben« den vier Psychologien darzustellen, wie beispielsweise die »Relationale Psychoanalyse« (z. B. Aron & Harris 2016) oder die »Strukturale Psychoanalyse« (Lang 2000).

Die vier Psychologien, auf die wir uns im Folgenden beziehen, sind die

1. Triebpsychologie,
2. Ich-Psychologie,
3. Objektbeziehungstheorie,
4. Selbstpsychologie.

Die ersten beiden wollen wir dabei grob der Haltung einer »Ein-Personen-Psychologie« zuordnen, insofern sie sich auf die intrapsychische Dimension konzentrieren, d. h. die Frage, wie ein Individuum in sich konflikthafte oder andere Lebensansprüche erlebt und bewältigt. Die anderen beiden ordnen wir der Perspektive einer »Zwei-Personen-Psychologie« zu, da sie psychische Phänomene vor allem in ihrer ggf. konflikthaften oder problematischen Bedeutung im Rahmen einer realen, fantasierten bzw. verinnerlichten Beziehung beleuchten und interpretieren.

Wir werden jeweils eine kurze Beschreibung des entsprechenden Ansatzes geben, zentrale Konzepte und Denkfiguren beschreiben und ihre Rolle im Störungs- und Behandlungsverständnis aufzeigen. Die Reihenfolge orientiert sich dabei grob an der historischen Entstehung. Im Anschluss werden wir noch auf neuere Entwicklungstheorien und die Säuglingsforschung eingehen, die in den letzten Jahrzehnten großen Einfluss gewonnen haben.

Ziel der folgenden Kapitel ist es, wichtige Denkbausteine der jeweiligen Traditionen kennenzulernen und ihr späteres Auftauchen in praxisnahen Kontexten dem entsprechenden Bedeutungshintergrund zuordnen zu können (z. B. »orale Phase« als Begriff der Triebpsychologie oder »containment« als Begriff der Objektbeziehungspsychologie).

2.3.1 Triebpsychologie

Die Triebpsychologie ist die theoretische Konzeptualisierung, die wohl am stärksten mit der Gründerfigur Sigmund Freuds verbunden ist (siehe dessen Darstellungen in z. B. 1905a, 1915b, 1930, auf denen die folgenden Ausführungen hauptsächlich beruhen). Mit der Triebtheorie löste er sich weitgehend von der Trauma- bzw. Verführungstheorie (siehe oben) und gab der inneren Dynamik von unbewussten Triebkonflikten das entscheidende Gewicht für psychische Symptombildungen. Freud fokussierte anfänglich stark auf die Sexualtriebe und deren Konflikthaftigkeit mit den (moralischen) Anforderungen der sozialen Umwelt. Im Verlauf formulierte er verschiedene Gegensatzspannungen zwischen den Sexualtrieben und ihnen gegenläufigen Triebregungen, wie den Selbsterhaltungstrieben oder den aggressiven Triebregungen.

Unter dem Begriff der Sexualität verstand Freud einen weiten Bereich von Lust getragener Wünsche und deren gebieterischen Drang nach Erfüllung, der sich nicht nur auf die Genitalzonen und das Erwachsenenalter beschränkt. Dieses weite Verständnis von Sexualität umfasst im Grund alles, was aus und mit Lust erstrebt und erlebt wird, das uns aber wegen seiner weitgehenden Sublimierung im Erwachsenenalter nicht mehr auf diese Art erscheint. Die entsprechenden **Triebe** rühren aus unterschiedlichen Körperreizen und bilden nach Freud (1915b, S. 214) eine Art Brücke körperlich-biologischer Prozesse in psychische Phänomene. Der Triebbegriff, der uns heute so fremd erscheint, kann durchaus mit moderneren Vorstellungen von Motiven und daraus abgeleiteten Bedürfnissen, Wunschfantasien, Impulsen, Affekten und Antrieben in Verbindung gebracht werden, insofern sie aus den Trieben als übergeordneten »allgemeinen Prinzipien« hervorgehend betrachtet werden (Benecke & Brauner 2017, S. 49). Die schwer greifbare Stellung zwischen Körper und Psyche kann dabei möglicherweise mit moderneren Konzepten intentionaler, körpernaher Erinnerungsspuren implizit-prozeduraler Art in Verbindung gebracht werden (ebd., S. 207 ff.).

Freud (1915b, S. 214 f.) ordnet dem Trieb verschiedene Komponenten zu. Zu ihnen gehört eine postulierte somatische **Quelle** – etwa die den Sexualtrieben zugehörigen und in der Entwicklung »aktivierten« **erogenen Zonen** –, ein **Drang** als dessen Triebkraft (der Trieb treibt), ein **Ziel**, nämlich die lustvolle Befriedigung und Erregungsminderung, die Freud als abstraktes Systemziel, als Wiederherstellung einer Homöostase versteht, und schließlich das **Triebobjekt** (z. B. der eigene Körper, Personen oder Teile von ihnen), durch das oder an dem Befriedigung gesucht wird. Das Objekt ist nach Freud das Variabelste des Triebes, es ist bloßes Instrument für die primär angestrebte Befriedigung. In Form einer **Triebrepräsentanz**, die aus einer (unbewussten) Vorstellung und einem Affektbetrag besteht, tritt das Triebgeschehen in den seelischen Bereich hinüber, an dem nun entsprechende Bearbeitungen und Abwehrprozesse stattfinden. Hier beginnt damit auch erst die Psychologie. In Fehlleistungen, Symptomen, Trauminhalten oder Assoziationen zeigen sich die sogenannten **Abkömmlinge** der Triebe. Der Systemzustand ist bestimmt von **Lust** und **Unlust**, den psychischen Äquivalenten der körpernahen Erregung. Angestrebt wird Lust unter Vermeidung von Unlust, was Abwehr und entsprechende Kompromissbildungen bedingt und damit die frühe Konflikttheorie der Triebtheorie beschreibt. Was als Unlust verursachend erlebt und verinnerlicht wird, variiert jedoch.

Mit dem Begriff der **Libido** wird in der Triebtheorie der disponible, dynamische Energiewert des Sexualtriebes markiert, mit dem Triebobjekte besetzt werden können. Oft wird damit auch die (quantitative) affektive Besetzung eines Objektes beschrieben, d.h. das Maß des emotionalen Wertes desselben. Die Libido ist als eine Art »Lustenergie« die psychische Umsetzung der von den erogenen Zonen herrührenden körperlichen Erregung. Abb. 2-2 zeigt schematisch die Entwicklung des Triebes aus der somatischen Quelle über dessen psychische Repräsentanz und das Triebobjekt hin zum Ziel.

Den libidinösen Trieben wurden bekanntermaßen körperlich verortete, sogenannte **erogene Zonen** zugeordnet, an denen entlang sich die Quelle des Triebes entwickelt (Freud 1905a). Die Sexualtriebe manifestieren sich hier als **Partialtriebe** (oral, anal, phallisch-ödipal) und werden über die Stimulation der entsprechenden Körperstellen befriedigt. Das sexuelle Lustempfinden verbindet sich also mit den konkreten körperlichen Vorgängen der aktuellen Entwicklungsstufe. In der **oralen** Entwicklungsphase ist es überwiegend die Mundschleimhaut, in der **analen** der After, in der **phallisch-ödipalen** das Genital. Nach der sogenannten **Latenzphase** werden die Partialtriebe im besten Fall in der reifen Sexualität der Genitalzone untergeordnet und unter ihr zusammengeführt. Die negativen Erfahrungen, die das Kind in den jeweiligen Phasen mit seiner sozialen Umwelt im Sinne von Befriedigung, Versagung, Verwöhnung oder Verletzungen der Triebwünsche macht, führen nach traditioneller Ansicht zu deren **Abwehr** und einer möglichen **Fixierung**, die sich in spezifischen Charaktertypen niederschlagen. Es sei ergänzt, dass neben den hier genannten Partialtrieben weitere postuliert wurden, wie der Sadismus, Masochismus, Voyeurismus und Exhibitionismus, die ebenso problematische Entwicklungen nehmen können.

Wir schließen uns Storck (2021, S. 13) an, indem wir die Entwicklungsstadien nicht nur mit körpernahen, sondern vor allem psychischen **Entwicklungsthemen** und ihrer möglichen Konflikthaftigkeit verbunden sehen. Die zunächst sehr konkreten, den biologischen Notwendigkeiten folgenden, lustsuchenden oder aggressivierten Erfahrungen gehen mit ihrer psychischen Repräsentation über das rein biologische Prozedere hinaus. Sie werden zu emotionalen Grunderfahrungen des Menschseins und im Repräsentationsraum der Psyche gleichsam frei zur Bearbeitung und Modifikation (im Unterschied zu fixierten Instinktmustern). Weil die »Triebthemen« als affektiv getonte Antriebsmuster darüber hinaus von Anfang an eingebunden sind in Bewertungs- und Gefühlskontexte, familiäre Atmosphären und Nöte, werden sie entsprechend »aufgeladen« und erhalten ihre spezifische intrapsychische Bearbeitung, einen gewissen »Spin«.

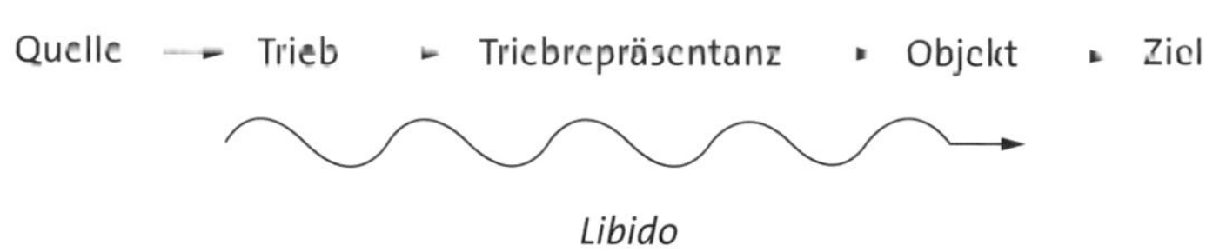

Abb. 2-2: Triebentwicklung von der Quelle bis zum Ziel.

Bezüglich der übergreifenden psychologischen Themen können der **oralen Phase** jene von Bedürftigkeit, (emotionaler) Versorgung, Beruhigung, Gier, etwas haben wollen, Erfüllt- und Gesättigtwerden (oder nicht) und entsprechende Bindungs-, Versorgungs- und Abhängigkeitskonflikte zugeordnet werden. Wie ist die Atmosphäre und das zwischenmenschliche Gefüge z. B. während des Stillvorganges? Entfaltet sich das orale Begehren in einer unruhigen, hektischen Umgebung und ist mit Leid oder Druck der anderen verbunden, sodass es Sorge um den anderen oder die Wahrnehmung, eine Belastung zu sein, vermittelt? Wird jede aggressive oder autonome Regung mit Versorgung »erstickt«? Auch die Integration des oral-aggressiven Spektrums (Beißen, Einverleiben, Fressen etc.) in einen Versorgungskontext stellt eine konfliktträchtige Herausforderung dar.

In der **analen Phase** bilden sich die Themen von Kontrolle, Sauberkeit und Schmutz, Ordnung und Durcheinander, Autonomie, lustvollem Zurückhalten und Geben, Aggression (»Anscheißen«), Schöpfung und Selbstwirksamkeit ab. Das Kind will »allein« etwas »machen«, entwickelt Stolz, Widerstand (»Nein!«) und eine klarere Trennung von Mein und Dein mit Konflikten um Themen wie Autonomie, Kontrolle, Besitz und Aggression. Reagieren die Bezugspersonen dann mit Entmachtung und Unterwerfung, wenn es den Erziehungswünschen zuwiderhandelt? Wird es gezwungen oder reagiert das Gegenüber gekränkt oder abweisend auf aggressive Impulse oder können diese toleriert und unterstützt und ggf. angemessen begrenzt werden? Wie wird mit dem Besitzanspruch des Kindes und der Kontrolle darüber verfahren? Gibt es ein (lustvolles) Verhandeln und Gestalten von Geben und Nehmen?

In der **phallisch-ödipalen Phase** sind die Themen von Potenz, Selbstsein, Ehrgeiz, Konkurrenz und Eroberung, aber auch der Kränkung, Beschämung und Niederlage (»Kastration«, »Penisneid«) virulent, mit den entsprechenden Konflikten. Hier ist an die »prahlerischen«, im weitesten Sinne narzisstischen Darstellungen des eigenen (geschlechtsspezifischen) Seins (»phallisch«), das Werben um das begehrte Elternteil und das Gelingen oder Misslingen der schwierigen Dreiheit der Beziehungen von Eltern und Kind (ödipal, »Ödipuskomplex«) zu denken, ebenso aber auch an eine Heranführung an und zunehmende Akzeptanz der Möglichkeiten und Grenzen der Realität.

Mit dem Begriff des **Ödipuskomplexes** wird in diesem Kontext versucht zu beschreiben, wie das Kind aus der bisher exklusiv dyadisch erlebten Beziehungsform heraustritt und nicht nur bemerkt, dass beide Beziehungsmöglichkeiten (zu Mutter und Vater) gleichzeitig bestehen, sondern dass Vater und Mutter auch miteinander eine Beziehung haben, aus der das Kind zum Teil ausgeschlossen bleibt. Kann der Verzicht auf den begehrten Elternteil bewältigt werden? Muss er es überhaupt oder bleibt eine enge dyadische Bezogenheit über die Zeit bestehen, z. B. weil Papa nicht verfügbar ist? Gleichzeitig wird das Kind in dieser Entwicklungsphase freier und mutiger, seinen momentan bevorzugten Beziehungspartner zu wählen und zu »erobern«. Reagieren Vater oder Mutter dann verletzt, gekränkt oder geraten in Streit miteinander, wenn sich das Kind dem anderen Elternteil zuwendet? Wird es ein- oder ausgeschlossen und wie? Kann es sich mit dem der Geschlechtsidentität entsprechenden Elternteil positiv identifizieren oder bleibt z. B. die Aggression des Vaters für den Jungen ein verfolgendes Schreckbild? Ist das Kind und später der Erwachsene im Verhältnis zu sich und anderen in dysfunktionalen Mutter- oder Vateridentifizierungen gefangen und warum? Es ist also an den Zusammenhang der Themen von Loyalität, Attraktivität und Identität zu denken, die hier mehr oder weniger gut gelöst werden. Gelingend verzichtet das Kind auf die Erfüllung des libidinösen Beziehungswunsches zum einen (nach klassischer Auffassung dem gegengeschlechtlichen) Elternteil, verinnerlicht das Inzesttabu und die Kastrationsdrohung (»Über-Ich«) und »tröstet« sich durch die Identifikation mit dem der Geschlechtsidentität entsprechenden Elternteil in der hoffnungsvollen Erwartung, später ähnlich »bepartnert« zu sein wie dieser. Bei einer guten Entwicklung wird in der genitalen Sexualität des jungen Erwachsenen das Begehren frei, sich auf ein Gegenüber zu richten, da es nicht mehr mit den ödipalen Verboten (Generationenschranke, Inzestverbot) und Ängsten (Kastrationsangst, Rachefantasien) verbunden ist.

Freud (1908, S. 209) stellte anhand des analen Charakters folgende Möglichkeiten des Niederschlags der Triebverarbeitung im Charakter auf: Die Triebregungen leben im späteren Charakter mehr oder weniger unverändert fort, finden sich dort sublimiert oder der Charakter stellt eine Reaktionsbildung gegen die Triebe dar, ist also von deren Abwehr gekennzeichnet.

Die beschriebenen Themen der Entwicklungsphasen und ihre Bewältigung (»aktiver« und »passiver« Modus) klingen zum Teil noch in der Operationalisierten Psychodynamischen Diagnostik (Arbeitskreis OPD 2007) und den dort formulierten Konfliktthemen an, ebenso in den von Rudolf (2014) postulierten Konfliktthemen der Nähe, Bindung, Autonomie und Identität. Dabei sei noch einmal darauf hingewiesen, dass in der Triebtheorie als einer »Ein-Personen-Psychologie« das Kind als ein um aus seinem Inneren entstehende Triebregungen kreisendes und mit ihnen kämpfendes Wesen verstanden wird. Demgegenüber betonen moderne Konzepte nicht nur die Bedeutung der frühen Beziehungspersonen und die primäre Entworfenheit des Kindes auf diese hin (auch als Quellen der Lust), sondern auch andere Erfahrungsqualitäten neben der Psychosexualität und Aggression, wie Bindung, Emotionsregulation oder Spiegelung.

Wie oben bereits erwähnt, nahm Freud verschieden aufgefasste, den Sexualtrieben entgegengesetzte Triebe bzw. auch Formen dieses Triebes an. Zunächst konzeptualisierte er eine konflikthafte Dichotomie zwischen den Sexualtrieben und den Ich- bzw. Selbsterhaltungstrieben (zu denen er auch die Aggression zählte) (Freud 1905a). Später postulierte Freud (1914) eine intralibidinöse Gegensätzlichkeit zwischen narzisstischer bzw. Ich-Libido gegenüber einer Objektlibido, die über den Wechsel der Besetzungen vor allem zur Beschreibung narzisstischer Regulationen herangezogen wurde. In seiner letzten Konzeption entwickelte er schließlich die bis heute umstrittene Unterscheidung von Eros und Thanatos bzw. dem Lebenstrieb gegenüber dem Todestrieb (Freud 1920). In dieser Konzeption wird Eros als eine verbindende, synthetisierende Kraft verstanden, der vornehmlich die Sexualtriebe, aber nun auch der Selbsterhaltungstrieb zugeordnet werden, während Thanatos auflöst, zersetzt und zerstört, sich psychisch unter anderem als Aggression und Destruktion manifestiert.

Nach dem Konzept der Triebmischung (Freud 1923, S. 269 f.) kommt den libidinösen Regungen im besten Fall eine modulierende Rolle gegenüber den aggressiven Trieben zu. Im schlechtesten Fall sind die Liebesregungen destruktiv-aggressiv durchsetzt. Im Instanzenmodell (siehe unten) konnten die Zuordnungen und Konflikte dann klarer beschrieben werden, wobei das allgemein Triebhafte dem Es zugeordnet wird.

Die Annahme einer im weitesten Sinne libidinösen Triebdimension in ihren spezifischen, thematischen Ausformungen und einer aggressiven Dimension mit teils entsprechenden Zuordnungen (oral-aggressiv, anal-aggressiv etc.) hat sich trotz aller Kritik und Weiterentwicklung bis heute bei wichtigen Denkern erhalten (z. B. Clarkin et al. 2008). Zusätzlich wird den narzisstischen Bedürfnissen und ihrer Regulation große Bedeutung zugesprochen (Stichwort »Besetzungen«). In der Therapie stellen sich entsprechend Fragen nach den spezifischen **Triebschicksalen** »als Arten der Abwehr gegen die Triebe« (Freud 1915b, S. 219). Wo landen die entsprechenden Wünsche, Fantasien und Affekte? Wie werden sie abgewehrt und warum? Diese Fragen führen uns zum triebpsychologischen Störungskonzept.

Das archaische Streben nach Lust und das Erleben aggressiver Impulse aufseiten des Kindes gerät schon früh in Konflikt mit den Ansprüchen und Möglichkeiten der Realität und der Bezugspersonen. Die ambivalenten Erfahrungen mit der frühen Umwelt und den Bezugspersonen von Erfüllung und Versagung, Liebe und Wut, Wollen und Verboten werden mit der Zeit verinnerlicht, sodass aus den zunächst äußeren Triebschicksalen schließlich innere werden, die als solche zahlreichen Modifikationen und der Abwehr unterliegen. Vor diesem Hintergrund sei daran erinnert, dass aus psychodynamischer Sicht insofern keine einfache Linie von realen biografischen Erfahrungen zu verinnerlichten Repräsentanzen oder Schemata gezogen werden kann. Auch Erinnerungen unterliegen Bearbeitungen. Eine stark negativ getönte Erinnerung an den eigenen Vater kann unter Umständen helfen, das Auftreten von Schuld und Strafängsten angesichts der eigenen, durch Neid ausgelösten Aggressionen gegenüber diesem zu verhindern. Eine vielleicht konstitutionell gegebene hohe Bedürftigkeit lässt auch das Gegenüber »versagender« erscheinen mit entsprechenden Folgen. Das leugnet in keiner Weise real sattfindende verletzende oder traumatisierende Erfahrungen, sondern lenkt den Blick auf die intrapsychische Verarbeitung und ihren möglichen Sinn.

Die verinnerlichte (und bearbeitete!) frühkindliche Realität enthält also eine Triebkomponente (z. B. Impuls, Affekt, Vorstellung), eine Unlusterwartung (z. B. Angst, Scham, Schuld) und die entsprechende Abwehr, also einen **Konflikt** zwischen verschiedenen Systemkomponenten. Zur besseren Beschreibung der unterschiedlichen Konfliktkonstellationen entwickelte Freud sein zweites topisches Struktur- oder **Instanzenmodell** (Freud 1923, 1933; → Abb. 2-3), das auch eine Brücke in die Ich-Psychologie bildete (siehe folgendes Kapitel). In ihm wird der Niederschlag der Erfahrungen und Verinnerlichungsprozesse, die Zuordnung von Inhalten zu Konfliktkomponenten und ihre funktionale Verknüpfung differenzierter beschreibbar, als es das erste topische Modell zuließ.

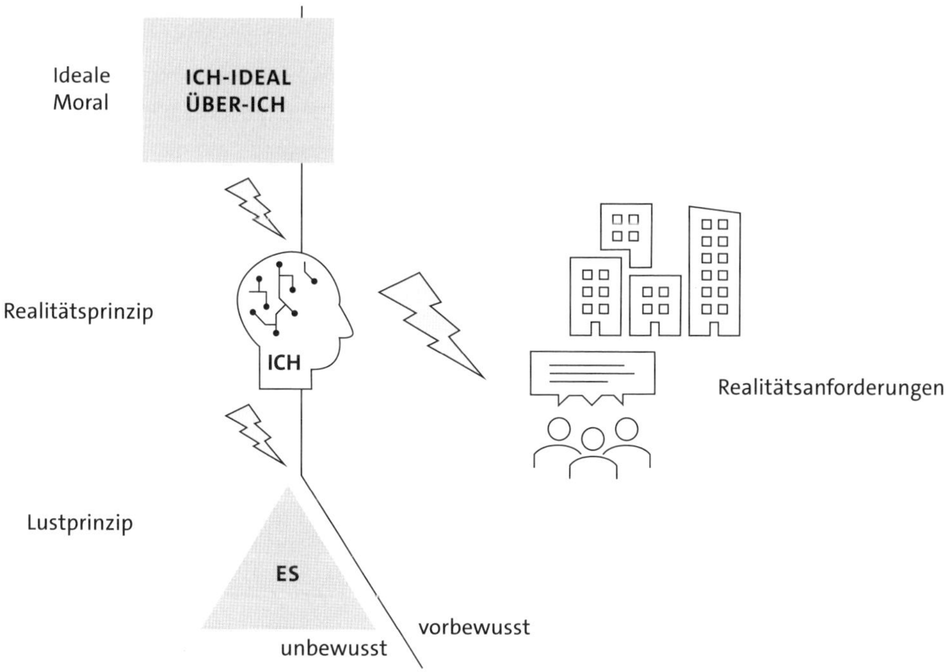

Abb. 2-3: Instanzenmodell (stark modifiziert und ergänzt nach Freud 1933b, S. 85).

Das Modell postuliert drei Teile. Das Über-Ich und das Ich haben unbewusste und vorbewusste, also bewusstseinsfähige Anteile, sodass einige Inhalte potenziell dem Bewusstsein zugänglich sind. Das **Über-Ich** enthält moralische Ansprüche, Gebote und Verbote, die das Resultat der Verinnerlichung des Über-Ichs(!) der Elterninstanz (Freud 1933, S. 73) sind (was die transgenerationale Weitergabe von Forderungen und Tabus besser verstehbar macht). Später kommen soziale Regeln, Normen und Erwartungen hinzu. Im Über-Ich können wir den »Unlustwächter« ansiedeln, also eine Vermeidungskomponente, die mit der negativen Einordnung (Normverstoß, Strafangst, Schuld) eines Inhaltes korrespondiert. Anders als es z. B. die Schematherapie für die recht ähnlichen »Eltern-Modi« sehen würde, wird in der Psychoanalyse das Über-Ich nicht nur als realitätsnaher Niederschlag realer Ansprüche und Erfahrungen des kindlichen Elternhauses verstanden, sondern von Bearbeitungsprozessen und unbewussten Fantasien gestaltet. So kann aus tiefenpsychologischer Perspektive die Rigidität und Strenge des Über-Ichs auf die (subjektiv erlebte) besondere Stärke der z. B. aggressiven oder oralen Triebregungen hinweisen. Es kann auch sein, dass das Über-Ich aggressive Teile des Es aufnimmt, z. B. in Form der Wendung der Aggression gegen das Selbst.

Dem Über-Ich zur Seite gestellt bzw. als Teil dessen angesehen, wird das **Ich-Ideal**, das z. B. narzisstische Ansprüche beinhaltet, also Vorstellungen und Forderungen, wie wir sein sollen und wollen. Entsprechend werden Verstöße gegen das Ich-Ideal mit Schamgefühlen, gegenüber dem Über-Ich mit Schuldgefühlen und Strafängsten assoziiert.

Das **Es** im Instanzenmodell kann grob mit dem dynamischen Unbewussten (→ Kapitel 2.2) gleichgesetzt werden. Es ist vom Lustprinzip bestimmt und beinhaltet die Triebrepräsentanzen, die nach Verwirklichung suchen.

Das **Ich** nun findet sich in der schwierigen Lage, zwischen den Ansprüchen des Über-Ichs, des Ich-Ideals und der **Realität** einerseits und den Triebwünschen des Es andererseits zu vermitteln. Das Ich funktioniert nach den Regeln des Sekundärprozesses, es gehorcht somit dem Realitätsprinzip und bemüht sich mit den überwiegend unbewussten Abwehrmechanismen, die intrapsychische (Unlust-)Spannung möglichst gering zu halten. Um dennoch ein gewisses Maß an Triebrealisierung zu ermöglichen, kommt es dabei zur Bildung von Kompromissen oder »Ersatzbildungen«, die mehr oder weniger gut, mehr oder weniger stabil tragen.

Die Entstehung psychischer Störungen beinhaltet aus triebtheoretischer Sicht folgende Elemente, die eine »Ergänzungsreihe« (Freud 1905a, S. 141) bilden: Zunächst braucht es einen verinnerlichten Konflikt an einer **Fixierungsstelle**, d. h. einen spezifischen »Trieb-Abwehr-Knoten«, der eine charakteristische Vulnerabilität darstellt. Der infantile Wunsch oder die Befriedigungsweise wurden nicht wirklich aufgegeben und leben unter der Oberfläche – »undercover« oder mehr oder weniger manifest – weiter, ohne in ihrer infantilen Herkunft erkannt zu werden. Die an der Fixierungsstelle »zurückgebliebenen«, konflikthaften Triebrepräsentanzen erfahren nun durch eine inhaltlich bedeutsame Auslösesituation, möglicherweise in Form einer **Versuchungs-/Versagungssituationen** (→ Kapitel 4.2.3), eine ambivalente Wiederbelebung.

Da vor dem Hintergrund der Fixierung (und daher fehlenden Entwicklung) keine symptomarmen, »erwachsenen« Mittel der Bewältigung vorliegen, findet eine Regression an die Fixierungsstelle statt, wobei die dort virulenten Triebrepräsentanzen gefährlich ins Bewusstsein drängen oder besser, das Bewusstsein sich diesen bedrohlich nähert. Diese müssen nun erneut eingefangen werden. Das geschieht dann unter anderem in symptomwertigen **Ersatzbildungen**. Symptome und Störungen werden in dieser Sichtweise als schlechte Kompromisse wiederbelebter unbewusster Triebwünsche und deren Abwehr oder als direkte Abkömmlinge angesehen. Sie binden ein Stück des Triebes ins manifeste Geschehen ein, jedoch auf eine Art, die auch dem Verbot Rechnung trägt. So erlangt im Zwangsgedanken zum Beispiel ein extrem tabuisierter, aggressiver oder sexueller Inhalt Zugang zum Bewusstsein, jedoch auf eine Art, die gleichzeitig seine Abweisung und entsprechende Maßnahmen auf den Plan rufen. Es ist dabei eine interessante, kaum zu beantwortende Frage, ob der Inhalt des Gedankens der tatsächlichen Wucht des Triebes (vielleicht einer unbewussten Fantasie) entspricht oder der Triebinhalt nur durch die Brille des (Über-)Ich so monströs erscheint.

Für die Behandlung bedeuten die Überlegungen einen Fokus auf die Triebschicksale, d. h. die Aufdeckung einer konfliktbedingten Trieb-Abwehr-Dynamik vor dem Hintergrund infantiler Prägungen oder Fixierungen und letztlich die Ermöglichung reiferer Lösungen. Auch wenn viele unserer Patientinnen bereits Theorien ihrer Probleme vor dem Hintergrund ihrer Biografie entwickelt haben und auch ganz manifest enttäuschte Wünsche und Bedürfnisse erlebbar sind, so wird ihre frühkindliche **Bedeutung** in der Regel nicht erkannt und kaum in ihrem affektiven Gehalt erfasst. Das infantile Bedürfnis als solches vollumfänglich zu begreifen und sich wiederanzueignen, d. h. es als eigenes anzuerkennen, hieße, seine biografische Unerfülltheit und prinzipielle Unerfüllbarkeit zu erfassen, weil eben ein »Irrtum in der Zeit« (Greenson 1967, S. 163, über die Übertragung) vorliegt, mit allem Erleben, das dazu gehört. Das ist meist nicht nur peinlich, sondern geht in der Regel auch mit Trauer, Ängsten und möglicherweise Schuldgefühlen einher, die es aber ermöglichen, sich vom kindlichen Wunsch und entsprechenden Objektbildern zu lösen und verantwortungsvoll reiferen Befriedigungsformen zu öffnen, ja diese überhaupt wahrzunehmen.

Vor diesem Hintergrund sind methodische Versuche einer sog. »begrenzten elterlichen Fürsorge«, wie sie die Schematherapie vorschlägt (Roediger 2010, S. 97 ff.), insbesondere in Form von Umarmungen oder Händehalten in einem regressiven Zustand (ebd., S. 99) aus psychodynamischer Sicht mit großer Vorsicht zu betrachten. Wo hier die jeweiligen Grenzen liegen und ob sie so verantwortlich (Regression!) und konfliktfrei ausgehandelt werden können, wie dargestellt, scheint uns mehr als fraglich. Im ungünstigsten Fall verleugnet eine solche Nachbeelterung die seelische Realität, verhindert Trauer, stärkt eine Fixierung (möglicherweise an eine konkrete Person), etabliert eine (potenziell missbräuchliche) Abhängigkeit und verhindert Progression. Die »Versagung« in der Therapie ist aus psychoanalytischer Sicht nicht nur Schutz, sondern eine der zentralen Voraussetzungen, die seelische Realität überhaupt zu symbolisieren und zu verstehen als das, was fehlt (mehr dazu in Kapitel 4.1.2). Das regressive und hochfrequente Setting der Psychoanalyse, letztlich jedes Therapiesetting, stimuliert zwar auch die Aktualisierung infantiler Wünsche in der Übertragung (»Wiederholungszwang«; Freud 1920, S. 17 ff.). Ziel der Behandlung ist aber eben nicht ihre mehr oder weniger konkretistische Erfüllung. Vielmehr wird angestrebt, sie zunächst überhaupt in den Wahrnehmungsbereich des Ich zu bringen, dann in ihrer Unzeitgemäßheit und kindlichen Herkunft und Bedeutung transparent zu machen, um sie schließlich in den Verfügungsbereich der Ich-Instanz zu stellen, wo überhaupt erst eine angemessene Befriedigung »auf der Höhe der Zeit« möglich wird (»Wo Es war, soll Ich werden.«, Freud 1933b, S. 86). Das mitfühlende Verstandenwerden in der womöglich gleichzeitig gegenwärtigen und damaligen Nicht-Erfüllung eines Wunsches – aus unserer Sicht die entscheidendere »korrektive Erfahrung« –, also der Anerkennung (Validierung) einer psychischen Realität, greift tiefer als eine noch so wohlmeinende Befriedigung. Sie nähert die kindlichen Wünsche und Impulse der Realität an und aktualisiert sie an diese, was darüber hinaus entängstigend wirkt, weil es unbewusste, ebenso infantile Befürchtungen (»Über-Ich«) entkräftet.

Etwas anderes wäre es, das Setting an die strukturellen Möglichkeiten der Patienten anzupassen (Frequenz, Erreichbarkeit, Aktivität der Therapeutin etc.), was aber in den Darstellungen Roedigers nicht differenziert wird und auch hier wäre mit großem Bedacht vorzugehen.

Betrachten wir die Triebtheorie als abstraktes Ganzes, so erkennen wir erneut Übereinstimmungen mit der modernen Verhaltenstherapie in zentralen Grundannahmen, nämlich der Annahme einer bestimmenden Motivebene, ihrer potenziellen Konflikthaftigkeit und deren mehr oder weniger guten Bewältigung. Wir wollen dennoch einige Unterschiede herausarbeiten, die für die Praxis von Bedeutung sind.

Auf der Motivebene sind in der Verhaltenstherapie im Gegensatz zur psychoanalytischen Tradition nicht Triebrepräsentanzen die zentrale Denkeinheit, sondern eine mehr oder weniger große Zahl von Grundbedürfnissen, die sich, wenn überhaupt, nur teilweise mit den Triebrepräsentanzen decken. Die Grundbedürfnisse werden meist postuliert, ohne dass eine überzeugende Fundierung oder Einigkeit über sie herrscht. Die Partialtriebe werden zumindest an konkret beobachtbare Entwicklungsaufgaben der frühen Kindheit gebunden und ihre psychische Aufladung im Beziehungsgeschehen besitzt einige Plausibilität.

Auch von psychoanalytischer Seite wurden Bedürfniskonzepte aufgestellt, unter anderem von Lichtenberg (1989), der fünf Grundbedürfnisse annahm (physiologische Bedürfnisse, Bindung, Selbstbehauptung/Exploration, Widerspruch/Rückzug, sinnliches Vergnügen/sexuelle Erregung). Auf verhaltenstherapeutischer Seite geht Grawe (2000) dann von vier (Bindung, Selbstwert, Orientierung/Kontrolle, Lust/Unlustvermeidung), die Schematherapie (Rafaeli et al. 2013) von fünf (Bindung, Autonomie, realistische Grenzen/Selbstkontrolle, Freiheit der Bedürfnis- und Emotionsäußerung, Spielfreude) und die Klärungsorientierte Psychotherapie (Sachse 2003) von sechs Grundbedürfnissen aus (Anerkennung, Wichtigkeit, Verlässlichkeit, Solidarität, Autonomie, Territorialität). Die Bedürfniskonzepte erweitern das Motivspektrum um zentrale Determinanten vor allem des Beziehungsgeschehens jenseits von Psychosexualität und Aggression, wenngleich einige der genannten Bedürfnisse, wie z. B. jenes nach Kontrolle oder Selbstwert als durchaus triebhaft durchsetzt (anal, ödipal) oder direkter Abkömmling verstanden werden könnten.

Neben den positiven Aspekten, wie der Öffnung hin zu anderen Erfahrungsaspekten und der Beziehungsdimension, geht mit der alleinigen Fokussierung auf Grundbedürfnisse aus unserer Sicht jedoch das Archaische, Drängende und Lustbetonte der Triebvorstellungen verloren. Das tiefe Lustempfinden, das Freud mit dem Begriff der Sexualität auch anderen als den genitalen Körperregionen zuspricht, taucht ja durchaus auch im Erwachsenenleben noch auf, z. B. in der Art, wie manche Menschen über eine Mahlzeit sprechen können oder den Gang zur Toilette. Auch das aktive, teils aggressive Element, das sich in Begriffen wie »Einverleiben«, »Verschlingen«, »Auffressen«, »Anscheißen« etc. ausdrückt, klingt in den Bedürfniskonzepten kaum an. Aus unserer Sicht können manche Phänomene (z. B. Perversionen, Gewaltakte, Selbstschädigungen, Zwangsinhalte etc.) überhaupt nur verstanden werden unter der Annahme einer solch rohen Dimension, ebenso der starke Widerstand und die »irrational« erscheinende Abwehr gegen deren Bewusstwerden. Die Ängste und Befürchtungen sind eben auch aus einer archaischen Zeit, in der Denken und Handeln, Fantasie und Realität noch nicht klar geschieden sind. Denken, Wollen, Fantasieren sind hier Realität. Es handelt sich gewissermaßen um ein magisches Welterleben, das Fonagy et al. (2002; → Kapitel 2.3.5) mit dem Begriff des »Äquivalenzmodus« umschreiben. In Zwangsstörungen können wir einen Teil eines solchen Modus beobachten und nacherleben, der natürlich mit dem erwachsenen Verstand beschämend konfligiert.

Den verhaltenstherapeutischen Denkmodellen fehlt es aus unserer Sicht darüber hinaus an Konzepten für das aggressive Affektspektrum, das doch recht prominent in zahlreichen Störungsbildern (Zwangsgedanken, Hypochondrie, generalisierte Angststörung etc.) und im Therapeuten(!) (oft uneingestanden) anwesend ist. Darüber hinaus plagen sich unsere Patientinnen und wir als Therapeutinnen mehr oder weniger bewusst wohl auch mit sozial stark geächteten oder abgelehnten Gefühlen, wie heftigem Neid, Ekel, Hass, sexueller Begierde und Verachtung, die für die subliminale Interaktion in der Therapie von hoher Bedeutung sind (z. B. Krause 2002).

Das Triebkonzept, das uns trotz dessen heutiger Relativierung weiterhin für die Praxis wichtig erscheint, vermittelt etwas von der »Rohheit«, Rücksichtslosigkeit und archaischen Macht unbewusster Motive. Diese Urtümlichkeit lebt aus tiefenpsychologischer Sicht auch im Erwachsenen fort, letztlich nur schwach überwachsen von Erziehung und der glücklichen Fügung milder Lebensumstände. Die Annahme der recht zivilisiert daherkommenden »Grundbedürfnisse« überdeckt aus unserer Sicht diese Rohheit, auch die drängende Kraft und »Nötigung« der Triebe klingen in ihnen kaum an.

Bezüglich der verhaltenstherapeutischen Konfliktannahmen sind diese recht unterschiedlich ausformuliert. Während Grawe (2000) Konflikte aus Kombinationen verschiedener Zielschemata (Annäherungs- und Vermeidungsschemata) oder einer Inkongruenz von Motiv und Realität ableitet und psychodynamischen Konzepten dabei im Prinzip sehr nahekommt, wirkt das schematherapeutische Konfliktmodell (Roediger 2010; Roediger & Dornberg 2011) mit der Gegenüberstellung von Kind- und Eltern-Modi wie eine etwas vereinfachte Form des Instanzenmodells (Es vs. Über-Ich) oder ein nur wenige Varianten umfassendes Objektbeziehungskonzept. Beiden Modellen fehlt aus unserer Sicht das dynamische Element, d. h. ein Verständnis des durchdringend »Abwehrhaften« psychischer Phänomene auch schon in der frühen Entwicklung. Das führt dazu, dass in der Verhaltenstherapie Modi oder Schemata meist als solche hingenommen und in – zwar konflikthafte – Beziehung zueinander gesetzt werden. Sie werden jedoch nicht für sich selbst und dann auch nicht in Bezug auf ihre Beziehungen untereinander auf Abwehraspekte hin abgeklopft im Sinne einer innerpsychischen »Funktion der Dysfunktionalität« (Mentzos 2015).

Zusätzlich ist bisher noch nicht überzeugend dargestellt worden, wie aus einer verhaltenstherapeutischen Konfliktperspektive die Entstehung spezifischer Störungsbilder verstanden werden kann; ja es ist überhaupt gar nicht klar, ob die Störungsbilder mehr oder weniger zufällige »Bildungen« des Systems Psyche sind oder auch aus verhaltenstherapeutischer Sicht »Sinn« machen. Aus psychodynamischer Sicht wird der innere Konflikt im Symptom kompromisshaft gebunden. Darüber hinaus kann das Symptombild als symbolischer Stellvertreter und Platzhalter der ungelösten, unbewussten Konfliktlage verstanden werden. Das Beispiel der Agoraphobie, das Grawe anführt, haben wir bereits oben erwähnt und bewertet.

Die hypochondrische Symptomatik eines Patienten können wir aus triebtheoretischer Perspektive beispielsweise als in den Körper projizierte, bedrohliche oral-aggressive Regungen verstehen. Sie werden im Körper gebunden, betreffen ihn und können extern überwacht werden, während das Objekt, dem sie möglicherweise gelten, verschont bleibt. Darüber hinaus könnte man in den Fantasien, schwer krank im Krankenhaus »behandelt« werden zu müssen, einen verborgenen Versorgungswunsch vermuten. Vielleicht vermitteln diese Überlegungen ein Gefühl dafür, wie eine Triebpsychologie und vor allem die Konzepte der Abwehr psychopathologische Phänomene verstehbar machen können. In Tab. 2-2 sind die zentralen Elemente der Triebpsychologie noch einmal zusammengefasst.

Mit Freuds Instanzenmodell wurden Triebkonflikte und die Bewegungen ihrer Bewältigung beschreibbar. Ein Alleinstellungsmerkmal der Psychoanalyse ist nun die Beschreibung und differenzierte Konzeptualisierung der verschiedenen, weitgehend unbewusst ablaufenden Abwehrmechanismen. Diese werden den Ich-Leistungen zugeordnet. Die zentrale Rolle des Ichs mit seinen Fähigkeiten der Anpassung und Konfliktbewältigung rückte nun besonders in der Ich-Psychologie in den Fokus, der wir uns im nächsten Kapitel widmen.

	Denkfiguren	Störungskonzepte	Behandlungsfokus	Behandlungsziel
Triebpsychologie	Triebkonflikte im Bereich Libido und Aggression, Persistieren infantiler Triebwünsche, Besetzungen	Fixierung, übermächtiges Über-Ich, bedeutsame Auslösesituation, Regression, Kompromiss-/Ersatzbildungen	Triebschicksale, Triebkonflikte, unbewusste infantile Wünsche und Fixierungen, Aktualisierung in Übertragung	genitale Sexualität, Ich-Stärkung, Unbewusstes bewusst machen, Einsicht in infantile Triebziele, lösen und nachreifen

Tab. 2-2: Zusammenfassung der triebtheoretischen Denkbausteine.

2.3.2 Ich-Psychologie

Dass die Beschäftigung mit dem Ich als Subjekt der Selbststeuerung, Realitätsanpassung und Bedürfnisverfolgung eine Weiterentwicklung der Psychoanalyse, ja sogar eine eigene Strömung darstellt, muss auf verhaltenstherapeutische Kolleginnen ungewöhnlich wirken, setzt die Verhaltenstherapie ein solches Ich doch offenbar selbstverständlich voraus. Im Kontext der Entstehungszeit der Psychoanalyse und der Beschäftigung mit den unbewussten, verborgenen Determinanten des Seelenlebens, in denen das Ich – zumal das bewusste – als weder auskunftsfähig noch irgendwie geartete Autorität im eigenen Hause galt, wirkte die Fokussierung auf ebenjenes regelrecht als Abkehr von der psychoanalytischen Denkweise, worauf bereits Anna Freud (1936/2012, S. 13) hinwies. So begann die Beschäftigung mit dem Ich nicht zuletzt damit, dass Freud selbst es in seinem Instanzenmodell überhaupt erst als eigene Instanz konzeptualisierte, statt es mehr oder weniger mit dem Bewusstsein gleichzusetzen. Er versuchte es darüber hinaus in seiner Entwicklung zu verstehen und ihm gewisse, auch unbewusste Leistungen zuzusprechen.

Freud (1923, S. 252 f.) stellte sich das **Ich** als aus der äußersten Schicht des Es entstehend vor, sozusagen aus dessen Haut und Oberfläche, ausgestattet mit wahrnehmenden Funktionen und dem Zugang zur Motilität. Durch den Kontakt mit der Welt wachse nun das Ich von einem bloßen Reizempfänger und Reizschutz hinein in eine immer differenziertere, herausgelöstere Rolle als Vermittler des Außen nach Innen und des Innen nach Außen (Freud 1933b, S. 82). Die zunächst dünne Kontaktstelle wächst so heran zu einer regelrechten Behörde mit komplexen Bearbeitungsvorgängen zwischen Ein- und Ausgaben.

An der Bildung des Ichs sind jedoch nicht nur die Auseinandersetzung mit den Wahrnehmungen und deren Verarbeitung beteiligt. Freud formulierte für die Ich-Entwicklung, dass es in seinem Charakter »ein Niederschlag der aufgegebenen Objektbesetzungen ist, die Geschichte dieser Objektwahlen enthält« (Freud 1923, S. 257), das Ich also qualitativ eingefärbt ist von den frühen, bedeutsamen Beziehungspersonen. Über den Besetzungsentzug von den – aus infantiler Sicht letztlich immer enttäuschenden – Objekten erfolgt die Umdisponierung der Werte auf das Ich (Denkfigur: von Objektlibido zu narzisstischer Libido, → Kapitel 2.3.1), wobei Aspekte des Objektes quasi an der Besetzungsenergie, also an unserem emotionalen Investment, wie ein Abbild »hängen bleiben« und so ins Ich importiert werden. Kompromisshaft können sich so wiederum die Es-Bestrebungen auf das nun innen befindliche Objekt richten (ebd., S. 258). Die Ich-Entwicklung ist also schon bei Freud von Identifizierungsprozessen geprägt, worauf die Objektbeziehungstheorie (→ Kapitel 2.3.3) dann größeres Augenmerk richtete.

Als Vertreter der Ich-Psychologie unter einer **Entwicklungsperspektive** können sowohl Margaret Mahler als auch René Spitz angesehen werden. Beide betonen die existenzielle Angewiesenheit des Kindes auf eine stabil präsente und versorgende Beziehungsperson. Mahler (1968) postulierte eine Phasenentwicklung (z. B. symbiotische Phase, Wiederannäherungsphase, »8-Monats-Angst«), in der eine verlässliche Bindungsperson als notwendiger Hintergrund und Partner für den Aufbau von Differenzierung, Autonomie, Objektkonstanz und Realitätsbezug angesehen wird und eine mangelnde Verfügbarkeit derselben funktionelle Folgen zeitigt. Spitz (1965) wiederum nahm schon in den 1930er Jahren eine Form der Säuglingsbeobachtung und -forschung auf und fokussierte vor allem auf die Angewiesenheit des Säuglings auf die Gegenseitigkeit der Beziehung mit dem »Liebesobjekt«. Er beschrieb dann auch die dramatischen Folgen, die frühe Trennungen (z. B. »anaklitische Depression« nach »Hospitalisierung«) oder die Einstellung der frühen Bezugspersonen dem Kind gegenüber für die emotionale und kognitive Entwicklung des Säuglings haben. Die Traditionslinie der Säuglingsbeobachtung im Kontext der Entwicklung des Ich und seiner Fähigkeiten besteht bis heute und hat eigene therapeutische Ansätze hervorgebracht (→ Kapitel 2.3.5).

Das **Ich in der Verhaltenstherapie** wird gesondert wenig konzeptualisiert, sondern mehr oder weniger angenommen. Zwar werden Bedürfnisse, Schemata, Modi, dysfunktionales Verhalten, Bewältigungsstile und auch kognitive-emotionale Funktionen zentral angesehen, aber selten auf ein erlebtes, erlebendes und steuerndes Ich bezogen, das sich mit ihnen und durch sie ja spätestens in der Therapie auseinanderzusetzen hat.

Die Konzepte der Bewältigungsmodi und des »Gesunden Erwachsenen« in der Schematherapie (Roediger 2010) könnten zwar als eine Art Ich-Instanz bzw. als deren Ausdruck verstanden werden, da sie Vermittlungsversuche darstellen zwischen den Kind-Modi (»Es«) und Eltern-Modi (»Über-Ich«), sie werden aber nicht als solche auskonzeptualisiert. Roediger (2010, S. 36 und S. 113) spricht zwar durchaus von Ich-Funktion oder auch vom Ich-Gefühl (ebd., S. 113) und schreibt ihnen ordnende und bezugnehmende Aufgaben zu, dennoch bleibt diese Instanz, die ja auch den »Gesunden Erwachsenen« ansteuern bzw. sich zu diesem entwickeln soll, etwas unbeschrieben.

Die Dialektisch-Behaviorale Therapie (DBT; z. B. Linehan 2014) adressiert hingegen genau jene Funktionen (z. B. Affektwahrnehmung und -differenzierung, Impulskontrolle, Aufmerksamkeitslenkung) – ohne sie dabei mit einer Ich-Instanz in Verbindung zu bringen –, die gerade bei Persönlichkeitsstörungen oft defizitär entwickelt sind, gleichzeitig aber auch die Grundlage bilden für komplexere therapeutische Ich-Leistungen, wie das Handling verschiedener Selbstzustände oder Modi. Grawe (2000, S. 331 f.) versteht das Ich bzw. Ich-Erleben als emergente Qualität neuronaler Prozesse und lehnt ein Denken in »Instanzen« überhaupt ab, da es diese schlicht nicht gebe, sondern nur »funktionale Charakteristiken mit neuronalen Grundlagen« (ebd. S. 335). Er referierte zwar (ebd., S. 335) Beckers (1995, S. 83) »Strukturmodell« psychischer Regulationssysteme mit seinen verschiedenen Bestandteilen, wie den »Befehlsfunktionen« »angeborener Bedürfnisse« und »erworbener Sollwerte« (ebd., S. 84), einer »Vergleichs-« und »energetische[n] Regulationsfunktion« und letztlich einer »Steuerungszentrale«, welche man laut Grawe »mit Recht als das Ich des Individuums betrachten« könne (Grawe 2000, S. 335), verwirft diese Vorstellung jedoch zugunsten einer pluralistischen Gleichzeitigkeit neuronaler Prozesse ohne »Instanzen«. Die psychodynamischen Vorstellungen müssen diesem neuropsychologisch orientierten Ansatz nicht widersprechen, stellen sie doch einerseits eine – vielleicht altmodische und anthropomorphe – deskriptive und praxisorientierte Fassung klinischer Phänomene (z.B. als Ausdruck eingespielter neuronaler Erregungsmuster) dar, die therapeutisch adressiert werden können (z. B. Konflikte zwischen Instanzen), andererseits bieten sie eine hilfreiche Konzeptualisierung von Leistungen und funktionellen Charakteristiken der Psyche, die ebenso ätiologisch und therapierelevant sind (z. B. bei sog. strukturellen Störungen).

Auf psychodynamischer Seite konzentrierte sich die Ich-Psychologie also neben der Entwicklung, Einbindung und Stellung des Ich im psychischen Gesamtsystem vor allem auf dessen Funktionen und Fähigkeiten in der Auseinandersetzung mit den inneren und äußeren Gegebenheiten und Ansprüchen. Sie kann insofern als eine Form der »Allgemeinen Psychologie« der Psychoanalyse angesehen werden, aus der sich zentrale Konzepte bis heute erhalten haben. Welche **Fähigkeiten und Leistungen** wurden und werden nun aber dem Ich zugeschrieben? Schon Freud benannte verschiedene Leistungen und Funktionen des Ich. Zu diesen zählte er beispielsweise die Willkürbewegungen, die Anpassung an die innere und äußere Realität, die Reizverarbeitung, damit zusammenhängend Gedächtnis und Realitätsprüfung, darüber hinaus das Denken, das er als Probehandeln mit kleinen Mengen psychischer Energie verstand

(Freud 1911), und letztlich die Abwehr, die dann von Anna Freud (1936/2012) und späteren Autoren systematisiert wurde. Heinz Hartmann (z. B. 1960, 1972), der als der eigentliche Gründer der Ich-Psychologie angesehen werden kann, postulierte ein »primär autonomes Ich«, das konfliktfrei über Funktionen im Dienste der Anpassung verfügt, diese entwickelt und anwendet. Im Verlauf der Entwicklung erwächst aus der zunehmenden Konfrontation mit den potenziell konflikthaften Triebregungen dann eine sekundäre Autonomie, die mit der Entwicklung eines ganz eigenen Funktionsumfangs die konflikthaften Anforderungen bewältigen lernt und dem Ich eine gewisse Freiheit schenkt. Die Unterscheidung zwischen primärer und sekundärer Autonomie ist insofern wichtig als es einen Unterschied macht, Funktionseinschränkungen als »konfliktfreie« Entwicklungsdefizite zu verstehen und als solche therapeutisch zu adressieren oder diese als im Zusammenhang mit Konflikten stehend zu interpretieren, wobei sie wiederum auf andere Weise therapeutisch zu handhaben wären.

Zu den primären Ich-Funktionen zählte Hartmann unter anderem die Aufmerksamkeit und Wahrnehmung, den Reizschutz, das Gedächtnis, das Denken (Antizipation, Probehandeln), synthetische bzw. koordinierende und differenzierende Funktionen und die Motorik. Diese würden einem realitätsangepassten Handeln dienen. Die sekundär autonomen Ich-Funktionen dienen der Bewältigung von Konflikten, gehen aus diesen hervor und werden im Verlauf von ihren Entstehungsbedingungen unabhängig. Sie umfassen z. B. die Toleranz für Enttäuschungen, die Modulation des Affektausdrucks und auch die Abwehr.

Letztere und speziell die einzelnen **Abwehrmechanismen** können als wohl prominenteste Leistung des Ichs angesehen werden. Die Abwehr dient der Verhinderung des Eindringens gewisser Sachverhalte ins Bewusstsein und schon Freud unterschied für sie zahlreiche Mechanismen, die dann bei Anna Freud (1936/2012) eine systematische Darstellung erfuhren. Später wurden weitere ergänzt und nach ihrer »Reife« unterschieden. Grob können wir sagen: Unreife Abwehrmechanismen – manchmal wird auch von »primitiven« (Kernberg 2019) oder »frühen« gesprochen – zeichnen sich durch einen vermehrten Einbezug anderer aus, sie gehen mit größeren »Opfern« an Realität einher (Verzerrungen, Umarbeitungen), sind eher rigide und unflexibel, wenig situationsadaptiert und es kommt häufiger zu Impulshandlungen und -durchbrüchen. Natürlich ist die Abwehr auch durch die akute Lebenssituation bestimmt und heftige Belastungen können »radikalere« Abwehrmechanismen hervorrufen, was bei der Einschätzung einer Persönlichkeit berücksichtigt werden sollte. Wir wollen im Folgenden eine Aufstellung der wichtigsten Abwehrmechanismen vornehmen (→ Tab. 2-3). Dabei orientieren wir uns an den Darstellungen sowohl traditioneller als auch moderner psychoanalytischer Autorinnen und Autoren (z. B. A. Freud 1936/2012; Arbeitskreis OPD 2007, Ermann 2007, Hoffmann & Hochapfel 2009; Kernberg 2019; Storck 2021).

Abwehrmechanismus	Erklärung	Beispiel
Verdrängung	Ein Inhalt wird aus dem Bewusstsein entfernt und ist nicht mehr verfügbar.	Herr V. vergisst seiner Frau mitzuteilen, dass ein Paargespräch geplant ist.
Verschiebung	Ein Impuls oder Gefühl wird von einem Vorstellungsobjekt auf ein anderes umdisponiert.	Der Ärger über ein kränkendes Therapeutenverhalten trifft einen Kassierer, den die Patientin als »Arschloch« beschimpft.
Reaktionsbildung	Einem aufkommenden Impuls oder Gefühl wird ein gegenteiliger entgegengesetzt.	Statt der tatsächlichen Enttäuschung über ein Geburtstagsgeschenk werden Freude und Dankbarkeit, ja Begeisterung ausgedrückt. Reinigungszwang bei unbewusster Aggression.
Affektisolierung	Ein Geschehen wird von seinem gefühlshaften Erleben getrennt.	Mit starrer Miene und monotoner Sprache berichtet Herr M. von der Diagnose einer schweren körperlichen Erkrankung, als würde er den Befundbericht vorlesen.
Intellektualisierung/ Rationalisierung	(I) Intellektualisieren ist der Versuch einer theoretischen Handhabung affektiv bedrohlicher Inhalte. (II) Rationalisierung sucht nach vernünftigen Begründungen eines Verhaltens oder Erlebens.	(I) Ein Patient beschreibt die Probleme seiner Beziehung mit Theorien aus dem Tierreich und berichtet in den Stunden ausführlich davon. (II) Eine Patientin führt zahlreiche Gründe an, warum sie sich auf die gleiche Stelle bewerben musste wie ihre Freundin, die sie auch unbedingt wollte.
Altruistische Abtretung	Eine Triebregung wird einem anderen unterstellt, für ihn befriedigt, dabei die Befriedigung zuschauend-teilhabend genossen.	Die stark erkältete Patientin umsorgt aufopferungsvoll ihren Mann, nachdem dieser von der Arbeit kommt. (Auch als Reaktionsbildung denkbar.)
Wendung gegen das Selbst	Eine Triebregung wird statt auf den anderen, dem sie ursprünglich galt, auf sich selbst gerichtet.	Nachdem ein Patient eine für ihn enttäuschende Begegnung mit den Eltern beschreibt, beginnt er sich für seine Undankbarkeit zu geißeln.

Abwehrmechanismus	Erklärung	Beispiel
Ungeschehenmachen	Einem Gedanken, Gefühl, Impuls oder Verhalten wird eine Handlung entgegengestellt, die sie magisch »rückgängig« machen soll.	Auftauchenden aggressiven Gedanken gegenüber der pflegebedürftigen Mutter wird die mehrmalige Wiederholung des Satzes »Ich liebe meine Mutter« entgegengesetzt.
Verleugnung	Eine gegebene innere oder äußere Realität wird nicht anerkannt und als nicht existent eingestuft.	Eine Patientin sagt: »Mit meiner Mutter ist alles gut.« Im Verlauf berichtet sie schwere Vernachlässigungen. (Auch Spaltung denkbar.)
Introjektion	Die Übernahme eines im Außen verorteten Inhaltes ins eigene System.	Der fünfjährige Junge beschimpft sich selbst mit den Worten seines Vaters.
Projektion	Ein psychischer Inhalt wird nach außen verlagert.	Eine Patientin berichtet große Ängste vor parkenden Autos, die »jederzeit explodieren« könnten.
Projektive Identifizierung	Ein unbewusster Inhalt wird »in« einen anderen projiziert. Dieser erlebt und handelt unter dem Druck der Projektion im Sinne des Inhalts. Der unbewusste Inhalt kann nun dort im anderen verortet und kontrolliert werden kann.	Ein Therapeut fühlt sich gegenüber dem würdevoll gekleideten, sehr vornehm sprechenden Patienten zunehmend klein, schäbig, insuffizient und unwissend. Er stottert, verhaspelt sich. Der Patient lächelt abfällig, ohne das Geschehen zu kommentieren. Später berichtet der Patient von der erfahrenen Verachtung in der Kindheit angesichts der familiären Armut.
Idealisierung/ Entwertung	Eine Person oder ein Sachverhalt wird in der Vorstellung besonders wertvoll oder wertlos gemacht.	Der Patient schwärmt von einem neuen Buch, das »seine Rettung« sei. Alles bisher Gelesene sei dagegen »die reinste Scheiße«.
Spaltung	Psychische Inhalte werden radikal getrennt gehalten und es findet weder Austausch noch Vermischung oder Integration statt.	Während die Therapeutin vom Patienten als »unendlich verständnisvoll« beschrieben wird, wird die Ex-Partnerin als »das eiskalte Böse« beschrieben.

Tab. 2-3: Darstellung ausgewählter Abwehrmechanismen (oben eher reife, unten eher unreife).

Wir wollen an dieser Stelle noch auf den sogenannten **Widerstand** eingehen, der eine spezifische Form der Abwehr darstellt, nämlich im Rahmen eines therapeutischen Prozesses. Der Widerstand kann sich gegen das Bewusstwerden bisher unbewusster Gefühle, Impulse, Fantasien oder Bedeutungen, die Übertragung, die Aufgabe eines sekundären Krankheitsgewinnes, Veränderungen an sich (»Wiederholungszwang«) und gegen eine positive Entwicklung vor dem Hintergrund möglicher Schuldgefühle und Strafbedürfnisse richten (→ Freud 1926a, S. 191 ff.) und entspringt jeweils unterschiedlichen Instanzen des psychischen Apparates. Der in der Regel unbewusste Widerstand richtet sich hartnäckig gegen Einsicht und Veränderung und kann sich praktisch aller Elemente des Therapiegeschehens bedienen oder sich gegen sie richten. So kann eine gewisse Übertragungsform eine andere abwehren oder der Übertragung selbst ein Widerstand gegenüberstehen. Das Sprechen über den Vater kann ein anderes Thema verdecken, die Unpünktlichkeit ein Gefühl der Unterwerfung abwehren oder fehlende Assoziationen, Themen oder »belanglose« Berichte in der Therapie sich überhaupt gegen deren Fortschreiten richten.

Einige Psychoanalytikerinnen sind der Meinung, und wir schließen uns ihr für die Mehrheit der Fälle an, dass zunächst der Widerstand geklärt und verstanden werden sollte, bevor die dahinterliegenden Inhalte angegangen werden können. Der Widerstand ist dabei mehrfach geschichtet, verfügt über hintereinander gelagerte »Verteidigungslinien«, die eine Annäherung an das »heißeste Eisen« des Unbewussten verhindern. Wir sollten also nach Überwindung erster Widerstände nicht davon ausgehen, nun am Eigentlichen, am Kern des Problems angelangt zu sein. Die Klärung und Reflexion der Widerstandsphänomene bilden einen wichtigen Teil psychodynamischer Arbeit.

Es stellt sich die Frage, wogegen, gegen welche Inhalte sich die Abwehr (oder der Widerstand) richtet und was ihr zum Opfer fällt. Die kurze Antwort wäre: So ziemlich alles. Die längere braucht noch das Element des »Warum?«, das Inhalte erst abwehrrelevant macht. Warum ist etwas problematisch und was droht also, wenn es nicht abgewehrt wird? Wir möchten hier bereits darauf hinweisen, dass die »einschätzende Instanz« im Unbewussten bzw. einem Teil von ihm liegt und nicht im Bewusstsein!

Die Frage nach dem **»Warum?«** führt uns also zur Bedeutung eines Sachverhaltes, die ihn so gefährlich erscheinen lässt. Sie kommt ihm in unbewusster Relation zu gewissen Sollwerten (vgl. Becker 1995, S. 84), einem geforderten Kriterium oder einer wertenden Instanz zu, aus der sich das Problematische erst ergibt, weil ein Teil in uns den Soll-Wert zu überschreiten droht, während ein anderer Teil die Folgen einer solchen Übertretung fürchtet. Dabei müssen wir uns bewusst machen, dass sowohl die Inhalte, das Kriterium selbst als auch die mit einer Übertretung assoziierten Ängste und Befürchtungen, wie weiter oben bereits erwähnt, einem archaischen, infantilen Erlebensmodus entspringen, in dem sowohl die Realität von Fantasien durchdrungen und überlagert ist, als auch Fantasien Realcharakter besitzen, womit beides enorm bedrohlich wirkt. Ebenso sind bei ausgeprägten strukturellen Einschränkungen durchaus handfeste Systemgefahren in Betracht zu ziehen.

Je nach Entwicklungsphase der Psychoanalyse wurden verschiedene Vorstellungen eines solchen Referenzkriteriums und der Bedrohungen, sollte es überschritten werden, postuliert. Wir haben bereits das Realitätsprinzip kennengelernt, die psychische Instanz des Über-Ichs, das Lust-/Unlustprinzip, ebenso gegensätzliche Triebregungen (z. B. Selbsterhaltung), aus denen sich Widersprüche zwischen dem andrängenden psychischen Inhalt und Soll-Kriterium ergeben. Daraus erwächst seine Problembedeutung und folgerichtig Negativerwartungen bei einer möglichen Realisierung.

Bereits Anna Freud (1936/2012) unterschied mehrere Gründe, die Abwehr hervorrufen. Sie beschreibt angesichts gewisser Triebregungen die Über-Ich-Angst und die Realangst (insbesondere bei Kindern, wo reale Strafe droht), die aus ihrer Sicht beide in die größere Kategorie der Unlustvermeidung fallen. Darüber hinaus erörtert sie die Angst vor (der Quantität) der Triebstärke wegen der Gefahr psychischer Überwältigung oder gar Vernichtung. Zuletzt beschreibt sie eine Affekt-Abwehr (ohne engeren Triebbezug) als Unlustvermeidung. Die aktuell wirksamen Motive der Abwehr, das heißt auch die konflikthafte Bedeutung eines psychischen Inhaltes, sind dabei in der Regel ebenso unbewusst, wie die Abwehr selbst. Freud (1926a) nahm beim Andrängen eines in diesem Sinne »unpassenden« Inhalts eine sogenannte **Signalangst** an, die dann die Abwehr aktiviert. Diese arbeitet gegen das Problem an und wehrt den Inhalt ab. Der Konflikt »schwelt« jedoch ungelöst weiter und kann bei entsprechenden Bedingungen »überkochen«.

In moderneren Konzepten wird der Beziehungsdimension größeres Gewicht beigemessen, die der Weiterentwicklung der »Ein-Personen-Psychologie« von Trieb- und Ich-Psychologie zu einer »Zwei-Personen-Psychologie« z. B. in den Objektbeziehungstheorien (siehe nächstes Kapitel) geschuldet ist. Hier spielt nicht so sehr die Verpöntheit gewisser Triebregungen vor dem Hintergrund innerer Normen und Forderungen eine Rolle, sondern die Bedeutung von auf eine Beziehung gerichteten Impulsen, Gefühlen und Bedürfnissen für die Beziehung selbst. So unterscheidet Ermann (2007, S. 91 ff.) als Folge und Niederschlag von Entwicklungsbedingungen drei Strukturniveaus (niederes, mittleres und höheres) und ordnet ihnen jeweils unterschiedliche Ängste zu, die Abwehr- bzw. beim niederen Strukturniveau auch Kompensationen auslösen, wobei der Beziehungsvariable eminente Bedeutung zukommt. Auf dem niederen Niveau herrschen Desintegrations- bzw. Fragmentierungsangst, ebenso Verfolgungs- und Verlassenheitsängste vor, d. h. ein Inhalt oder potenzielles Erleben haben eine system- und existenzbedrohende Bedeutung. Auf dem mittleren Niveau dominieren Objektverlust- und Trennungsangst, auf dem höheren Niveau schließlich Liebesverlustangst und Gewissensangst, Inhalte stellen also eine Herausforderung und Bedrohung für den Fortbestand der Beziehung dar oder sind mit Schuld und Strafängsten auf diese bezogen verbunden. Entsprechend den Niveaus kommen unterschiedlich reife Abwehrmechanismen zum Einsatz, was zum einen mit dem Angstniveau zusammenhängt, insofern archaische Ängste und Systembedrohungen radikalere Abwehrmechanismen nach sich ziehen, zum anderen mit der Ich-Stärke bzw. -Schwäche und den möglicherweise fehlenden psychischen Fertigkeiten, die wiederum das Angstniveau erhöhen.

Vor diesem Hintergrund sei noch einmal darauf hingewiesen, dass in der Psychoanalyse nicht nur von der Abwehr schmerzlicher, peinlicher, die Beziehung belastender oder unlustvoller Inhalte ausgegangen wird, sondern dass die Abwehr auf verschiedenen Niveaus auch dem »Systemüberleben« dienen kann. Die Bedrohung der Integration und Funktionsweise der Psyche wird z. B. mit Begriffen wie Fragmentierungs- oder Vernichtungsangst, Desintegration, Ich-Zerfall o. Ä. angedeutet. Entsprechend gehen auch bei Psychosen einige Psychoanalytikerinnen davon aus, dass die psychotischen Symptome nicht nur Ausfallerscheinungen sind, sondern ihnen eine stabilisierende Funktion zukommen kann (z. B. Wahnbildungen im Sinne einer Parakonstruktion; → Hartwich & Grube 2014), die das psychophysische System vor dem Zerfall schützen und auf einem niedrigeren Funktionsniveau »auffangen«. Auch die teilweise Persistenz mancher Symptome, z. B. der nicht seltenen Zwangssymptome bei Psychosen, mag auf eine systemnotwendige Stabilisierungsfunktion hinweisen. Hoffmann und Hochapfel (2009) sprechen bei Bestehen gravierender Ich-Defekte, wie sie zum Beispiel in der Folge schwerer Misshandlungen oder Vernachlässigung auftreten, von stabilisierenden Ersatzbildungen, »Plomben« und der »prothetischen Funktion« (ebd., S. 67) gewisser Symptome. Sie sind von »reinen« Symptomen einer Ich-Schwäche, aber auch von Abwehrphänomenen im engeren (triebdynamischen) Sinne abzugrenzen und unterschiedlich zu adressieren.

Zusammenfassend können wir feststellen, dass, bevor die Abwehr greift, ein unbewusster Bewertungsprozess stattfindet im Sinne einer Bedeutungseinschätzung und Folgenantizipation mit entsprechenden Befürchtungen. Die Soll-Werte, vor deren Hintergrund die Bewertung stattfindet, rühren aus unterschiedlichen Quellen, die mehr inhaltlich (Über-Ich-/Ich-Ideal-Forderungen, Realitätsansprüche, Beziehung) oder mehr abstrakt und systemisch (Unlust, Systembedrohung) bestimmt sind.

Wenden wir uns nun noch einmal der Frage zu: **Was wird abgewehrt?** Nach dem, was wir über das »Warum?« referiert haben, können wir sagen, dass Inhalte abgewehrt werden, die über ihre Bedeutung vor dem Hintergrund gewisser Sollwerte mit negativen Folgen-Erwartungen/-Befürchtungen assoziiert sind. Das betrifft aus triebtheoretischer Sicht eben vor allem Triebregungen und die an sie gebundenen Affekte, Wahrnehmungen, Vorstellungen und Fantasien und schließt auch die angesichts von Versagungen und Enttäuschungen auftretenden Gefühle und Impulse ein (Wut, Enttäuschung etc.). In der Regel wird der gesamte Konflikt, in dem die Konfliktteile ja eng miteinander verwoben sind, abgewehrt, auch um das System von der Konfliktspannung, die Grawe mit dem Konzept der Diskordanz umschreibt, zu entlasten. Wie bereits erwähnt, geht die psychoanalytische Tradition jedoch davon aus, dass konflikthafte Inhalte weiter »andrängen« und sich in Teilen und verzerrt als Kompromiss zwischen Inhalt und Verbot ins bewusste und manifeste Geschehen durcharbeiten können. Abb. 2-4 und Abb. 2-5 stellen den Vorgang der Abwehr noch einmal schematisch dar, abstrakt und an einem Beispiel.

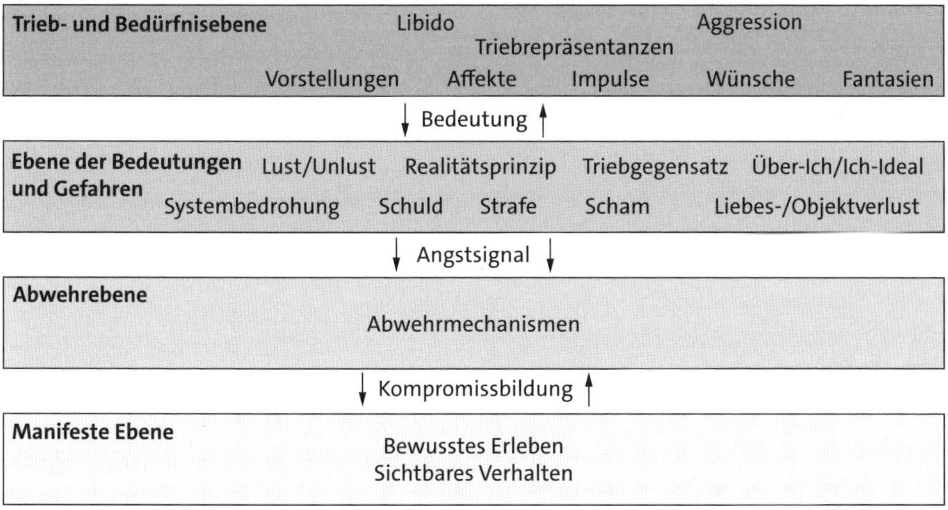

Abb. 2-4: Schematische Darstellung des Abwehrvorganges.

Obwohl Abb. 2-5 möglicherweise an eine Plananalyse erinnert, stellt sie nur eine Visualisierung unbewusster Prozesse dar, die letztlich auch zeigt, dass der Großteil psychodynamischer Inhalte eher schlecht plananalytisch darstell- und verstehbar wäre. Es besteht bei solchen Versuchen die Gefahr, unbewusste Inhalte zu bewusstseinsnah zu konzeptualisieren und sie mit der Brille des Bewusstseins zu rationalistisch oder gar zu »über«-sehen. Im Beispiel wird anhand der Verleugnung auch deutlich, dass nicht alle Inhalte – wenn auch noch so verzerrt – erkennbar in die manifeste Ebene finden müssen.

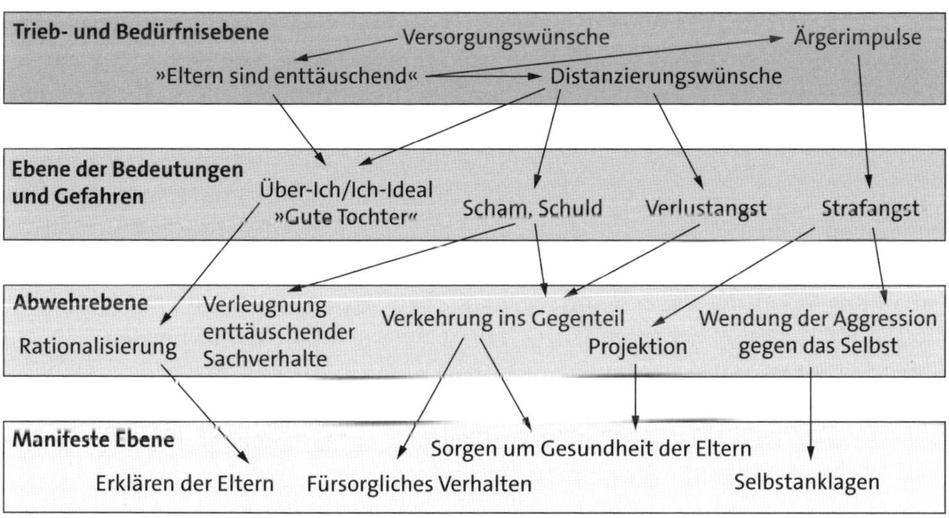

Abb. 2-5: Darstellung des Abwehrvorganges an einem Beispiel.

Die Verhaltenstherapie tut sich spürbar schwer mit dem Konzept der Abwehrmechanismen, ist es doch eng mit der Geschichte und den Vorstellungen der Psychoanalyse verbunden. Zwar spricht Grawe (2000) wie oben bereits erwähnt durchaus auch von Verdrängung und an anderer Stelle von einem Verhalten, das wie eine Rationalisierung wirke (ebd., S. 430), ist dabei aber stehts bemüht, deren psychoanalytische Herkunft und Bedeutung abzustreifen oder zu relativieren. Die Antwort auf Frage nach dem »Warum?« der Unbewusstheit gewisser psychischer Inhalte liegt nach ihm in motivationalen Konflikten, am häufigsten wohl Annäherungs-Vermeidungs-Konflikten (ebd.), die die »Stimmigkeit« (Konsistenz) psychischer Prozesse als Systemziel bedrohen (ebd., S. 429 f.). Grawe (2000, S. 431) schreibt der Verdrängung entsprechend einen »konsistenzsichernden Effekt« zu.

Im Konzept der »experiential avoidance« der Akzeptanz- und Commitmenttherapie (ACT; Hayes 2019; Hayes, Strosahl & Wilson 2014) wird ebenso die Vermeidung gewisser psychischer Inhalte formuliert, die z. B. über Grübelprozesse, Ablenkung oder Unterdrückung geschieht.

Die Möglichkeit, dass sich ein »verdrängter« Inhalt in Kompromissbildungen zumindest eine Teilverwirklichung »erkämpft«, wird in der verhaltenstherapeutischen Tradition nur wenig konzeptualisiert. In der Plananalyse (Caspar 2007) finden wir zwar eine Darstellungsmöglichkeit, die diesem Umstand in gewisser Weise Rechnung tragen könnte, jedoch fokussiert die verhaltenstherapeutische Anwendung in der Regel nicht das Auffinden von (psychodynamisch unbewusst erzeugten) Kompromissen, sondern die dysfunktionale Verwirklichung von Motiven aufgrund ungünstiger oder sich in die Quere kommender Pläne und daraus resultierenden Verhaltens. Es wird also überwiegend auf die Dysfunktionalität abgehoben und weniger auf die »Funktionalität der Dysfunktionalität« (Mentzos 2015).

Eine Übernahme der psychodynamischen Abwehrkonzepte seitens der Verhaltenstherapie geschieht möglicherweise auch deswegen eher selten, weil die meisten nur vor dem Hintergrund psychodynamischer Annahmen sinnvoll sind. Die Vorstellung, dass der aggressive Impuls eines Patienten gegen die Therapeutin von dieser auf die Partnerin umgelenkt wird (Abwehrmechanismus Verschiebung), setzt z. B. die Annahmen voraus, dass die Platzierung des Impulses konflikthaft ist, die »Triebenergie« erhalten bleibt, nach Abfuhr sucht und Besetzungen disponibel sind. Wenn wir als Verhaltenstherapeuten z. B. ein Vermeidungsverhalten wahrnehmen und problematisieren, so würde die Psychodynamikerin Ausschau halten, wo das vermiedene Element »entstellt« dennoch auftaucht und um was es sich eigentlich handelt. Vermeidet ein Patient die Äußerung seiner Bedürftigkeit und Enttäuschungswut, steht abends aber am Kühlschrank und hat einen Fressanfall, so zeigen sich da möglicherweise sowohl die vermiedenen oralen, aber auch aggressiven (in Form einer Selbstschädigung) Wünsche und Impulse. Noch dichter entfalten sich Kompromisse in Beziehungen, wenn beispielsweise eine besonders unterwürfige und zuvorkommende Patientin in der Lage ist, ein ganzes Stationsteam in Rage zu bringen.

Was mit unbefriedigten Bedürfnissen oder »vermiedenen« Gefühlen konkret passiert, bleibt in der Verhaltenstherapie etwas unklar. Abstrakt postuliert Grawe (2000) eine Zunahme der Inkongruenz- bzw. Inkonsistenzspannung, die sich scheinbar aber erst in Form eines Attraktorumschwungs, d.h. einer Änderung der Funktionsweise der Psyche in Richtung einer psychischen Störung reduziert. Das ist insofern auch eine (schlechte) Lösung, die aber nur abstrakt systemisch und nicht in ihrer inhaltlichen Ausgestaltung vor dem Hintergrund konflikthafter motivationaler Schemata (im Sinne eines Kompromisses) gedeutet wird. Auch im Modell der doppelten Handlungsregulation (Sachse et al. 2011) fehlt aus unserer Sicht mindestens die Hälfte der Gleichung. Der narzisstische Patient versucht sich zwar möglicherweise durch Prahlerei, Entwertungen und Anspruchsverhalten seiner Bedeutung zu versichern, also sein Selbstwertbedürfnis zu schützen oder zu befriedigen. Dass aber das Gegenüber (z.B. die Therapeutin) sich dabei ganz klein, unsicher und ohnmächtig fühlen mag, gehört aus tiefenpsychologischer Sicht ebenso zum Verständnis des Patienten, weil es die Auswirkungen der Abwehr mittels projektiver Identifizierung sind, mit der sich der Patient unerträglicher Selbstanteile zwischenmenschlich entledigt, sie im Gegenüber kontrollieren und auf Abstand halten kann. In Sachses Konzept der narzisstischen Persönlichkeitsstörung (Sachse 2006) wird ja durchaus und damit konsistent eine Parallelität zweier Selbstschemata (positiv und negativ) angenommen, die aus tiefenpsychologischer Sicht zusammengehören und darüber hinaus meist zwischenmenschlich ausgebreitet wirksam sind.

In Sachses (2003) Unterscheidung von Inhalts-, Bearbeitungs- und Beziehungsebene wiederum könnten wir die Ebene der Bearbeitung mit dem psychodynamischen Konzept des Widerstands, der sich unter anderem der Abwehrmechanismen bedient bzw. ein spezieller Anwendungsfall derselben ist, in Verbindung bringen. Die Inhaltsebene entspräche psychoanalytisch wohl am ehesten der Ebene der sprachsymbolischen Kommunikation, die Beziehungsebene dann der Übertragungs-Gegenübertragungs-Dynamik. Dass diese Ebenen in der Praxis jedoch immer parallel und ineinander verwoben wirksam sind, ist Kern psychodynamischen Denkens. Eine Therapiestunde ist ein Ganzes, dessen Teile dynamisch aufeinander verweisen und so erst Sinn ergeben. In vielen Störungsbildern ist es sogar bestimmender Teil, dass die Ebenen stark ineinandergewirkt sind. So dient bei strukturell beeinträchtigten Patienten mit hoher Objektangewiesenheit »Sprechen« nicht nur – und das vielleicht sogar am wenigsten – der Vermittlung von Informationen und Inhalten, sondern Sprechen ist hier eine Form des Handelns (Moser 2001, S. 113), das auf eine Wirkung beim Gegenüber zielt, um z.B. eine innere Not zu regulieren. Diese Unterscheidung wird aber nur valide nachvollziehbar unter Einbezug der Gegenübertragung. So kann ein Patient zwar an ein inhaltliches Thema anknüpfen, wie dessen häufige Verspätungen in Beruf und Privatleben. Wenn er uns dann aber schildert, wie er auf dem Weg zur Therapie mit 100 km/h durch die Stadt gerast sei, um pünktlich zur Therapiestunde zu kommen und dabei fast eine Familie »über den Haufen gefahren« habe, so offenbart sich nicht nur eine Art der Bearbeitung eines Problems, sondern auch eine Beziehungsdimension, für die der Inhalt instrumentell ist. Denn was ebenso geschieht, ist, dass wir erschrocken sind, intrusiv das Bild eines schrecklichen Unfalls erleben, sogar weiche Knie bekommen, während unser Patient zufrieden und entspannt im Sessel sitzt, da er es »ja gerade noch geschafft« habe. Inhalts-, Bearbeitungs- und Beziehungsebene wirken hier als komplexes Ganzes zusammen. Es zeigt sich hier erneut, welch eminente Bedeutung dem Mechanismus der projektiven Identifizierung in Therapien zukommen kann, worauf wir im nächsten Kapitel genauer eingehen werden.

Nun haben wir viel und ausführlich über die Abwehr geschrieben und es stellt sich die Frage, ob und wie die allgemeineren Ich-Funktionen, wie sie z. B. von Hartmann beschrieben werden, und Abwehrprozesse in Beziehung zueinanderstehen. Aus dem bereits Beschriebenen ist vielleicht nachvollziehbar geworden, dass kognitive oder sonstige Funktionsdefizite gewisse Abwehrmechanismen nahelegen oder schlicht keine »besseren« verfügbar machen. Wenn wir uns die Abwehrmechanismen genauer anschauen, so können wir nicht nur sehen, dass einige als Kombinationen von Abwehrmechanismen zu verstehen sind (z. B. die altruistische Abtretung aus Projektion und Identifizierung; → A. Freud 1936/2012, S. 126 f.; ebenso wird die Reaktionsbildung durch Verdrängung und Verleugnung unterstützt), sondern auch, dass manche von ihnen Objektkonstanz voraussetzen, ein gewisses Maß an Integration guter und schlechter Anteile oder die Fähigkeit zum Triebaufschub. Letzteres könnte erklären, weshalb psychotherapeutische Trainingsprogramme durchaus auch auf eine bessere Konfliktbewältigung einzahlen, da sie strukturelle Grundlagen für eine »reifere« Abwehr schaffen (was dann auch einer einsichtsorientierten Therapie förderlich ist).

Grawe (2000, S. 436 f.) führt interessante Befunde zu kognitiven, vorbewussten Verarbeitungsstilen bei Ängsten und Depressionen an, die auch für ein tiefenpsychologisch fundiertes Störungs- und Bewältigungsverständnis von hoher Bedeutung sein können. Leichsenring (1996, 2004) wiederum erforschte mittels projektiver Verfahren das Erleben von Borderline-Patientinnen, welches er schließlich unter Bezugnahme auf Piaget als »anschauungsgebunden« beschrieb. Auch das CBASP (z. B. Schramm et al. 2006) beruft sich auf Piaget in seinem Erklärungsmodell der chronischen Depression. Eine forscherische Zusammenschau allgemeinpsychologischer, ggf. experimenteller und entwicklungspsychologischer Befunde mit den Konzepten der Abwehrmechanismen erscheint uns vor diesem Hintergrund eine spannende Aufgabe zukünftiger Forschung.

Mit der über die Triebtheorie hinausgehenden Beschreibung von Ich-Leistungen und deren mehr oder weniger guter Entwicklung im Sinne eines Entwicklungsdefizits oder Ich-Defekts konnten Störungsbilder verstanden werden, die eben rein triebtheoretisch kaum zu fassen waren. Die Bedeutung der Triebe wurde damit nicht aufgehoben, sie wurden nun jedoch eingebunden gedacht in ein mehr oder weniger entwickeltes und integriertes System psychischer Funktionen und Leistungen. Als Störungsauslöser gelten aus dieser Perspektive Überforderungen von Ich-Funktionen und/oder Zusammenbrüche und Verluste von Kompensations- und Stabilisierungsmitteln.

Therapeutische Maßnahmen konzentrieren sich entsprechend auf die Nachreifung, Entwicklung und den Aufbau von Ich-Leistungen. Dabei kann und muss die Therapeutin zeitweise Hilfs-Ich-Funktionen übernehmen und Defizite ausgleichen. Im deutschsprachigen Bereich sind vor allem Gerd Rudolf (2013) mit seiner »Strukturbezogenen

Psychotherapie« und die »Psychoanalytisch-interaktionelle Therapie« (z.B. Streek & Leichsenring 2009) prominente Verfahren, die sich explizit strukturellen Störungen widmen. Internationale Bekanntheit erlangte die »Mentalisierungsbasierte Therapie« (MBT; z.B. Bateman & Fonagy 2016), die die Entwicklung der Fähigkeit zur Mentalisierung ins Zentrum stellt. Auch die »Übertragungsfokussierte Therapie« (Clarkin et al. 2008) berücksichtigt Beeinträchtigungen von Ich-Leistungen, z.B. die »primitive Abwehr«, undifferenzierte Selbst- und Objekt-Repräsentanzen und deren mangelnde Integration. Die »Operationalisierte Psychodynamische Diagnostik« (OPD; Arbeitskreis OPD 2007) bemüht sich mit ihrer Strukturachse, in modernem Vokabular Ich-Funktionen zu beschreiben und zu operationalisieren, die dann ggf. zum Fokus einer geplanten Therapie werden. Ralf Vogel (2005) hat einen interessanten Versuch unternommen, verhaltenstherapeutische Methoden spezifischen Ich-Funktionen zuzuordnen. So sieht er Regelkarten und Tagebücher (auch) als die Objektkonstanz fördernd an, kognitive Rationalisierungstrainings ordnet er den »Unterdrückungsoperationen« zu, Gefühlsprotokolle den »Wahrnehmenden Ich-Funktionen« (ebd. S. 98). So können in verschiedenen Verfahren ausgebildete Teammitglieder kommunizieren und ggf. psychodynamisch wahrgenommene und beschriebene Ich-Defizite mit verhaltenstherapeutischer Methodik angegangen werden. Tab. 2-4 fasst die wesentlichen Inhalte der Ich-Psychologie noch einmal zusammen.

	Denkfiguren	**Störungskonzepte**	**Behandlungsfokus**	**Behandlungsziel**
Ich-Psychologie	Entwicklungsdefizit, (primitive) Abwehr, Kompensation, »Plomben«	Wegfall bisheriger Kompensationen, Überforderung von Ich-Fähigkeiten	Defizitäre Ich-Funktionen, dysfunktionale Kompensationen	Ich-Stärkung, Nachreifung struktureller Fähigkeiten

Tab. 2-4: Zusammenfassung der ich-psychologischen Denkbausteine.

2.3.3 Objektbeziehungstheorie

In den vorherigen Kapiteln haben wir bereits mehrfach auf die interaktionelle Verflechtung innerer und äußerer Sachverhalte hingewiesen. Auch auf die Bedeutung früher Bezugspersonen für die Entwicklung wichtiger Ich-Funktionen sind wir eingegangen. Nun sind diese frühen Interaktionserfahrungen nicht nur bedeutsam als förderliche Umwelt, in denen sich Fertigkeiten mehr oder weniger gut entwickeln können, sondern sie sind prägend für das ganze Sein des heranwachsenden Menschen, sein Welt- und Selbsterleben, sie haben fundamentale inhaltliche Bedeutung, die wiederum in die Strukturbildung einfließt. Die subjektiv erlebten Beziehungen mit und zu den auch fantasierten frühen Interaktionspartnern und ihr innerer Niederschlag werden in einer der bis heute bedeutendsten Strömungen der Psychoanalyse als

Objektbeziehungen beschrieben. Die Theorien, die sich mit ihnen beschäftigen, werden entsprechend als Objektbeziehungstheorien zusammengefasst.

Der Begriff des Objekts ist uns bereits im Kapitel zur Triebtheorie begegnet, vor allem als Instrument des Triebes, mit dem und an dem er sein Ziel, die Befriedigung erreicht. In den »Ein-Personen-Psychologien« der Trieb- und Ich-Psychologie wurde die Suche nach Lust und Befriedigung der Triebwünsche als primär angesehen. Demgegenüber räumen die Objektbeziehungstheoretiker aus der Perspektive einer »Zwei-Personen«- oder Beziehungspsychologie dem Objekt eine ungleich bedeutsamere und erweiterte Rolle ein. Das Kind wird dabei verstanden als a priori auf ein Gegenüber, ein Objekt eben, hin entworfen und darauf eingestellt, als ein Beziehungswesen und nicht ausschließlich als um seine eigene Lust kreisendes Triebwesen, dem das Objekt nur Mittel zum Zweck ist. Das Objekt erhält das Primat vor den Trieben.

Unter einem **Objekt** verstehen Objektbeziehungstheoretikerinnen grob gesagt ein inneres oder äußeres Gegenüber, einen bedeutsamen anderen bzw. Teile von diesem, ebenso die Niederschläge und Erinnerungsspuren der fantasierten und realen Erfahrungen mit diesem, d.h. dessen resultierendes inneres Abbild, das dann meist präzisierend als **Objektrepräsentanz** bezeichnet wird. Die Objektbeziehungstheorien entwickelten sich aus den Erfahrungen der Säuglingsbeobachtung, der Kinderanalyse und den Behandlungen sogenannter »früher«, d.h. präödipaler Pathologien und Konflikte. Die formulierten Inhalte und Prozesse solch früher Erlebensbereiche sind gekennzeichnet von einer für Außenstehende schwer zugänglichen Sprache, die teilweise sehr abstrakt (»Beta-Elemente«, »Introjektion«), von pathologischem Vokabular (»paranoid-schizoide Position«, »Vernichtungsängste«) geprägt oder ausgesprochen bildhaft (»böse Brust«, »Reverie«, »Container«) ist.

Wir wollen uns im Folgenden auf wenige zentrale Konzepte, besonders jene von Melanie Klein, Wilfred R. Bion und um Otto F. Kernberg beschränken, die uns für die therapeutische Praxis und das Verständnis ihrer Phänomene hier besonders bedeutsam erscheinen.

Die zentrale Beobachtungseinheit für die Objektbeziehungstheorien sind die Beziehungen des Selbst zu einem realen oder fantasierten Objekt, d.h. einem bedeutsamen Gegenüber, wobei Realität und Fantasie von Beginn an als stark ineinander verwoben verstanden werden. Dem Objekt gegenüber steht ein Subjekt- oder Selbst-Pol, der ebenso von unbewussten Fantasien mitbestimmt ist. Zwischen Subjekt bzw. **Selbst** und **Objekt** besteht eine **affektive Beziehung** – nach traditioneller Auffassung bestimmt von libidinösen und aggressiven Triebregungen. Im Laufe der Entwicklung des Kindes bilden sich als innere Niederschläge und Erinnerungsspuren der Erfahrungen des Selbst mit den Objekten und ihrer affektiven Beziehung sogenannte **Repräsentanzen**, in Form von **Objektbeziehungsdyaden** (→ Abb. 2-6), die sich in unterschiedlichen Graden der Integration und Differenzierung organisieren (Clarkin et al. 2008).

Otto F. Kernberg (z.B. 1988, 1996, 2000) nimmt in der Entwicklung des Kindes eine anfängliche Selbst-Objekt-Fusion an, d.h. Selbst- und Objektanteile können zunächst nicht gut und dauerhaft voneinander unterschieden werden, sie sind noch verschmolzen und die Grenzen diffus. Gleichzeitig werden mittels Spaltungsprozessen lustvolle,

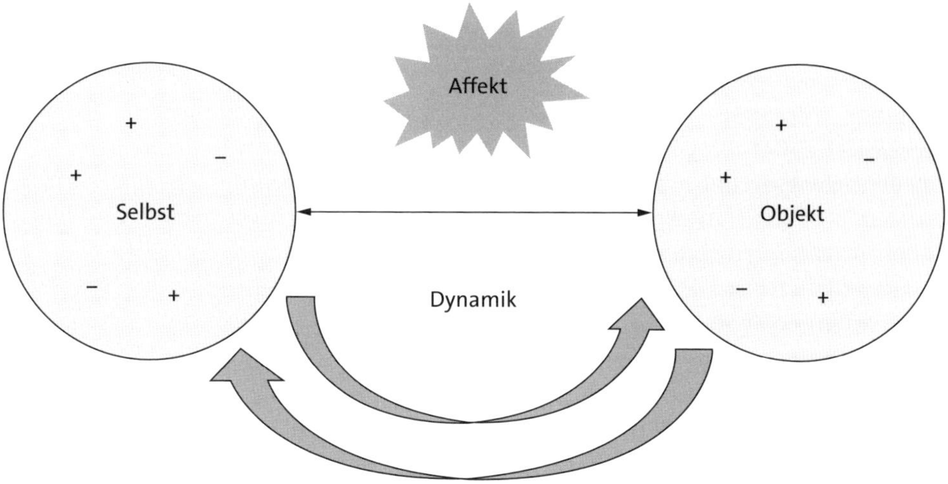

Abb. 2-6: Darstellung einer Objektbeziehungsdyade (modifiziert nach Clarkin et al. 2008, S. 2).

gute und unlustvolle, »böse« Zustände getrennt gehalten. In der Entwicklung erfolgt zunächst eine Differenzierung von Selbst und Objekt, das Eigene kann vom Fremden innerlich geschieden und zugeordnet werden. Die Spaltung von guten und bösen Selbst- und Objektrepräsentanzen bleibt dabei noch bestehen. Erst in einem weiteren Entwicklungsschritt wird schließlich auch eine Integration guter und schlechter Anteile sowohl des Selbst als auch der Objekte erreicht. Das Kind kann sich und andere nun als Ganzheiten wahrnehmen mit sowohl guten als auch schlechten Seiten. Abb. 2-6 stellt entsprechend Selbst und Objekt als getrennte Entitäten dar (Selbst-Objekt-Differenzierung) und die in diesen integrierten guten (+) und bösen (-) Anteile. Der Affekt bildet sich aus der jeweils unter dem Einfluss von Triebbedürfnissen aktivierten Konstellation, ohne dass andere Konstellationen davon abgespalten werden müssen. Die Pfeile deuten an, dass beide Teile einerseits voneinander abhängen, andererseits auch in eine Dynamik eintreten können. So kann sich das Kind als unersättlich hungrig und gierig erleben, womit es sich an eine (fantasiert) unerschöpfliche, ideale Versorgungsquelle wendet. Der Affekt, in dem beide Teile verbunden sind, könnte dann erregte Vorfreude sein. Trifft diese Gier nun auf eine tatsächliche Versorgung, hätten wir vielleicht ein wonnig gesättigtes und beruhigtes Selbst gegenüber einem als großzügig und gut ausgestatteten erlebten Objekt mit einem Affekt tiefer Zufriedenheit, Übereinstimmung und Beruhigung.

Die von Kernberg entwickelte »Übertragungsfokussierte Therapie« (Clarkin et al. 2008) beschreibt nun zahlreiche Dynamiken solcher Objektbeziehungsdyaden, in denen einerseits Selbst- und Objektpol in der therapeutischen Beziehung von Therapeutin und Patient, d. h. die Identifizierungen im Erleben mit der einen oder anderen Seite, wechseln (z. B. bedürftiges Selbst und versagendes Objekt) oder sich ganze Dyaden ablösen (z. B. Dyade ängstliches Selbst und bedrohliches Objekt wechselt ab mit der Dyade verächtliches, großartiges Selbst und minderwertiges, armseliges Objekt). Solche Wechsel können der Abwehr bedrohlicher Selbst- oder Objektrepräsentanzen dienen oder ganzer Selbst-Objekt-Dyaden. Wenn sich mit einer Patientin eine Beziehungsdynamik von Kontrolle und Unterwerfung entwickelt, können einerseits die zugewiesenen Pole dieses Themas wechseln und sich gegenseitig zwischenmenschlich organisiert abwehren, also Kontrollierender und Unterworfener; andererseits kann mit der Ingangsetzung einer solchen Machtdynamik eine darunterliegende, bedrohlicher erlebte Beziehungskonstellation, z.B. zwischen bedürftigem Selbst und einem kalten, versagenden anderen abgewehrt werden.

Hier können wir Ähnlichkeiten mit den Annahmen der wechselnden Modi in der Schematherapie (Roediger 2010) oder allgemein denen von Selbst- und Beziehungsschemata erkennen. Unterschiede finden wir, wie mehrfach schon erwähnt, in den Annahmen zu deren Bildung, dem Abstraktionsgrad und dem Einfluss unbewusster Fantasien und Abwehrmechanismen auf sie, ebenso in ihrer Wirksamkeit und Zugänglichkeit im Therapiegeschehen. Beim schematherapeutischen Modell fehlt aus psychodynamischer und insbesondere objektbeziehungstheoretischer Sicht das Komplement der beschriebenen Modi (Selbstrepräsentanz und Objektrepräsentanz), das ja regelmäßig beim Therapeuten oder anderen sozialen Gegenübern landet. Die Gegenübertragung, die insofern das innere Bild unserer Patientinnen erst vervollständigt, wird jedoch auf diese Weise nicht ausreichend reflektiert und genutzt. Zusätzlich fehlen in der verhaltenstherapeutischen Tradition die Vorstellungen über den Einfluss früher Fantasien und Verarbeitungsweisen auf die inneren »Abbilder«, wie ihn vor allem Melanie Klein und ihre Nachfolgerinnen postulierten.

Melanie Klein (z.B. 2019a, 2019b; Bott Spillius 2002; Weiß 2013; Segal 2019; Hinshelwood, 1994 für die folgenden Ausführungen zu kleinianischen Konzepten) hat jene Vorstellungen über die Prozesse und Beziehungen zwischen Selbst und Objekt und ihrer Entstehung entscheidend geprägt und ihre Ideen sind bis heute für die Tradition der Objektbeziehungstheorien bedeutsam. Sie beschrieb neben den Prozessaspekten vor allem Inhalte, Themen und Konflikte der frühesten Kindheit, d.h. im Zeitraum des ersten Lebensjahres. Dabei nahm Klein an, dass das Neugeborene bereits mit einem rudimentären Über-Ich und Abwehrmechanismen ausgestattet ist, alle Konfliktthemen (oral, anal, ödipal) von Beginn an präsent sind und prä-existente, unbewusste Fantasien unter dem Einfluss des Liebes- und Todestriebes das Erleben der Welt und der anderen durch das Kind beeinflussen. **Unbewusste Fantasien** können als Strukturierung früher, körpernaher (Trieb-)Zustände als Form einer Beziehung zu einem Objekt verstanden werden, das diese Zustände verursacht (vgl. Hinshelwood, 1994, S.32ff.). Das heißt, dass Triebregungen und entsprechendes Erleben a priori auf ein fantasiertes oder reales Objekt bezogen vorgestellt und Erlebenspartikel eng mit der Anwesenheit eines solchen Gegenübers zusammen fantasiert werden, z.B. Hunger als beißender, verschlingender, böswilliger Verfolger oder Sättigung als Anwesenheit eines guten, wärmenden Objektes im Bauch. Unter dem Druck der Triebe und im Kontext der Bewältigung existenzieller Ängste bei Versagungen und Unlustzuständen wird die jeweilige Beziehung in Realität und Fantasie dynamisiert und umgestaltet. Nach Melanie Klein sind sowohl Formen als auch Inhalte der möglichen Beziehungen von Geburt an als menschliche Grundthemen, als Erlebens- und Wahrnehmungspotenziale gegeben und enthalten die (erweiterten) Postulate der Freud'schen Triebtheorie. Beispiele dafür sind die der ödipalen Situation, oralen und analen Fantasien, Fantasien über den Körper, z. B. der Mutter und dessen Funktionen, der Wirksamkeit des Todestriebes als Erleben von Bedrohung, Verfolgung und Zerstörung, aber auch solche von Schuld und Wiedergutmachungswünschen, ebenso wie deren Bewältigung mittels früher Abwehrmechanismen, z. B. der Projektion oder projektiven Identifizierung. Die unbewussten Fantasien stellen insofern »Anwendungen« rudimentärer Vorformen, Strukturen und Themen dar, gewissermaßen als die Innenseite der Instinktanlagen, die als noch »ungefüges Phantasieleben« (Segal 2019, S. 32) konkrete Erfahrungen »beträumen«, ja »vorwegträumen«, fantastisch antizipieren und überformen. Analog sind auch unsere Augen und die mit ihnen assoziierten Hirnareale schon zur (und vor der) Geburt auf entsprechende optische Wahrnehmungsstrukturen und -inhalte ausgerichtet, sie warten quasi auf sie. Im ersten Aufeinandertreffen mit den Objekten ist der Sehsinn jedoch noch unkoordiniert und grob, hat sein Verhältnis zu den Objekten noch nicht gefunden, fehlinterpretiert und »fantasiert« noch mehr, als dass er wirklich sieht und die Sehdaten korrekt interpretiert. Erst im Austausch mit den realen Erfahrungen sinnlicher Objekte und Reize findet ein Sortieren und Ausdifferenzieren statt, eine Verfeinerung, Abstimmung und inhaltliche Ausgestaltung, die eine gewisse Ordnung in die Beziehungen bringen. Ebenso können wir uns die unbewussten Fantasien als noch »unbedarfte« Anwendungsversuche der psychischen Grundstrukturen und -themen vorstellen, die erst über das Zusammentreffen mit den realen Objekten in geordnete, im besten Fall realitätsnahe und überwiegend positiv grundierte Bahnen finden und sich an ihnen verfeinern und differenzieren. Die Inhalte und Formen der Wechselwirkungen zwischen unbewussten Fantasien und Realerfahrungen werden schließlich als Erinnerungsspuren verinnerlicht.

Der Einfluss von Realität und Fantasie in den frühen Verinnerlichungsprozessen wird von den Vertretern der Objektbeziehungstheorien unterschiedlich gewichtet, wobei Melanie Klein das größere Gewicht auf die Fantasien legt. So finden wir in gewissen Störungsbildern eine geradezu fantastische oder groteske Überzeichnung realer Personen, in denen sich nach dieser Auffassung eine pathologische Persistenz früher Fantasiebildungen zeigt. Das »wirkliche« Objekt, also z. B. die konkrete Mutter mit ihren körperlichen Versorgungsfunktionen, muss sich erst durch die kindlichen Fantasien »hindurcharbeiten«. Die zunehmende Entflechtung von Fantasie und Wirklichkeit ist ein wichtiger Entwicklungsschritt, aber auch therapeutisches Ziel und gleichzeitig große Herausforderung, da nun die Realität in ihrem Eigensein auftaucht, was neue Konflikte und Problematiken mit sich bringt.

Das Erleben und die entsprechenden Fantasien des Neugeborenen und Säuglings müssen wir uns als roh, archaisch und überwältigend vorstellen, sowohl in (fantasierten) Befriedigungserlebnissen, z. B. der Sättigung, Wärme und Ruhe, als auch in leidvollen Zuständen der Versagung, des Schmerzes und körperlicher Missempfindungen. Die körpernahen, primitiven Zustände werden, wie beschrieben, in Beziehungen zu einem Gegenüber, einem Objekt erlebt, die nach Melanie Klein von Liebe und Hass, Omnipotenz, primitivem Neid, Verfolgung, Vernichtungsangst und Zerstörungsideen geprägt sind. Dabei dominiert in den frühen Entwicklungsphasen das Erleben von **Partial- oder Teilobjekten** in Bezug zu ebenso partialisierten Selbstanteilen, d.h. Begegnungen von Selbst und Gegenüber werden nur splitterhaft erlebt, charakterisiert von angenehmen oder unangenehmen Beziehungsqualitäten. Dabei besteht eine Omnipräsenz der momentanen Erfahrung; sie ist alles, füllt alles aus, neben ihr gibt es keine andere Wirklichkeit und darf es auch nicht geben. So wird (in der bildhaften Sprache Melanie Kleins) z.B. bei befriedigenden, angenehmen Erfahrungen die Anwesenheit einer idealen, »guten Brust« erlebt, bei Versagungen jedoch zunächst nicht die Abwesenheit des Guten, sondern die Präsenz einer »bösen Brust«, wobei die widersprüchlichen Facetten voneinander gespalten bleiben. Gleichzeitig werden unbewusste Fantasien mit konkreten Erfahrungen gewissermaßen »bestätigt«, bestärkt oder auch entkräftet und formen so unser unbewusstes Erleben der Welt, der anderen und von uns (vgl. Segal 2019, S.35).

Projektion und **Introjektion** stellen spezifische Beziehungsformen, Beziehungsfantasien zu den frühen Objekten dar, die eine existenzielle Angst bewältigen helfen. Dabei dient die Projektion überwiegend der Ausstoßung unerträglicher oder beängstigender Zustände, wie Hunger, Schmerz, Wut oder (aggressiver) Gier und entsprechender Objektfantasien; die Introjektion dient der Einverleibung angenehmer, gewünschter und gebrauchter Qualitäten und Objektfantasien, assoziiert z.B. mit Nahrung, Wärme, Beruhigung oder Sättigung. Ebenso wird aber auch Positives projiziert, z.B. als Geschenk oder ersehntes Gegenüber, auf das sich das Selbst ausrichtet. Negatives wird auch introjiziert, schlicht als erfahrene Umwelt oder »re-introjiziertes« Eigenes, mit dem eine erneute, primitive Identifikation stattfindet, z.B. um der primitiven Angst vor einem allmächtigen Verfolger durch dessen Introjektion und einer primitiven Identifikation zu entkommen (ähnlich der Identifikation mit dem Aggressor). Wie erwähnt, werden die projizierten und introjizierten Inhalte als Beziehung zu einem Gegenüber, also »personalisiert« erfahren.

Nach Melanie Klein erlebt das Kind das Gute ständig bedroht vom Einbruch böser, zerstörerischer Anteile und muss die beiden Elemente durch Spaltung und die Mechanismen der Introjektion und Projektion voneinander getrennt halten. Nicht nur das Kleinkind projiziert dabei eher die bedrohlichen, aggressiven, verfolgenden Teile, auch Erwachsene verorten das Böse, Aggressive, Schlechte eher im Außen, auch im »inneren Außen«, als etwas ich-fremdes, das uns von dort her angreift.

Melanie Klein sieht konsequenterweise entsprechende Regungen als entscheidend beteiligt an der Entwicklung des (frühen) Über-Ichs, das dem Ich drohend, verfolgend oder fordernd gegenübertritt. Wir sehen auch, dass in den Mechanismen von Projektion und Introjektion innen und außen der Realität noch nicht klar voneinander geschieden sind, denn in den zeitlich sehr früh verorteten Erlebenszuständen des Kindes muss diese Unterscheidung erst noch »erarbeitet« werden und scheitert immer wieder. Das Erleben der fundamentalen Getrenntheit, unüberbrückbaren Andersheit und Verschlossenheit des Gegenübers und der Realität ist nicht nur ein »formaler« Entwicklungsschritt, sondern mit ihm muss auch psychisch ein erschütternder Kontrollverlust bewältigt werden, der auch für Erwachsene, die ganz konkret auf die scheinbar (projektiv) kontrollierbare Anwesenheit und Verfügbarkeit anderer angewiesen sind, eine existenzielle Bedrohung und Herausforderung darstellen kann.

An dieser Stelle können wir die Mechanismen von Projektion und Introjektion noch ergänzen um die **projektive Identifikation**, mit der eine fantasierte und interaktionelle Kontrolle eines Anderen möglich scheint. Melanie Klein verstand darunter die seelische Möglichkeit, »böse«, unerträgliche und bedrohliche, durchaus aber auch positive Teile des Selbst abzuspalten und einem (fantasierten) Objekt »anzuhängen« bzw. sie in diesem unterzubringen, in oder an ihm zu lokalisieren und dort zu kontrollieren oder zu bewahren. Dabei spielt dann ein reales Gegenüber, z. B. die Mutter, eine bedeutsame Entwicklungsrolle als Empfängerin und Trägerin solcher Elemente, die sie im besten Fall gleichzeitig tolerieren und abmildern kann.

Wenn wir uns an unseren hypochondrischen Patienten erinnern, so können wir die im Körper verorteten oral-aggressiven (»Zerfressenwerden«) und analen (»Gift«) Triebrepräsentanzen aus objektbeziehungstheoretischer Sicht als in den Körper projizierte bedrohliche Teilobjekte, als böse Introjekte verstehen. Wir könnten denken, dass bei diesem Patienten der Mechanismus der projektiven Identifikation nicht vollständig greifen kann, da ein aufnehmendes Objekt biografisch wohl fehlte und nun weiter fehlt, in dem die aggressiven Anteile unterkommen. Sie rutschen »unverändert« immer wieder in ihn zurück und treiben dort weiter ihr Unwesen.

Andererseits könnten wir die hypochondrischen Fantasien auch genau als eine Form projektiver Identifizierung beschreiben, wenn wir den Körper als Gefäß betrachten, in dem die bedrohlichen Regungen unterkommen und in dem sie identifiziert und kontrolliert werden können. Das Aufsuchen der Ärzte wirkt dennoch wie die verzweifelte Suche nach einem Gefäß »da draußen«, das die bedrohlichen Inhalte in harmlose Phänomene verwandeln kann. In dieser so dem Konkreten verhafteten Handlung können wir ein ausdrucksstarkes Symbol für das sehen, was eigentlich fehlt und besonders durch Wilfred Bion (siehe unten) konzeptualisiert und beschrieben wurde.

Zunächst wollen wir aber noch die Vorstellungen Kleins zur **paranoid-schizoiden** und **depressiven Position** darstellen, in denen sie Erlebensmodi zusammenfasste, die eine Konstellation aus Objektbeziehungen, Abwehrmechanismen und Ängsten beschrieb. In der **paranoid-schizoiden Position** herrschen primitive Teilobjektbeziehungen mit Verfolgungs- und Vernichtungsängsten vor, die mittels projektiven (»paranoid«) und Spaltungsmechanismen (»schizoid«) bewältigt werden. Mittels der Spaltung gelingt es, ein ideales, gutes Objekt zu erhalten, abzutrennen und zu schützen vor negativen Objekterfahrungen. Hier spielt der **primitive Neid** nach Melanie Klein eine große Rolle, insofern ein Übermaß desselben dazu führen kann, dass die Existenz eines so guten Objektes nicht toleriert werden kann und es aus Neid angegriffen wird, was in der Folge zu einem Überwiegen negativer, zerstörerischer Elemente führen kann. Die paranoid-schizoide Position dominiert das Erleben der ersten sechs Lebensmonate des Kindes, danach, mit zunehmender Ich-Reifung und Entwicklung seiner Funktionen, wird die **depressive Position** erreichbar und bei einer guten Entwicklung vorherrschend. Die depressive Position wird möglich durch eine extern (anfänglich durchaus konkret) eingespeiste, im besten Fall zunehmende und schließlich dominierende, libidinöse, »gute« Erfahrungsqualität, die die frühe Angst mildert, was eine verbesserte Fähigkeit der Scheidung zwischen Innen und Außen, Selbst und Objekt und die Entwicklung einer ganzobjektalen Wahrnehmung unterstützt.

Den Übergang in die depressive Position können wir uns als allmähliches Aufwachen aus einem Alptraum vorstellen, einem Traum voller existenzieller Bedrohungen, Verfolgung und Heimsuchungen und ihnen geltenden, zerstörerischen Kampfhandlungen. Die schrecklichen Bilder und Fantasien verblassen, Schemen der Realität arbeiten sich durch sie hindurch, alles gewinnt reale Konturen, scheint besser versteh- und bewältigbar, die existenzielle Angst lässt nach und eine gewisse Normalität breitet sich aus. Nach Klein ist die depressive Position jedoch auch gekennzeichnet von Schuldgefühlen, Sorgen und Wiedergutmachungswünschen, die daher rühren, dass wir erkennen, dass die aggressiven und Zerstörungsimpulse dem geliebten und gebrauchten Objekt galten, das wir nun als Ganzes, in seiner unabhängigen Realität, mit positiven, aber auch ungenügenden Aspekten wahrzunehmen und als solches besser zu akzeptieren imstande sind. Das Objekt, dem die eigenen Impulse und Affekte galten, tritt gleichsam aus dem Nebel der projizierten Vorstellungen und Fantasien hervor, wird insofern auch ent-deckt als eigenständiges Wesen mit unabhängigen Qualitäten. Daraus erwachsen Sorgen um den anderen, Schuldgefühle und Wiedergutmachungswünsche.

Gleichzeitig stellt das »Überleben« (Winnicott 2019, S. 109) der Zerstörungsfantasien des ambivalenten, aber überwiegend guten und vor allem ganzen Objektes und dessen Internalisierung einen wichtigen Entwicklungsschritt dar, der eine reifere, auch interne »Objektverwendung« (ebd.) ermöglicht und Vertrauen in das Gute und dessen Bestand nährt (was ebenso Resultat einer analytischen Therapie sein kann). Die Verfügbarkeit ausreichend guter innerer Objekte ist Voraussetzung und Mittel der Selbstregulation. Über identifikatorische Prozesse wird das Selbst schließlich dem Objekt ähnlich. Identifikation ist der reifere Prozess, in dem nicht nur, wie bei der Introjektion, fremde Teilobjekte »nach innen« (»Introjekt«) genommen werden, sondern Qualitäten des anderen in das Selbst ein- und übergehen, in dieses eingearbeitet und assimiliert werden.

Der Wechsel zwischen paranoid-schizoider und depressiver Position ist nach Melanie Klein Teil des Lebens. Sie ging nicht von einer strengen Phasenentwicklung aus, sondern nahm an, dass beide Positionen als Möglichkeiten bis ins Erwachsenenalter bestehen bleiben, nur die Fähigkeit zum Wechsel werde gestärkt. Wir alle kennen wahrscheinlich Zustände, in denen plötzlich alles anders ist. Eine existenzielle Ebene tut sich auf, wie ein Abgrund, es geht auf einmal um alles. Auslöser kann manchmal ein einfacher Gedanke, ein Geschehen oder ein Gefühl sein. Wir erleben uns bedroht von Verstoßung oder Zerstörung, hegen gleichzeitig vielleicht ebensolche Wünsche. Wir werden misstrauisch, ziehen uns zurück, suchen nach Sicherheit, einer Zuflucht, doch nichts scheint mehr sicher. Wir befinden uns in einer anderen Welt; das Vertraute und Normale hat keine Macht mehr, ist überhaupt unvorstellbar geworden. In besonders sensiblen Therapiephasen unserer Patientinnen, z. B. am Ende einer langen Analyse, mag es für sie der abgeknickte Zweig einer Büropflanze sein, der plötzlich noch einmal alles Gute ins Dunkle und Bedrohliche wendet, manchmal sind es ein Umzug, ein Verlust oder eine Trennung. Entscheidend hier ist die Fähigkeit, die Position wieder wechseln zu können, nicht arretiert zu bleiben in diesem Erleben oder impulsiv danach zu handeln. Im Verlauf einer Therapie entsteht möglicherweise ein unterliegendes Wissen um diese Zustände und die Zuversicht, dass sie wieder vorbeigehen werden, das Gute erhalten bleibt und überlebt.

In der Nachfolge Melanie Kleins entwickelte **Wilfred R. Bion** (z. B. 1992, 2006, 2009, 2013; Crepaldi 2018; Wiedemann 2007; für die folgenden Ausführungen zu Bions Konzepten) die kleinianischen Konzepte entscheidend weiter. Er nahm an, dass für das kleine Kind die Mutter oder eine ähnlich nahe Bezugsperson, die für das Kind »toxischen«, schwer erträglichen körpernahen Erfahrungselemente umzuwandeln imstande sei und so einen Positionswechsel in die depressive Position zu unterstützen. Im Verlauf würde diese Fähigkeit verinnerlicht und damit als Selbstfunktion verfügbar. Bion nahm dabei eine spezifische Form der Beziehung an, eine gesunde und notwendige Variante der projektiven Identifikation, die er als **Container-contained** (→ Abb. 2-7) beschrieb, als Beziehung zwischen Behälter und Enthaltenem.

Nach diesem Modell evakuiert das Kind über den Mechanismus der projektiven Identifizierung (z. B. vermittelt durch sein Ausdrucksgebaren) seine körpernahen, »rohen« Affekte und noch kaum integrierbaren Sinnesreize (Beta-Elemente nach Bion) in die Mutter oder eine ähnlich nahe Bezugsperson als Container. Diese nimmt sie in ihren psychischen Binnenraum als eine Art Gefäß auf, das dafür genügend Raum und »Haltekraft« benötigt, um dem üblicherweise ausgeübten Druck, entsprechend den projizierten Inhalten zu handeln (mittlere Pfeile), widerstehen zu können. Stattdessen werden die in die Mutter evakuierten Elemente nach Bion über eine traumartige Einstellung, ein träumerisches Ahnungsvermögen (»Rêverie«) verwandelt (»Alphabetisierung«, »Alpha-Funktion«) in Gedanken, Bilder, Symbole (Alpha-Elemente). In ihrer emotionalen Reaktion und angemessenen Handlungen gibt die Bezugsperson dem Kind in »verdauter«, metabolisierter Form, d. h. abgemildert, entgiftet, mit Bedeutung versehen und somit tolerierbar, diese Elemente schließlich zurück. Das Kind kann das

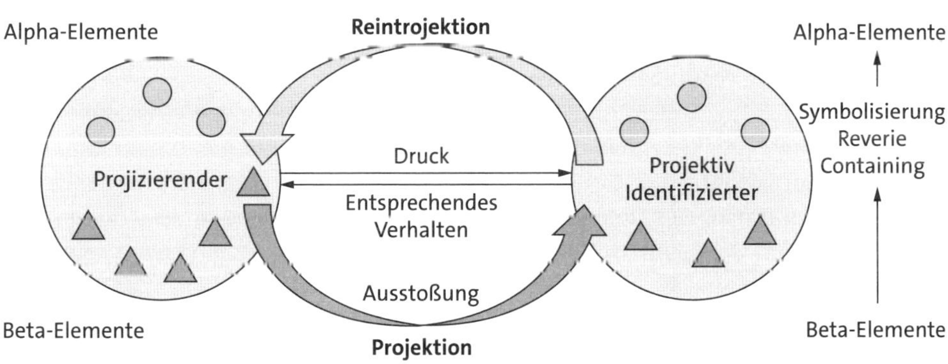

Abb. 2-7: Bions Container-contained-Modell (nach Eith 2010 und Weiß 2001).

Verhalten der Mutter als Ausdruck seines eigenen Zustands (und nicht den der Mutter!) wiedererkennen und als etwas Verstandenes und Entschärftes wiederaufnehmen. Schließlich wird auch der Prozess selbst (und nicht nur dessen Produkte) internalisiert. Der heranwachsende Mensch wird zunehmend sein eigener Container, der seine rohen, körpernahen Zustände aufnehmen (containen), »beträumen«, symbolisieren und verstehen kann.

In Psychoanalysen finden aus objektbeziehungstheoretischer Sicht ganz ähnliche Prozesse statt und stellen einen zentralen Kommunikationskanal und Wirkmechanismus dar. Die Analytikerin wird in einer atmosphärischen Offenheit und Rezeptivität zum Container oft schwer erträglicher Inhalte, die sie aufzunehmen, zu verdauen und zu symbolisieren in der Lage sein muss, um sie schließlich auch den Patientinnen verfügbar zu machen. Die »ausgeträumten« Inhalte und die Funktion selbst werden wiederum von der Analysandin internalisiert.

Bion ging darüber hinaus davon aus, dass das Kind mit einem a priori gegebenen, noch unrealisierten Wissen um Erfahrungspotenziale, einer Art Erfahrungserwartung ausgestattet ist, den sogenannten Präkonzeptionen. Trifft eine solche Präkonzeption, z. B. die einer stillenden Brust, auf das entsprechende Realerlebnis, z. B. das Gestilltwerden, entsteht aus deren Verbindung eine Konzeption (Bion 1990/1962, S. 226 ff.). Auf Grundlage einer, auch durch Prozesse des Containments entwickelten, Frustrationstoleranz kann in der Folge eine stattfindende Versagung, z. B. in Form des Wartens auf das Gestilltwerden, aus der abwesenden Brust der Gedanke »abwesende Brust« entstehen mitsamt dem Denkapparat, der diesen Gedanken denkt. Das Kind denkt nun die Abwesenheit der Brust als das Fehlen von etwas Gutem (vs. das Erleben der Anwesenheit von etwas »Bösem«; siehe oben). Das Begehrte ist somit im symbolischen Raum verfügbar und steht zur »Manipulation« im Sinne der Selbstregulation und Überbrückung der Frustration zur Verfügung. Die zunehmende Entwicklung solcher Repräsentationen macht das Kind frei, angesichts von Versagungen Fehlendes zu symbolisieren und im mentalen Raum damit zu spielen, Frustrationen schließlich selbstständig mental zu bewältigen. Bion (1990/1962, S. 227 f.) beschreibt auch Möglichkeiten, einer solchen Versagung »auszuweichen«, was z. B. zum dysfunktionalen Vorherrschen des Mechanismus der projektiven Identifizierung oder zur Entstehung konkretistisch erlebter, schlechter innerer Objekte führen kann, denen die Sinnebene und ein Verstehen fehlt, die sie erst in einen flexiblen Raum heben, stattdessen bleiben sie als konkrete »Dinge« eine scheinbar reale Bedrohung.

Bions Vorstellungen zur Entstehung des Denkens machen noch einmal deutlich, welch bedeutsame Rolle aus psychodynamischer Sicht »Versagungen« zukommt, nicht nur für die Entwicklung des Kindes, sondern auch innerhalb einer Therapie. Sie ist ab einer gewissen Frustrationstoleranz Voraussetzung für das Denken des Abwesenden als etwas Gutem. Das vermisste Gute muss nicht mehr konkret anwesend sein, sondern kann gedacht und bedacht werden. Es bleibt als Gutes bestehen, statt durch die Anwesenheit eines Bösen im Erleben ersetzt zu sein.

Wenn wir noch einmal an unseren hypochondrischen Patienten denken, so können wir in dessen Arztkontakten möglicherweise die von Bion beschriebene entwicklungspsychologisch angelegte Adressierung roher Zustände an ein Gegenüber, einen potenziellen Container, sehen, der sie verdauen, entgiften und symbolisieren soll.

Dem Patienten scheint genau jene Fähigkeit zu fehlen, nämlich das eigene körpernahe Erleben voll zu symbolisieren, es bleibt im halbkonkreten Körperbezug stecken. Es ist zwar mehr als ein reines Körpersymptom und affektgeladen, aber kann nicht wirklich vollständig in den mentalen Bedeutungs- und Sinnraum überführt werden. Es wird den somatischen Experten der Medizin anheimgestellt. Interessant ist, dass die Symptomatik verstärkt vor Therapieunterbrechungen oder auf Reisen auftaucht, d. h. in Trennungssituationen im weitesten Sinne.

Aus Sicht eines Säuglings heißt Trennung unter Umständen existenzielle Not und Gefahr und kann nur kurz ertragen werden. Was passiert dann aber mit der Bedürftigkeit, z. B. dem quälenden Hunger des Kindes, das nicht gefüttert wird, der Wut darüber? Wie reguliert sich seine Psyche, wenn es diese Erfahrungselemente an eine Bezugsperson richtet, die nicht in der Lage ist, sie als Zustände, hinter denen ein adressierbarer Bedarf steht, zu verstehen, sondern sie missversteht als Körperbedrohungen und in Angst gerät, eine Person, die sie also nicht »verdaut«, symbolisiert und als Verstandenes korrekt adressiert. In diesem Fall verbleiben sie also im Kind oder werden (re-)introjiziert als un- oder halbverdaute oder gar »falsch« verdaute Beta-Elemente, die als »psychische Fremdkörper« im Körperinneren ihr Unwesen treiben. Ein gefährdetes, schwaches Selbst ist voller Angst mit ihnen im selben psychophysischen Raum eingesperrt, kann sie dort aber zumindest überwachen, mit ihnen »kämpfen« oder sie immer wieder der ärztlichen Diagnostik anbieten.

Im Bereich der Verhaltenstherapie liegen jenseits der Ähnlichkeiten in Konzepten von Beziehungsschemata und Modi unseres Wissens keine ähnlichen oder entsprechenden Ideen vor. Für die hier beschriebenen Prozesse und Erlebensmodi, die projektiven und introjektiven Prozesse oder die projektive Identifizierung und das Containing, jeweils auch als in einer Therapie stattfindende Phänomene, gibt es in der Verhaltenstherapie keine Parallelen. Zwar wird die Übertragung des Patienten als Ausdruck zum Teil unbewusster (Beziehungs-)Schemata mittlerweile stärker berücksichtigt, in Teilen auch die Gegenübertragung, jedoch werden beide nicht psychodynamisch verflochten im Sinne einer Übertragungs-Gegenübertragungs-Dynamik mit Abwehr- oder (projektiv) kommunikativer Funktion. Die Vorstellungen und Forschungsbefunde zu Empathie, Affektansteckung und Spiegelneuronen (Übersicht bei z. B. Bauer 2005) machen solche Phänomene jedoch zum Teil zugänglich und erklärbar (siehe dazu auch Krause 2002) und könnten eine Brücke hin zur Verhaltenstherapie bilden.

Aus Sicht der Objektbeziehungstheorie ergeben sich Störungen und Symptome aus einer misslungenen Integration (gut–böse) und Differenzierung (Selbst–Objekt) psychischer Repräsentanzen, deren extremer oder überwiegend negativer inhaltlicher Ausgestaltung (z. B. »malignes Introjekt«), Problemen der Symbolisierung und Transformation früher körpernaher Affektzustände und einer Arretierung in einem paranoid-schizoiden Erlebensmodus. Des Weiteren ergeben sich aus einem Überwiegen projektiver Abwehr eine ausgesprochene Objektangewiesenheit, oft heftige zwischenmenschliche Auseinandersetzungen und eine Ich-Schwächung durch den Verlust vitaler seelischer Elemente. Die Abwehr kann sich auf Selbstanteile, die z. B. in den anderen projiziert werden, auf Objektanteile, denen z. B. durch Entwertung Macht genommen werden soll, und auf ganze Objektbeziehungsdyaden beziehen, indem von diesen abgespaltene andere Dyaden aktiviert werden (Täter–Opfer statt bedürftiges Kind–versagender Anderer).

Eine objektbeziehungstheoretisch orientierte Therapie zielt entsprechend auf die Entwicklung ganzobjektaler, integrierter Selbst- und Objektrepräsentanzen, die Differenzierung von Selbst und Objekt und eine Minderung projektiver Prozesse, ebenso die Verinnerlichung ausreichend hilfreicher und stabil verfügbarer innerer Objekte, die destruktive Kräfte begrenzen und eine Nachreifung der Fähigkeiten des Containing und Symbolisierens affektiver Zustände.

Die Rücknahme projektiver Mechanismen führt darüber hinaus zu einer Ich-Stärkung, da die bisher ins Außen verlagerten Elemente nun energetisch und inhaltlich wieder in dessen Verfügungsbereich kommen. Methodisch wird die Aktivierung von Selbst-Objekt-Dyaden im Hier und Jetzt der Übertragungsbeziehung besonders fokussiert, um sie zunächst wahrzunehmen, zu differenzieren und die Bedeutung ihrer Dynamik zu deuten. Dies geschieht zu großen Teilen zunächst in der Analytikerin, die sich als Komplement der beim Patienten aktivierten Repräsentanzen und Container unerträglicher, nicht-symbolisierter Selbstzustände und Beta-Elemente zur Verfügung stellt. Im Verlauf können das Erleben und Symbolisieren der Gegenübertragung der Therapeutin in ihrer Bedeutung und Aussagekraft für die Innenwelt des Patienten gemeinsam erschlossen werden.

Die obigen Beschreibungen lassen vielleicht erahnen, welch emotionale Wucht in einer solcherart gestalteten Psychoanalyse die Therapeutin treffen kann, nicht zuletzt über den Mechanismus der projektiven Identifizierung. Es braucht ein hohes Maß an (Selbst-)Erfahrung, um einen ausreichend aufnahme- und symbolisierungsfähigen »Apparat« zu schaffen und nicht in ein Agieren zu geraten. Zusätzlich erschwert wird eine solche Arbeit durch das, was Bion als »Angriffe auf Verbindungen« (»Attacks on linking«, Bion 1990/1959) bezeichnet hat, d. h. unbewusste Prozesse, die unsere Fähigkeit zu denken, d. h. eben Verbindungen herzustellen, »attackieren« und beeinträchtigen. Dies begründet sich aus einem archaischen Neid auf die Fähigkeit des Denkens und der Kränkung, aus einer Verbindung ausgeschlossen zu sein, die analog der Vereinigung des Elternpaares wahrgenommen wird. Vielleicht ist die Kränkung und Eifersucht erahnbar, wenn wir uns vorstellen, wie ein anderer gedankliche Verbindungen über uns herstellt, die wir weder hervorbringen konnten noch an ihrer Entstehung entscheidend beteiligt waren. Gleichzeitig können wir uns damit aber auch positiv »bedacht«, auf eine Art gesehen und verstanden fühlen, aber es mag eine Ambivalenz darin bleiben.

Es ist für Verhaltenstherapeutinnen sicher nicht einfach, sich in die beschriebenen Zustände einzufühlen, erschwert sicher auch durch die sehr spezielle Sprache. Begriffe wie Vernichtungsangst, Zerstörungswünsche, primitiver Neid, früher Ödipuskomplex sind vielleicht auch ohne die Erfahrung eines sehr langen regressiven Prozesses, wie ihn eine Lehranalyse ermöglicht, der uns in solch frühe Grundformen des Erlebens zurückführen kann, schwer annehmbar. Vielleicht ist es daher hilfreich, in der Kunst, in Träumen und schwierigen Lebensphasen, in Konflikten und inneren und äußeren Bedrohungen nach Spuren jener Erfahrungen Ausschau zu halten, die wir dann vielleicht in den Beschreibungen der Objektbeziehungstheoretiker wiedererkennen oder erahnen können. Dass solche frühen Erlebensformen in Psychotherapien in der ein oder anderen Form, oft eben über die projektive Identifizierung, wirksam sind, steht aus psychoanalytischer Sicht jedoch außer Frage.

Wir glauben, dass es daher auch für Verhaltenstherapeuten sinnvoll sein kann, neben den Konzepten der Objektbeziehungen und ihrem inneren Wirken, auch solche Erlebenszustände zumindest als denkbar anzunehmen und die Fähigkeit des Containing zu entwickeln. Zustände von Verwirrung, heftiger Wut, Verstoßungswünschen, Neid, Hass, tiefer existenzieller Angst, Verfolgungsgefühle, Scham, Schuld, Ratlosigkeit und ein drängender Druck zu handeln, das alles können Manifestationen projektiv identifikatorischer Prozesse sein, mit denen wir möglicherweise Einsicht erhalten in tiefe, noch nie symbolisierte Erlebenszustände unserer Patientinnen. Sehr wahrscheinlich machen sich diese Gefühle fest an einem Realgeschehen, hinter dem uns die Psychodynamik möglicherweise zunächst verloren geht.

Vielleicht haben wir in einer Therapiestunde plötzlich das Gefühl, der Patient schreie, obwohl er scheinbar ganz normal spricht, wir fühlen uns bedrängt, bemerken abwegige oder anzügliche Fantasien o. Ä., worüber wir auch unter der Perspektive der Objektbeziehungsdyaden nachdenken können. Was müssen wir gerade verdauen? Mit welchem Teil sind wir momentan identifiziert? Wann und wie hat sich ein Wechsel vollzogen? Es ist naheliegend, dass uns, unvertraut mit der Annahme solcher Zustände, zunächst die Abwehrseite bewusstseinsnäher ist, eine lähmende Müdigkeit, ein Unwillen, einen Patienten (weiter) zu behandeln und dessen Rationalisierungen. Wir bemerken, wie wir die Tiefe einer erlebten Verzweiflung verleugnen oder wegrationalisieren wollen, wir intellektualisieren archaische Zustände und nicht zuletzt kommen wir möglicherweise in ein Agieren unserer Gegenübertragung, wahrscheinlicher aber eher unseres Widerstandes gegen sie (»Gegenübertragungswiderstand«, → Kapitel 4.1.3) mittels »Techniken«, was aus psychoanalytischer Sicht für Verhaltenstherapeutinnen eine ständige Verführung darstellt. Handeln wir, wenn wir eine Methode oder Technik anwenden, wirklich frei oder geben wir möglicherweise einem unaushaltbaren Druck, einer Angst oder einem Vermeidungsimpuls nach? Tab. 2-5 fasst die Gedanken zur Objektbeziehungstheorie noch einmal zusammen.

	Denkfiguren	Störungskonzepte	Behandlungsfokus	Behandlungsziel
Objektbeziehungstheorie	Objektbeziehungen, projektive Identifizierung, Spaltungsabwehr, paranoid-schizoide und depressive Position, Container-contained-Modell, Alphabetisierung von Beta-Elementen	Mangelnde Selbst-Objekt-Differenzierung, desintegrierte gute und böse Selbst-/Objektrepräsentanzen, maligne Introjekte, »unverdaute« Beta-Elemente	Verinnerlichte Objektbeziehungen und deren Differenzierung und Integration, (projektiv-identifikatorische) Aktivierung in Übertragung – Gegenübertragung	Selbst-Objekt-Differenzierung, Integration guter und böser Selbst-/Objektrepräsentanzen, Verinnerlichung eines guten Objektes und Alpha-Funktion

Tab. 2-5: Zusammenfassung der objektbeziehungstheoretischen Denkbausteine.

2.3.4 Selbstpsychologie

Die Selbstpsychologie ist im Kontrast zu den Objektbeziehungstheorien deutlich zugänglicher und von der Grundhaltung eher einem humanistischen Spektrum zuordenbar. Sie hat sich (neben der Säuglingsforschung) unter den Weiterentwicklungen der Psychoanalyse unserer Einschätzung nach auch am weitesten von der Triebtheorie und ihrer Praxis entfernt. Die Selbstpsychologie geht auf den Psychoanalytiker Heinz Kohut (z. B. Kohut 1973, 1976, 1979, 1987; Milch 2019; für die folgenden Ausführungen zu Kohuts Konzepten) zurück und beschäftigt sich vor allem mit der Dimension des Narzissmus in seiner gesunden und gestörten Entwicklung und Ausprägung. Auch Freud hatte sich bereits mit dieser Thematik beschäftigt, sie aber vor allem unter triebtheoretischem Blickwinkel interpretiert, z. B. als Disponierungsvariante der Libido. Kohut schreibt dem Narzissmus hingegen eine eng mit den Beziehungspersonen verflochtene Entwicklungslinie zu, deren Brüche und Verletzungen spätere Störungen des Selbst nach sich ziehen und erklären.

Das namensgebende Selbst kann definiert werden als die integrierte Gesamtheit der erfahrenen Selbstzustände, d. h. von Zuständen, die mit der Qualität des Subjektseins verbunden sind. Es hat damit eine zusammenbindende, integrierende Qualität. Das Selbst ist in der Regel implizit, wird erst in seinen Störungen erfahrbar, wenn Integration und Stimmigkeit bzw. – in der Sprache Kohuts – Kohäsion und Kohärenz nicht mehr gewährleistet sind und Fragmentierung, also ein Auseinanderfallen oder eine Desintegration des Selbst droht.

Zur Entwicklung und Aufrechterhaltung eines stimmigen und stabilen Selbst braucht es nach Auffassung Kohuts sogenannte Selbstobjekte, die zentrale Objektbedürfnisse des Selbst befriedigen. Das **Selbstobjekt** wird verstanden als ein nicht vollständig getrennt und eigenständig erfahrenes Objekt, das sich überhaupt erst aus seiner Funktion für das Erleben des Selbst konstituiert als ein Objekt »für mich«, nicht als eines »für sich«.

Kohut nahm an, dass sich das Selbst über die Erfahrungen mit einem sich diesem als Selbstobjekt zur Verfügung stehenden anderen entwickelt und stabilisiert. An dieses richten sich die sogenannten **Selbstobjektbedürfnisse** und bilden eine Selbst-Selbstobjekt-Beziehung (meist kurz als Selbstobjektbeziehung bezeichnet), deren Gelingen oder Scheitern zentral sind für die Kohärenz und Kohäsion des Selbst. Auch Gegenstände können die Funktion von Selbstobjekten übernehmen, wie wir es z. B. an Autos, Handys oder auch Tätowierungen beobachten können.

Kohut unterschied zunächst zwei große Bereiche von Selbstobjektbedürfnissen (mit einigen Unterformen), zwischen denen er einen dritten Bereich (Talente und Fertigkeiten) einordnete. Da ist zunächst das Bedürfnis des Kindes (später des Erwachsenen) nach **Spiegelung**, d. h. einer Resonanz, Markierung, Bestätigung und Begrüßung seiner infantilen Grandiosität, Individualität und Existenz (»Größenselbst«). Berühmt geworden ist Kohuts Formulierung vom »Glanz im Auge der Mutter« (Kohut 1973, S. 141), der das Selbst entscheidend konstituiert. Aus gelungenen Spiegelerfahrungen speisen sich im Erwachsenen das Streben nach Erfolg, Selbstwirksamkeit und auch Macht. In Therapien zeigt sich das Selbstobjektbedürfnis nach Spiegelung in einer charakteristischen Übertragung als Spiegel-Übertragung, in der die Patientinnen von uns gesehen, bewundert und in ihrem Eigensein erkannt werden möchten.

Weiter gibt es ein Bedürfnis nach **idealisierenden Erfahrungen**, also das Erleben, auf ein ideales und grandioses Gegenüber bezogen zu sein, am großartigen Anderen teilzuhaben, zeitweilig mit ihm zu verschmelzen und sich so zu regulieren. Hier liegt die Quelle späterer Ideale, Werte und Zielvorstellungen, die dem Leben Richtung und Sinn geben. In einer Therapie bildet sich eine entsprechende Übertragung als die einer idealisierten Elternimago, in denen Patienten sich dem Gegenüber anvertrauen, an der Überlegenheit und Kompetenz des Gegenübers teilhaben und von ihr versorgt werden möchten.

Schließlich gibt es das Selbstobjektbedürfnis nach **Gleichheit und Zugehörigkeit**. In ihrer Erfüllung wird der Grundstein gelegt für das spätere vertrauensvolle und stolze Erleben und Ausleben der eigenen Fertigkeiten und Talente. In der Übertragung bildet sich diese Domäne als Alter-Ego- oder Zwillingsübertragung aus, wobei PatientInnen nach Ähnlichkeiten und Gemeinsamkeiten mit der Therapeutin suchen, die sie in ihren eigenen Fertigkeiten und Talenten bestärkt und ermuntert.

Durch die »umwandelnde Verinnerlichung« der Selbstobjekterfahrungen werden Selbstobjekte zunehmend innerpsychisch verfügbar und helfen, den Selbstzustand zu stabilisieren und zu regulieren.

Natürlich werden nicht alle diese Selbstobjektbedürfnisse, weder in der kindlichen Entwicklung noch in Therapien, immer und schon gar nicht optimal befriedigt. Kohut sah sogar einen notwendigen und entscheidenden Entwicklungsmotor in den Erfahrungen einer »**optimalen Frustration**«, d. h. einer für das Selbst bewältigbaren Versagung.

Aus den Entwicklungsbedingungen gelingender Selbst-Selbstobjekt-Erfahrungen und deren »optimaler Frustration« können die grandiosen und idealisierenden Fantasien behutsam der Realität angenähert und in Form von Erfolgsstreben (als Niederschlag des Größenselbst), Idealen (als Niederschlag der idealisierten Elternimago) und dem Bewusstsein und Ausleben eigener Talente und Fertigkeiten (als Niederschlag der Identifizierungserfahrung) dem Selbst Stabilität, Kohärenz und Orientierung geben (→ Abb. 2-8).

Aus **Entwicklungsstörungen**, wie massiven Versagungen, fehlenden »optimalen Frustrationen«, möglicherweise kompensatorischen, einseitigen Entwicklungen der unterschiedlichen Selbstaspekte, Entwertungs- und Ablehnungserfahrungen, fehlender Spiegelung und Idealisierungsmöglichkeit in den verschiedenen Selbstdomänen resultieren Störungen des Selbst und Selbstpathologien. Diese zeigen sich in der Persistenz und Dominanz eines unrealistischen, kompensierenden Größenselbst, überzogenen und erdrückenden Idealvorstellungen von sich und anderen oder in fantasierten, »aufgeblasenen« Zielvorstellungen und dem emotionalen Rückzug von echten, empathischen Beziehungen, gleichzeitig aber einer suchtartigen Suche nach Bewunderung und Verschmelzung mit einer idealen Person oder Sache.

Diese Phänomene können verstanden werden als Abwehrversuche unerträglicher Gefühle von Kleinheit, Scham, ohnmächtiger und demütigender Abhängigkeit, Neid, innerer Leere und vernichtenden Insuffizienzgefühlen, aber auch Fragmentierungsängsten und Desintegrationsgefahren. Unterschwellig belasten andauernder Neid, eine drängende Unruhe und Groll über die ungenügenden Anderen die Betroffenen. Kränkungen und Versagungen lösen massive Krisen und heftige Wut aus. Diese »narzissti-

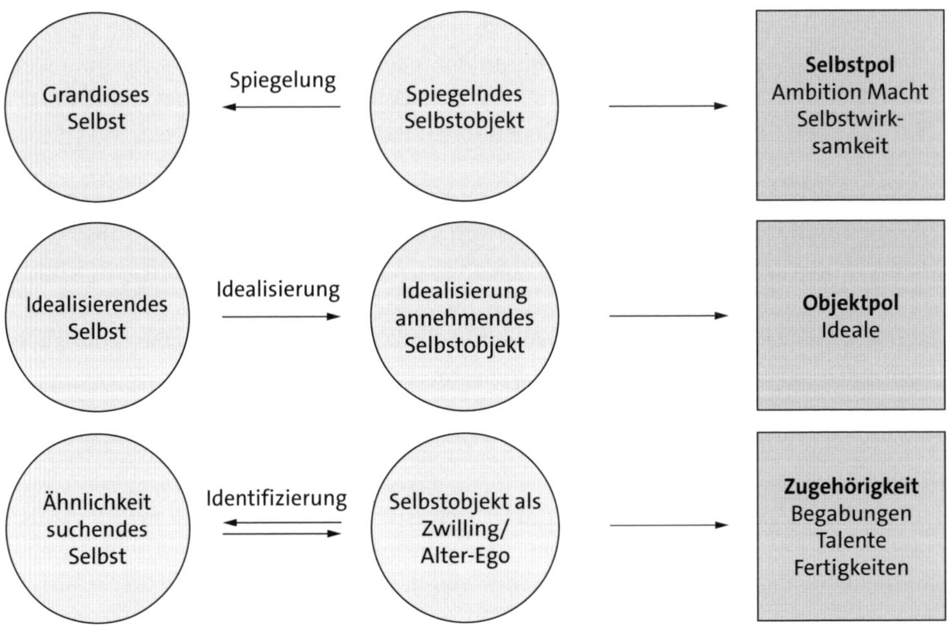

Abb. 2-8: Die drei Dimensionen von Selbst-Selbstobjekt-Beziehungen und ihre Verinnerlichung.

sche Wut« unterschied Kohut (1973) von anderen Formen der Wut anhand ihrer Grenzenlosigkeit, einem ruhelosen Rachedurst und der Wahrnehmung des »Feindes« als »Fehler in der Realität«, der psychisch oder real (wie z. B. in Amokläufen, siehe dazu z. B. Fuchs 2021) ausgemerzt werden muss. Die erfahrene Demütigung und Kränkung werden dabei so schlimm erlebt, dass alle Spuren von ihr, wie in einer nachträglichen Korrektur der Geschichte, ausgelöscht werden müssen.

Wenn wir an unseren hypochondrischen Patienten denken, so können wir aus selbstpsychologischer Perspektive die Fixierung auf den eigenen Körper, die kaum überwindbare Verkapselung in Sorgen und Ängsten und den dadurch stattfindenden Rückzug aus allen anderen Bezügen als narzisstischen Reparaturversuch ansehen angesichts des drohenden Verlustes bedeutsamer Selbstobjekte, wie des Therapeuten vor dessen Urlaub. Das Interesse wird von den Objekten abgezogen und sammelt sich auf das Selbst, dessen Fragmentierungsangst im ausdrucksstarken Schreckbild, »vom Krebs zerfressen zu werden«, Ausdruck findet.

In Weiterentwicklungen der Selbstpsychologie hat zum Beispiel Stern (siehe folgendes Kapitel) den Einfluss der Mutter-Kind-Interaktionen auf die Entwicklung und Qualität des Selbsterlebens anhand empirischer Beobachtungen nachgezeichnet und weiter differenziert. Lichtenberg (1989) wiederum postulierte fünf Motivationssysteme, die das Selbsterleben grundlegend strukturieren und eine Art Hintergrund bilden, vor dem es sich in Beziehung zu seinen Selbstobjekten erlebt. Die fünf Motivationssysteme wurden weiter oben (→ Kapitel 2.3.1) bereits erwähnt und sollen hier noch einmal wiederholt werden:

- physiologische Bedürfnisse
- Bindung
- Selbstbehauptung/Exploration
- Widerspruch/Rückzug
- sinnliches Vergnügen/sexuelle Erregung

Die Öffnung der rein triebtheoretischen Perspektive, nach der Motive nicht (ausschließlich) aus Triebregungen herrühren, sondern weitere Determinanten des (unbewussten) Erlebens und Verhaltens angenommen werden, macht diese Ausformung der Selbstpsychologie anschlussfähig an verhaltenstherapeutische Konzeptualisierungen, die mittlerweile in großer Anzahl das Vorhandensein von Grundbedürfnissen annehmen.

Die Ausformung der selbstpsychologischen, **therapeutischen Praxis** hebt sich deutlich ab von dem vorherrschenden (überzeichneten) Bild des unberührten und unberührbaren Psychoanalytikers, der kühl und überlegen unfehlbare Deutungen von sich gibt, die der Patient »schlucken« muss, denn alles andere wäre ja ein ebenso zu deutender Widerstand. Dieser Ohnmachtserfahrung aufseiten des Patienten setzen die Selbstpsychologen die Ermöglichung korrigierender emotionaler Erfahrungen entgegen, indem die Therapeutin mit einer empathisch-introspektiven Haltung bisher abgewehrte Selbstobjektbedürfnisse, die sich in einem hartnäckigen Übertragungswiderstand zeigen können, stimuliert, erkundet und annimmt. Dabei sieht und versteht der Therapeut den Patienten bestmöglich aus sich selbst heraus, sodass er sich in seinem So-

Sein von einem wohlwollenden Gegenüber (Idealisierung) gesehen (Spiegelung) und in seinen Talenten und Fähigkeiten verstanden (Alter-Ego) fühlen kann. Das ermöglicht die **umwandelnde Verinnerlichung** eines zuverlässig verfügbaren, wohlwollenden, beruhigenden und im Sinne der eigenen Ambitionen und Talente realitätsgerechten Steuerungsinstanz.

Diese betont empathisch-introspektive Haltung der Selbstpsychologie, die im Selbsterleben der Patientinnen die erste und letzte Instanz des Verstehens sieht, korrespondiert mit der von den meisten Verhaltenstherapeutinnen adaptierten humanistischen Grundhaltung und der Ablehnung einer scheinbar unfehlbaren Deutungsautorität des Therapeuten.

In Sachses (z. B. 2006) Konzeptualisierung der narzisstischen Persönlichkeitsstörung finden wir weitere Parallelen und Anklänge an selbstpsychologische Ideen. So beschreibt er das zentrale Beziehungsmotiv narzisstisch gestörter Menschen als dasjenige nach Anerkennung und ergänzt weitere wichtige Motive, wie das Bedürfnis nach Wichtigkeit, aber auch Zugehörigkeit, also das Bedürfnis danach, »dass eine andere Person zu einem steht, einem hilft, einen unterstützt und schätzt« (ebd., S. 64), worin die Selbstobjektbedürfnisse nach Spiegelung, Idealisierung und Identifizierung anklingen. Sachse postuliert darüber hinaus eine Dichotomie zweier Selbste bzw. »Selbstschemata«, einem möglicherweise übermäßig positiven und einem ebenso übermäßig schlechten. Er vermutet, dass die übermäßig positiven Annahmen die negativen »in Schach halten« oder kompensieren (ebd., S. 65). Das erinnert an Kohuts Annahmen, nach denen ein archaisch gebliebenes »Größenselbst« und seine Aktivierung der Abwehr unaushaltbarer Gefühle von Kleinheit, Abhängigkeit, Scham und Insuffizienz dienen.

An dieser Stelle wollen wir noch einmal auf die sogenannten »korrektiven Erfahrungen« und ihre Ermöglichung blicken, diesmal aus selbstpsychologischer Perspektive. Wir sind skeptisch, ob angesichts (auch von verhaltenstherapeutischer Seite beschriebener) persistierender Größenideen oder idealisierender Objektvorstellungen bei z. B. narzisstischen Störungen eine konkrete Handlung korrektive Erfahrung vermitteln kann oder sollte. Wir sehen hier eher die Gefahr, diese zu bestärken und zu verstärken. Die Heilung besteht aus selbstpsychologischer Sicht ja nicht nur darin, Selbstobjektbedürfnisse in der Therapie wiederzubeleben, empathisch anzunehmen und zu erkunden, sondern gerade auch in einer Annäherung derselben über »optimale Frustrationen« an die begrenzte Realität des Selbst, der Welt und der anderen. Der Therapeut repräsentiert diese Begrenzungen gewissermaßen, ist ihr Stellvertreter und kann dennoch die andrängenden Wünsche interessiert explorieren und die Frustration und Trauer über ihre damalige und heutige Unerfülltheit – wohl sehr oft auch Unerfüllbarkeit – empathisch begleiten.

Aus dieser Verbindung erwächst aus unserer Sicht entscheidend die heilende Potenz der Therapeutin. Korrektive Erfahrung kann hier also in einer Doppelbedeutung verstanden werden: korrektiv im Sinne einer positiven Neuerfahrung z. B. im Sinne spiegelnder, empathischer Annahme, korrektiv aber auch im Sinne einer Adaptation verzerrter Selbst- und Fremdbilder an die Realität, worauf die Verhaltenstherapie ja durchaus großen Wert legt. Wir haben es hier sicher mit einem Spektrum zu tun:

Das eine Ende wäre eine radikale Abstinenz, in dessen Richtung man die klassisch psychoanalytische Haltung einordnen könnte. Der andere Pol hingegen bildete eine relativ konkret verstandene und durchgeführte korrigierende Handlung, in deren Bereich die Schematherapie, teilweise wohl auch eine übertrieben umgesetzte komplementäre Beziehungsgestaltung (zur komplementären Beziehungsgestaltung als Konzept siehe z. B. Grawe 1992) und einige Körpertherapien einzuordnen wären. In der Mitte finden sich dann Ansätze, in denen zwar auch korrigierende Erfahrungen vermittelt werden, jedoch mehr implizit, »medial« und atmosphärisch oder über ein »meta«, indem das Geschehen auf eine neue und höhere Reflexions- und Verständnisebene gehoben und dort empathisch aufgenommen und verstanden wird, wie wir es z. B. eher in den humanistischen oder selbstpsychologischen Traditionen finden.

Tab. 2-6 gibt noch einmal einen Überblick über die wichtigsten Ideen und Konzepte der Selbstpsychologie.

	Denkfiguren	**Störungskonzepte**	**Behandlungsfokus**	**Behandlungsziel**
Selbstpsychologie	Selbstobjekt/-bedürfnisse, Größenselbst, idealisierte Elternimago, Selbstobjektübertragung, Kohärenz/Kohäsion vs. Fragmentierung	Narzisstische Pathologien, mangelnde Kohärenz/Kohäsion – Fragmentierung, Größenideen, Idealisierungen, pathologische Selbstobjektbeziehungen	Empathisch-introspektives Herangehen, Ermöglichen von Selbstobjektübertragungen, optimale Frustrationen, korrektive (Selbstobjekt-) Erfahrungen	Stärkung Kohäsion und Kohärenz des Selbst, Größenideen/ Idealisierungen Realität annähern, Förderung gesunder Selbstobjektbeziehungen

Tab. 2-6: Zusammenfassung der selbstpsychologischen Denkbausteine.

2.3.5 Exkurs: Neuere Entwicklungsvorstellungen

Die empirische und teilweise auch experimentell vorgehende Säuglings- und Bindungsforschung, Kleinkindbeobachtung und die kindertherapeutischen Ansätze standen und stehen, obwohl meist aus den psychoanalytischen Traditionen hervorgegangen, doch immer wieder in einem Spannungsverhältnis zu diesen. Das liegt zum einen Teil an ihrer forscherischen Herangehensweise, die manchen als »unanalytisch« erschien, aber auch an den aus ihren Beobachtungen erwachsenen Theorien, die sich oft fundamental von den traditionellen Vorstellungen unterschieden, diese zum Teil verwarfen und korrigierten.

So konzipieren beispielsweise die meisten Säuglingsforscher das Kind als a priori interaktiv und intersubjektiv, d. h. in einer Gegenseitigkeit bezogen und aktiv, was auch die Wahrnehmung einer gewissen Getrenntheit von Subjekt und Objekt voraussetzt. Diese Auffassung widerspricht dem klassischen Bild des Kindes als eines Triebwesens, das zumindest phasenweise egozentrisch in sich eingeschlossen oder symbiotisch mit der Mutter verschmolzen ist. Ist nun also das, was die klassische Psychoanalyse beim Erwachsenen als Kindheit »rekonstruierte«, maßgebend oder die empirisch beobachteten und interpretierten Daten über das kindliche Erleben und dessen Entwicklung? Und vor allem, inwieweit sind die Befunde der Säuglingsforschung auf das Verständnis auch der Behandlungsprozesse Erwachsener übertragbar? Diese Fragen werden bis heute diskutiert (für einen Überblick siehe z. B. die beiden Sonderhefte der Psyche: Bohleber 2002, 2011), dennoch haben sich schließlich auch aus der Säuglings- und Kleinkindforschung eigene Herangehensweisen für die Psychotherapie Erwachsener entwickelt.

Die Ergebnisse dieser Art der Forschung haben darüber hinaus im Mainstream der weiteren psychologisch-psychotherapeutischen Forschung, auch in den verhaltenstherapeutischen Schulen, Widerhall und Rezeption gefunden. So ist wohl jeder Verhaltenstherapeutin der Fremde-Situation-Test (Ainsworth et al. 1978) vertraut und die daraus abgeleiteten vier Bindungsstile (Bowlby 1969/1983) oder das Hospitalisierungssyndrom und die anaklitische Depression (Spitz 1965). Auch die neueren Konzepte rund um die sogenannte Mentalisierung haben große Resonanz auch außerhalb der Psychoanalyse erfahren. Wir wollen hier nun keine umfassende Darstellung der psychoanalytischen Säuglings- und Kleinkindforschung vornehmen, sondern uns auf zwei, uns für die Praxis der Psychotherapie besonders wichtig erscheinende Ansätze beschränken. Für eine ausführliche Darstellung der im weitesten Sinne psychodynamisch orientierten Entwicklungsforschung sei auf andere Autoren verwiesen (z. B. Streeck-Fischer 2018; Beebe & Lachmann 2004; Cierpka 2014; Fonagy 2008; Dornes 2000).

Die Ansätze, auf die wir uns hier beschränken wollen, sind zum einen jene um Daniel N. Stern und seine Forschungsgruppe, die Boston Change Process Study Group (BCPSG, z. B. 2018, 2013; Stern 1985, 2000, 2007; Stern et al. 2012; für die folgenden Darstellungen), entstandenen Arbeiten und Ideen, zum anderen das im Kontext der Säuglingsforschung formulierte Konzept der Mentalisierung und ihrer Entwicklung (z. B. Allen, Fonagy & Bateman 2016; Fonagy et al. 2022; Bateman & Fonagy 2016; für die folgenden Darstellungen).

Die Arbeitsgruppe um Stern konzentrierte sich vor allem auf die Beobachtung und Beschreibung der subtilen Interaktionsprozesse zwischen Säugling und Mutter, ihrer zeitlichen Dynamik und Rhythmik, gelingenden oder misslingenden Abstimmung und der zwischen ihnen stattfindenden nonverbalen Kommunikation, wie auch ihrer Mittel. Stern versteht einen Großteil des Miteinanders von Mutter und Kind als eine wechselseitige, affektbestimmte Zustandsregulierung in der Verfolgung von mehr oder weniger klaren und geteilten Intentionen, wobei eine gemeinsame Richtung immer wieder erarbeitet, Abweichungen erkannt und »ausgehandelt«, ggf. korrigiert werden müssen (wie z. B. beim Wechseln der Windeln, was selten »glatt« abläuft). Den Prozess als solchen benennt Stern mit dem Begriff des **»moving along«** (Vorangehen).

Episoden dieses Beziehungsgeschehens werden schließlich verinnerlicht und bilden in Form sogenannter **RIG**s (»reprasentations of interactions that have been generalized«) und **Schemata** (»schemes of ways of being-with-another«) ein **implizites Beziehungswissen** (Stern 1995; Stern 1985).

Aus den Interaktionen tauchen nach Stern nun fortschreitend verschiedene Selbstzustände auf, die den Kern des Beziehungsgeschehens bilden. Eine zentrale Rolle kommt aus seiner Sicht dabei den Vitalitätsaffekten zu, die den Mikroepisoden des geteilten Zusammenseins eine eigene Dramatik und Melodie verleihen. Die sukzessive in der Entwicklung auftauchenden Selbstzustände legen sich wie Schichten umeinander und erweitern jeweils das Selbsterleben.

Stern unterscheidet dabei vier Phasen der Entwicklung des Selbst und des Selbstempfindens (»sense of self«), denen sich am Ende ein »narrative sense of self« hinzugesellt. Für die ersten zwei Monate nahm Stern das Empfinden eines **»auftauchenden Selbst«** und einer »auftauchenden Bezogenheit« an, die sich aus den sich koordinierenden Aktivitäten des Säuglings und den Antworten durch Bezugspersonen und Umwelt konstituieren. Daran schließt sich die Entwicklung des **»Kern-Selbst«** und des »Selbst-in-Beziehung« an, die in der Zeit vom zweiten bis ca. sechsten oder siebenten Monat dominieren. Sie entwickeln sich quasi als Abstraktion wiederholter Erfahrungen von »self-agency«, »self-affectivity«, »self-coherence« und »self-history«.

Es folgt die Entwicklung des Empfindens eines **»subjektiven Selbst«** und »intersubjektiver Bezogenheit« vom siebenten bis zum neunten Monat, in denen der Austausch über innere Erfahrungen ins Zentrum rückt. Hier verortet Stern auch das sogenannte »affect attunement« (Affektabstimmung), ein Beispiel für die Erarbeitung einer gemeinsamen Wahrnehmung von Mutter und Kind. Die Beziehungsperson übersetzt dabei die affektiven Signale des Kindes in eine andere Sinnesmodalität, eine andere Sprache und das Kind kann sie mit seiner noch amodalen Wahrnehmung dort in seiner Gestaltgleichheit wiedererkennen. Über diesen Akt wird transparent gemacht, dass die »affektive Position« des Kindes erkannt wurde. Als letzte Phase beschrieb Stern das Empfinden eines **»verbalen Selbst«** und einer »verbalen Selbstbezogenheit«, die ab dem 18. Monat einsetzen. Hier geht die amodale Wahrnehmungsfähigkeit verloren und die Sprache wird zum zentralen Mittel der Kommunikation, mit allen Verlusten vormalig »wortloser Verständigung«.

Ab dem dritten Lebensjahr setzt dann die Entwicklung des **»narrativen Selbst«** ein und integriert das Selbsterleben gewissermaßen auf einer sprachsymbolischen Ebene zu einer konsistenten Erzählung. Es wird deutlich, dass nach Stern das Selbsterleben in seinen verschiedenen qualitativen Ausformungen aus gelingenden Interaktionen quasi »gehoben« wird. Es scheint als Potenzial angelegt, braucht aber für seine Geburt, sein In-Erscheinung-Treten, das Gegenüber

Nach Tronick (1989) ist ein großer Teil des Beziehungsgeschehens bestimmt von Brüchen (»ruptures«) und ihrer Reparatur (»repair«), deren Arten und Weisen ebenfalls Teil des impliziten Beziehungswissens werden. Dabei scheint in einer gegenseitigen, affektbestimmten Regulation das dynamische System aus Mutter und Kind oder auch Therapeutin und Patient auf ein gemeinsames, geteiltes Bewusstsein, einen »dyadic state of consciousness« hinauszulaufen oder implizit hinzuarbeiten, in dem das Bewusstsein des jeweils anderen im Gegenüber präsent wird (Tronick et al. 1998). Man könnte sogar sagen, die Brüche, Fehler und Irrtümer im Beziehungsgeschehen und ihre »Aufklärung« sind entscheidender Motor der Entwicklung eines gemeinsamen Bewusstseins des jeweiligen »Füreinanderseins« und der reparierenden Wiederanknüpfung auf einem neuen Beziehungsniveau. Eine solche, durch Krisen geförderte und durch sie hindurch gelingende Beziehungsentwicklung kann im therapeutischen Kontext für viele Patientinnen eine heilsame (korrektive) Neuerfahrung darstellen, die biografisch möglicherweise nicht gegeben war.

Hier erarbeitete Stern wegweisende Konzepte, in dem er seine Beobachtungen der zunächst überwiegend ja nonverbalen Säugling-Mutter-Interaktionen auch auf das stark sprachbasierte Psychotherapiegeschehen übertrug, dem es gewissermaßen unterliegend ist als ein aktiv wirkendes implizites Beziehungswissen und -handeln. Er beschrieb Mikroprozesse nur teilweise bewusstwerdender, kumulierender Feinabstimmungen und interpretierte sie als ein Fortbestehen frühkindlicher Interaktionsweisen, die eine ganz eigene Beziehungsebene und Funktionsweise neben der Übertragung-Gegenübertragungs-Dimension haben, durchaus aber mit ihr interagieren.

Im »moving along« des Therapieprozesses verwirklichen sich die Intentionen der Beteiligten in einem subtilen Abstimmungsprozess, versuchen sich anzugleichen und zu realisieren. In den »present moments« (Gegenwartsmomente), den kleinsten, für die Beziehung Bedeutung tragenden Interaktionseinheiten, wird das Beziehungsgeschehen in seinen Veränderungen des »moving along« gegenwärtig. Aus diesen können nun sogenannte »now moments« (»Plötzliche Momente« oder »Jetzt-Momente«) auftauchen, aus denen heraus wiederum »moments of meeting« (Begegnungsmomente) hervorgehen können.

In einem »now moment« wird die unbewusste Abstimmung im Therapieprozess, das »moving along«, in den vertrauten Abläufen und begrenzten Regeln des impliziten Beziehungswissens unterbrochen, springt sozusagen aus dem Gleis und wird damit herausgefordert, sodass eine ängstigende Unsicherheit entsteht, eine Spannung, wie das Weitergehen nun tatsächlich weitergeht. Gelingt es der Therapeutin in einer solchen Offenheit der Situation mit einer authentischen Reaktion, die das Sein des Patienten treffend erfasst und sie selbst als eigene Persönlichkeit ausdrückt, zu beantworten und positiv nach vorn zu tragen, entsteht ein »moment of meeting« (Tronicks »dyadic state of consciousness«). Therapeutin und Patient treten bewusst aus den vertrauten Mustern der Begegnung heraus, treffen sich als Neue und Andere, gewissermaßen entblößt, aber auch entdeckt. Im gemeinsamen Bewusstsein um diesen Moment wird die Erfahrung beglaubigt. Eine neue Stufe des eigenen und gemeinsamen Selbstverständnisses wird erreicht, worauf sich das implizite Beziehungswissen umstrukturieren kann. Es werden ihm neue »Routen« hinzugefügt, künftige, erweiterte Möglichkeiten des Zusammenseins mit anderen.

Es geht hier also nicht so zentral um die richtige Deutung oder die Offenlegung des Übertragungsgeschehens, sondern die Realisierung einer neuen Art der Begegnung, die das implizite Beziehungswissen erweitert, wenngleich natürlich auch eine Deutung, gegeben als authentische Geste, in dieser Weise wirken kann. Stern et al. (1998) nehmen für den Therapieprozess negative Konsequenzen an, sollte ein »now moment« nicht nur unbemerkt vorübergehen, sondern dessen Verwandlung zu einem »moment of meeting« scheitern, was im Sinne eines Tabus im Beziehungserleben oder gar als Beziehungsscheitern wahrgenommen werden kann. Ein solcher Bruch sollte aus ihrer Sicht unbedingt »repariert« bzw. zumindest der Versuch dazu unternommen werden.

Psychische Störungen und deren Therapie werden nach Stern und Kolleginnen im Kontext früher Interaktionserfahrungen betrachtet, die sich in einem prozedural wirksamen, unbewussten Beziehungswissen niederschlagen. Dieses aktualisiert sich in der therapeutischen Begegnung, in der es gleichzeitig in besonderen Begegnungsmomenten transparent und erweitert werden kann.

Wir wenden uns nun dem zweiten einflussreichen Konzept zu, das im Kontext der modernen Entwicklungsforschung entstanden ist, nämlich dem der Mentalisierung. **Mentalisierung** wird definiert als eine vorbewusste geistige Tätigkeit, mit der wir uns selbst und anderen mentale und intentionale Zustände zuschreiben und sie uns vorstellen (Allen, Fonagy & Bateman 2016, S. 9). Das umfasst die Imagination von Gedanken, Wünschen, Bedürfnissen, Absichten, Gefühlen etc., im Weiteren aber auch die Fähigkeit zur Reflexion derselben. Die Fähigkeit der Mentalisierung wird auch kurz definiert als: »hold mind in mind« (Allen 2006, S. 3), den eigenen und den anderer. Der Erwerb dieser Fähigkeit ist ein wichtiger Entwicklungsschritt, bedeutet er doch, dass das Kind in die Lage kommt, aus den bisher nur implizit-prozeduralen Interaktionsformen herauszutreten und deren zugrunde liegende mentale Zustände zu repräsentieren und zu reflektieren und das sowohl für sich selbst als auch für andere. Es wird zwar angenommen, dass das Kind bereits ab dem ca. 7./8. Lebensmonat anderen mentale Zustände zuschreibt, jedoch die Fähigkeit der Mentalisierung erst mit ca. 1,5 Jahren wirklich aufzutauchen beginnt.

Dabei kann die Mentalisierung als ein Internalisierungsprodukt der spezifischen Spiegelungsprozesse durch die engen Bezugspersonen angesehen werden, die über die reine Bindungsdimension hinausgeht. Fonagy et al. (2022, S. 295 ff.) sprechen dabei von der Wichtigkeit einer **»markierten Affektspiegelung«**, bei der dem Kind seine eigene emotionale Befindlichkeit einerseits gespiegelt, also durch ein Gegenüber wiedergegeben wird, andererseits aber auch auf eine besondere Weise markiert wird, d. h. angereichert mit einer über die Spiegelung hinausgehenden Qualität. Diese Markierung emotionaler Zustände realisiert sich zum Beispiel mit den Mitteln der Verlangsamung, Verkürzung, Übertreibung oder Einbindung in andere emotionale oder gestische Muster. Sie sorgt dafür, dass das Kind den ausgedrückten Emotionszustand nicht der Pflegeperson zuschreibt, sondern ihn als von dieser aufgenommen und kontextualisiert wahrnehmen und empfinden kann, letztlich als den eigenen Zustand im Spiegel des anderen. Wenn die Mutter die kindlichen Affektäußerungen von Ungeduld und Ärger beim Ankleiden aufgreift, indem sie z. B. die Augenbrauen zusammenkneift und eine spielerisch empörte, bestätigende Klage wie »Ja, das dauert aber auch lang heute, dieser blöde Strampler« hinzugibt, so wird deutlich, dass eben in dem Moment nicht die Mutter ungeduldig ist, sondern das Kind, was für dieses sichtbar von der Mutter aufgenommen wurde.

Eine solche markierte Spiegelung hat einen abmildernden Effekt auf das Erleben des Kindes, es beruhigt und »verharmlost« in positiver Weise seine Affekte, repräsentiert sie als etwas, das verstehbar für den anderen, aber auch bewältigbar ist, was schließlich als »Emotionsrepräsentationen zweiter Ordnung« (Gergeley & Unoka 2011, S. 887) internalisiert wird, d. h. als eine Emotion mit Rahmen und Kontext. Gergely und Unoka sprechen auch von einer Form der »**pädagogischen Kommunikation**« (ebd., S. 880), mit der auf eine spezielle, ostensive, d. h. veranschaulichende und demonstrative Weise direkt zum Kind hin agiert wird. Dies aktiviert seine Aufmerksamkeit nach innen und seine Lernbereitschaft, es kann sich angesprochen und ausgesprochen fühlen: »Schau, so geht es dir gerade.« Dabei kommt dem Blickkontakt eine wichtige Lenkungsfunktion zu, er führt hin zum Teilen von Erfahrung, dem »joining of minds« (Fonagy & Target 2007, S. 920).

Eine Fähigkeit, die sich aus der wiederholten Erfahrung solcher Spiegelungsprozesse ab dem Alter von ca. 1,5 Jahren entwickelt, ist das Erleben und die zunehmende Navigation in zwei verschiedenen Modalitäten, dem sogenannten **»Als-ob-Modus«** (Fonagy et al. 2022, S. 266 ff.) und dem **Modus der »psychischen Äquivalenz«** (ebd., S. 263 ff.). Während im Äquivalenzmodus die Gedanken und Fantasien des Kindes als konkrete Realität, mit dieser äquivalent und entsprechend zwingend und potenziell beängstigend erlebt werden, findet im Als-ob-Modus eine Entkoppelung der beiden statt, so z. B., wenn im Spiel der Vater zum bösen Wolf gemacht und anschließend erschossen und verbuddelt wird. Werden beide Modi integriert, ist ab ca. dem fünften Lebensjahr ein **»reflektierender«** oder **»mentalisierender Modus«** (ebd., S. 268) zugänglich, in dem das Nachdenken über die eigenen mentalen Zustände und die der anderen möglich wird, ebenso deren Unterscheidung und Unabhängigkeit.

Die Welt durch die Augen des anderen zu sehen, d. h. den Geist des anderen zu mentalisieren, seine Motive aus ihm heraus zu verstehen, kann entlasten, zentrieren und die eigene Autonomie stärken. Das Handeln der anderen wirkt nicht mehr beängstigend unverständlich, unberechenbar und chaotisch, sondern beruht auf inneren Motiven, Gefühlen und Gedanken, die wir verstehen, wenn vielleicht auch nicht teilen können. Und so, wie die anderen aus ihrer inneren Welt heraus handeln, so können und dürfen wir das auch. Im besten Fall kann sich hieraus ein Gefühl für die Realität, Normalität und Verbundenheit mit anderen entwickeln, aus dem heraus wir uns zwar anders als andere fühlen, aber darin eben auch gleich.

Nach dem Mentalisierungsmodell entsteht pathologische Entwicklung unter Umständen dann, wenn der Affekt des Kindes zwar markiert, d. h. als ihm zugehörig, aber nicht präzise gespiegelt wird, wenn z. B. die Bezugsperson den Ärger des Kindes in Vorfreude uminterpretiert und als solche spiegelt, weil sie den Ärger des Kindes schwer ertragen kann. Ebenso kann eine unmarkierte Spiegelung zu einer mangelnden Repräsentation der eigenen Affekte führen, so z. B., wenn die Bezugsperson auf die Angst des Kindes mit eigener Angst reagiert. Das Erleben kann vom Kind dann nicht als das eigene erkannt werden, weil es (richtigerweise) dem anderen zugehörig erlebt wird. Der eigene Affektzustand bleibt dabei unbeleuchtet, der Spiegel fehlt, es bleibt ein anderer. Als Folge mangelnder Spiegelung, aber auch früher Traumatisierungen tritt unter Umständen eine Fixierung im oder ein zeitweiser Rückfall in den Äquivalenzmodus auf, in dem das Nachdenken über die mentalen Zustände anderer kaum möglich ist oder zu beängstigend und schmerzlich.

Therapeutisch werden in der »Mentalisierungsbasierten Therapie« (MBT; Bateman & Fonagy 2016) Defizite der Mentalisierungsfähigkeit adressiert, also emotionale Prozesse fokussiert, aktiv ihre Erkundung und die Reflexion auch ihrer interpersonellen Dimension angeregt, wobei der Therapeut sich auch selbst als mentalisierendes Wesen transparent macht.

Auf verhaltenstherapeutischer Seite wurden die Ergebnisse der empirischen Säuglings- und Entwicklungsforschung durchaus rezipiert, insbesondere die der Bindungsforschung. Der mentalisierungsbasierte Ansatz scheint darüber hinaus, vor allem in seiner Gruppenversion, gut anschlussfähig an verhaltenstherapeutische Herangehensweisen.

In den verhaltenstherapeutischen Annahmen impliziter und unbewusst wirksamer Beziehungsmotive und daraus erwachsender Schemata können wir Parallelen mit den hier dargestellten Konzepten erkennen. Jedoch scheint uns deren inhaltliche und formale Strukturierung, die uns festgefügter und weniger als Narrativ und Bewegung im Sinne von Abstimmungsszenen vorgestellt erscheint, auf eine zeitlich spätere biografische Entstehung hinzudeuten, also deutlich nach dem zweiten Lebensjahr. Entsprechend wirkt die interaktionelle Auflösung auf uns mehr »Makro« als »Mikro«. Die subtilen und auf lokaler Mikroebene weniger Sekunden stattfindenden basalen Prozesseinheiten, wie sie die Spiegelung, Mentalisierung oder Intentionsabstimmung kennzeichnen, tauchen in verhaltenstherapeutischen Behandlungskonzepten nur wenig auf. Zwar wird die »Synchronie« der Interaktionspartner im Therapieprozess auf einer nonverbalen, »embodied« Ebene zunehmend thematisiert und beforscht (siehe z. B. Wiltshire et al. 2020; Tschacher & Meier 2020; Paulick et al. 2018), die Folgen für die Praxis sind jedoch noch unklar und können aus unserer Sicht nicht darin liegen, nun manipulativ »zum Wohle« der Patientinnen künstlich gewisse Körperhaltungen einzunehmen oder auf eine besondere Art zu sprechen.

Dass die verhaltenstherapeutische Praxis dem »Auftauchen« impliziter Abstimmungsprozesse in Form von »now moments« oder gar »moments of meeting« etwas weniger Raum lässt, ja nur lassen kann, ist sicher ihrer methoden- und technikbasierten Bewältigungsorientierung geschuldet, die das Therapiegeschehen deutlich weniger offen konzeptualisiert und – zumindest nach Lehrbuch – als einen hochstrukturierten Prozess auffasst und gestaltet. Die Chance, dann solcherart subtiler Interaktionsbewegungen gewahr zu werden, ja dass sie überhaupt »auftauchen«, ist im Vergleich zu prozessoffeneren Therapieverfahren natürlich ungleich geringer.

Wir können demgegenüber dennoch sagen, dass natürlich auch in verhaltenstherapeutischen Behandlungen, wie in allen Interaktionen, Abstimmungsprozesse stattfinden. Durch das strukturierende Vorgehen der Therapeutin tritt diese außerdem auch mehr als Person in Erscheinung und wird für den Patienten greifbar, was wiederum echte Begegnungen fördern kann, wenn sich dabei nicht hinter Methodik und Technik versteckt wird, wie man das den Psychoanalytikern bezüglich der Abstinenz schon vorgeworfen hat.

Tab. 2-7 fasst die Grundannahmen der hier herausgegriffenen, aus der modernen Säuglingsforschung erwachsenen Theorien zusammen.

	Denkfiguren	**Störungskonzepte**	**Behandlungsfokus**	**Behandlungsziel**
Entwicklungsansätze	Moving along, affect attunement, now-moments, sense of self, implizites Beziehungswissen, markiertes Spiegeln, Äquivalenz-/Als-ob-Modus, Mentalisierung, rupture and repair	gestörte Abstimmungs-/Spiegelungsprozesse, defizitäre Entwicklung sense of self, Mentalisierungsdefizite, Vorherrschen Äquivalenzmodus	Realisierung moments of meeting, adäquate Spiegelung, aktive Hinführung zur Exploration affektiver Prozesse	Nachentwicklung sense of self, Erweiterung implizites Beziehungswissen, Förderung Mentalisierung

Tab. 2-7: Zusammenfassung wichtiger Denkbausteine der entwicklungsorientierten Forschung.

3 Zentrale Dimensionen

Wir wollen in den nun folgenden Kapiteln eine zusammenfassende Abstraktion und gleichzeitig Konkretisierung der Inhalte des Theorieteils vornehmen, die uns als Brücke in die Praxis dienen, der wir uns verpflichtet fühlen. Wenn wir auf die vorherigen Kapitel zurückblicken, so haben wir das seelische Geschehen unter vielfältigen Blickpunkten betrachtet und beschrieben. In der Triebpsychologie wurde es vor allem unter der Perspektive von Triebkonflikten verstanden und gedeutet. In der Ich-Psychologie rückten die Funktionen des Ich in den Mittelpunkt, mit denen es durch die Realität und innere und äußere Konflikte navigiert. Die Abwehr wurde entsprechend als eine der Ich-Funktionen verstanden und differenzierter beleuchtet.

Die Objektbeziehungstheorien wiederum fokussierten sich auf die (fantasierten) Beziehungen des Selbst zu inneren und äußeren Objekten, die in Form von Selbst-Objekt-Repräsentanzen ihren seelischen Niederschlag finden. Gleichzeitig lernten wir den Abwehrmechanismus der projektiven Identifizierung als Kommunikationsmittel kennen, der im Container-contained-Modell Bions schließlich zum Entwicklungsinstrument von Symbolisierung und Denken erweitert wurde, wodurch auch ein funktionaler Aspekt im Rahmen der Objektbeziehungen deutlich wurde.

Die Selbstpsychologie beschäftigte sich dann vor allem mit der (narzisstischen) Entwicklung des Selbst unter der Perspektive bedeutsamer Selbstobjektbedürfnisse, die auch spätere Beziehungen prägen. Schließlich haben wir bei der Darstellung einiger weniger, moderner Vertreter der Säuglings- bzw. Entwicklungsforschung sehen können, wie sich frühe Interaktionsformen von Mutter und Kind formal und inhaltlich bis ins Erwachsenenalter als implizites Beziehungswissen und in Form von subtilen, vorbewussten Abstimmungsprozessen fortsetzen. Ebenso lernten wir die Fähigkeit der Mentalisierung kennen, deren Entwicklung entscheidend durch die markierte Spiegelung vornehmlich affektiv-motivationaler Geschehnisse des Kindes durch die Bezugspersonen gefördert wird. Hier trat uns noch einmal ein starker Fokus auf die Beziehungsdimension entgegen, die in ihrer Bedeutung für die Entwicklung wichtiger Funktionen hervorgehoben wurde.

Zusammenfassend können wir sagen, die psychoanalytische Erkenntnishaltung blicke mit mindestens drei Augen in das Begegnungsgeschehen der Psychotherapie. Dabei blickt ein Auge mehr auf das Konflikthafte, also die Dynamik von tabuisierten, andrängenden oder sich aufdrängenden Inhalten und deren Abwehr. Ein weiteres Auge widmet sich vor allem der Wahrnehmung der Beziehungsdimension und ihrer Dynamik und ein drittes schaut vor allem auf die Entwicklung der Fähigkeiten und Funktionen des Ich.

Wir wollen uns hier die Begrifflichkeiten der Operationalisierten Psychodynamischen Diagnostik (OPD; Arbeitskreis OPD 2007) zu eigen machen, indem wir die entsprechenden Wahrnehmungsdimensionen als jene von **Konflikt**, **Beziehung** und **Struktur** bezeichnen. Gleichzeitig übernehmen wir jedoch nur in Grenzen auch die inhaltlichen Bestimmungen der OPD, die in ihrer Differenziertheit und Art der Beschreibung ja vor allem einer validen Operationalisierung dienen und mittels eines strukturierten Vorgehens erfasst werden sollen.

In Abb. 3-1 findet sich eine Darstellung, aus welchen Ursprüngen der Theorie sich die jeweiligen Dimensionen speisen. Ebenso haben wir in der untersten Ebene noch verhaltenstherapeutische Ansätze hinzugefügt, die aus psychodynamischer Sicht schwerpunktmäßig an ähnlichen Phänomenen arbeiten. Wie dargestellt sehen wir in der Triebpsychologie mit ihrer Annahme von Konfliktdynamiken und der Ich-Psychologie und ihrer Beschreibung der Abwehrmechanismen die zentralen Quellen der Konfliktperspektive. Eine solche Perspektive finden wir auf verhaltenstherapeutischer Seite vor allem in der Schematherapie und in der Konsistenztheorie Grawes. Die Beziehungsdimension speist sich aus den Vorstellungen und Beschreibungen der Objektbeziehungstheorien, der Selbstpsychologie und den modernen Entwicklungstheorien. Verhaltenstherapeutisch können wir in der Klärungsorientierten Psychotherapie Sachses, dem CBASP und der Schematherapie einen besonderen Fokus auf das Beziehungsgeschehen finden. Schließlich sehen wir die Quellen der Strukturdimension hauptsächlich in der Ich-Psychologie und den Entwicklungstheorien, wenngleich, wie erwähnt, auch die Objektbeziehungstheorie mit ihrem Containing-Konzept als Grundlage der Denk- und

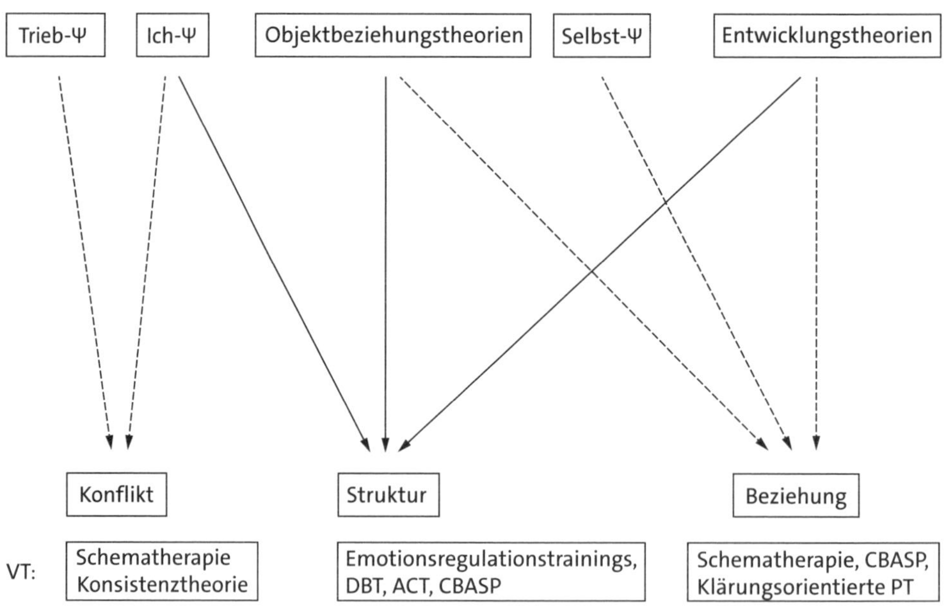

Abb. 3-1: Ableitung der drei Dimensionen aus den jeweiligen Theorien und klinischen Kontexten.

Symbolisierungsfähigkeit die Entwicklung einer wichtigen Ich-Funktion in den Blick nahm. Hier können wir wohl die meisten Parallelen auf verhaltenstherapeutischer Seite finden, wo ganz explizit psychische Fähigkeiten und deren Training adressiert werden, wie in der DBT, der ACT, auch dem CBASP oder expliziten Emotionsregulationstrainings, wie dem Training emotionaler Kompetenzen (TEK) nach Berking (2017).

Den Begriff der Struktur wollen wir im Kontext dieses Buches vor allem unter der funktionalen Perspektive nutzen, das heißt, auf die Beschreibung von Ich-Funktionen beschränkt und weniger als eine inhaltlich bestimmte Charakter- oder Neurosenstruktur (z.B. »hysterische Neurosenstruktur« etc.). Ebenso sehen wir die drei Dimensionen und ihre Ursprungstheorien nicht als etwas sich Ausschließendes, sondern sich Ergänzendes und Bereicherndes an. Natürlich ist es auch für Psychoanalytikerinnen sinnvoll, zunächst im Rahmen einer Ursprungstheorie zu denken und sich zu orientieren, um dann mit der Zeit weitere Facetten einzubinden. Viele Praktiker fühlen sich temperamentsmäßig ohnehin mehr der einen oder der anderen Denktradition nahe, ohne dabei jedoch die anderen zu verwerfen. Von einer theoretischen Perspektive aus gesehen, bestehen natürlich bedeutsame Unterschiede, ja Widersprüche zwischen den unterschiedlichen Orientierungen, die in der psychoanalytischen Community auch diskutiert werden, jedoch finden wir in der Praxis in der Regel eine Zusammenschau, wie auch wir sie hier vermitteln wollen.

In allen drei Dimensionen sollen drei Fragen für uns leitend sein, mit denen wir arbeiten und navigieren: »Was?«, »Wie?« und »Warum?«.

»Was?« bezieht sich dabei jeweils auf einen Inhalt. Dabei handelt es sich in der Konfliktdimension um etwas potenziell für das Bewusstsein Problematisches, in der Beziehungsdimension um ein ebenso problematisches Beziehungsgeschehen, in der Strukturdimension schließlich um psychische Fähigkeiten und Funktionen, die fehlen.

»Wie?« fragt nach der Art und Weise, in der der problematische Inhalt bearbeitet, also aus Konfliktsicht abgewehrt wird, aus Beziehungssicht durch In-Gang-Setzung eines spezifischen Beziehungsgeschehens abgewehrt, vermieden oder bewältigt und aus Struktursicht kompensiert wird.

»Warum?« schließlich zielt auf eine Bedeutung und die damit zusammenhängenden negativen Folgen bzw. Erwartungen, sollte die Vermeidungs-, (dysfunktionale) Bewältigungs- bzw. Kompensationskomponente nicht wirksam sein.

So können wir z.B. Ärgerimpulse (»Was?«) mittels Verschiebung auf ein anders Objekt oder Wendung gegen das Selbst abwehren (»Wie?«), weil den Ärger auf das eigentliche Zielobjekt (z.B. die kranke Mutter oder eine psychische »Stellvertreterin«) zu fühlen hieße, gegen eine Über-Ich-Forderung (»Liebe deine Mutter!«) zu verstoßen und daher Schuld und Strafe fürchten zu müssen (»Warum?«).

Auf der Beziehungsdimension können wir uns vorstellen, dass die Selbstrepräsentanz des bedürftigen Kindes (»Was?«) abgewehrt wird mittels Aktivierung einer Selbstrepräsentanz von Stärke und Bedürfnislosigkeit, eines »inneren Asketen« (»Wie?«), damit das »hungrige Kind« nicht die Kälte einer verächtlichen Objektrepräsentanz erleiden muss, die als Pendant des bedürftigen Kindes innerlich »bereitliegt« oder zumindest die Welt der inneren Objekte mitbevölkert (»Warum?«).

Es wird deutlich, dass die ersten beiden Dimensionen etwas Konflikthaftes im weiteren Sinne in sich tragen: »Etwas darf nicht sein, daher muss ich ..., weil sonst ...« Anders ist es in der Strukturdimension, in der es ja um die Fähigkeiten und Möglichkeiten des Ich geht, mit gewissen Sachverhalten umzugehen, wir es also nicht mit einer konfliktbedingten Vermeidung zu tun haben, sondern mit einem Fehlen oder einem Ausfall, der in der Regel von einer entsprechenden Kompensation, einer Krücke, »Plombe« oder einem »work around«, manchmal aber auch nur von einer externen Reglementierung (Gewalt, Abmahnung, Strafverfahren, Auflagen, Inhaftierung etc.) begleitet wird. Die defizitäre Ich-Funktion der Selbstberuhigung (»Was?«) wird beispielsweise über flüchtige sexuelle Kontakte (»Wie?«) realisiert, ist also entsprechend externalisiert und delegiert, um die Selbstintegration bedrohende Erregungszustände abzuwenden (»Warum?«). Hier lautet die Formel also eher: »Etwas funktioniert nicht oder ist nicht, daher muss ich ..., weil sonst ...«

Die drei Dimensionen von Konflikt, Beziehung und Struktur sind natürlich nicht unabhängig voneinander (siehe z. B. Grande 2007), sondern wirken zusammen, bedingen einander und sollten in einer Gesamtschau integriert werden. So ist die Beziehungsperspektive nicht losgelöst von einer Konfliktperspektive, indem wir, wenn wir z. B. gewisse Selbst-Objekt-Repräsentanzen (»bedürftiges Kind« gegenüber einem »gleichgültigen Versorger«) als bedrohlich empfinden oder auch entsprechende (orale) Triebregungen abwehren müssen, die solche Repräsentanzen aktivieren. So wehrt ein narzisstisch strukturierter Mensch möglicherweise bedürftige Regungen ab, die ihn einem Selbsterleben annähern, das mit Scham, Demütigung und unerträglicher Abhängigkeit assoziiert ist. Wir finden also jeweils auch die beiden anderen Dimensionen in derjenigen als wirksam wieder, in der wir gerade denken und erleben. Daraus ergeben sich drei Möglichkeiten, welche Rolle die anderen Elemente füreinander haben können:

1. Konflikt – Beziehung → Konfliktdimension in Beziehung oder Beziehungsdimension in Konflikt: Triebe aktivieren Objektbeziehungsrepräsentanzen, die »gefährlich« sind; oder Beziehungsrepräsentanzen »wecken« gefährliche Triebregungen (z. B. als Versuchung).
2. Beziehung – Struktur → Beziehungsdimension in Struktur oder Strukturdimension in Beziehung: Mangel an ausreichend guten und stabil verfügbaren inneren Objekten, die wichtige Ich-Funktionen (z. B. Selbstberuhigung) tragen; oder fehlende Ich-Funktionen führen zu kaskadenhaften, ggf. chaotischen Aktivierungen schlecht integrierter, instabiler und kaum regulierbarer Selbst-Objekt-Repräsentanzen.
3. Struktur – Konflikt → Strukturdimension in Konflikt oder Konfliktdimension in Struktur: Konfliktkomponenten (z. B. Abwehr, Triebrepräsentanzen) und Lösungsversuche sind archaischer, desintegriert und gespalten; oder konflikthafte Regungen brechen wegen defizitärer Ich-Funktionen (z. B. der Abwehr oder Impulskontrolle) immer wieder ins Bewusstsein und ins Verhalten ein und verursachen heftige emotionale Turbulenzen und Funktionsstörungen.

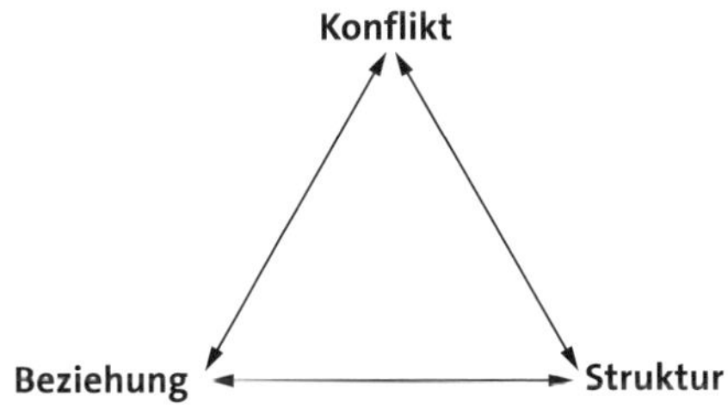

Abb. 3-2: Die drei Dimensionen von Konflikt, Beziehung und Struktur.

Blicken wir also jeweils mit einem Auge ins Therapiegeschehen oder auf einen Menschen, so sind die anderen Dimensionen dort ebenfalls anwesend. Wir sollten uns daher darin üben, mit allen drei Augen gleichzeitig zu schauen, sodass wir ein dreidimensionales Geschehen als sich gegenseitig dynamisch bedingendes Ganzes erfassen können. Abb. 3-2 stellt die drei Dimensionen in ihrer gegenseitigen Bezogenheit noch einmal grafisch dar.

3.1 Konflikt

Wenden wir uns nun zunächst der Konfliktdimension zu. Wir hatten gesehen, dass das Denken in Konflikten – genauer, unbewussten Konflikten – konstituierender Bestandteil psychoanalytischen Denkens ist. Etwas darf nicht sein, der jeweilige Inhalt hat eine bedrohliche Bedeutung und muss, zumindest in den entscheidenden Teilen, ausgeschlossen werden oder bleiben. **Aber warum ist oder darf etwas nicht bewusst sein? Warum wird es nicht einfach bewusst vermieden?** Aus Konfliktperspektive eben, weil schon den Inhalt bewusst – und insofern auch auf gewisse Weise »angeeignet« – »zu haben«, das psychische Wohl und Gleichgewicht bedroht. Etwas widerspricht unseren inneren, unbewussten Sollwerten, die wiederum aus Unlusterfahrungen und -befürchtungen, wie Strafe, Verlust, Schuld und Scham, erwachsen. Vielleicht »haben« wir in Form von Kompromissbildungen einen Teil des Inhaltes, wie in Zwangsgedanken gewisse Vorstellungen aggressiver oder sexueller Art, aber wir eignen sie uns nicht vollumfänglich an, wir erleben sie ich-fremd, bekämpfen sie aktiv und vor allem erkennen und erleben wir sie nicht in ihrem vollen und wahren Sinn.

Ein weiterer Grund besteht darin, dass das Erkennen gewisser Inhalte als uns zugehörig ihre peinliche oder schmerzliche Unzeitgemäßheit aufzeigt. Infantile Wünsche und Impulse würden nicht nur mit vergangenen Verboten, Ängsten und Versagungen zusammentreffen, sondern auch mit der Realität ihrer zeitlichen Unangemessenheit und heutigen Unerfüllbarkeit. Sie wurden im biografischen »Damals« gerade nicht aufgegeben, sondern »nur« abgewehrt, weil sie in den gegebenen Entstehungskontexten gefährlich erschienen. Die Wünsche, Impulse und Vorstellungen blieben jedoch

»heimlich«, eben unbewusst, bestehen und bekommen mit dem Erwachsenwerden jenen zusätzlichen problematischen Charakter für das Bewusstsein. Gleichzeitig ist aber auch das Bewusstsein der Ort, in dem die Einsicht in das Weiterbestehen des Vergangenen in der Gegenwart stattfinden und vom »Fluch« der unbewussten, infantilen Wünsche und Befürchtungen befreien kann. Dann können die Wünsche und Vorstellungen unter der Herrschaft des Sekundärprozesses in »reifere«, wirkliche und angemessene Erfüllungen überführt oder auch betrauert und aufgegeben werden.

Auch wenn Freud und seine Nachfolger die inhaltlichen Bestimmungsstücke der Konfliktkomponenten unterschiedlich fassten (z. B. Konflikte zwischen Bewusstsein und Unbewusstem, zwischen verschiedenen Trieben, zwischen Instanzen oder Repräsentanzen, aber auch triebunabhängige, konflikthafte Bedürfnisse) und auch andere pathogenetische Faktoren in den Blick gerieten, besteht doch weiterhin Konsens, dass mindestens ein großer Teil psychischer Beschwerden eine Konfliktgenese aufweist und auch die sogenannten strukturellen Störungen alles andere als konfliktfrei sind. Die Konfliktursachen werden, wie dargestellt, typischerweise in der frühen Biografie verortet, in der das psycho-biologische Set-up mit den Bedingungen der Beziehungsumwelt zusammentrifft. Die Verinnerlichung der daraus folgenden Erfahrungen bildet die Grundlage für gegenläufige innere Tendenzen, die in ihrer Unversöhnlichkeit den unbewussten Konflikt konstituieren. Dabei wird in der Regel der ganze Konflikt unbewusst mitsamt den einzelnen Konfliktteilen. Im Kapitel zur Ich-Psychologie (→ Kapitel 2.3.2, Abb. Abb. 2-4 Schematische Darstellung des Abwehrvorganges) haben wir gesehen, dass es sich dabei um eine Inhalts-, eine Abwehr- und eine Art Begründungskomponente mit den Bestandteilen der Bedeutung und entsprechenden Befürchtungen handelt, nach denen wir mit den Fragen »Was?«, »Wie?« und »Warum?« fragen wollen. Den Bedeutungs-Befürchtungs-Zusammenhang können wir dabei als Mediator zwischen Inhalt und Abwehr ansehen. Über diesen »Draht« gewinnt ein Inhalt erst seine Brisanz und so werden auch meist beide entsprechend abgewehrt. Nach Freud meldet ein Angstsignal die Bedrohlichkeit eines Inhaltes an und löst schließlich die Abwehr aus.

Wir haben auch gesehen, dass einige Inhalte mehr oder weniger »grundlos« im Sinne einer tieferen psychodynamischen Bedeutung abgewehrt werden können, rein deswegen, weil sie unlustvoll, unangenehm, schmerzlich sind. Die Abwehr greift hier also nicht mittelbar über eine unbewusste Bedeutung gegen den Inhalt ein, sondern ganz unmittelbar, wegen dessen Unlustcharakter. Abb. 3-3 stellt die Zusammenhänge zwischen Inhalt, dessen Bedeutung und der Abwehr noch einmal grafisch dar.

Ergänzend könnten wir uns die Strukturdimension als Moderator der Beziehung zwischen Inhalt und seiner Abwehr vorstellen. Sie bestimmt die Heftigkeit und Art und Weise des Zusammenkommens der beiden Variablen, gleichzeitig geht die Strukturdimension aber auch in die mediierende Achse ein im Sinne einer Bedeutung für das Systemganze (z. B. Fragmentierungsgefahren, Objektverlustangst wegen fehlender Objektkonstanz).

Die Psychoanalyse kennt also inhaltlich und formal verschieden bestimmte Konfliktgenesen und -konstellationen. Deren Komponenten, d. h. Inhalt, Abwehr und Grund

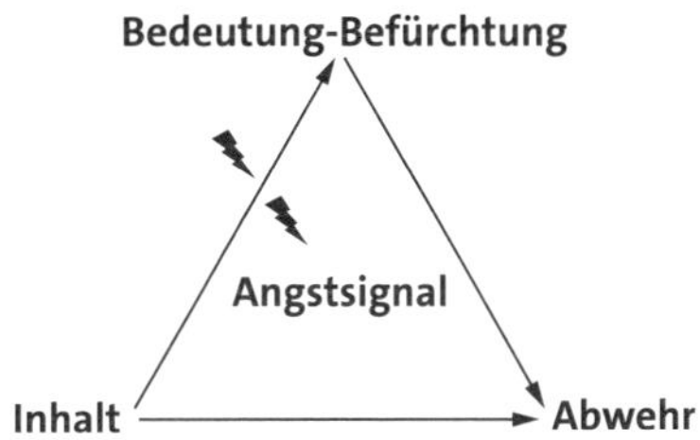

Abb. 3-3: Schematische Darstellung der Konfliktdynamik.

der Abwehr (als Bedeutungs-Befürchtungs-Zusammenhang), können ein zeitlich überdauerndes Gebilde ergeben, das möglicherweise seit der Kindheit besteht und sich im ganzen Lebensstil, von der Berufswahl über die Partnerschaft bis hin zur Freizeitgestaltung fortsetzt. Aber es kann sich auch um passagere Konstellationen im Rahmen besonderer Lebensumstände handeln (besondere Versagungen oder Verführungen), ebenso um akute, kurzzeitige Phänomene, z. B. im Verlauf einer Therapiestunde. Natürlich interessieren wir uns als Psychotherapeutinnen vor allem für die zeitlich überdauernden, repetitiv auftretenden und darüber hinaus dysfunktionalen unbewussten Konfliktdynamiken, die sich jedoch immer wieder »frisch« ausdrücken und so im Alltagsleben des Hier und Jetzt leidvoll wirksam sind. Bei den überdauernden Konfliktthemen wird oft von einem Grundkonflikt (z. B. Rudolf 2014; Arbeitskreis OPD 2007; Ermann 2007) oder Primärkonflikt gesprochen, der gekennzeichnet ist durch ein charakteristisches Spektrum an Inhalten, die sich um ein Thema sammeln, eine spezifische Form der Abwehr und eine dahinterliegende Angst. Nach klassischer Auffassung ergibt sich aus einem solchen Konfliktkern eine entsprechende Neurosenstruktur. Heute spricht man eher von einer Neurosendisposition, von der meist vier oder auch mehr Varianten unterschieden werden, z. B. die schizoide, depressive, zwanghafte oder hysterische Neurosenstruktur (siehe z. B. König 2005; Mentzos 2015). Der Begriff der Neurose wurde dabei zur Beschreibung der mehr oder weniger akuten Symptomatik verwandt (z. B. Herzneurose, Zwangsneurose, depressive Neurose), die sich als folgerichtige »Symptomwahl« aus einer überdauernden Neurosendisposition ergab.

Neben dem Begriff der Neurosenstruktur sind auch die Begriffe der Charakterstruktur oder Persönlichkeitsstruktur in Umlauf; teilweise wird eine Persönlichkeit auch über ihre Abwehr (z. B. depressiv, zwanghaft, depressiv-hysterisch etc.) gekennzeichnet.

Abzugrenzen von der Neurosenstruktur ist der Begriff der Charakterneurose, mit dem in der Regel das, was wir heute unter Persönlichkeitsstörungen verstehen, beschrieben wurde. Einige Leserinnen kennen vielleicht noch die selten gewordenen psychodynamischen Diagnosen in Arztbriefen, in denen Patienten beispielsweise folgendermaßen beschrieben wurden:

- Depressive Neurose bei oralem Grundkonflikt und überwiegend depressiv-narzisstischer Abwehr
- Angstneurose auf dem Boden eines ödipalen Grundkonfliktes mit vorwiegend hysterischer Abwehr

- Zwangsneurose mit analer Konfliktgenese und zwanghafter Charakter- und Abwehrstruktur
- Depressive Neurose bei zwanghaft-schizoider Neurosenstruktur

Hier finden wir die begriffliche Umschreibung einer klinischen Symptomatik (z.B. Zwangsneurose), des zugrunde liegenden konflikthaften Materials (z.B. depressiver Grundkonflikt und entsprechende orale Konfliktthemen) und dessen habitueller Abwehr. Die enge Verbindung von biografisch verorteter, phasenspezifischer Konfliktentstehung (z.B. oral, anal, phallisch-ödipal), der Form der Abwehr und einer späteren Symptomwahl wird so heute nicht mehr vorgenommen. Auch die vorherrschenden Störungsbilder scheinen zeitbedingten Änderungen unterworfen zu sein. Altmeyer (2013) reflektiert diese Veränderungen vor dem Hintergrund sich ändernder gesellschaftlich-kultureller Kontexte, wie z.B. einer liberaleren Erziehung und Moral, die entsprechend weniger Verdrängung fordern würden. So habe im Laufe der gesellschaftlichen Entwicklungen nicht nur eine inhaltliche Verschiebung von Konfliktthemen stattgefunden, sodass der »oral-narzisstische Flipper« den »anal-sadistischen Scheißer« ablöste (ebd., S. 9), sondern es kann aus seiner Sicht insgesamt eine Auflockerung stark fixierter und fixierender Charakterbildungen konstatiert werden. Dornes schreibt entsprechend: »Nicht mehr Homogenität und Ich-Stärke, sondern Heterogenität und innere Pluralisierung sind Kennzeichen spätmoderner Subjektivität, die insgesamt plastischer, lebendiger und authentischer, aber auch labiler und verletzlicher geworden ist.« (Dornes 2012, S. 320 f., zit. nach Altmeyer 2013, S. 17).

Auch wenn also ein eindeutiger und zeitlich überdauernder Zusammenhang von Konflikt, spezifischer Abwehr und Symptomatik, wie früher angenommen, nicht (mehr) gegeben ist, so können wir doch in der Regel bei unseren Patientinnen zumindest phasenweise dominierende Konfliktthemen identifizieren.

Damit diese aber überhaupt in Erscheinung treten, z.B. in Form einer krankheitswertigen Störung, braucht es in der Regel etwas mehr als den reinen Konfliktstoff. Es gibt zwar Fälle, in denen die Abwehr schon symptomwertig ist oder direkt klinische Symptome erzeugt durch eine massive Einengung und Starrheit in der Lebensgestaltung. Meist finden wir jedoch eine inhaltlich bedeutsame auslösende Situation oder Konstellation, die das unbewusste Konfliktmaterial berührt und »in Bewegung gesetzt«, die habituelle Abwehr labilisiert oder gar überfordert hat (mehr zur »auslösenden Situation« → Kapitel 4.2.3).

Manchmal wird im Zusammenhang mit der auslösenden Situation oder Konstellation von einem Aktualkonflikt (z.B. Arbeitskreis OPD 2007) gesprochen, der wie ein aktueller Stellvertreter eines zugrunde liegenden Konfliktes erscheinen, jedoch auch unabhängig von einem zugrunde liegenden unbewussten Konflikt auftreten kann. So können die für eine Person als notwendig erkannten, aber gleichzeitig nicht umsetzbar erlebten Abgrenzungswünsche einen Aktualkonflikt bilden, dem ein infantiler Konfliktstoff zugrunde liegt. Dabei ist es jedoch wichtig, sich bewusst zu machen, dass in den Aktualkonflikt bereits umfangreiche Abwehrprozesse eingeflossen sind, ja der Aktualkonflikt möglicherweise hauptsächlich eine Abwehr darstellt, sodass das zugrunde liegende Thema von diesem verstellt und »gecovered« wird. Ein Aktualkonflikt um die Themen von Kontrolle, Macht und Unterwerfung (scheinbar Hinweis auf analen Grundkonflikt) kann möglicherweise die Abwehrseite eines zugrunde liegenden Versorgungsthemas darstellen (oraler Grundkonflikt), das den eigentlichen Kern der unbewussten Problematik bildet.

Ebenso wurde von psychoanalytischer Seite immer wieder diskutiert, inwiefern scheinbar ödipale Konfliktthemen Lösungsversuche früherer Konflikte darstellen bzw. von diesen durchdrungen sind (z. B. Rupprecht-Schampera 2010; für das Borderline-Syndrom überblicksartig Rohde-Dachser 2004). Wir schließen uns daher der Haltung Jungclaussens (2013, S. 93; Jungclaussen & Hauten 2018) an, den Grundkonflikt klar von beobachtungsnahen »Oberflächenkonflikten«, wie sie z. B. die OPD beschreibt, abzugrenzen. Darüber hinaus sollten wir uns vergegenwärtigen, dass konflikthaftes Material in der Regel verschiedene »Level« oder Schichten an Bedeutungen mit einer entsprechenden Abwehrtiefe aufweist. So können in einer Therapie zunächst recht bewusstseinsnahe Gefühle oder Gedanken, z. B. dem Therapeuten gegenüber, in ihrer Abwehr und zugrunde liegenden Problematik thematisiert werden. Dahinter stehen aber mittelbar weitere Bedeutungen, hinter diesen weitere usf., sodass wir mit der Zeit zu zentraleren Ängsten oder Befürchtungen durchdringen können oder schlicht auf diese »stoßen«.

Beispielsweise kann es schon konflikthaft sein, die hilfreiche Beziehung in einer Therapie als solche zu erleben. Eine Patientin mag sich dagegen absichern, in dem sie rationale Berichte vorträgt und die Stunden besonders zu kontrollieren versucht (Widerstand), möglicherweise aus einer im Verlauf explizierbaren Angst vor Kontrollverlust und dem Gefühl des Ausgeliefertseins. Wenn nun durch eine solche Klärung im Verlauf mehr dieser hilfreichen Beziehung erlebt werden kann, werden unvermeidlich auch andere Beziehungen neu gesehen und erlebt. Nicht nur Freundschaften und kollegiale Verhältnisse, sondern auch die familiären Beziehungen der Herkunftsfamilie erscheinen plötzlich in einem anderen Licht, in einem ungünstigen möglicherweise, was wiederum problematische Gefühle von Schuld, Strafangst oder Einsamkeit nach sich ziehen mag. Rückblickend kann die anfängliche Angst vor Kontrollverlust als Angst vor der Lockerung der Abwehr verstanden werden, hinter der die eigentlich konflikthaften Themen lauern, die in der Anfangsangst aber noch nicht enthalten waren. Wir sollten uns daher immer wieder mit einer gewissen Demut und »fortschreitenden Unwissenheit« aufscheinenden Konflikten gegenüber einstellen.

Im Folgenden schildern wir zwei knappe, stark verkürzte Beispiele, zwei Varianten, wie sich ein zugrunde liegendes, biografisch verortetes Konfliktthema in einer aktuellen Lebenssituation zeigen kann.

BEISPIEL I

Eine engagierte Krankenschwester, Frau S., die im Beruf eine gute Bewältigung der oralen Konfliktproblematik von persistierenden oralen und oral-aggressiven Triebregungen fand, erhält das Angebot für eine Beförderung, die sie als endliche Belohnung der bisherigen Leistungen ansieht und gern annimmt. Doch in der neuen Posi-

tion tut sie sich schwer. Sie kann sich nicht von der »Basisarbeit« lösen. Es scheint ihr unmöglich, die neue Autorität in klare Anforderungen gegenüber den Kollegen umzusetzen und sie schlittert in eine zunehmende Überforderungssituation. Frau S. wird gereizt, dünnhäutig und vergreift sich mehrmals im Ton gegenüber Kolleginnen, die immer wieder Dienste ablehnen. Schließlich kommt es zu einem klärenden Gespräch mit der Vorgesetzten und zur Zurückversetzung auf die ursprüngliche Position. Daraufhin entwickelt Frau S. eine depressive Symptomatik. Sie fühlt sich als Opfer der Kolleginnen, beschreibt sich als nicht ausreichend unterstützt, ja erwägt gar eine Klage gegenüber dem Arbeitgeber, will »da nie wieder hin«. Sie erlebt sich einerseits als Opfer, andererseits aber auch als versagend und gescheitert.
Biografisch relevant scheint neben einer geschilderten Überforderungssituation seitens der Mutter die Geschwisterposition als ältere Schwester, als die sich Frau S. zunächst neidisch und enttäuscht aus der Mutterbeziehung verstoßen fühlte, auch im abwesenden Vater keinen Ausgleich fand, schließlich aber als »kleine Mutter«, die zunächst der Mutter assistierte, in eine halbwegs befriedigende Rolle hineinfand, jedoch auch immer wieder über die jüngeren Geschwister klagte, diese würden ihr »auf der Nase herumtanzen«. In dieser Konstellation wurde also zwar ein neues Gleichgewicht gefunden, die orale Bedürftigkeit nach Zuwendung und emotionaler Versorgung, ebenso die Wut und Trauer über deren Enttäuschung blieben jedoch auf der Strecke. Diese wurden ängstlich-schuldhaft erlebt und überwiegend depressiv (altruistische Abtretung, Reaktionsbildung, Wendung gegen das Selbst) abgewehrt. Brachen sich aggressive Regungen dann doch Bahn, wurde Frau S. beschämend getadelt, mit Vorwürfen überhäuft und »in die Ecke gestellt«.

Das Beispiel zeigt eine mögliche Realisierung eines depressiven Grundkonflikts, dessen Komponenten sich aus Gefühlen und Impulsen des oralen Spektrums, unterschwelliger Aggression, Neid und Enttäuschungswut und einer eher depressiv getönten Abwehr (Wendung gegen das Selbst, altruistische Abtretung etc.) aus Angst vor Liebesverlust bilden.

BEISPIEL II

Frau K. kam mit zahlreichen manifesten Konfliktthemen um Kontrolle und Macht in die Therapie, in deren Rahmen sie zuletzt eine Abmahnung erhalten hatte, die sie erschütterte. Sie sah sich in berechtigten Wünschen enttäuscht und missverstanden, war gekränkt, fühlte sich abgelehnt, entwertet und ausgeschlossen. Zum Ende der erfolgreichen Therapie brachte sie plötzlich ein Schreiben des Hausarztes und sogar der Physiotherapeutin in die Stunde, in denen eine Fortführung der Psychotherapie dringend empfohlen wurde. Da objektiv keinerlei Gründe für eine Verlängerung vorlagen, konfrontierte die Therapeutin Frau K. zunächst mit diesem Eindruck und fragte nach ihrer Einschätzung. Frau K. bestätigte den Eindruck, verwies jedoch auf die Empfehlungsschreiben, die das ja anders beurteilen würden. Dabei wirkte sie ängstlich, als hätte sie etwas Ungehöriges angezettelt und fürchtete nun eine Strafe. In der Gegenübertragung fühlte sich die Therapeutin kontrolliert und unter Druck gesetzt, entsprechend den Empfehlungen zu handeln, auch eine gewisse Empörung war entstanden. Gleichzeitig wurde ihr klar, dass dies die letzten Stunden miteinander waren und sie spürte auch Bedauern und Traurigkeit, die sie verführt war oder wurde, mit einem Einstieg in eine Auseinandersetzung um Kontrolle und Macht abzuwehren (Gegenübertragungswiderstand).

Statt nun also das an der Oberfläche liegende, im Rahmen der Therapie hinlänglich bearbeitete Macht- und Kontrollthema zu fokussieren, regte die Therapeutin an, gemeinsam über die subjektive Bedeutung dieser Handlung vor dem Hintergrund des nahenden Therapieendes nachzudenken. Es kamen Gefühle des Verlustes, des Bedauerns und der Trauer zur Sprache, sodass das Verhalten als Abwehrversuch der entsprechenden Gefühle gedeutet werden konnte, als ein alter Versuch, die Ohnmacht angesichts einer Versagung und die Trauer über einen anstehenden Verlust nicht zu erleben. Frau K. versuchte möglicherweise einerseits, die Therapeutin zu kontrollieren, oder andererseits – sollte sie ihr nicht folgen –, im Konflikt mit ihr leichter gehen zu können. Als die Deutung und die dahinterliegenden Themen angesprochen wurden, füllten sich die Augen der Patientin mit Tränen. Es konnte so im Hier und Jetzt noch einmal erlebt und durchgearbeitet werden, was in der Therapie bereits sichtbar geworden und bearbeitet worden war, nämlich die zwanghafte Abwehr einer antizipierten Enttäuschung oraler Bedürftigkeit.

Biografisch herrschte eine kontrollierende und demütigende Familienatmosphäre. Die Erfüllung von kleinsten Wünschen musste von den Eltern regelrecht »erbettelt« werden, welche Frau K. immer wieder einem mühsamen Ritual, einer Art Prüfung unterwarfen und oft genug mit ihrer Bedürftigkeit sitzen ließen.

Beispiel II zeigt eine enge Verzahnung oraler Bedürftigkeit mit zwanghafter Kontrolle, wobei der depressive Grundkonflikt in diesem Fall als der fundamentalere anzusehen war. An der Oberfläche, zeitweise als Aktualkonflikt, dominierte das auch wichtige Kontrollthema, unterliegend persistierte jedoch die orale Versorgungsproblematik: Bedürftigkeit und Mangelerleben, die über Kontrolle abgewehrt wurden.

Neben den übergreifenden, zeitstabilen Grundkonflikten sind also auch phasenweise Konstellationen im Rahmen besonderer Lebensumstände, wie z. B. einer Mobbingsituation am Arbeitsplatz, und ebenso akute, kurzzeitige Phänomene z. B. im Verlauf einer Therapiestunde vorstellbar. Immer geht es dabei jedoch um einen Inhalt, dessen Abwehr und einen Grund der Abwehr, die im weitesten Sinne pathogenetisch wirksam sind. Konflikthafte Inhalte und entsprechende Abwehrdynamiken gilt es also zu erkennen, sowohl in ihrem akuten Auftreten in der Therapiestunde als auch in der Lebens- und Beziehungsgestaltung der Patientinnen, im besten Falle in ihrer Beziehung zueinander und übergreifenden, thematischen Bedeutung.

Wie kommt man nun aber abgewehrten Inhalten auf die Spur? (Mehr dazu auch in Kapitel 4.) Wir hatten in den Kapiteln zum Unbewussten, zur Triebtheorie und zur Ich-Psychologie gesehen, dass Abwehrmechanismen den abgewehrten Inhalt nicht auslöschen, sondern ihn nur mehr oder weniger verdecken, verschieben oder entstellen. Wir können also davon ausgehen, dass die Inhalte in der ein oder anderen Form bei Gelegenheit in Erscheinung treten und wir sie so beobachten können (→ Kapitel 4.3.2, »Das Blickfeld weiten«). Wir erinnern hier noch einmal an das durchdringend Kompromisshafte, das allen psychischen Phänomenen aus tiefenpsychologischer Sicht zu eigen ist. Wir können also nach den »schmutzigen« **Kompromissen,** auch in der Form von **Symptomen**, Ausschau halten, die durchaus als schöpferische Leistungen anerkannt werden sollten, so schmutzig also gar nicht sind, sondern auch einen kreativen Lösungscharakter besitzen.

In den Zwangsinhalten der Zwangsstörungen finden wir bereits recht explizit mögliche Themen ausgedrückt (oft aggressiver oder sexueller Natur), ebenso in Angststörungen und deren spezifischer Ausformung (»phobischer Begleiter« etc.). Auch in depressiven Phänomenen (z. B. Selbstanklagen), Konversionsstörungen (z. B. Globus hystericus), Somatisierung (z. B. Übelkeit, Bluthochdruck, Bauchschmerzen) finden wir Anklänge einer Kompromissbildung. Auch kleine Interaktionssequenzen, wenn der Patient, während er uns seinen Dank ausdrückt, einen Hustenanfall bekommt (uns »etwas hustet«, ohne es wirklich zu tun), ebenso Fehlleistungen, wie Versprecher (»Bis Übersorgen«, »Auf Wiederstehen«), Vergessen (Therapiestunde, Urlaube) und Fehlhandlungen (Zuspätkommen, Türknallen, etwas Fallenlassen) können als Mitteilungen konflikthafter Inhalte angesehen werden. Ja die ganze Lebensgestaltung, von der Berufs- bis zur Partnerwahl können wir als Versuch einer Kompromissbildung verstehen.

Neben den Symptomen selbst ist deren erstes Auftreten vor dem Hintergrund einer **auslösenden Situation** aufschlussreich in Bezug zu einem möglichen »Hotspot«, einem bedeutsamen unbewussten Thema. Wir sollten solche Situationen entsprechend genau und im Detail erfragen und uns dabei besonders auf das subjektive Erleben der Patientinnen (siehe auch weiter unten die Narrative) einlassen.

Als weitere Möglichkeit bietet sich die **biografische Reflexion** an, wenngleich wir hier, wie bereits erwähnt, den Bericht als ein Narrativ verstehen sollten, welches eine Funktion auch im Sinne der Abwehr besitzt und sich im Laufe der Therapie bedeutend erweitern und verändern kann. Dennoch können wir reflektieren, was biografisch wohl besonders schwer zu erleben, auszudrücken und zu tun und mit Ängsten und Strafen verbunden war. Wo werden Mangelsituationen, Komplikationen oder Konflikte berichtet? Wie gewährend oder restriktiv war die familiäre Atmosphäre für gewisse Regungen und seelische Inhalte?

Narrative, Interpretationen und **»Frames«** (nicht nur in Bezug zur eigenen Biografie), mit deren Wahrnehmung Verhaltenstherapeutinnen gut vertraut sind, geben ebenfalls Hinweise, auf mögliche Konfliktthemen. Welches Bild zeichnet ein Patient von einer Situation? Wie wird ein Geschehen in eine Erzählung gebracht? Welche Rolle spielt der Patient dabei und welchem unbewussten Zweck dient diese Art der Bearbeitung?

In solche Narrative eingebettet finden wir oft sich wiederholende **Leitaffekte** (z. B. Arbeitskreis OPD 2007), die ebenfalls eine gewisse Orientierung hin zum Thema geben können. Wird z. B. viel Schuld ausgedrückt oder Enttäuschung oder werden solche Emotionen genau nicht explizit ausgedrückt, vielleicht sogar verleugnet, abgewiesen und zeigen sich dann vielleicht erst wieder in Fehlhandlungen?

Schließlich geben uns auch die **Übertragung und Gegenübertragung** und das **szeni-**

sche Geschehen Informationen zu unbewussten Konfliktthemen. Welche Wünsche werden unbewusst an uns gerichtet, welche werden von uns ferngehalten? Wie werden wir verwendet? Welche Affekte, Impulse und Themen dominieren das Begegnungsgeschehen? Welche Fantasien, Impulse und Ängste treten in der Gegenübertragung auf?

Nicht zuletzt können **berichtete Inhalte**, Gedanken, Fantasien oder Beobachtungen, aber auch Verhalten »symbolisch« (→ Kapitel 4.1.4) gelesen werden, als »Bilder« eines konflikthaften Themas und seiner Bewältigung.

Das Gesamte dieser Informationsquellen und deren spezifische »Konstellierung« können uns schließlich ein größeres Bild unserer Patientinnen und deren innerer Konfliktsituation liefern, wenn wir ihm mit einer psychodynamischen Erkenntnishaltung begegnen.

Es sei hier noch einmal daran erinnert, dass Abwehr im weiteren Sinne sich auch gegen Inhalte oder Erlebensweisen richten kann, die zu massiven Systembedrohungen führen würden, wie einer psychotischen Desintegration und Selbstauflösung. Wir spüren das möglicherweise in einem lähmenden Gegenübertragungsgefühl, Müdigkeit, Verwirrung und Unlust oder in Form einer wenig erfolgreichen Symptombehandlung (z. B. Exposition bei Zwängen), vielleicht sogar einer Exazerbation bestehender Symptome im Laufe der Therapie.

Wenn wir uns nun noch einmal den **Inhalten**, die der Abwehr unterliegen, zuwenden, so können wir sagen, dass hierfür prinzipiell erst einmal alles infrage kommt. Es kann sich um die Wahrnehmung und Anerkennung von Teilen der äußeren oder inneren Realität handeln, um spezifische Gedanken und Fantasien, Gefühle, Impulse, Wünsche oder Erinnerungen.

Im Kapitel zur Triebpsychologie hatten wir bereits gewisse Themen vor dem Hintergrund der von Freud postulierten Entwicklungsphasen und der zugehörigen Bündel affektiv-motivationaler Komplexe identifiziert. Konfliktthemen sind aus psychoanalytischer Sicht also nicht völlig willkürlich, sondern zentrieren sich um gewisse Grunderfahrungen und -nöte des Menschseins. Aus deren mehr oder weniger guter Bewältigung ergeben sich dann potenzielle »Hotspots«, Vulnerabilitäten in Form unbewusst persistierender, infantiler, archaischer Erlebensweisen und Inhalte. Im Zusammenhang mit einer auslösenden Situation werden diese nun akut und überfordern das bisherige Bewältigungskonstrukt, sodass als zweite Abwehrlinie symptomwertige Phänomene auftauchen können. Abb. 3-4 stellt einen Themenpool vor, um dessen typische Einzelthemen sich potenziell konflikthafte Gefühle, Fantasien, Wünsche und Impulse gruppieren können, die dann der Abwehr unterliegen. Wir greifen für den Themenpool auf die triebtheoretischen Annahmen zu den psychosexuellen Phasen und zur Dichotomie libidinöser und aggressiver Affektspektren zurück. Ebenso integrieren wir die Themenkomplexe aus der OPD (Arbeitskreis OPD 2007), den Grundkonflikten nach Rudolf (2014) und Ermann (2007) und alltagssprachliche Themen.

Wir folgen hier im weitesten Sinne dem Vorschlag der Integration von theoriegelenkter und empiriegeleiteter Konfliktdiagnostik bzw. induktiver vs. deduktiver Herangehensweise, wie ihn Jungclaussen und Hauten (z. B. 2018) formulieren, indem wir einerseits dem sichtbaren und erlebbaren Therapiegeschehen wichtige Konfliktelemente entnehmen, sie andererseits aber theoriegeleiteten Konstrukten, die die psychoanalytische Tradition zur Verfügung stellt, zuordnen oder nach ihnen Ausschau halten. Die Begriffe können dabei durchaus von einem »Hof« zugehöriger Themen oder Worte umgeben sein, aus denen wir dann einen thematischen Kern herausdestillieren können. Auf welche Art geht es z.B. um das Thema Selbstsein? Schuldhaft, scham- oder angstvoll, verlassen, wertsuchend?

In seinem Buch zur Fokaltherapie (das lateinische Wort Fokus bedeutet Feuerstätte, Herd) schlägt Küchenhoff (2018, S. 64) eine Art der **Fokusformulierung** vor, die sich besonders gut gerade für eine Konfliktformulierung eignet. Dabei werden ein Satz oder mehrere Sätze in einen Begründungszusammenhang gebracht, der das psychodynamisch Konflikthafte erfassen und beschreiben soll. Im Rahmen einer Falldarstellung wird folgende Formulierung gefunden: »Ich muss immer unter meinen Möglichkeiten bleiben und darf den Vater nicht überflügeln. Sonst mache ich mich schuldig, so als hätte ich den Vater ins Elend gestürzt. Deshalb passe ich mich an und vermeide jedes männlich-dominante Auftreten.« (ebd., S. 65 f.). Wie wir sehen, enthält diese Formulierung die von uns beschrieben Komponenten von Inhalt bzw. »Was?« (»männlich-dominantes Auftreten«), Abwehr bzw. »Wie?« (»passe ich mich an«, »unter meinen Möglichkeiten bleiben«), die man sicher noch genauer erfassen kann, und Begründung oder »Warum?« (Bedeutung → Vater ins Elend stürzen; Konsequenz/Folgenerwartung → Schuld). Die sprachliche Erfassung des Konfliktes sollte nach Küchenhoff erlebnisnah und idealerweise in der Ich-Form erfolgen. So kann die Formulierung im Verlauf differenzierter, individueller und genauer werden, um das ganz spezifische Konflikterleben des Patienten auszudrücken. Im Rahmen einer konkreten Therapieerfahrung wurde für den oben genannten Fall die Fokusformulierung folgendermaßen spezifiziert: »Ich decke meine aufstrebenden Möglichkeiten immer wieder zu, weil ich sonst

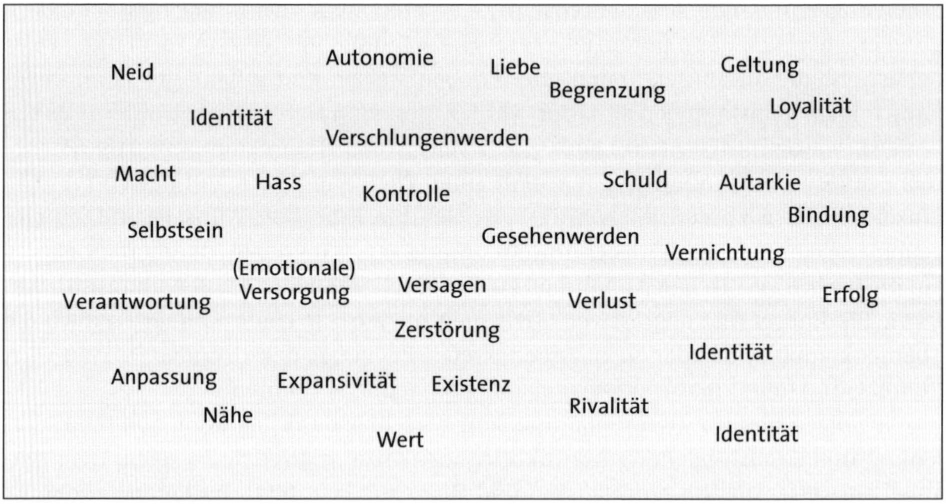

Abb 3-4: Themenpool.

Was?	Wie?	Warum?	
Inhalt	*Abwehr*	*Bedeutung*	*Konsequenz*
Wünsche, Affekte, Vorstellungen, Impulse, Fantasien, Gedanken, Erinnerungen, Wahrnehmungen	Abwehr-mechanismen (intrapsychisch, interaktionell), Vermeidung	Lust/Unlust, Realität, Über-Ich, Ich-Ideal, Reizschutz/System-bedrohung, gegen-sätzlicher Trieb (z. B. Aggression vs. Libido, Libido vs. Selbsterhaltung o. Ä)	Schuld, Strafe, Liebes-/Objekt-verlust, Unlust, Systembedrohung, Fragmentierung, Ich-/Weltverlust (psychotisch)

Tab. 3-1: Die drei Leitfragen für die Konfliktdimension.

schuldig bin am Scheitern der mit mir rivalisierenden Männer/Väter …« (ebd., S. 66). Küchenhoff schlägt vor, mindestens den ersten Teil, also das, was nicht gelingt, den PatientInnen mitzuteilen und dann im Therapieverlauf gemeinsam die Begründungskomponente zu explorieren und zu erarbeiten.

Rudolf et al. (2000) haben mit der Heidelberger Umstrukturierungsskala (HUSS) ein Instrument entwickelt, um Stufen der Fokuswahrnehmung (die sich nicht nur auf Konflikte beziehen müssen) zu erfassen. Es beschreibt ein Spektrum von der »ungewollten Beschäftigung mit dem Fokus« (z. B. in Form von Symptomdruck, Zumutungen von außen) über eine »vage Fokuswahrnehmung«, dessen zunehmende »Anerkennung und Erkundung« bis hin zur »Auflösung alter Strukturen« (Prozess wird zur »Passion«, Ausgeliefertsein, Verwirrung) und »Neustrukturierung im Fokusbereich« (neues Erleben und Verhalten, zunehmende Versöhnlichkeit), schließlich dessen »Auflösung« (Integration, Kongruenz). Diese Skala kann uns eine gewisse Orientierung geben, wo wir gerade in der Fokusbearbeitung stehen.

Zusammenfassend zeigt Tab. 3-1 noch einmal die Struktur der Konfliktdimension, mit der wir in der Praxis arbeiten wollen. Dass Inhalte nun aber nicht nur »egozentrisch« problematisch sein können, sondern oft und gerade erst in realen oder fantasierten inneren und äußeren Beziehungen, macht eine entsprechende Betrachtungsdimension notwendig, mit der wir uns im Folgenden beschäftigen werden.

3.2 Beziehung

Wie im Theorieteil dargestellt, entwickelte sich das psychoanalytische Denken von einer Ein-Personen-Psychologie, in der die Betrachtungseinheit das mit seinen Triebbedürfnissen ringende Individuum war und dem die Objekte nur als relativ willkürliche Mittel zum Zweck dienten, hin zu einer Zwei-Personen-Psychologie, in der die Person als a priori auf ein bedeutsames Gegenüber ausgerichtet vorgestellt wurde. Die verinnerlichten und dann wieder im realen Beziehungsgeschehen veräußerten Beziehungsweisen und ihre Abwehrdynamik entwickelten sich zur entscheidenden Betrachtungseinheit. Wir wollen uns diese Sichtweise aneignen und die Konfliktperspektive, in der es um ein ich-bezogen problematisches Erleben ging, um die Perspektive einer Beziehungsproblematik und deren Bewältigung ergänzen.

In den Weiterentwicklungen der psychoanalytischen Tradition gab es zahlreiche Versuche, das bewusste und unbewusste Beziehungserleben und -gestalten von Patientinnen inhaltlich und strukturell zu erfassen. Im Konzept des sogenannten **»zentralen Beziehungskonfliktthemas«** (ZBKT; Luborsky 1977, 1988) werden drei Komponenten in von Patientinnen berichteten »Beziehungsepisoden« unterschieden, die eine potenziell konflikthafte Interaktion charakterisieren. Die erste Komponente ist ein impliziter oder expliziter Wunsch, der sich an ein Gegenüber, ein Objekt richtet, die zweite dessen Reaktion auf den angetragenen Wunsch und die dritte schließlich die Reaktion auf die Antwort des Objektes. Beziehungsepisoden, die durch ein sich wiederholendes Thema bestimmt sind, zeigen deren »Zentralität« auf und bestimmen entsprechend auch die Übertragungsbeziehung.

Auch das Konzept des **»Zyklisch-Maladaptiven Musters«** (z. B. Strupp & Binder 1991) umfasst einerseits Wünsche der Patientinnen an ein Gegenüber (»Nimm dir Zeit für mich.«), denen zugleich eine Enttäuschungserwartung gegenübersteht (»Ich bin anderen zu anstrengend.«). Diese negative Interaktionsantizipation führt zu einem »vorauseilend« angepassten Verhalten des Patienten (nimmt sich zurück), auf das das Gegenüber handelnd antwortet (geht nicht auf Patienten ein) und im Sinne eines Teufelskreises die Enttäuschungserwartung bestätigt. Dies wirkt sich auf das Selbstbild und Selbstverhältnis des Betroffenen aus, mit dem sie dann wieder an Interaktionen herantreten (»Ich bin anstrengend.«). Diese Komponenten weisen einen musterhaften, zyklischen, oft eben maladaptiven Verlauf mit einer Selbstbestätigungs- und Verstärkungstendenz auf.

Im Modell der **»Strukturalen Analyse Sozialen Verhaltens«** (SASB; Benjamin 1993; Benjamin et al. 1986; Tress & Hartkamp 2002) wird innerhalb eines Zirkumplexmodells die Beziehungsgestaltung auf zwei Achsen (Affiliation, Interdependenz) und drei Foki (andere, Selbst, Introjekt) beschrieben und operationalisiert. Damit ermöglicht es einerseits eine qualitative Beschreibung, andererseits die Erfassung der Bewegungsrichtung von Interaktionen. Der Introjektfokus erlaubt darüber hinaus die Formulierung des Selbstverhältnisses einer Person neben der Begegnung mit anderen.

Die OPD-2 (Arbeitskreis OPD 2007) versucht in ihrer **Beziehungsachse**, den Zirkumplexansatz und dessen qualitativ-inhaltliche Beschreibung der Ausgestaltung von Beziehungsthemen mit einem Teufelskreismodell realer Interaktionen zu verbinden. Die OPD beschreibt somit eine dynamische Verflechtung negativer, verinnerlichter Beziehungsthemen und deren dysfunktionale Umsetzung im Beziehungsgeschehen, die wiederum das negative Beziehungsthema zu bestätigen und bestärken scheinen. Abb. 3-5 zeigt die nach OPD-2 (Arbeitskreis OPD 2007) in einer Begegnung in Gang gesetzte Dynamik, die in sich selbst zurückläuft und sich bestätigt. Im oberen Teil sehen wir das Erleben des Patienten dargestellt, im unteren das Erleben anderer, z. B.

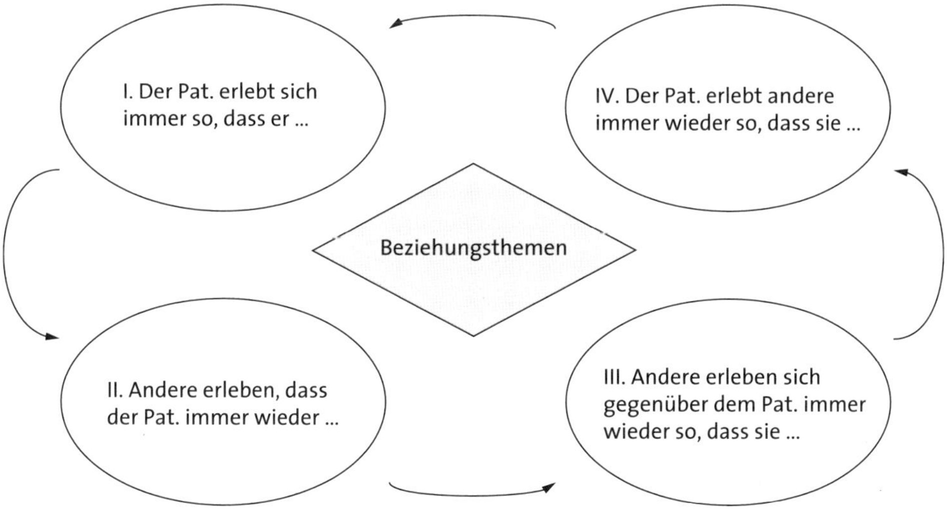

Abb. 3-5: Dysfunktionale, habituelle Beziehungsmuster modifiziert nach OPD-2 (Arbeitskreis OPD 2007).

der Therapeutin. Im linken oberen Teil beginnt der Zyklus damit, wie der Patient sich selbst immer wieder erlebt, z. B. sich besonders bemüht, was bereits als eine Art defensiver Reaktion verstanden wird. Im linken unteren Teil erleben die anderen das »schwierige« Beziehungsangebot des Patienten, empfinden ihn möglicherweise nicht nur besonders bemüht, sondern auch penetrant. Im rechten unteren Kästchen wird abgebildet, wie die anderen sich daraufhin selbst gegenüber dem Patienten erleben, z. B. in die Enge getrieben, bedrängt und belästigt, worauf sie vielleicht verärgert und abweisend reagieren. Rechts oben sehen wir dann, wie der Patient die anderen auf eine gewisse Weise erlebt, möglicherweise unzufrieden und kritisch, was die Beziehungsbefürchtungen bestätigt, woraufhin der Kreis folgerichtig erneut mit dem ersten Feld beginnt, indem der Patient sich als besonders bemüht erlebt.

Allen diesen Modellen gemeinsam ist der Versuch, das therapierelevante und therapeutische Beziehungsgeschehen in Strukturen, Schemata oder typischen Themen einzufangen. Aus unserer Sicht laden diese Modelle, da sie teilweise deutlich über ein reines Beschreibungsinstrument hinausgehen, jedoch dazu ein, bereits mit vorgegebenen Strukturen und Themen in Interaktionen hineinzublicken, wobei möglicherweise die Unmittelbarkeit und Offenheit für die Wahrnehmung und das Erleben des tatsächlichen Geschehens etwas verloren geht.

Wir wollen uns daher nicht von vornherein auf eine Form und Dynamik, z. B. eine zyklische, festlegen, sondern frei beschreiben, wie Beziehungen erlebt und in Rollenverteilungen gestaltet werden und sich entsprechend entwickeln. Dabei können durchaus Zyklen in Form von Teufelskreisen manifest werden, aber auch Szenen, Dramatiken und Geschichten (siehe das entsprechende Kapitel 4.2.1 zum Szenischen Verstehen). So wie wir im Kapitel zum Konflikt an der konfliktzentrierten Fokusformulierung gesehen hatten, dass dessen Fassung am besten alltagssprachlich, erlebensnah und individuell geschieht, so wäre aus unserer Sicht auch ein Umgang mit der Beziehungsdimension hilfreich, d.h. die Arbeit mit nah am und aus dem (therapeutischen) Geschehen heraus gefundenen Formulierungen, Begriffen und Bildern. Wir wollen also deskriptiv und bottom-up starten und dann schauen, ob sich Muster, Themen, Strukturen und Dynamiken abstrahieren und formulieren lassen, statt mit diesen schon an das Geschehen heranzutreten. Uns ist darüber hinaus wichtig, das Beziehungsgeschehen innerlich und äußerlich zu begreifen, d.h. das äußere Geschehen als auf verinnerlichten Beziehungskonstellationen und intrapsychisch beschreibbaren Beziehungsweisen (z.B. als Selbstverhältnis und Umgang mit sich oder Teilen davon, ebenso Beziehungsfantasien) beruhend zu verstehen, die sich auch in äußeren Gestaltungen von Begegnungen zeigen.

Die uns am besten zur Beschreibung von Beziehungsdynamiken geeignet erscheinende »Schablone« orientiert sich am Konzept der Objektbeziehungsdyaden oder Selbst-Objekt-Dyaden, wie sie die Übertragungsfokussierte Therapie vorstellt (→ Kapitel 2.3.3). Sie scheint uns inhaltlich und formal vergleichsweise sparsam und unterstellt dem Geschehen nicht schon von vornherein eine spezifische Form, z.B. im Sinne eines Teufelskreises. Wir schlagen daher ein Schema vor, in dem sich ein Selbstpol und ein Objektpol, eine Selbstrepräsentanz und eine Objektrepräsentanz, gegenüberstehen, die beide von unbewussten Fantasien, Affekten, Erwartungen, Triebwünschen, Impulsen und Befürchtungen geprägt sind. Die Selbst-Objekt-Dyaden unterliegen darüber hinaus zahlreichen Aktivierungs- und Abwehrvorgängen, die sich in der Therapiebeziehung als Übertragungs-Gegenübertragungs-Dynamik und Rollengeschehen zeigen. Sie sind durch ein Affektgeschehen beider Beteiligter gekennzeichnet, was ihnen eine gewisse Dramatik verleiht.

In den stattfindenden regulatorischen Prozessen können sowohl Selbstpol und Objektpol für sich gesondert aktiviert bzw. abgewehrt werden als auch ganze Dyaden aus Selbst-Objekt-Verbindungen. Dadurch, dass die Objektbeziehungsdyaden nicht nur intrapsychisch, sondern auch interpersonell wirksam werden, ist es für Therapeutinnen möglich, einerseits über in der Therapie geschilderte Beziehungsepisoden, andererseits über die Wahrnehmung und Klärung des Übertragungs-Gegenübertragungs-Geschehens zur Kenntnis innerer Strukturen von Selbst-Objekt-Beziehungen zu gelangen. Darüber hinaus wollen wir für die beobachtbaren Beziehungseinheiten ein sie bestimmendes Beziehungsthema bzw. Beziehungsthemen identifizieren. Ziel ist die Wahrnehmung, Beschreibung und Deutung der in Gang gesetzten Beziehungsdynamiken und ihrer Thematik vor dem Hintergrund regulierender Abwehrprozesse.

Zur Beschreibung orientieren wir uns an dem in Abb. 3-6 dargestellten Schema. Es zeigt zeitlich aufeinander folgende Verbindungen von Selbst (S) und Objekt (O), d.h. von Patientin und einem inneren oder äußeren anderen, die jeweils von einem beiderseitigen affektiven Erleben gekennzeichnet sind.

Mögliche Wechsel und Entwicklungen aktivierter Beziehungsdyaden werden in den zweiten, dritten oder weiteren Zeilen angedeutet. Die sich kreuzenden, gestrichel-

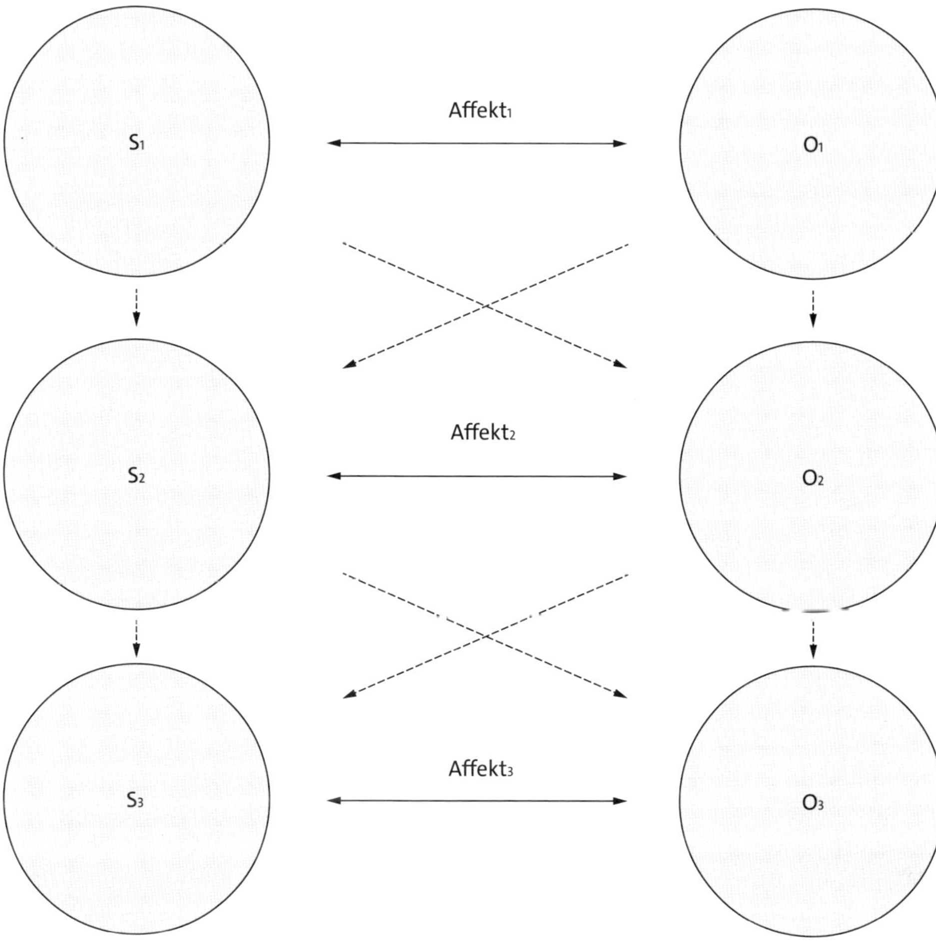

Abb. 3-6: Dynamik zwischen Selbst und Objekt.

ten Pfeile weisen auf die Möglichkeit von Veränderungen der Polzuordnung hin, die vertikalen Pfeile auf deren Weiterbestehen, es sind aber auch Veränderungen in allen Ebenen möglich. Die Deutung des so beschriebenen Beziehungsgeschehens geschieht im Kontext einer mit ihm realisierten Abwehr gewisser Beziehungsinhalte oder -konstellationen. Es ist sinnvoll, die jeweiligen Komponenten von Selbst und Objekt alltagssprachlich und erlebensnah als geschilderte oder erlebte Rollen oder Positionen zu formulieren bzw. nach solchen Formulierungen zu suchen und sie ggf. gemeinsam zu erarbeiten.

BEISPIEL I

Eine Patientin schildert eine enttäuschende Begegnung mit einer Freundin. Sie spricht in einem klagenden, sehnsüchtigen Tonfall, bei dem die Sätze immer wieder in einer gewissen Höhe beginnen, in denen Erwartungen und Wünsche anklingen,

> dann aber zum Ende hin tonal abfallen und eine Enttäuschung transportieren. Die Rolle, mit der die Patientin in dem Moment identifiziert ist, könnten wir als in ihrer Sehnsucht enttäuschte (Affekt$_1$) Klagende (S_1) beschreiben. Dabei scheint im Sehnen die Enttäuschung bereits enthalten, was der Klage ein resignatives Element beifügt. Die Freundin sei distanziert bis genervt gewesen und habe den Wünschen der Patientin nach häufigeren Treffen kein Verständnis entgegengebracht. Die dem aktuell aktivierten Selbst gegenüberstehende andere kann als verständnislos (Affekt$_1$) Abweisende (O_1) beschrieben werden. Auf diese Konstellation folgte nach den Schilderungen der Patientin eine Art Anklage gegenüber der Freundin, mit der sie ihrer Enttäuschung und Verletztheit Ausdruck verliehen habe. Die entsprechende Rolle, die auch im Ton der Schilderung deutlich wird, kann als ärgerlich-unzufrieden (Affekt$_2$) Anklagende (S_2) beschrieben werden. Die Freundin verhielt sich demgegenüber fast verächtlich, kritisch und entwertend, ihre Rolle kann als verächtliche (Affekt$_2$) Kritikerin (O_2) erfasst werden. Die Patientin habe sich daraufhin innerlich zurückgezogen, nur noch wenig gesprochen und den Blickkontakt vermieden, was wir als Rolle einer demonstrativ-trotzigen, passiv-aggressiven (Affekt$_3$) Vorwürflichen (S_3) beschreiben könnten. Die Freundin sei daraufhin still geworden, habe die Rechnung bestellt, bezahlt und sei nach einer kühlen Verabschiedung gegangen, was wir im Begriff einer kühl (Affekt$_3$) Verlassenden (O_3) fassen können. Daraufhin erlebte sich die Patientin als traurig (Affekt$_4$) Verlassene (S_4) gegenüber der kalt (Affekt$_4$) verlassenden, abwesenden anderen (O_4).

Die Schilderungen der Patientin lösten in der Therapeutin teils genau jene Gefühle aus, die der Freundin zugeschrieben wurden, und es ist nicht unwahrscheinlich, dass eine ähnliche Dynamik sich im Verlauf auch in der Therapiebeziehung inszenieren würde. Als Beziehungsthema können wir dasjenige von »versagter Versorgung« identifizieren, das in einer eskalierenden Dynamik misslingt und in eine enttäuschte Verlassenheit mündet. Die Rollenverteilung entwickelt sich von einem sehnsüchtig-bedürftigen Selbstanteil gegenüber einem enttäuschend-ungenügenden Objekt über einen anklagenden Selbstanteil mit einem verächtlichen Gegenüber hin zu einem bedürftig-unbefriedigten Opfer und einer kühl Verlassenden. Grob können wir sagen, dass es sich um eine sich verschärfende Dynamik von Täter und Opfer bezüglich einer versagten Versorgung handelt, wobei die Rollen teilweise wechseln, nämlich als die Patientin zur Klage anhebt und im Moment, in dem sie sich zurückzieht. Thematisch handelt es sich über den gesamten Verlauf um eine recht stabile Bearbeitung des Versorgungsthemas unter dem Eindruck von Versagungen. Einer Deutung schließlich kommen wir näher, wenn wir uns fragen, warum die Rollen auf diese Weise verteilt sein müssen bzw. warum überhaupt dieses Beziehungsthema in Gang gesetzt wird. Also warum muss die Patientin auf diese Weise ihre Rolle einnehmen, am Ende verlassen werden, zum »Opfer« der »Täter«-Freundin werden? Was an Beziehungserleben und -geschehen wehrt sie damit möglicherweise ab und warum?

Wir können vermuten, dass die Patientin ohne eine solche Abwehr eben jene Identifizierung »erleiden« würde, die sie an der Freundin so verurteilt und ablehnt, nämlich eine Versagung umzusetzen, sich zu entziehen, Täterin zu werden. Ja wir könnten so weit gehen, dass sie in der Freundin möglicherweise mit den Mitteln der Projektion oder projektiven Identifizierung jenen Teil von sich selbst im anderen unterbringt, um ihn sich selbst vom Hals zu halten. Jenseits von Täter-Opfer-Identifizierungen scheint aber das Versorgungsthema kaum vorstellbar zu sein. Es muss dabei offenbar um eine schuldhafte Täterschaft stattfindender Versagungen gehen, die zwischenmenschlich abgehandelt wird. Auf die Innenwelt der Patientin bezogen, können wir davon ausgehen, dass sowohl Täter- und Opferteil in ihr wirksam sind. Darüber hinaus können wir uns auch eine weitergehende Frage stellen, inwiefern nämlich die gesamte Dyade eine andere abwehrt, eine von gut versorgendem anderen und befriedigtem Selbst möglicherweise, die mit starken Ängsten verbunden sein könnte, aber auch Schuldgefühlen gegenüber einem »doch ganz guten« anderen, dem man scheinbar ungerechtfertigt grollt, d. h. die Patientin muss den anderen möglicherweise versagend erleben, um ihre Aggressionen platzieren zu können. Das sind Fragen, die erst im Laufe einer längeren Therapie zu beantworten sind. Wir können jedoch annehmen, dass es für das Beispiel therapeutisch sinnvoll scheint, das Versorgungsthema in Beziehungen einer anderen Bearbeitung anzunähern. Dazu ist es wichtig, die einzelnen Rollen, Identifizierungen und beteiligten Affekte im Verlauf gemeinsam präzise zu erfassen, zu differenzieren und die mögliche Abwehr anderer Repräsentanzen langsam dem Bewusstsein verfügbar zu machen. So können sich neue Identifikationsmöglichkeiten entwickeln und das Versorgungsthema auf andere Art erlebt werden.

BEISPIEL II

Herr K. schildert eine »Krise«, die er nach der letzten Stunde erlebt habe. Er führt an, wie schlecht es ihm gegangen sei. Er klagt an, dass das einfach nicht sein könne, schüttelt abfällig den Kopf und wiederholt mehrmals »Sowas will ich nicht, sowas will ich nicht!«. Der Therapeut ist betroffen, beginnt, sich schuldig und versagend zu fühlen, hat das Gefühl immer tiefer in den Sessel zu rutschen, regelrecht zu schrumpfen. Während der Patient seine psychische Krise immer dramatischer ausmalt, entsteht darüber hinaus ein angstvoller Druck und die Suche nach dem vermeintlichen Fehler der letzten Stunde, um ihn irgendwie auszumerzen oder zu reparieren. Der Patient berichtet, dass er große Mengen an Wein konsumiert habe und sich danach »am liebsten vor den Zug geschmissen« hätte. Es stellt sich heraus, dass Herr K. erst nach dem Alkoholkonsum auf einer Geburtstagsparty in ein krisenhaftes Erleben geraten war. Nun steigt im Therapeuten ein Gefühl von wütender Empörung auf mit dem Impuls, den Patienten hart zu verurteilen, ihm Vorhaltungen zu machen, letztlich als hoffnungslosen Fall voller Verachtung »seinem Schicksal zu überlassen«. Er beginnt, Herrn K. zu der Situation zu befragen, dabei scheint der Patient in sich zusammenzusacken, beantwortet immer zögerlicher und leiser die Fragen, bis er plötzlich erst leise, dann immer ärgerlicher und empörter äußert: »Ist das hier ein Verhör? Sie sollen mir doch helfen! Und was machen Sie? Sie machen es noch schlimmer mit ihren bohrenden Fragen, ich fühle mich ja wie auf der Anklagebank. Sie sind doch mein Therapeut, unglaublich!«. Auf diese Aussage bemerkt der Therapeut plötzlich selbst seinen strengen Ton, ja eine fast sadistische Lust daran, den Patienten einem Verhör zu unterziehen, woraufhin er von Scham, Schuld und Insuffizienzgefühlen überwältigt wird, sorgenvollen Fantasien, der Patient könne die Therapie abbrechen und sogar Anzeige erstatten. In der Klärung der Situation und der Sichtung der Details wechselt das Erleben und Verhalten beider zwischen diesen Zuständen.

An dem Beispiel können wir sehen, wie sich klare Rollen, die sich durch eine ganze Beziehungsepisode ziehen und die wir mit verurteilendem, wütendem (Affekt$_1$) Richter (S_1) und schuldigem (Affekt$_1$) Versager (O_1) beschreiben können, immer wieder zwischen den Beteiligten neu verteilen. So wechseln die Rollen erstmalig als der Patient die Umstände des Alkoholkonsums schildert, worauf der Therapeut zum verurteilenden, wütenden (Affekt$_2$) Richter (O_2) wird, der Patient entsprechend zum schuldigen (Affekt$_2$) Versager (S_2). Das Beziehungsthema könnten wir mit »Verurteilung wegen Versagen« beschreiben. Das Affektgeschehen ist geprägt von heftiger Schuld, Insuffizienz, Druck und Angst. Im Unterschied zum ersten Beispiel sind die Rollen extremer ausgeprägt, nahezu schwarz-weiß und sie haben einen geringeren Umfang an Ausdrucksmöglichkeiten. Im ersten Beispiel wirken die Rollen subtiler, besitzen interaktionell »Spiel«, auch die Wechsel der Rollen sind sanfter und weniger scharf abgeschnitten.

Beispiel II gibt uns also mit seiner unvermischten Grobheit und extremen Ausprägung der Rollenverteilung und auch deren emotionaler Wucht, Hinweise auf strukturelle Aspekte, wie eine möglicherweise vorherrschende Spaltungsabwehr, eine geringe emotionale Differenzierung und Regulierung und den vermehrten Einsatz projektiv-identifikatorischer Prozesse. Die Deutung des Beziehungsgeschehens ergibt sich nun fast von selbst aus der extremen Polausprägung, insofern es hier beiderseits keine Gnade zu geben scheint. Sowohl die Richterrolle als auch die des Verurteilten wirken beängstigend. Entweder wird der andere vernichtet, was möglicherweise heftige Schuldgefühle, Rachefantasien und Objektverlustängste nach sich zieht, oder man selbst wird Opfer einer Vernichtung, die ebenso existenziell angstvoll erlebt wird, sodass letztlich kein Pol länger »gehalten« werden kann. Entsprechend können wir uns auch einen Teil der Innenwelt des Patienten vorstellen, in dem bedrohliche Vernichtungskonstellationen bereitliegen.

Das Beziehungs- und Rollengeschehen wird also entscheidend auch von strukturellen Gegebenheiten (siehe folgendes Kapitel) beeinflusst. Entsprechend finden wir bei gut ausgeprägten Fähigkeiten eine »weichere« Rollenausprägung im Beziehungsgeschehen, mehr Grautöne, weniger extreme Wechsel und ein größeres Instrumentarium und mehr Varianten, eine Identifikation interaktionell umzusetzen. Bei strukturellen Defiziten finden wir nicht nur häufiger einen abrupten Wechsel der Zuordnung von Selbst- und Objektpol zwischen den Beteiligten, sondern können oft auch einen unvermittelten und scharfen Wechsel ganzer Dyaden im Dienste der Abwehr beobachten, d.h. das Beziehungsgeschehen wird thematisch ganz neu aufgesetzt mit neuen Rollen, beides jedoch mit einer affektiven Wucht und extremen, undifferenzierten Polausprägungen.

Bezogen auf Beispiel II könnten wir uns vorstellen, dass der Patient noch in der

Stunde selbst oder in der darauffolgenden Stunde, ohne Bezug zur vorherigen, von einer Begegnung auf der Party berichtet, die ihn »umgehauen« habe, worauf er beginnt, poetisch, idealisierend, mit einem Lächeln auf den Lippen und glänzenden Augen diese Person zu schildern. Der Therapeut mag dabei ebenso in eine romantische Stimmung verfallen, innerlich ins Mitschwärmen geraten und die Idealisierung teilen. Hier hätten wir dann einen Wechsel des Beziehungsthemas hin zu einer »schwärmerischen Verbundenheit« mitsamt den entsprechenden Rollen und affektiven Qualitäten. Dies mag der Abwehr der zuvor aktivierten, als zu bedrohlich erlebten Dyade gelten. Zusätzlich können wir bei strukturellen Störungen davon ausgehen, dass aufgrund der geringeren Integration der Selbst- und Objektrepräsentanzen und der hohen Intensität des Affekterlebens Teilobjektbeziehungen vorherrschen, d.h. splitterartige und ausschnitthafte Beziehungsqualitäten aus einem ganzen Beziehungsgeschehen »herausgebrochen« sind.

Wir versuchen nun auch für die Beziehungsdimension, wie bei der Konfliktdimension, die drei Leitfragen zu beantworten, die sich an dem Dreischritt »Was?«, »Wie?«, »Warum?« orientieren, d.h., was an Beziehungsgeschehen bzw. welche Beziehungsdyaden werden wie, d.h. durch Ingangsetzung welchen alternativen Beziehungsgeschehens, abgewehrt und warum. Das manifeste Beziehungsgeschehen stellt dabei das Instrument dar (»Wie?«), mit dem ein Beziehungspol oder eine ganze Beziehungskonstellation (»Was?«) abgewehrt wird. Es umfasst alle Handlungen, verbaler oder nonverbaler Art, die auf die Beziehung wirken und sie somit gestalten, inklusive der Abwehrmechanismen. Das kann die Wortwahl sein, z.B. drastische Ausdrücke oder Relativierungen, aber auch tonale Aspekte, wie eine sich zum Ende des Satzes immer wieder hebende Stimme, ebenso die Körperhaltung, Gestik, Mimik und Handlungen (Aufstehen, in der Tasche kramen, Herumnesteln an der Uhr etc.).

Wir stoßen auf bedeutsames Beziehungsgeschehen in der Schilderung von Beziehungsepisoden, in der Therapiebeziehung selbst, aber auch in patientenseitigen Bezugnahmen und Handhabungen, z.B. im Selbstumgang, der Beziehung zu einem Symptom, Medikament oder Objekt, den eigenen Körper oder Teile davon. Den abgewehrten Inhalten kommen wir über unsere Gegenübertragung, die Beobachtungen und Klärung der (wechselnden) Identifikationen der Patientinnen oder die Beschreibungen der im anderen oder außen verorteten Inhalte näher.

Die zeitliche und räumliche Auflösung orientiert sich an der von Patient und/oder Therapeutin erlebten Beziehungsproblematik als Kern »plus/minus«, d.h. zeitlich vorausgehende und nachfolgende Beziehungsentwicklungen. Aber auch räumliche, auf andere Kontexte und Personen verteilte Beziehungsereignisse (z.B. »Außenübertragungen«), die ggf. aktiv erfragt werden müssen, sollten in die Betrachtung einbezogen werden. Hier finden wir nämlich oft erst die Begründungsstellen und Auslöser der als problematisch erlebten Beziehungsdynamiken.

Für die Beantwortung des »Warum?« wollen wir nach dem Sinn der in Gang gesetzten, abwehrenden Beziehungsdynamik suchen. Auch hier haben wir wieder die Teile von Bedeutung und Konsequenz, die wir bereits aus der Konfliktdimension kennen. Was hieße es, die manifeste Beziehungskonstellation und -thematik nicht oder eine andere zu erleben? Welche wären das möglicherweise und welche »Gefahren« drohten, wenn sie sich konstellierten?

Für Beispiel II könnten wir als Grund für die interpersonelle Abwehr der Identifikation mit dem »Versager« formulieren: »Wenn ich zugebe oder mir nachgewiesen wird, dass ich einen Fehler mache, bedeutet das meine Verurteilung und Schuldhaftigkeit (Bedeutung) und die Vernichtung (Befürchtung) durch einen gnadenlos strafenden Richter.« Wir geben uns bezüglich des »dysfunktionalen« Beziehungsgeschehens also nicht damit zufrieden, es als solches zu reflektieren und ggf. dessen Veränderung anzustreben, sondern wir wollen uns fragen, warum es das braucht, was sonst wohl wäre und worin das Problem damit bestünde. Welche Funktion erfüllt das Beziehungsgeschehen im Sinne einer »Funktion der Dysfunktion«? Tab. 3-2 zeigt die beschriebenen Bestandteile in einer tabellarischen Übersicht.

Wir wollen noch einmal daran erinnern, dass das, was sich möglicherweise als Interaktionsgeschehen »ausrollt«, Auskunft gibt über die innere Beziehungswelt, die Welt der inneren Objekte und der entsprechenden Selbstanteile, mitsamt der auf diese bezogenen und in ihnen ausgedrückten Fantasien. Hierfür ist ein reales Beziehungsgeschehen, wie z. B. das Erleben der Gegenübertragung hilfreich, denn es komplettiert möglicherweise das, was bei unseren Patienten gerade oder längerfristig nicht repräsentiert oder bewusst ist.

Wenn wir unseren »Blick weiten«, so bemerken wir vielleicht die Verteilung gewisser Beziehungsthemen auf unterschiedliche Interaktionspartner oder Kontexte. Dies kann ebenso in den Diensten der Abwehr stehen, insofern z. B. ein Ärgerthema mit der Therapeutin zu besprechen unbewusst als zu heikel erlebt und daher mit der Kollegin abgehandelt wird (Verschiebung).

Im konkreten Vorgehen empfehlen wir, vor allem für die erste Anwendung des Schemas, zunächst eine freie Beschreibung des Beziehungsgeschehens vorzunehmen. Dann können wir Rollen und zugehörige Affekte herausarbeiten, deren Entwicklung darstellen, um im nächsten Schritt ein Beziehungsthema (im Gegensatz zu manifesten, ausgesprochenen Inhalten oder Themen, die ggf. instrumentell wirksam wur-

Was?	**Wie?**	**Warum?**	
Beziehungsgeschehen	*Beziehungsgestaltung*	*Bedeutung*	*Konsequenz*
Rollenverteilung, beteiligte Erwartungen, Befürchtungen, Wünsche und Affekte, Zuordnung von Selbst- und Objektpol oder ganzen Dyaden, Beziehungsthemen und mögliche Wechsel	Interaktionsverhalten, (interaktionelle) Abwehrmechanismen	Aktivierung problematischer Beziehungsthemen, Erleben problematischer Beziehungsdyaden und ihrer Pole	Erleben unerträglicher Affekte (Schuld, Angst, Verlassenheit, Demütigung, Verstoßung etc.)

Tab. 3-2: Die drei Leitfragen für die Beziehungsdimension.

den), also das, was da zwischenmenschlich abgehandelt wurde, zu benennen. Im nächsten Schritt erweitern wir den zeitlichen und räumlichen Radius, um mögliche bedingende oder nachlaufende Beziehungsdynamiken zu erkennen. Schließlich können wir eine Deutung versuchen, in dem Sinne, warum ein solches Beziehungsgeschehen in Gang gekommen ist und inwiefern hier ein übergreifendes Muster vorliegt.

3.3 Struktur

Wir wollen uns nun der letzten Betrachtungsdimension zuwenden, nämlich derjenigen der Struktur. Der Begriff war uns bereits im Kapitel zum Konflikt begegnet als Bestandteil in den Begriffen der Neurosenstruktur oder Charakterstruktur. Wie dargestellt, versuchten jene Formulierungen zeitstabile Konstellationen von konflikthaftem Material und deren habitueller Abwehr zu erfassen, d.h. sie waren ausgesprochen inhaltlich orientiert. Ein solcher Strukturbegriff, verstanden als überdauerndes Gefüge inhaltlich bestimmter psychischer Dispositionen, kann mit dem der Persönlichkeit und mittelbar deren Störungen in Verbindung gebracht werden. Doch nicht nur die postulierten Konstellationen in Form von Neurosen- und Charakterstrukturen haben sich als wenig valide erwiesen, sondern auch die deskriptiv-inhaltlich vorgehenden Diagnosesysteme ICD-10 (World Health Organization 2004) und DSM-IV (Saß, Wittchen & Zaudig 1996) im Bereich der Persönlichkeitsstörungen (z.B. Bernstein, Iscan & Maser 2007; Tyrer, Reed & Crawford 2015; Wright & Zimmermann 2015). Im DSM-V (American Psychiatric Association 2013) finden wir daher neben dem bisherigen kategorialen System auch den Vorschlag für dimensional erfassbare funktionelle Charakteristiken und deren Beeinträchtigung (Sektion III), die Überschneidungen mit psychodynamischen Ansätzen, insbesondere den mit dem »Structured Interview of Personality Organization« (STIPO; Clarkin et al. 2004) diagnostizierbaren Eigenschaften, aufweisen. Solchen dimensionalen Konzeptualisierungen, orientiert an der Erfassung von Funktionsbeeinträchtigungen, kommt im deutschsprachigen Raum die mit der Strukturachse der OPD-2 (Arbeitskreis OPD 2007) vorgenommenen Operationalisierung psychischer Funktionen sehr nahe (Zimmermann, Brakemeier & Benecke 2015). Sie ist ein Beispiel dafür, wie sich in der heutigen psychoanalytischen Tradition mehr und mehr ein funktionsorientierter Strukturbegriff etabliert hat, der wiederum auf moderne Diagnosesysteme ausstrahlt. Ein solcher Ansatz sieht ab von inhaltlichen Setzungen im Sinne spezifischer Entwicklungs- und Konfliktthemen, sondern beschreibt die Fähigkeiten eines Individuums zur Verarbeitung und Bewältigung der inneren und äußeren Gegebenheiten – auch Konflikten – und die Regulationsmechanismen zur Bewahrung und Herstellung eines gewissen psychischen Gleichgewichts.

Bildhaft ausgedrückt könnten wir von einer seelischen Infrastruktur sprechen in Analogie z.B. zur Infrastruktur einer Stadt. In einer Stadt gibt es verschiedene Prozesse und Funktionen, die ihren Fortbestand, eben ihr Funktionieren sichern und ein gewisses Maß an Lebensqualität und Entwicklung ermöglichen. Es gibt eine Verkehrsinfrastruktur, die Wasserversorgung und Müllentsorgung, zahlreiche Kommunikationsmittel nach innen und außen. Die Stadt verfügt über eine Polizei, die die innere Sicherheit überwacht und herstellt, und es gibt eine Verwaltung, die ansprechbar ist für den Informationsaustausch mit Bürgerinnen und alle möglichen Anliegen. Die Güte einer solchen Infrastruktur sichert nicht nur die Aufrechterhaltung des städtischen Alltags, sondern auch den sozialen Frieden und den friedlichen Ausgleich der Ansprüche und Bedürfnisse unterschiedlicher Bevölkerungsgruppen. Ist die Stadt schlecht funktionsfähig, kommt es zu Fehlern und Unfällen, der Verkehr stockt, der Müll bleibt liegen, das Wasser ist ungesund oder die Sicherheit gefährdet. Im Verlauf mag es gar zeitweise Zusammenbrüche der Verwaltung und Blackouts in verschiedenen Versorgungssystemen geben und es kommt möglicherweise zu sozialen Unruhen. Dann müssen vielleicht Ressourcen von außen zugeschaltet oder hereingeholt werden.

Ganz ähnlich können wir uns die Folgen einer gut ausgeprägten bzw. einer mangelhaft entwickelten seelischen Infrastruktur vorstellen. Defizite verhindern ein reibungsloses Funktionieren, innere Konflikte eskalieren und es kommt zu ernsten Störungen, Ausfällen und notwendigen Kompensationen oder Ersatzverhaltensweisen, d.h. die innere Verfassung, Verwaltung und Sicherheit und der seelische Frieden hängen direkt von der Güte spezifischer Funktionen ab.

Rudolf (2013) definiert entsprechend **Struktur** als »die Verfügbarkeit über psychische Funktionen, die für die Organisation des Selbst und seine Beziehungen zu den inneren und äußeren Objekten erforderlich sind« (ebd., S. 54). Strukturelle Störungen sind folgerichtig durch die »unzureichende Verfügbarkeit über die Funktionen bzw. ihre Vulnerabilität« (ebd.) gekennzeichnet. Neben Rudolf unternimmt auch das OPD-2 (Arbeitskreis OPD 2007) den Versuch einer Operationalisierung psychischer Funktionen. Hier werden vier Funktionsbereiche unterschieden, die sich auf einen Selbst- und einen Objektpol beziehen und jeweils mehrere Funktionen umfassen. Tab. 3-3 gibt eine Übersicht über die einzelnen psychischen Funktionen.

Was in dieser Aufschlüsselung implizit enthalten, jedoch nicht als eigene Kategorie beschrieben wird, ist das Vorhandensein eines »psychischen Binnenraums« (Rudolf 2013, S. 110). Die Idee eines solchen Ortes, der nicht nur einen »Aufenthalt« für Affekte, Repräsentanzen, Konflikte oder Fantasien bietet und sie »contained«, sondern auch als Bearbeitungs- und Verarbeitungsraum die Inhalte symbolisieren, mentalisieren und »verdauen« kann, scheint uns besonders wichtig. Aus unserer Sicht ist diese Fähigkeit Voraussetzung einer reifen Regulation nach innen und außen.

Die Abwehr ist in der OPD-2 im Gegensatz zur OPD-1 (Arbeitskreis OPD 2004) nicht mehr als eigene Kategorie aufgeführt, da sie weniger beobachtungsnah und daher schwerer operationalisierbar erschien (Arbeitskreis OPD 2007, S. 122).

In der OPD-2 werden nach dem Grad der Verfügbarkeit über die genannten Funktionen schließlich vier Strukturniveaus unterschieden, nämlich ein gutes, mäßiges und geringes Integrationsniveau, ebenso ein desintegriertes Strukturniveau.

Eine Mittelposition zwischen einem funktionsbestimmten und einem inhaltlich-konfliktbestimmten Strukturbegriff nimmt Kernberg (1996, 2000) ein. Er spricht statt

Selbst	Objekt
Wahrnehmung	
Selbstreflexion Affektdifferenzierung Identität	Selbst-Objekt-Differenzierung ganzheitliche und realistische Objektwahrnehmung
Steuerung	
Impulssteuerung Affekttoleranz Selbstwertregulierung	Beziehungen schützen Interessenausgleich Antizipation
Kommunikation	
Affekte erleben Fantasien nutzen Körperselbst	Kontaktaufnahme Affektmitteilung Empathie
Bindung	
Internalisierung Introjekte nutzen Variable Bindungen	Bindungsfähigkeit Hilfe annehmen Bindung lösen

Tab. 3-3: Inhalte der Strukturachse der OPD-2 modifiziert und zusammengefasst (Arbeitskreis OPD 2007).

von Struktur von der Persönlichkeitsorganisation und integriert in ihre Betrachtung und Einschätzung die Beschaffenheit der Identität und der Objektbeziehungen, das Coping, den Einsatz von Abwehrmechanismen, die Qualität der Aggression, moralische Werte und die Realitätsprüfung (Clarkin et al. 2004; Caligor et al. 2004). Darauf aufbauend werden dann vertikal ein höheres (neurotisches), ein mittleres (»borderline«) und ein niederes (psychotisches) Persönlichkeitsorganisationsniveau unterschieden. Über eine horizontale Achse mit den Ausrichtungen von Intro- bzw. Extraversion lassen sich nach diesem Schema zahlreiche Persönlichkeitsstörungen einordnen. Kernberg integriert, im Unterschied zur OPD-2, ganz explizit die Abwehrmechanismen in seine Zuordnung zu den Niveaus und gesteht ihnen eine hohe differenzierende Bedeutung zu.

Zu den vorgestellten Strukturkonzepten gibt es in der Verhaltenstherapie erstaunlicherweise keine wirkliche Entsprechung, obwohl ja zahlreiche Methoden und Interventionen implizit oder explizit psychische Funktionen und Strukturen adressieren, z.B. das Skillstraining der DBT (Linehan 2014). Versuche einer integrierenden Zusammenschau verschiedener funktioneller Charakteristiken im Sinne psychischer Fähigkeiten oder Defizite, wie sie z.B. die OPD vornimmt, sind kaum vorhanden. Die operationalisierte Fertigkeitsdiagnostik (OFD; Stenzel, Krumm & Rief 2010) mit ihrem Versuch der Erfassung von Fertigkeiten verschiedener Lebensbereiche steht hier unseres Wissens praktisch allein da und weist einige Parallelen mit tiefenpsychologischen Konzepten auf. Durch die diagnostischen Neuerungen im Bereich der Persönlichkeitsstörungen werden auch von verhaltenstherapeutischer Seite Strukturkonzepte entwickelt werden (müssen), die von den bereits bestehenden psychodynamischen Entwicklungen profitieren können.

Wir wollen uns in diesem Buch mit seiner Konzentration auf die psychotherapeutische Praxis auf eine basale Beschreibungsmöglichkeit beschränken, um eine grobe Einschätzung der Verfügbarkeit psychischer Funktionen zu ermöglichen, die dann in die Fallkonzeption einfließt. Dabei integrieren wir zahlreiche der vorgenannten Vorstellungen und Konzepte, versuchen aber deren Komplexität und Umfang zu reduzieren. Abb. 3-7 stellt unseren Vorschlag grafisch dar.

Wie auch in der OPD-2 sehen wir hier die Unterscheidung in einen **Selbstpol**, das psychische Innen, und einen **Objektpol** im Sinne des sozialen Außen. Wir unterscheiden darüber hinaus **drei »Etagen«** der psychischen Fähigkeiten. Ganz unten finden wir die aus unserer Sicht basalste, nämlich die der **Wahrnehmung**. Sie umfasst die Aspekte von **Ganzheitlichkeit** (Integration), **Differenziertheit** und **Realitätsbezug** und bezieht sich auf praktisch alle Inhalte, ob das nun Gefühle, Gedanken, Repräsentanzen, Fantasien oder der eigene Körper (Selbstpol) sind oder andere Menschen, deren Erscheinungsbild, Gefühle, Intentionen oder Verhaltensweisen (Objektpol). Kann ein Patient sich selbst als Ganzen wahrnehmen, differenziert – auch von anderen – und in all

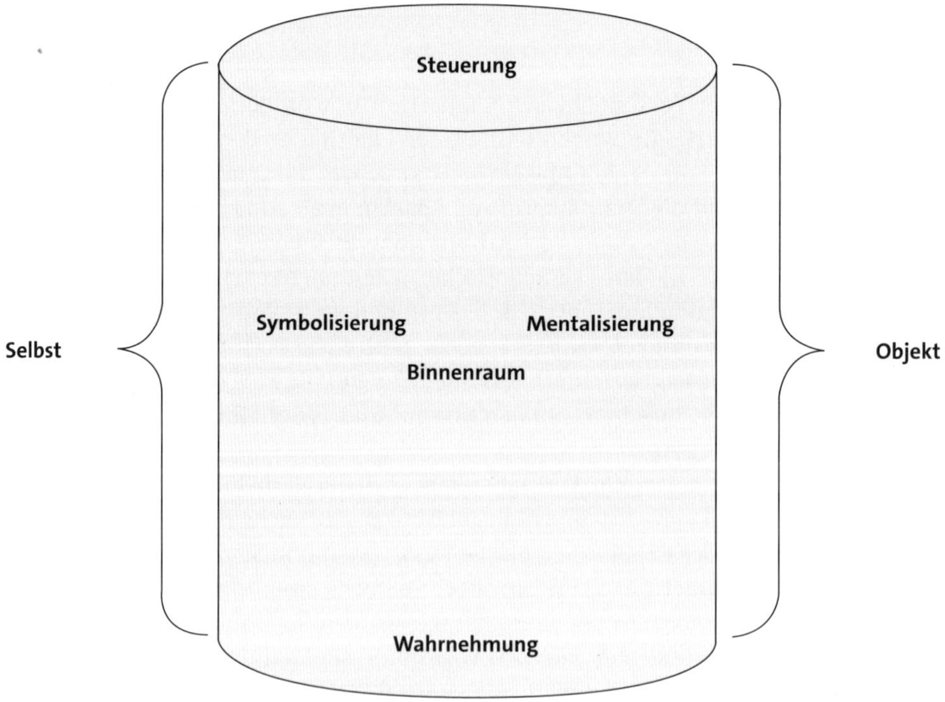

Abb. 3-7: Vorschlag für die Struktureinschätzung.

seinen verschiedenen Facetten? Können innere Inhalte voneinander (damals–heute, Gedanke–Gefühl etc.) unterschieden werden? Kann ein Patient auch seine Mitmenschen als integrierte Ganze – getrennt von sich – sehen mit unterschiedlichen, ambivalenten Qualitäten oder erscheinen die anderen splitterhaft, gespalten und desintegriert? Sind andere Menschen in der Wahrnehmung des Patienten auf wenige Eigenschaften beschränkt oder gibt es Grautöne und innere Unterschiede? Wie realistisch nimmt jemand sich selbst und andere wahr, wie stark wirken Verzerrungen von Projektionen, Stimmungen und Umständen auf die Wahrnehmung ein?

Die zweite Etage stellt eine Art Repräsentations- und Verarbeitungsstation dar. Es geht hier um den oben erwähnten **verarbeitenden Binnenraum**, den »seelischen Magen-Darm-Trakt«, wenn man so will. Ein solcher Binnenraum ist zunächst einmal mehr oder weniger umfangreich und stabil fähig (Stichwort »Objektkonstanz«), Inhalte in sich zu halten, aufzubewahren, auch auf- oder nachzubauen, also irgendwie zu **repräsentieren**. Eine elaboriertere Repräsentation der Inhalte kann vorsprachlich bildhaft und metaphorisch geschehen, um schließlich sprachlich **symbolisiert** eine weitergehende, höhere kognitive Form zu finden, die ggf. in ein Verstehen mündet. Hier haben wir wohl die höchste Form der Symbolisierung, in der ein Verstehen das implizite Erleben umfasst und in einem Expliziten aufhebt. Es handelt sich um eine »verstehende« Symbolisierung bzw. Symbolisierung eines Verstehens, oder auf andere Personen bezogen, Mentalisierung. Kurz gesagt geht es also um ein **Verstehen** der eigenen Person und anderer, »having mind in mind«. Wir haben hier also eine Entwicklungslinie beginnend mit der Repräsentation von diffusen, impliziten, möglicherweise körpernahen Empfindungen, über bildhafte oder andere Symbole hin zu »kognitiveren«, sprachbasierten, explizierten Repräsentationen, wie sie z. B. Gendlin (2015, 2011) oder von psychoanalytischer Seite Bucci (1997) beschreiben. Wie gut kann eine Patientin Gefühle, Gedanken, Impulse, Handlungsentwürfe oder auch das Bild anderer in sich repräsentieren? Ist es überhaupt repräsentiert und wie stabil gelingt das? Können Worte, Symbole und Bilder für die repräsentierten Inhalte gefunden, diese also auch der Kommunikation zugänglich gemacht werden oder herrscht eine eigenartige Sprachlosigkeit vor, in der z. B. jedes Gefühl als »Stress« benannt wird oder verschiedene Konflikte als »Problem mit dem«? Auch das Verstehen kann wieder unterschiedlich »tief« geschehen. Inwieweit kann das eigene Erleben, Gefühle, Impulse und Fantasien verstanden werden? Und wie gut werden andere in ihren Intentionen und ihrem Erleben verstanden? Erscheinen sie unberechenbar und willkürlich oder können Intentionen anderer eingefühlt und erschlossen werden, auch wenn sie nicht unbedingt geteilt werden?

Die dritte Facette schließlich stellt die **Steuerung** dar. Sie umfasst im Inneren das **Grenzen herstellen/setzen** (Selbstpol), wie die Impulssteuerung, Emotionsregulierung oder Begrenzung von destruktiven Prozessen (z. B. exzessives Grübeln). Nach außen bedeutet es ganz real Grenzen setzen oder sie herzustellen (Nein sagen, Abstand herstellen, sich lösen oder trennen), ebenso wie sich zu unterscheiden, anders zu sein und das auszudrücken. **Verbindungen schützen/herstellen** wiederum bedeutet Verbindungen nach innen bewahren zu können, z. B. zu einer guten Erinnerung oder nach außen zur Partnerin und diese ggf. auch zu schützen gegenüber zerstörerischen Impulsen. Es bedeutet aber auch, neue Verbindungen oder alte (wieder-)herstellen zu können, kreativ zu sein, Verknüpfungen zu entdecken oder zu erproben. Als dritte Funktion umfasst die Steuerung die Sorge, das sich Kümmern und Pflegen des eigenen Selbst oder der Objekte als **Selbstfürsorge** und **Fremdfürsorge**. Wir fragen uns also im Bereich der Steuerung, wie fähig wir Patienten darin erleben, andere in ihren Wünschen und Handlungen ihnen gegenüber zu begrenzen. Wie differenziert kann das im Handeln umgesetzt werden? Wie findet Begrenzung im Inneren statt? Muss ein Gefühl mit Alkohol »gestoppt« werden oder die Partnerin mit einer Trennung? Können innere Verbindungen aufrechterhalten werden, zu Ressourcen, wie einem schönen Urlaub, eigenen Gedanken, Werten und Zielen, aber auch Gefühlen, wie dem der Lebendigkeit, oder reißen diese ab, wenn die Situation oder Stimmung sich ändern? Ist die Verbindung zur Partnerin nach einem Streit beschädigt oder bricht gar ab oder können Brüche und Belastungen auch wieder »repariert« werden? Wie gut können unsere Patientinnen die Folgen eigenen Handelns für sich und andere antizipieren und Sorge dafür tragen? Kann ein Patient gut für sich sorgen, für sein körperliches und seelisches Wohl, aber auch für die Organisation seiner Zielerreichung? Wie gut kümmern sich unsere Patientinnen um andere? Werden diese im Stich gelassen, »vergessen«, wenn sie Hilfe brauchen? Können die Nöte und Bedürfnisse anderer wahrgenommen und toleriert werden oder besteht nur eine funktionale Beziehung zu ihnen?

Wir haben nun alle drei »Etagen« beschrieben und können vielleicht sehen, wie sehr die mittlere Ebene eine Brücke in beide Richtungen darstellt und sowohl die Steuerung als auch die Wahrnehmung stärkt. Ebenso können wir erkennen, dass wiederum Wahrnehmung und Steuerung die Symbolisierungsebene und das Verstehen unterstützen. So wissen wir aus der Forschung, dass zahlreiche psychische Störungen mit Defiziten z. B. der Emotionswahrnehmung und -erkennung bei sich selbst und anderen einhergehen (für die Borderline-PS z. B. Minzenberg et al. 2006; für Depression z. B. Anderson et al. 2011; für Anorexie z. B. Harrison et al. 2010). Es gibt also auch in der strukturellen Betrachtungsdimension ein komplexes Zusammenspiel der verschiedenen Funktionen und Funktionsbereiche.

Für alle beschriebenen Fähigkeiten und ihre Unteraspekte wollen wir drei Niveaus unterscheiden: **hoch**, **mittel** und **niedrig**, ggf. zu ergänzen durch die Einschätzung desintegriert, wie es die OPD-2 tut. Für jede Skala können wir dann eine Gesamteinschätzung vornehmen. Zusätzlich sollten wir uns fragen, inwieweit unsere Einschätzung **zeitstabil** ist oder Einschränkungen möglicherweise verschärft sind durch widrige Lebensumstände, akute Ereignisse, Krankheiten oder ähnliches. Wir schlagen daher, wie die OPD-2 (Arbeitskreis OPD 2007, S. 256), einen Einschätzungszeitraum von ein bis zwei Jahren vor, um das relativ zeitstabile Strukturniveau zu erfassen, auch wenn akut ggf. stärkere Einschränkungen vorhanden sind. Ebenso erachten wir die Unterscheidung der OPD (ebd., S. 119) zwischen einem **Entwicklungsdefizit**, in dem gewisse Lücken in der Strukturentwicklung vorliegen, und einer **strukturellen Vulnerabilität**, bei der vorliegende Strukturen nur instabil verfügbar sind und unter Druck »wegbrechen« können, als sinnvoll.

Als letzten, optionalen Punkt kann hier noch einmal eine gesonderte Einschätzung der vorherrschenden **Abwehrmechanismen** vorgenommen werden, auch wenn sie sich zum Teil zusammensetzen aus unterschiedlichen Einzelfunktionen und nicht so beobachtungsnah zu erfassen sind. Wir hatten sie bereits in der Konfliktdimension integriert als das »Wie?« des Umganges mit konflikthaften, bedeutsamen Inhalten. Dennoch kann eine gesonderte Reflexion der habituellen Abwehr sinnvoll sein und uns einen weiteren Hinweis auf die Gesamtpersönlichkeit und ihr Strukturniveau geben. So weisen z. B. Spaltung, Projektion, Idealisierung und Entwertung tendenziell auf ein niedrigeres Funktionsniveau hin, Verdrängung, Rationalisierung und Verschiebung hingegen eher auf ein höheres (→ Kapitel 2.3.2, dort auch Tab. 2-3).

Auch die Abwehrmechanismen könnten wir tendenziell mehr einem Selbstpol oder einem Objektpol zuordnen, wobei die Unterscheidung, gerade bei den archaischeren Abwehrmechanismen, wie z. B. der Projektion oder der projektiven Identifizierung, unscharf wird. Diese sind grundsätzlich »zwischenmenschlicher«, ja sie brauchen den anderen, was die Objektangewiesenheit mancher Patientinnen auch in diesem Sinne noch einmal begründet.

Der Hinweis sei noch gegeben, dass es durchaus auch reifere und unreifere Varianten derselben Abwehrmechanismen geben kann, z. B. der Idealisierung. Sie bemisst sich daran, ob oder wie existenziell nötig es ist, den Mechanismus einzusetzen, ebenso an dessen Ausprägung (z. B. der Realitätsverzerrung). Die Reflexion der bevorzugten Abwehr scheint uns auch daher außerhalb der Konfliktdimension relevant, weil sie permanent geschieht und eine wichtige Funktion in der Bewältigung der inneren und äußeren Realität darstellt. Tab. 3-4 fasst unseren Vorschlag noch einmal zusammen.

Wir sollten uns hier auch noch einmal klar machen, dass die beschriebenen psychischen Funktionen zu großen Teilen unbewusst ablaufen, sodass wir bei ihrer Beurteilung nur teilweise auf die Selbstauskünfte unserer Patientinnen zurückgreifen können und zu großen Teilen auf Schlussfolgerungen aus der berichteten und beobachteten Lebens- und Beziehungsgestaltung angewiesen sind.

Wir müssen uns daher noch darüber klar werden, wie sich im Verhalten, in der Beziehungs- und Lebensgestaltung Defizite erkennen lassen. Oft finden wir sie im Kontext **symptomauslösender** oder **-verstärkender Situationen**, in denen Kompensationen, »Plomben« oder »Prothesen« wegfielen und die »Lücke« das Defizit sichtbar macht. Es kann sich um die erreichte Abstinenz handeln, um eine Trennung, eine körperliche Einschränkung, die aus der ruhelosen Aktivität in die Ruhe zwingt, den Wegzug einer Freundin, aber auch die Konfrontation mit Veränderungen eines mühsam erarbeiteten Nähe-Distanz-Gleichgewichts (Home-Office, Wohnungswechsel o. Ä.).

Auch für laufende Therapien ist ein solcher Blickpunkt zentral, denn eine **Therapie an sich** stellt für viele Menschen schon eine Hilfsfunktion dar (oft auch eine Herausforderung), deren Bestehen zentrale Bedeutung für das Funktionieren erlangen kann. Urlaube, Terminverschiebungen oder sonstige Veränderungen des Settings sollten daher achtsam und mit ausreichend Vorlaufzeit vorbereitet und thematisiert werden. Ebenso ist das gesamte **Therapiegeschehen** als informativ für die Einschätzung des Strukturniveaus anzusehen, wie z. B. auf Informationen, Interventionen, Inhalte re-

Selbst	Objekt
Wahrnehmung niedrig, mittel, hoch	
Ganzheitlichkeit Differenzierung Realitätsbezug	Ganzheitlichkeit Differenzierung Realitätsbezug
Verarbeitender Binnenraum niedrig, mittel, hoch	
Repräsentieren/Containing Symbolisierung/Mentalisieren Bedeutung verstehen	Repräsentieren Symbolisierung/Mentalisieren Bedeutung verstehen
Steuerung niedrig, mittel, hoch	
Grenzen herstellen/setzen Verbindungen schützen/herstellen Selbstfürsorge	Grenzen herstellen/setzen Verbindungen schützen/herstellen Fremdfürsorge
Abwehr	
Bevorzugte Abwehrmechanismen	

Tab. 3-4: Inhalte der von uns vorgeschlagenen Strukturdimension.

agiert wird, wie der Rahmen gehandhabt, akzeptiert, attackiert oder überschritten wird, wie die Therapie verstanden und verwendet wird etc.

Auch in der allgemeinen **Beziehungs-** und **Lebensgestaltung** von Patienten mit strukturellen Defiziten finden wir jenseits auslösender Situationen Ersatzkonstrukte oder schlicht eine externe Reglementierung fehlender Funktionen. Der schnelle Sex, um ein Gefühl von Lebendigkeit wiederzugewinnen (Steuerung, Selbstpol, Verbindung herstellen), der starke Rückzug, da sonst die inneren und äußeren Grenzen nicht gehalten werden können (Steuerung, Objektpol, Grenzen herstellen), die emotional differenzierte und soziale Partnerin, die die fehlende Emotionswahrnehmung (Wahrnehmung, Selbstpol, Differenzierung) und soziale Defizite (Steuerung, Objektpol, Verbindungen herstellen) ausgleicht, oder die polizeiliche Intervention, die die fehlende Begrenzung extern übernimmt. Wie stabil (Repräsentieren oder Verbindungen schützen) sind Beziehungen und Lebenskonstrukte? Wird einer Arbeit nachgegangen und wie gut und mit welchen Mitteln gelingt die Alltagsgestaltung? Woran scheitern Patienten und warum? Welche Funktion fehlt da vielleicht und wie wird sie ggf. ersetzt?

Auch in der **Übertragung-Gegenübertragungs-Beziehung** werden wir Unterschiede in den Strukturniveaus spüren, in der Art wie wir erleben und fühlen, wie wir angesprochen und »verwendet« werden. Werden wir gebraucht zur Beruhigung und Orien-

Was?	Wie?	Warum?
Defizitäre Funktion	*Kompensation*	*Seelische Bedrohung*
Wahrnehmung, Containing-Symbolisierung/ Mentalisierung, Steuerung	Verhalten, Beziehungs- und Lebensgestaltung	Fehlende Lebendigkeit, Verschmelzungsangst, fehlende Steuerung, Orientierungslosigkeit, Identitätsdiffusion, Desintegration/Fragmentierung, psychotische Dekompensation, unerträgliche Leere, existenzielle seelische Bedrohung/Vernichtungsangst, Objektverlustangst etc.

Tab. 3-5: Die drei Leitfragen für die Strukturdimension.

tierung, zur Steuerung des eigenen Erlebens? Stellen wir schon eine Bedrohung durch unsere Anwesenheit, unseren Blick dar? Sind wir ein Gegenüber, mit dem ein Freiraum besteht, über Inhalte zu sprechen? Können wir als Menschen Bedeutung erlangen oder treten wir hinter einer Funktion zurück, die wir angetragen bekommen, die in uns mobilisiert wird und die wir übernehmen sollen? Finden wir eine wenig »objektloyale« (Kuhl 2001, S. 110 f.) Motivlage oder eine konkrete Objektangewiesenheit vor? Vielleicht spüren wir Druck, eine Dringlichkeit und Verwirrung, was auf das Wirksamwerden projektiver Mechanismen, insbesondere der projektiven Identifizierung, zurückzuführen sein kann (**Abwehr**).

Auch in der **Art des Gespräches** können wir spüren, ob ein psychischer Binnenraum gegeben ist, in dem Inhalte und Aussagen eine Weile verweilen, dort »verdaut« und symbolisiert werden oder sofort, »zackig«, reagiert wird und eine »rohe«, eng im Konkreten verbleibende Antwort erfolgt, wie in einem Ping-Pong-Spiel. Ist das Sprechen eine Art Handeln, um eine Wirkung zu erzielen oder sich zu regulieren (vs. Inhalte auszutauschen)? Nicht zuletzt geben uns aber auch die **berichteten Inhalte** und die **Art und Weise der Darstellung** (Differenzierung, Integration etc.) von das Erleben, Handeln und Wollen der Patientinnen, Auskunft über die Verfügbarkeit psychischer Funktionen.

Tab. 3-5 zeigt die Möglichkeit, mit den vorhandenen Informationen den uns bereits vertrauten Dreischritt von **Was?** (fehlende Funktion), **Wie?** (Kompensation) und **Warum?** (seelischer Mangel, Bedrohung) darzustellen. Also was an psychischen Funktionen fehlt, wie werden sie ggf. ersetzt oder kompensiert und warum, was würde sonst passieren? Ein Beispiel für eine entsprechende Formulierung könnte sein: »Ich muss meinen fehlenden Zugang zu Gefühlen mit Denken und Konzepten ersetzen, weil ich sonst völlig ohne Orientierung und voller Angst bin.«

3.4 Exkurs: Frühe Störung vs. strukturelle Störung vs. Traumafolgestörung

Schon früh haben sich in der psychoanalytischen Tradition Konzepte und Annahmen um die Frage herum entwickelt, inwieweit es neben den klassischen Neurosen mit (ödipaler) Konfliktgenese, Störungen gibt, die schwerer und auf eine zu bestimmende Weise andersgeartet sind, sodass die betroffenen Patienten nicht oder nicht ausreichend vom analytischen Behandlungssetting profitieren (siehe z. B. Streeck & Bell 1994, hier insbesondere Krause 1994).

Bereits Freud (1914) formulierte eine Art gradueller Einschätzung der Störungsschwere, beginnend mit den »reifen« Übertragungsneurosen über die narzisstischen Neurosen bis hin zu den Psychosen. Hartmann (1960) beschrieb eine »Ich-Schwäche« als schwerwiegendes pathogenetisches Element, Balint (1997) verwendete den Begriff einer »Grundstörung«. Recht breiten Gebrauch, auch außerhalb des psychodynamischen Kontextes, fanden die Formulierungen der »frühen Störung« oder auch »Frühstörung« (Herkunft unklar) und der »strukturellen Ich-Störung« (Fürstenau 1977), kurz auch als strukturelle Störung oder Strukturstörung bezeichnet. Kernberg (1996) wiederum unterscheidet verschiedene Organisationsniveaus der Persönlichkeit und postuliert neben dem neurotischen ein Borderline- und psychotisches Persönlichkeitsorganisationsniveau mit jeweils qualitativ-funktionellen Unterschieden und Charakteristiken.

Alle diese Begriffe und Formulierungen versuchten, die bei den jeweiligen Patienten beobachteten Besonderheiten in Symptomatik, Erleben und Verhalten (schwer gestört) und dem Ansprechen auf eine klassisch psychoanalytische Behandlung (eher schlecht) zu adressieren. Sie umfassen darüber hinaus meist eine ätiologische Interpretation verbunden mit der Forderung nach einer spezifischen Modifizierung des therapeutischen Settings und Vorgehens.

Auf der deskriptiven Ebene der Symptome werden u. a. vermehrt impulsive Verhaltensweisen, Einschränkungen in der Mentalisierungsfähigkeit, dissoziative Symptome, Selbstverletzungen, heftige Beziehungskonflikte und -störungen, Störungen des Identitäts- und des Selbsterlebens, (pseudo-)psychotische Phänomene, Gefühle innerer Leere und Unlebendigkeit, grob und archaisch anmutende Selbstregulations- und Abwehrmechanismen und Störungen im Bereich der Sexualität beschrieben.

Die Borderline-Störung bzw. das »Borderline-Syndrom« avancierte dabei zu einem prototypischen Beispiel und wurde Objekt zahlreicher diesbezüglicher theoretischer Diskussionen und Konzeptentwicklungen (Überblick z. B. Dulz et al. 2011; Rohde-Dachser 2004, 2010). An diesem Störungsbild konnten scheinbar alle Erklärungsansätze Belege für ihre Annahmen finden und gleichzeitig die Differenzen besonders prägnant verdeutlicht werden. Intensiv wurde diskutiert, inwiefern frühe Bindungs- und Beziehungserfahrungen und ihre Verinnerlichung, strukturelle Defizite aufgrund schlechter Entwicklungsbedingungen oder heftige, »frühe« Konflikte, z. B. im Bereich der Autonomieentwicklung, Versorgung oder »verfrüht« aktivierte ödipale Themen, ätiologisch entscheidend seien. In den unterschiedlichen Annahmen können wir unschwer die Perspektiven von Konflikt, Beziehung und Struktur wiedererkennen, die aus den psychoanalytischen Schulen hervorgingen. Sie drücken sich zum Teil auch in den verwendeten Begrifflichkeiten aus. So beziehen sich die Begriffe der »frühen Störung« oder »Frühstörung« ganz explizit auf eine zeitlich früh verortete Problematik, meist im Sinne »früher Konflikte«, d.h. den vor der genital-ödipalen Phase (dem vorherrschenden Ätiologiemodell Freuds) liegenden oralen und analen Konfliktthemen, in denen zudem die Bewältigung des Triebdualismus von aggressiven und libidinösen Strebungen misslingt, die dann wiederum die ödipale Problematik und ihre Bewältigung negativ kontaminieren. Auch eine gescheiterte Bewältigung der Separations-Individuations-Problematik in der Wiederannäherungsphase im Sinne Mahlers (1968), in der das Kind sich angstfrei sowohl von der Bezugsperson lösen als auch ihr wieder annähern lernt, wird als frühes Konfliktgeschehen diskutiert (→ Rohde-Dachser 2004, S. 119 ff.).

Die »Grundstörung« (»basic fault«) wiederum geht nach Balint (1997) auf das Fehlen »primärer Liebe« in der frühesten Beziehung des Kindes zur Bezugsperson zurück und steht demnach in der Tradition einer Beziehungsperspektive. Dies gilt zu großen Teilen auch für die formulierten Niveaus der Persönlichkeitsorganisation nach Kernberg (1996), wenngleich er neben den verinnerlichten Objektbeziehungen und ihrer Qualität auch strukturelle Faktoren der ich-psychologischen Tradition, z. B. die Qualität der Abwehr, und Konfliktaspekte (Verhältnis Libido vs. Aggression, frühe vs. reife Konflikte) in seine Einschätzungen integriert.

Die Konzepte der »Ich-Schwäche«, »Strukturstörung« und »strukturellen Störung« wiederum erklären die schweren Symptome als Folge defizitär entwickelter Ich-Funktionen und können somit der Strukturperspektive zugeordnet werden.

Neben den Perspektiven von Konflikt, Beziehung und Struktur fanden darüber hinaus die Auswirkungen traumatischer, auch kumulativer, früher traumatischer Erfahrungen zunehmend Beachtung und erweiterten oder ersetzten frühere Störungsmodelle. So soll beispielsweise im Konzept der komplexen posttraumatischen Belastungsstörung sowohl den traumatisierenden Bedingungen als auch den innerseelischen, strukturellen Folgen Ausdruck verleihen werden, auch in Abgrenzung zur »klassischen« posttraumatischen Belastungsstörung und der Borderline-Störung. In dieser Perspektive werden die beschriebenen Symptombilder als Traumafolgestörungen aufgefasst.

Es hat sich jedoch gezeigt, dass die monoperspektivischen Modelle nicht ausreichend empirisch gedeckt sind und zum Teil auch der klinischen Erfahrung des Einzelfalles widersprechen. Uns scheint daher ein Verständnis der Dimensionen von Struktur, Konflikt und Beziehung als interagierenden, »natürlich« angelegten Entwicklungslinien hilfreich, auf die dann »vertikal« die Entwicklungsbedingungen mit ggf. wiederholten mikro- und makro-traumatischen Ereignissen störend und schädigend einwirken (→ Abb. 3-8).

Je nach Zeitpunkt und Intensität haben diese Einwirkungen unterschiedliche inhaltliche und strukturelle Folgen. Dabei sind die negativen Einflüsse umso »mächtiger«, je früher und öfter sie auftreten, wenngleich sie möglicherweise nicht als episodische Gedächtnisinhalte im Sinne eines erinnerbaren Traumageschehens verfügbar sind. Spätere Einwirkungen wiederum treffen schon auf (teil)entwickelte, geronnene Strukturbildungen, psychische Funktionen und Inhalte, mit denen sie in eine Wechselwirkung treten.

In Bezug zur Entstehung der Borderline-Störung unterscheidet Peichl (2004) zwischen (kumulativen) Entwicklungstraumata und Schocktraumata und postuliert in Abhängigkeit von Zeitpunkt und Art erfolgter Traumatisierungen ein ätiologisches Spektrum des Störungsbildes. Der Einfluss der Entwicklungstraumata nimmt dabei mit fortschreitender Entwicklung ab, jener der Schocktraumata dagegen wird bedeutsamer mit jeweils unterschiedlichen symptomatischen Folgen. So bringt er unter Bezugnahme auf empirische Befunde dissoziative Symptome mit traumatisierenden Ereignissen im engeren Sinn, wie physischer oder sexueller Gewalt, in Verbindung. Ganz ähnlich beschreibt auch Ermann (2007, S. 92) drei Wurzeln der Borderline-Persönlichkeitsorganisation, wobei er zwischen frühen kumulativen Traumatisierungen in Form von »emotionalen Mangelerlebnissen« und »Mikrotraumata« (ebd.) und einer in Kindheit, Jugend und/oder Erwachsenenalter erlittenen Extremtraumatisierung unterscheidet. Dabei weißt er gleichzeitig darauf hin, dass die Abgrenzung zwischen Mangelerlebnissen und konkreten Traumata schwierig ist.

Die frühen, negativen Einflussfaktoren verursachen in den Entwicklungslinien »Schäden« und Prägungen, die ihrerseits alle folgenden Entwicklungsschritte und deren Verarbeitung beeinträchtigen können. In der Strukturlinie finden wir sie in Ent-

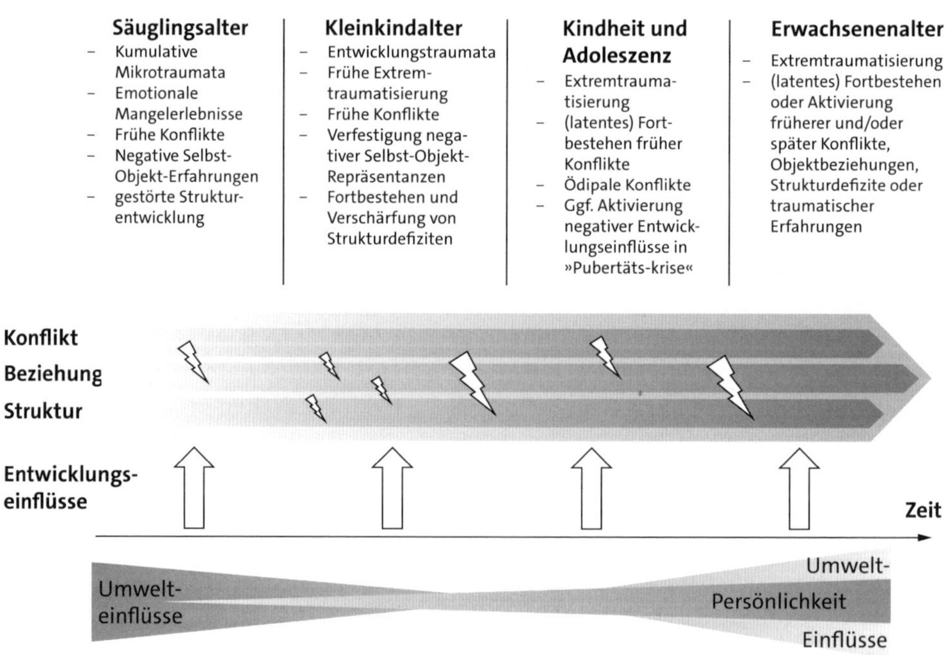

Abb. 3-8: Entwicklungslinien und Einflussfaktoren (orientiert an Peichl 2004 und Ermann 2007).

wicklungsdefiziten, einer strukturellen Vulnerabilität oder traumaassoziierten Phänomenen wie dissoziativen Symptomen. In der Konfliktlinie sehen wir überdauernde Probleme in der Bewältigung der frühen, vor allem oralen und analen Triebthemen, der Integration des aggressiven und libidinösen Spektrums und deren »störenden« Einfluss auf die Bewältigung der ödipalen Thematik, die von ihnen kontaminiert wird. Frühe negative Einflüsse auf die Beziehungslinie können wir im Vorhandensein negativer, unzureichend differenzierter und integrierter Selbst- und Objektbilder (auch einer Identitätsdiffusion) und gewaltsam ins psychische Innere eingedrungener, destruktiver (Täter-)Introjekte beobachten. Traumatische Einflüsse im engeren Sinne wirken im Vergleich zu Mikrotraumata dabei mehr wie ein Schock auf die Entwicklungslinien, der massive inhaltliche und strukturelle »Krater« in allen Bereichen hinterlässt. Kumulative Traumata und die häufig vorzufindende Kombination von Mikro- und Makrotraumatisierungen führen entsprechend zu seelischen Verwüstungen und zur schweren Beschädigung der Betroffenen.

Da sich aus unserer Sicht die verschiedenen Perspektiven auf die »frühen Störungen« nicht ausschließen, sondern ergänzen, sollten wir sie auch alle im Blick behalten und eine ggf. immer wieder neu vorzunehmende Gewichtung versuchen. So kann das, was zunächst als struktureller Mangel erschien, später als Abwehrphänomen interpretiert werden und umgekehrt. Andere Phänomene können im Verlauf einer längeren Therapie möglicherweise als Traumafolge eingeordnet werden. Ebenso besitzen auch »strukturelle Störungen« eine (drastische) Konfliktdynamik, wenngleich sie durch die strukturbedingte Einbindung der (sozialen) Umwelt in ihre Bewältigung »externalisiert« oder wenig umgrenzt erscheinen mag. Das seelische Milieu, die innere Infrastruktur ist weniger stabil, um sie auf einer »inneren Bühne« zu repräsentieren, und weniger »reif«, um ihr mit milderen Formen der Abwehr zu begegnen. Zusätzlich wollen wir noch darauf hinweisen, dass auch in den scheinbar »reifen« Störungen im Verlauf der Behandlung durchaus »Frühstörungsanteile« auftauchen können.

BEISPIEL

Frau S. beginnt, während der Partner auf einer längeren Dienstreise ist, eine Affäre mit dem deutlich älteren Kollegen.

Aus der Beziehungsperspektive könnten wir das Verhalten deuten als Abwehr der Beziehungsdyade des abhängigen Verlassenseins (Selbstpol) durch einen gebrauchten, aber rücksichtslos verlassenden anderen (Objektpol). Diesem Erleben wird eines von begehrtem, erobertem Selbst und begehrendem, eroberndem anderen entgegengesetzt. Aus der Konfliktperspektive könnten wir das Geschehen als ödipale Problematik deuten, indem hier eine schon immer begehrte Vaterfigur endlich gewonnen werden kann und Frau S. aus der kindlichen Position mit dem Bruder-Gatten triumphal erlöst wird. Ebenso kann aus der Konfliktperspektive auch an eine orale Bedürftigkeit gedacht werden, die der Kollege ersatzweise zu befriedigen in der Lage ist. Die unbewusst erlebte Versagung des Partners und die aggressiven Gefühle ihm gegenüber werden durch das Fremdgehen in einem »schlechten« Kompromiss agiert. Frau S. kann Befriedigung erleben, die Aggressionen agieren und straft sich möglicherweise selbst mit der Beschädigung der Beziehung. Aus Strukturperspektive können wir einen Abbruch der Beziehung zum Objekt aufgrund fehlender Objektkonstanz annehmen, ebenso eine unzureichende Impulskontrolle, infolgedessen das Gefühl, in ein »objektloses Nichts« zu fallen, durch die Affäre bewältigt wird. Schließlich können wir aus der Traumaperspektive eine mögliche übergriffige Beziehungsgestaltung seitens des Kollegen hypothetisieren, derer sich die Patientin aufgrund traumatypischer Phänomene (z. B. Erstarren, Dissoziieren, bereitliegende Täterintrojekte) nicht erwehren konnte.

Die am ehesten »richtige« Deutung des psychischen und äußeren Gesamtgeschehens lässt sich nur unter Einbezug der vielen Informationen, die aus den Begegnungen mit unseren Patientinnen entstehen, und im gemeinsamen Verstehen derselben entwickeln. Hierfür brauchen wir aber ein Verständnis der zentralen Informationskanäle, einen Bezugsrahmen, an dem wir die Informationen einordnen können und eine »symbolische Einstellung«, um im konkreten Geschehen eine weitergehende Bedeutung, einen Sinn zu entdecken.

4 Die Praxis

Dieses Kapitel beschäftigt sich mit der Anwendung des Dargestellten in der verhaltenstherapeutischen Praxis, sodass wir am Ende von einer tiefenpsychologisch fundierten Verhaltenstherapie sprechen können. Dabei geht es zunächst um die Erarbeitung und Umsetzung eines **Bezugsrahmens** und **dessen Handhabung**. Im nächsten Schritt zeigen wir, wie wir uns systematisch ein **psychodynamisches Fallverständnisses** erarbeiten, das sowohl die Planung der Therapie als auch deren eigentliche Durchführung befruchtet. Schließlich **verknüpfen** wir **psychodynamische Perspektive und verhaltenstherapeutisches Handeln**, sodass sowohl das Verstehen unbewusster Bedeutungen Interventionsbereiche offenbart, als auch verhaltenstherapeutisches Handeln das Verstehen unbewusster Bedeutungen anregt und diese integriert.

4.1 Einen Bezugsrahmen schaffen

Eine tiefenpsychologisch fundierte Verhaltenstherapie braucht einen Bezugsrahmen und Referenzpunkte. Beide sind integrativer Bestandteil psychodynamischer Methodik im Dienste der Einsicht. Zugleich verhindern sie ein Verlorengehen in konzeptueller Desorientierung und praktischer Willkür. Bezugsrahmen und Referenzpunkte müssen aktiv erarbeitet und möglichst stabil gehalten werden, um wirksam zu sein. Eine Boje oder ein Leuchtturm, deren Positionen sich ständig verändern, verlieren ihren Sinn. Wir schaffen uns also einen Navigationsraum und Instrumente, in diesem zu steuern. Durch Setzung eines Bezugsahmens werden seelische Bewegungen gleichzeitig eingeladen, gehalten und verstehbar, ebenso können Verletzungen desselben als Hinweisreize für unerkannte unbewusste Dynamiken dienen, deren Verständnis den Fortgang der Therapie schützt.

Wie in Abb. 4-1 dargestellt, stellen wir uns den psychodynamischen Kontext also als etwas die verhaltenstherapeutische Praxis Umfangendes, ja, sie Behütendes vor und dies unter verschiedenen Gesichtspunkten.

Die psychodynamische Haltung ist charakterisiert durch ein Zurückstehen von Handlungen, ein Wahrnehmen und Beobachten mit einem weiten, das äußere und innere Geschehen umgreifenden und unvoreingenommenen Blick. Aus unserer Sicht ergänzt sie daher sinnvoll das von einer hohen Aktivität der Beteiligten dominierte verhaltenstherapeutische Tun und führt aus der oft druckvollen Enge konkreten Han-

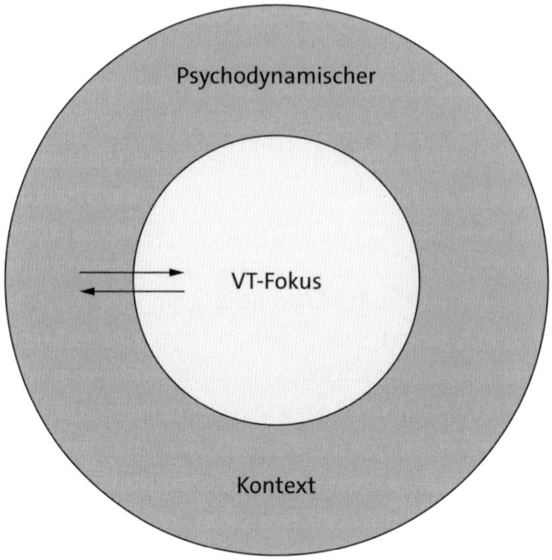

Abb. 4-1: Der psychodynamische Kontext umfängt und schützt die verhaltenstherapeutische Praxis.

delns oder Wünschens heraus. Gleichzeitig verbindet die tiefenpsychologische Herangehensweise diese Offenheit mit einem Bezugsrahmen, an dessen Handhabung durch die Beteiligten unbewusste Dynamiken spür- und sichtbar werden. Schließlich geht es aber auch um eine Verwandlung, Überführung oder Übersetzung des allzu Konkreten in Einsicht von Sinn und Bedeutung, was nicht nur befreiend wirkt, sondern für Therapeutin und Patientin erfüllend ist.

Im Bild gesprochen, können wir uns die therapeutische Begegnung als einen Besuch in der Wohnung unserer Patientin vorstellen, mit der oder in der irgendetwas nicht stimmt. Es ist für die Betroffene vielleicht keine ganz angenehme Situation, einer Person, über die sie fast nichts weiß, Zugang zu den privaten Räumlichkeiten zu gewähren, und sie mag uns nur zögerlich Hereinlassen und Auskunft geben. Andererseits erhofft sie sich Hilfe, über deren Art die Patientin sich wohl selbst noch nicht im Klaren ist. Der Verhaltenstherapeut würde die Wohnung am ehesten unter einer Problemperspektive betreten und betrachten, systematisch fragen, wo »es klemmt«, was in und mit der Wohnung nicht stimmt. Die Patientin könnte berichten über das Gerümpel, die nicht komplett schließende Balkontür oder kaputte Geräte, worauf man sich auf die Bewältigung ebenjener Probleme fokussiert. Natürlich würde auch die Verhaltenstherapeutin nach den Ursachen und Bedingungen der entstandenen Schwierigkeiten fragen und Antworten erhalten, wie z. B. »Das ging irgendwann nicht mehr.«, »Da ist was abgebrochen.« oder »Ich weiß nicht wohin mit dem Zeug, ich habe keinen Platz.«. Der Fokus läge in jedem Fall aber auf der raschen Unterstützung zur Beseitigung der Probleme. Was braucht es dafür, was muss gelernt und welche Schritte müssen organisiert und umgesetzt werden etc.?

Demgegenüber würde die psychodynamische Therapeutin, neben der Aufnahme der Problembereiche, besonders darauf achten, welches Bild die Wohnung abgibt, wie die Dinge darin miteinander in Beziehung stehen und auf welche Weise die Patientin ihre Wohnung erlebt und bewohnt. Was ist mit den Bereichen, die nicht beschrieben werden, z.B. der Kiste, die da fast verschämt unter die Couch geschoben wurde? Wie passen die Einrichtungsgegenstände, die Patientin und überhaupt alles zusammen, auch die »Störungen«? Was spiegelt sich in den Beschädigungen und Arrangements von ihr? Und warum betritt die Patientin ihren Balkon eigentlich nie? Im Gespräch stünde also die Wohnung als Ganze im Fokus, das In-ihr-Leben und die Beziehung der Patientin zu ihr und ihren Objekten.

Während der Verhaltenstherapeut mit der Patientin bereits konkrete Veränderungsschritte vereinbart, geht die Psychodynamikerin auf die gemeinsame Suche nach bisher nicht bewussten Bedeutungen. »Da habe ich noch nie drüber nachgedacht.«, »Ach, das ist nichts, das hat keine Bedeutung.«, »Ich hasse diese Mikrowelle, weil ...«, mögen hier zunächst die Antworten sein. Die Therapeutin lässt sich von der Atmosphäre der Wohnung anstecken, beachtet, auf welche Weise die Patientin die Wohnung präsentiert, sich zu ihren Gegenständen verhält oder eben nicht und wie sich das gemeinsame Miteinander entwickelt. Was braucht, wünscht oder befürchtet die Patientin womöglich von der Therapeutin und wie drückt sich das auch in der Wohnung und ihren Problemen aus? Vielleicht muss in einer besonders desolaten Wohnsituation, in der die Atmosphäre einen ausgesprochenen Handlungsdruck erzeugt, dem der Verhaltenstherapeut vielleicht nachzugeben bereit ist, zunächst für längere Zeit eine die Not »containende« Beziehung angeboten werden. In diesem emotionalen Gehaltensein kann sich die Patientin beruhigen und so erst in die Lage kommen, ein Gefühl für die Probleme und die eigene Position darin zu entwickeln, sie gemeinsam klarer zu sehen, zu bedenken und zu verstehen, sie also ebenfalls zu »containen«, statt von den Problemen »contained« zu werden. Daraus wiederum können Mut und Fantasien entstehen, die Situation nach den eigenen Motiven und Vorstellungen in einer natürlichen Entwicklung Schritt für Schritt zu »reparieren« und umzugestalten. Eine solche Herangehensweise, die der eigendynamischen Entwicklung der Patientin gerecht wird, entfaltet aus psychodynamischer Sicht auch eine nachhaltigere Wirkung, da die funktionale Bedeutung gewisser Probleme und ihre sinnhafte Verknüpfung erkannt und so adressiert werden kann.

Wir versuchen nun, beide Herangehensweisen miteinander zu verknüpfen, indem wir zunächst unseren **Bezugsrahmen** erarbeiten, in dem das Therapiegeschehen statt findet. Unser Vorschlag für einen solchen umfasst den **äußeren Rahmen** im engeren Sinne und beinhaltet die Definition allgemeiner und spezifischer Koordinaten innerhalb des Koordinatensystems »Therapie«. Im Weiteren geht es um die **therapeutische Haltung**, eine methodische und individuelle Positionierung als Therapeutin, die als innere Referenz dient. In der Folge beschäftigen wir uns mit der Dynamik von **Übertragung und Gegenübertragung** als Zentralachse der Therapie und deren Reflexion aus einer »dritten Position«. Schließlich versuchen wir, eine »**symbolische Einstellung**« einzunehmen und uns mit diesem besonderen Blick dem Therapiegeschehen und dessen

Bedeutung zu nähern. Zum Schluss erlernen wir im Dreischritt von **Wahrnehmen–Beschreiben–Deuten** ein praktisches Vorgehen im Umgang mit »Psychodynamik«.

4.1.1 Äußerer Rahmen

Der äußere Rahmen gehorcht in der alltäglichen Praxis meist vorwiegend den Erfordernissen und Vorgaben des Berufsrechts und den pragmatischen Bedürfnissen und Nöten der Patienten und Therapeutinnen, denen natürlich Rechnung getragen werden muss. Darüber geht jedoch teilweise seine weitergehende Bedeutung als »Gefäß«, Navigationsraum und Bezugssystem der Therapie, d.h. seine methodische Bedeutung, verloren, denn erst durch dieses Bezugssystem treten unbewusste Dynamiken sichtbar hervor. Diese können sich dann am besten zeigen, wenn eine gewisse Stabilität des äußeren Rahmens gegeben ist, eine Standardisierung, vor deren Hintergrund die individuellen Handhabungen beider(!) Beteiligter desselben erst deutlich werden.

Im Bild der Boje bzw. des Leuchtturms hatten wir bereits ausgedrückt, dass deren Nutzen direkt von ihrer stabilen Positionierung abhängt. Wir sollten also anstreben, unsere »Therapie-Bojen« im Rahmen der Möglichkeiten stabil zu setzen und Veränderungen derselben auf ihre Motivierung untersuchen. Freud (1913) gab bereits einige, aus seiner Erfahrung, Arbeitssituation und Patientengruppe erwachsene »Ratschläge« zur Gestaltung des äußeren Settings. Zahlreiche Nachfolger modifizierten diese Vorschläge und gaben andere Empfehlungen. Aus unserer Sicht ist nicht so sehr ein spezifisches Therapiearrangement zentral, sondern dass es überhaupt eines gibt, welches dann ggf. wieder, mit Bedacht und gut begründet, modifiziert werden kann. Unsere Empfehlung ist also – sofern noch nicht geschehen –, ein Basis-Set-up der äußeren Therapievariablen zu definieren und dieses zunächst konstant zu halten.

Die Frage eines solchen Rahmens stellt sich natürlich für Arbeitnehmer in einer größeren Einrichtung, wie einer Klinik oder Beratungsstelle, anders, vielleicht drängender als der Therapeutin in einer Niederlassungspraxis. Auch die Freiheitsgrade sind sehr unterschiedlich. Dennoch sollte auch und besonders unter schwierigen Arbeitsbedingungen ein solcher Rahmen »erkämpft« werden. Gerade in Kontexten großer Instabilität kann er so zum Hort der Stabilität, zum geschützten Raum und »sicheren Ort« werden. Ebenso sollte eine große Gestaltungsfreiheit uns nicht dazu verführen, einen stabilen Rahmen zu vernachlässigen, nur weil er äußerlich nicht gebraucht wird.

Was aber sind nun die zu bestimmenden Koordinaten des äußeren Rahmens? Zunächst gibt es die jeweiligen landesspezifischen, gesetzlichen Vorgaben und Pflichten zur Durchführung von Psychotherapien, ebenso institutionsabhängige Bedingungen und Anforderungen. Diese können und wollen wir hier nicht weiter ausführen, sondern setzen sie als bekannt voraus, denken aber, dass deren erneute bewusste Reflexion unter dem Blickpunkt der spezifischen Rahmung von Psychotherapie nützlich ist, um u.a. den Einfluss institutioneller, gesellschaftlicher und politischer Setzungen zu verdeutlichen, denen wir unterworfen sind. Neben diesen Vorgaben sehen wir folgende Variablen als zentral an:

- Arbeitszeiten
- Arbeitsort
- Stundendauer, Anzahl, Frequenz, Regelmäßigkeit
- Sitzarrangement
- Bezahlung, ggf. Ausfallhonorar und dessen Bedingungen
- Kontaktmöglichkeiten (Wann? Wie? Inhalt?)
- Begrüßung und Verabschiedung
- Pünktlichkeit
- Geschenke
- Umgang mit persönlichen Fragen
- Urlaube (Dauer und Ankündigung, ggf. beidseitig)
- Adhärenz zur verhaltenstherapeutischen Methodik
- »Service«

Die meisten der genannten Variablen sind selbsterklärend. Mit dem Punkt »Adhärenz zur verhaltenstherapeutischen Methodik« meinen wir die Anbindung an eine schulenbezogene Vorgehensweise und ihre Stärke, ebenso aber auch die Adhärenz zu einem Behandlungsplan, also der verhaltenstherapeutischen Agenda, die sich wie ein roter Faden durch die Behandlung zieht. Wie stabil ist diese Agenda? Wird auf die anfangs erzielten Vereinbarungen und Pläne Bezug genommen? Wie wird mit diesbezüglichen Änderungen umgegangen? Wir haben diesen Punkt integriert, da unsere Beobachtung ist, dass viele Verhaltenstherapeutinnen manchmal recht »spontan« neue Methoden in ihre Behandlungen integrieren, oft auch ganz explizit aus Gefühlen von Hilflosigkeit, Ratlosigkeit, Druck oder Orientierungslosigkeit, die sie in ihren Therapien erleben. Wir glauben, dass dieser Weg nicht immer der einzige oder der Beste ist, um mit solchen *Gefühlen* umzugehen bzw. sie loszuwerden (das häufigste Motiv). Wir hoffen mit diesem Buch zu zeigen, dass ein solches Erleben durchaus als Teil von Psychotherapie (z. B. als Gegenübertragung) verstanden und produktiv genutzt werden kann, womit es auf eine befriedigende Art an der Wurzel seiner Entstehung auch befreit werden kann. Wir plädieren also auch hier, für die verhaltenstherapeutische Adhärenz und fallspezifische Agenda, für eine »Setzung« und einen »psychodynamischen Umgang« mit ggf. auftauchenden unangenehmen Gefühlen.

Mit »Service« wiederum beziehen wir uns auf die unterschiedlich gehandhabten Möglichkeiten, unseren Patienten neben unserer Zeit, professionellen Aufmerksamkeit und Aktivität verschiedene Angebote zu machen oder Wünsche zu erfüllen, wie ein Glas Wasser, Taschentücher, etwas auszudrucken, das Handy zu laden etc. Die psychodynamische Grundhaltung (siehe nächstes Kapitel) zu solchen Themen geht dabei entschieden in Richtung Erkunden und Verstehen der Wünsche und nicht deren Erfüllung, was den Therapeutinnen einiges an Mut und Geschick abfordert. Bei Menschen, die den Therapeutenberuf gewählt haben, mögen sich daher bereits bei der Durchsicht der verschiedenen Punkte unangenehme Gefühle eingestellt haben, denn deren Definition und Fixierung dürfte wohl mit einigen Erwartungen und Forderungen seitens der Patienten konfligieren und in der Folge mit therapeutenseitigen Selbstanforderungen und Vermeidungswünschen.

Die Schwierigkeit, solch erwartungsinkongruente Setzungen zu realisieren, hat zum einen mit Persönlichkeitseigenschaften, wie Altruismus, Verträglichkeit, Konfliktscheu oder Ablehnungs- und Kritikangst, zu tun, zum anderen oft aber auch mit einer möglicherweise daraus erwachsenen Unklarheit über die eigenen Gründe, solche Setzungen vorzunehmen. Wir denken eben lieber nicht darüber nach und schauen, wie es eben kommt und passt. Aus unserer Sicht ist es neben der Bestimmung der Variablen daher ebenso wichtig, es bewusst und begründet nach gewissen Kriterien zu tun. Ein Erstes haben wir bereits angeführt, nämlich die Funktion des Rahmens für eine erfolgreiche therapeutische Arbeit. Im Folgenden nennen wir die aus unserer Sicht sinnvollen Kriterien zur Bestimmung der Variablen des äußeren Rahmens:

- äußere Bedingungen
- berufsbezogene Regelungen
- therapeutische Funktion (z. B. als Verständnismittel oder Stabilisierungsinstrument)
- persönliche Werte und Ansprüche in der Berufsausübung
- Wohlbefinden, Selbstfürsorge

Hinzu kommt ein Kriterium für Abweichungen von diesem Basisrahmen, das aus unserer Sicht nur in einer spezifischen Indikation bestehen und äußerst vorsichtig und mit Bedacht zu Modifizierungen führen sollte, z. B. in Bezug zu einer Symptomatik (z. B. Traumatisierung) oder Intervention (z. B. Zwangsexposition) oder der aus psychodynamischer Sicht ambivalent zu bewertenden komplementären Beziehungsgestaltung (z. B. Grawe 1992). Wenn wir Abweichungen mit dem eigenen Wohlbefinden begründen, ist die Gefahr, hier einem Agieren der Gegenübertragung oder deren Widerstand zu unterliegen, groß. Ebenso sollten wir darauf achten, ob manche scheinbar »indikativen« oder objektiv begründeten Argumente nicht doch in den Diensten des eigenen Wohlgefühls und der Vermeidung unangenehmer Situationen angeführt werden.

Für die persönliche Erarbeitung und Reflexion des Rahmens kann *Arbeitsblatt 1* (→ Anhang) verwendet werden. Dort besteht auch die Möglichkeit, Abweichungen für spezifische Patientinnen zu reflektieren. Wir empfehlen jedoch, das Arbeitsblatt erst nach der Bearbeitung des nächsten Kapitels auszufüllen.

Die verschiedenen Kriterien sind nicht per se in Harmonie miteinander. Den beruflichen Ansprüchen gerecht werden, kann auf Kosten des Wohlbefindens gehen oder die Therapiefunktion kann mit den eigenen Werten in Konflikt geraten. Es geht also um ein Abwägen und Gewichten der einzelnen Kriterien untereinander, sodass wir am Ende das Gefühl haben, auf einem sicheren und guten Fundament zu stehen. Die Rahmenbedingungen geben uns so einen stabilen und »sicheren Ort«, auf den wir uns verlassen und in den hinein wir uns entspannen können.

Die Reflexion der Kriterien für die Wahl des Rahmens hilft darüber hinaus, diesen dann auch selbstbewusst zu vertreten. Zusammengefasst kann sich das in folgendem Satz ausdrücken: »Und das sind die Bedingungen, unter denen ich Ihnen als Therapeut unter den gegebenen Umständen am besten helfen kann.« Abweichungen können, weil sie klaren und reflektierten Kriterien unterliegen, professionell begründet oder auch verworfen werden. Alternativ können in einer gemeinsamen Reflexion die verschiedenen Aspekte und mögliche Bedenken abgewogen werden. Diskussionen der Rahmenbedingungen werden somit einfacher, transparenter und nachvollziehbarer.

Aus unserer Sicht trägt die Therapeutin die Verantwortung für den Rahmen. Über seine zentralen Elemente sollte vor Beginn einer Therapie aufgeklärt werden. Über den gesamten Verlauf der Therapie und auch auf Stundenebene sind wir diejenigen, die den Rahmen »halten« und bewahren. Ein interessantes Phänomen ist in diesem Kontext recht häufig zu beobachten, nämlich dass einige Patienten beginnen, die Verantwortung für den Rahmen zu übernehmen. Sie weisen darauf hin, dass die Stunde gleich zu Ende ist, fragen nach den Urlaubsplanungen oder sagen uns, dass etwas vermeintlich »nicht hierhergehört«. Die vielfältigen Deutungsmöglichkeiten dieses Verhaltens lassen wir hier beiseite, es soll nur ein Beispiel geben, wie der Rahmen für unsere Patientinnen Bedeutung gewinnt, zu einem gemeinsamen Bezugspunkt wird, an dessen Handhabung und Erleben Sinnzuschreibungen sichtbar werden.

Neben patientenseitigen Abweichungen und spezifischen Handhabungen des Rahmens werden uns Therapeutinnen ebensolche unterlaufen, oft subtil und zunächst nicht bewusst. Auch diese Phänomene sind bedeutsam und es gilt, sie vor dem Hintergrund des aktuellen Falles und der gegenwärtigen Therapiesituation zu interpretieren und zu verstehen. Hier zeigt sich ein erster Sinn eines stabilen Rahmens, nämlich bedeutsame Verhaltensweisen aus dem »Konvolut an beiderseitigem Verhalten«, das besonders eine Verhaltenstherapie mit sich bringt, herauszuheben und sichtbar zu machen. So wie die Figur vor dem Grund wird auch die Individualität der Patienten und unsere Beziehung mit ihnen vor dem Hintergrund der stabilen Bedingungen deutlicher hervortreten.

Ein zweiter Sinn besteht darin, Abweichungen des individuellen Verhaltens eines spezifischen Patienten im (z. B. plötzliches Klopfen an der Tür vor dem Eintreten, ungewohnt lange Toilettenbenutzung) oder vom Rahmen (z. B. Verspätungen, Terminversäumnisse, SMS-Kontakte mit Therapieinhalten) ebenfalls vor dem Hintergrund seiner Stabilität überhaupt festzustellen. Solche Veränderungen drücken in der Regel unbewusste Reaktionen auf ein gegenwärtiges Therapiegeschehen, wie Urlaube, schwierige Themen, unbemerkte Kränkungen o. a. aus (z. B. als Widerstand).

Ein dritter Sinn besteht darin, für die Beteiligten einen Bezugspunkt zur Verfügung zu stellen, auf den beide sich bei der Klärung des Verhaltens berufen können. Aus psychodynamischer Sicht ist das Ziel, für das der Rahmen ein wichtiges Instrument darstellt, die Klärung und Bewusstmachung unbewusster Bedeutungen und Motive. Aus dieser Perspektive wollen wir Patientinnen insofern nicht erziehen – wenngleich wir auf die Wichtigkeit des Rahmens für eine erfolgreiche Therapie hinweisen –, sondern verstehen und zum Selbstverstehen verhelfen. Ein Verhalten, das verstanden wurde, verliert aus psychodynamischer Sicht seinen instrumentellen oder Darstellungswert und kann mit der Zeit leichter aufgegeben werden. Dabei wiederum können verhaltenstherapeutische Methoden helfen, doch dazu mehr in Kapitel 4.3.

Doch die eben dargestellte Herangehensweise, dem Verhalten und Erleben im Verhältnis zum äußeren Rahmen eine auch inhaltlich bedeutsame Rolle zuzuschreiben, bedarf der Annahme, dass sich an ihm und in ihm nicht nur Alltägliches abspielt, sondern dass dieses scheinbar Alltägliche symbolische Bedeutung besitzt (mehr dazu in Kapitel 4.1.4). Der Rahmen ist insofern, wie das Therapiegeschehen insgesamt, sowohl konkret als auch symbolisch oder metaphorisch. So beinhaltet er durch die Fixierung von Rahmenbedingungen Begrenzungen, die bewusst und unbewusst als Sicherheit, Schutz, Frustration, Beschneidung, Eingesperrt- oder Aufgehobensein wahrgenommen und erlebt werden können. Urlaube können mit Trennungen assoziiert werden, Terminverschiebungen mit Instabilität, Verlustgefahr oder Unerwünschtheit und Ablehnung, Ausfallhonorare wiederum mit Strafthemen, Schuld oder Sühne. Die Therapeutin und ihre Verfügbarkeit, auch im Bereich der Selbstöffnung und des »Service« berührt u.a. Themen von Nähe und Distanz, Vertrauen, Fremdheit und Intimität, Konkurrenz, Begehren, Versorgung, Anerkennung und Gesehenwerden.

Wir sehen also, dass die scheinbar nur äußeren, pragmatischen Variablen und Bedingungen mit hochemotionalen, oft unbewussten Bedeutungen versehen werden, die sich in deren Handhabung zeigen und dadurch verstanden werden können. Die Stabilität des Rahmens (»unsere Stunden«) wird so mit der Zeit auch für die Patientinnen zu einem Bezugspunkt, der bewusster erlebt und anhand dessen über sich nachgedacht werden kann.

Der Rahmen sollte bei aller Stabilität weder für die Therapeutin noch für den Patienten ein Gefängnis sein. Psychotherapie ist ein kreativer, lebendiger Prozess. Wir erinnern uns an die von Stern beschriebenen »now moments«, die erst durch eine frische, authentische Reaktion des Therapeuten zu einem »moment of meeting« werden. Gerade die Abweichung vom Muster kann eine mächtige positive Wirkung entfalten, wie das seltene Lächeln des sonst bitter-ernsten Analytikers (wenngleich es sich hier hoffentlich nicht um einen expliziten Aspekt des Rahmens handelt). Der Rahmen stellt nicht zuletzt überhaupt erst einen Freiheitsraum her, in dem gesichert und aufgehoben die wichtigen Themen, Konflikte und Fantasien auftauchen können. Wir möchten hier noch einmal auf den Begriff des Gefäßes zurückgreifen, den wir ganz am Anfang für den Rahmen genutzt hatten. Ein Gefäß umfängt etwas, es kann Dinge in sich aufnehmen und in sich tragen und halten, vielleicht bietet es auch ein Klima für Entwicklung und Verwandlung an, wie bei organischen Substanzen.

Übertragen auf die Psychotherapie können wir ebenso davon ausgehen, dass sich die Themen unserer Patienten (aber auch eigene) im Gefäß der Stunden sammeln, aufbewahrt und »bebrütet« werden. Die einzelne Stunde ist dabei immer wieder ein Kristallisationspunkt, in dem sich die Matrix der vergangen und kommenden Stunden, das äußere und innere Geschehen zusammenfügt und in einem impliziten Geschehen abbildet. Das heißt auch, dass ein Verhalten in Stunde 46 möglicherweise unbewusst die Verarbeitung der Stunden 44, 45 und 46 darstellt. Der Rahmen der Therapie erstreckt sich also auch in der Zeit von deren Anfang bis zu ihrem Ende.

ÜBUNGEN

1. Bearbeiten Sie das Arbeitsblatt 1 (→ Anhang). Suchen Sie nach einer Therapiesituation, in der Sie von diesem Rahmen abgewichen sind. Versuchen Sie zu verstehen, wie es dazu kam.
2. Welche Formulierungen könnten Ihnen helfen, den Rahmen zu vermitteln oder zu schützen?

4.1.2 Die therapeutische Haltung als innere Orientierung

Im Vergleich zum äußeren Rahmen, der ein Feld oder einen Raum absteckt, ist die innere Haltung eher mit einem Leuchtturm zu vergleichen. Sie stellt einen vertikalen Bezugspunkt dar, ein Zentrum, auf das sich die Dinge beziehen und von dem sie beleuchtet werden, aber auch die Quelle des Handelns. Die Haltung hat – wie auch der Rahmen – formale und methodische bzw. technische Bedeutung. Die von Freud nicht explizit als Teil einer psychoanalytischen Haltung beschriebenen, aber mit einer solchen in Verbindung zu bringenden Elemente sind die der gleichschwebenden Aufmerksamkeit und der Abstinenz.

Die **gleichschwebende Aufmerksamkeit** beschreibt er (Freud 1912b, S. 376 ff.) als eine Einstellung des sich Überlassens, der Unbefangenheit und Voraussetzungslosigkeit, mit der das eigene Unbewusste sich als »empfangendes Organ« dem »gebenden Unbewussten« (ebd., S. 381) des Patienten gegenüber einstellt. Diese Haltung korrespondiert patientenseitig mit der »Grundregel« der »freien Assoziation«, bei der die Patientin angeregt wird, vorurteilsfrei, ohne auszuwählen oder zu zensieren, alles zu berichten, was ihr in den Sinn kommt. Beide Haltungen sind gekennzeichnet durch ein Absehen von Urteilen, Auswählen oder Verwerfen, Kontrollieren und »Wollen«. Die gleichschwebende Aufmerksamkeit ist insofern auch durch Neutralität, gekennzeichnet, d. h. sie ergreift keine Partei und positioniert sich nicht. Anna Freud formulierte entsprechend die Forderung einer Äquidistanz zu den Instanzen (A. Freud 1936/2012, S. 37). Die Nähe zu modernen Vorstellungen im Kontext des Konzeptes »Achtsamkeit« ist augenfällig. Dieses rezipierten nicht nur verhaltenstherapeutische Forscherinnen und Praktiker (Überblick siehe z. B. Heidenreich & Michalak 2003), sondern es wurde ebenso von psychoanalytischer Seite aufgegriffen (z. B. Zwiebel & Weischede 2015; Safran 2003), wo es zum Teil ganz explizit mit der gleichschwebenden Aufmerksamkeit in Verbindung gebracht wurde. Zwiebel und Weischede (2015) beschreiben einen sich gegenseitig bedingenden und unterstützenden Zusammenhang aus »Präsenz« und »Einsicht«, den sie in der buddhistischen Praxis ebenso wirksam sehen, wie in der analytischen Herangehensweise. Ähnlich dem Begriff der Achtsamkeit beinhaltet derjenige der gleichschwebenden Aufmerksamkeit zahlreiche Facetten, die Freud nur andeutete. Seine Nachfolger elaborierten den Begriff weiter, lasen neue Aspekte in ihn hinein oder aus ihm heraus oder stellten ihm weitere Elemente einer analytischen Haltung zur Seite. Wir möchten hier beispielsweise an Bions Konzepte des »containings«, das eine aufnehmende Facette betont, und der »negative capability«, die das Aushalten von Unwissen und Verwirrung beschreibt, erinnern. Aus unserer Sicht wird die gleichschwebende Aufmerksamkeit am besten als eine **Haltung rezeptiver Offenheit** nach innen und außen gekennzeichnet, die mit einem weiten, »panoramischen« Blick dem gesamten Therapiegeschehen in all seinen Facetten geöffnet ist. Das ist für verhaltenstherapeutisch geschulte Praktikerinnen wahrscheinlich anfänglich nicht so einfach. Sich einzugestehen und zu erlauben, auch (stark) unangenehme, negative oder ablehnende Gefühle, Fantasien und Impulse gegenüber unseren Patientinnen zu haben, passt schwer in die vermittelten Therapiemodelle und -praktiken. Wir möchten daher an dieser Stelle ermuntern, diese mutig und ehrlich in den Blick zu nehmen, auch die Wege, wie wir sie bisher »losgeworden« sind, vielleicht über rationalisierende, den Patienten entschuldigende Erklärungen oder Reaktionsbildungen.

Die zweite Komponente der klassischen psychoanalytischen Haltung ist die der **Abstinenz**. Dieses Konzept hat sich, wie auch das der gleichschwebenden Aufmerksamkeit, über die Zeit verändert und erweitert (siehe z. B. Körner 2014). Zunächst bezog es sich auf die Analysanden mit dem Ziel, das Agieren von unbewussten Wünschen innerhalb und außerhalb der Therapie zu unterbinden, diese dadurch im therapeutischen Raum, insbesondere der Übertragung zu bündeln und hier zu intensivieren, um sie schließlich (wieder) auf einer sprachsymbolischen Ebene verfügbar zu machen. Die Abstinenzforderung betraf schließlich auch die Analytiker selbst. Durch die Kontrolle des eigenen Verhaltens sollten sie vermeiden, der an sie herangetragenen Übertragung in irgendeiner Weise handelnd entgegenzukommen, ihre Gegenübertragung oder deren Widerstände zu agieren oder gar eigene Wünsche an und mit den Patienten zu befriedigen. Abstinenz beschreibt heute am ehesten eine **professionelle Distanz und Zurückhaltung** zum Schutze der Patientinnen und als methodisches Element der Therapie.

Natürlich wissen wir heute, auch die Psychoanalyse (siehe die Beiträge der Objektbeziehungstheorien, der Selbstpsychologie und Säuglingsforschung), dass der Mensch nicht nur aus Triebregungen besteht und nur diese in Beziehungen einbringt, sondern eine zwischenmenschliche Beziehung um ihrer selbst willen sucht und ihrer Bedarf. Eine solche anzubieten mit Empathie, Wärme und Resonanz kann aus heutiger Sicht sicher nicht als Abstinenzverletzung angesehen werden. Gleichzeitig gilt, dass den Fantasien und Projektionen der Patientinnen umso mehr Raum gegeben wird, je weniger wir als Realpersonen und aktiv Handelnde in Erscheinung treten. Diese werden dann wiederum dem heilenden Verstehen zugänglich. Hier hängt es von der Einschätzung der Störungsschwere ab, inwiefern solche Prozesse als therapeutisch hilfreich, störend oder gar schädlich anzusehen sind.

Die Abstinenz, wie auch der äußere Rahmen und die gleichschwebende Aufmerksamkeit sind basale, idealtypische Setzungen, die die Entfaltung unbewusster Dynamiken ermöglichen, sie durch ihren Referenzcharakter sichtbar und so verstehbar machen. Sie haben in den psychodynamischen Behandlungsverfahren also eine vorwiegend methodische Bedeutung im Dienste der Einsicht. Bezogen auf die Haltung im Sinne der beschriebenen rezeptiven Offenheit und Abstinenz können wir daher von einer methodischen Haltung sprechen, in der Aspekte der Haltung selbst Teil der Methode sind.

Wir möchten die eben erwähnten Elemente der Abstinenz und der gleichschwebenden Aufmerksamkeit an dieser Stelle bereits ergänzen um die sogenannte symbolische Einstellung, die wir in Kapitel 4.1.4 ausführlich darstellen. Diese Einstellung ist durch einen spezifischen Blick auf das konkrete Geschehen charakterisiert, der es nicht nur als solches, sondern auch als symbolisches Geschehen versteht, dem, noch ohne, dass wir darum wissen, Sinn und Bedeutung innewohnen.

Hier deuten wir bereits einen weiteren Kontext an, in den die methodische Haltung eingebettet ist, eine umfassendere Haltung gewissermaßen, die über die Haltung als methodisches Element hinausgeht und sie umgreift. Nach außen entspringt der Haltung als Methode folgerichtig das **therapeutische Handeln**, nach innen wiederum geht ihr ein impliziter und expliziter **therapeutischer Background** voraus, der aus einem therapiebezogenen Menschenbild, dem therapeutischen Selbstverständnis, methodeninhärenten Werten und zugrunde liegenden Theorien besteht. Diese wiederum erwachsen – im besten Fall kongruent – aus dem persönlichen **Selbstverständnis,** einem **Menschenbild** und tief gefühlten **Werten**. Abb. 4-2 zeigt die verschiedenen umeinanderliegenden Schichten, von denen die methodische Haltung eine ist. Die zwei Pfeile deuten an, dass einerseits vom Therapiegeschehen Impulse und Stimuli nach innen gehen und in Kontakt mit den verschiedenen Schalen treten, die das Geschehen »auffangen«, und andererseits eine Konkretisierung und handelnde Veräußerlichung der innewohnenden Grundlagen stattfindet.

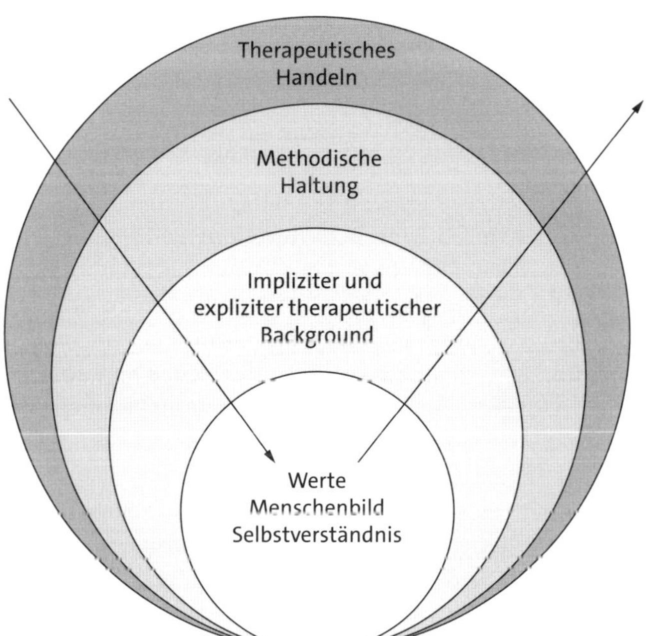

Abb. 4-2: Die verschiedenen Schalen, die die methodische Haltung umgeben.

Der Weg führt also von den persönlichen Werten und Vorstellungen über die Wahl und Aneignung eines entsprechenden therapeutischen Backgrounds zur methodischen Haltung, die wiederum folgerichtig das therapeutische Handeln prägt. An dieser Stelle treffen wir auf einen potenziellen Konflikt. Wenn wir die Linie von innen nach außen für einen Verhaltenstherapeuten nachzeichnen, so würde der Ring der methodischen Haltung wahrscheinlich nicht die spezifischen Inhalte der Psychodynamikerin beinhalten. Hier würden wir dann vielleicht Elemente der humanistischen Tradition oder eine methodische Haltung von Transparenz, Veränderungsorientierung oder Problembewältigung finden. Mit Rugenstein (2019, S. 50 ff.) könnten wir von einer Haltung des »Machens« sprechen und sie zu einer des »Lassens« kontrastieren.

Wie kommt nun also der Verhaltenstherapeut zur Integration von Abstinenz und gleichschwebender Aufmerksamkeit im psychodynamischen Sinne?

Wir sind der Ansicht, dass die verhaltenstherapeutische Methodenoffenheit die Möglichkeiten bereitstellt, ihre eigene Methodik und Herangehensweise zumindest momentweise oder »parallel« psychodynamisch zu transzendieren oder »zu hintergehen«, um diesen inneren Akt wiederum als Methode und Herangehensweise in ihr Repertoire zu integrieren. Ja ein solches inklusives und aneignendes Vorgehen kennzeichnet die methodische Haltung vieler Verhaltenstherapeutinnen wohl sogar recht gut. Das wäre unser Vorschlag, eine »hilfreiche Kognition«, die es möglich machen könnte, die unterschiedlichen methodischen Haltungen zeitweise für die Praxis miteinander zu verbinden.

Hier taucht nun aber ein weiteres Problem auf, eines aus praktischer Perspektive. Denn wir glauben nicht, dass eine vollständige Umsetzung der methodischen Haltung der tiefenpsychologischen Tradition für die Verhaltenstherapie möglich ist, ohne sich selbst dabei zu »verraten«. In der verhaltenstherapeutischen Praxis ist es schwer, Abstinenz und gleichschwebende Aufmerksamkeit zu realisieren. Wir können möglicherweise nicht umhin, auch »infantile« Wünsche auf gewisse Art zu befriedigen, die sich an psychoedukative oder übende Interventionen heften. Ebenso müssen wir inhaltliche Setzungen vornehmen, das Therapiegeschehen bewerten und Aspekte gewichten (das tun Analytikerinnen im Übrigen auch), inwiefern die Therapie dem Plan folgt, welche Interventionen zu welcher Zeit in welcher Form umgesetzt werden oder nicht und wie erfolgreich diese sind. Wir können uns also nicht auf ein unvoreingenommenes Beobachten oder unser Handeln auf ein Minimum beschränken. Dennoch glauben wir, dass zumindest in kritischen Phasen oder Momenten eine solche Haltung eingenommen und mit der Zeit zu einer Art zweiter Hintergrund werden kann. Sie kann uns als Referenz in subtiler Form erhalten bleiben und helfen, die Motive beiderseitiger Abweichungen vertiefter zu reflektieren.

Neben den genannten Punkten möchten wir aber zusätzlich über die wenigen Haltungselemente der Psychodynamiker ein Stück hinausgehen, denn diese stehen ja nicht in der Luft. Wir glauben, dass die in der Abbildung dargestellten Schichten der **Haltung als »stimmiges Ganzes«** insgesamt als Referenz, als »innerer Rahmen« funktioniert (mit gleichschwebender Aufmerksamkeit und Abstinenz als mindestens zeitweisen Bestandteilen) und uns auf ein bedeutsames psychodynamisches Geschehen hinweisen kann. Wir gehen dabei von einer herzustellenden Basis höchster Stimmigkeit, »interner Konsistenz« und Kongruenz der verschiedenen Schichten aus. Diese sollte sich in einem ebensolchen integrierten Gefühl des Wohlbefindens, des Bei-sich-Seins und der Stimmigkeit ausdrücken. Gefühle der **Unstimmigkeit** werden vor diesem Hintergrund dann zum **Hinweisreiz**, das psychodynamische Verstehen hinzuzuschalten.

Arbeitsblatt 2 (→ Anhang) bietet eine Hilfe an, die verschiedenen Schalen zu explizieren und eine Art Verfassung zu schreiben, die eine stimmige Basis als erweiterte Referenz der Haltung bildet. Viele Verhaltenstherapeutinnen sind mit der Wertearbeit, wie sie die ACT (Hayes 2019) vorschlägt, vertraut und können diese hierfür zurate ziehen.

Im Rückblick auf die Bestimmung des **äußeren Rahmens** möchten wir darauf hinweisen, dass dieser stark von den verschiedenen Schichten unserer Haltung informiert ist bzw. es sein sollte. Er ist im besten Fall die von uns gestaltete therapeutische Umwelt, die unserem Wesen, unseren Vorstellungen und Werten entspricht. Denn ist sie das, ist sie ebenso an unseren Sensor für Stimmigkeit angeschlossen und wir spüren, was dort passiert, ohne ständig darüber nachdenken und es »händisch« prüfen zu müssen. Wir können uns in ein Wohlbefinden entspannen, das aus einer stimmigen Haltung und einer entsprechend gestalteten, therapeutischen Umwelt erwächst. Störungen dieses Wohlbefindens weisen uns auf Veränderungen in der unbewussten Handhabung der Referenzen durch den ein oder anderen Beteiligten hin. Die Klärung derselben ist dann nicht nur erhellend und einsichtsfördernd, sondern stellt gleichzeitig unser Wohlbefinden wieder her. Abb. 4-3 stellt den von uns angedachten Zusammenhang noch einmal grafisch dar. Die entsprechenden Veränderungen in sich zu registrieren, fordert jedoch ein hohes Maß an Achtsamkeit, Selbstreflexion und Ehrlichkeit, um nicht einem »bequemen« Wohlbefinden den Vorrang zu geben und ein wichtiges Geschehen zu übersehen. Ein achtsamer und kritischer Blick auf das Therapiegeschehen auch jenseits des Gefühls von Stimmigkeit sollte insofern auch Teil unserer Haltung sein. Supervision, Weiterbildung und Selbsterfahrung können von außen einen solchen Blick ermöglichen.

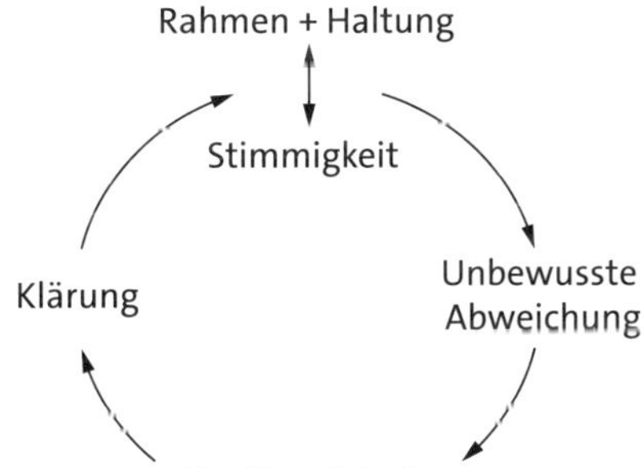

Abb. 4-3: Idealtypischer Zusammenhang von Rahmen, Haltung und Stimmigkeit im Therapiegeschehen.

ÜBUNGEN

1. Bearbeiten Sie das Arbeitsblatt 2 (→ Anhang). Suchen Sie nach einer Therapiesituation, in der Sie von dieser Haltung abgewichen sind. Versuchen Sie zu verstehen, wie es dazu kam.
2. Welche Formulierungen könnten Ihnen helfen, die Haltung zu vermitteln oder zu schützen?

4.1.3 Übertragung–Gegenübertragung

In den vorherigen Kapiteln hatten wir gesehen, wie die Bestimmung des äußeren Rahmens und der therapeutischen Haltung Instrumente bereitstellen, um unbewusste Dynamiken einzuladen und gleichzeitig aufzuspüren. Stellen wir uns den äußeren Rahmen als einen aufgespannten Raum und die methodische Haltung darin als vertikalen Bezugspunkt vor, dann ist das Übertragungsgeschehen eine horizontale Linie, die Therapeutin und Patient miteinander verbindet. Über diese Achse nähern wir uns von einem unspezifischen Erkennen und Spüren einer bedeutsamen Psychodynamik dem Verstehen ihrer qualitativen und gefühlten Bedeutung.

Die **Übertragung** ist nach klassisch-psychoanalytischem Verständnis ein im regressionsfördernden therapeutischen Setting auftretender Prozess, bei dem überwiegend unbewusste Wünsche, Impulse, Befürchtungen, Fantasien, Erwartungen und Gefühle, die den frühen Bezugspersonen galten, zunehmend an das therapeutische Gegenüber herangetragen werden (z.B. Freud 1900 1912a). Diese Form der Beziehung geht damit deutlich über eine – aus heutiger Sicht davon kaum abgrenzbare – »Realbeziehung« hinaus. Körner (2018) nennt die Übertragungsbeziehung eine durch das analytische Setting »entfesselte Alltagsbeziehung« (S. 35), in die sonst unbewusste Erlebensweisen, Fantasien und Handlungsentwürfe einfließen. Durch die Offenheit und die mit der Abstinenz erzeugte Unbestimmtheit der analytischen Situation sind die Patientinnen »gezwungen«, auf bewusst und unbewusst bereitliegende Beziehungsentwürfe zurückzugreifen und die Offenheit letztlich »mit sich« zu füllen. Mit der Zeit und zunehmender Regression wachsen immer mehr psychisch frühere und tief unbewusste Erlebensweisen in diesen geschützten Rahmen hinein und können hier über ein gemeinsames empathisches Verstehen nachreifen, erweitert und verändert werden.

Historisch wurde die Übertragung jedoch zunächst als Widerstand und Störung der Einsicht angesehen. Es galt, sie zu vermeiden, denn sie erschien nur wie der »neueste Trick« der Neurose, die in ihrer Bedeutung unverstandenen infantilen Wünsche und Konflikte nun eben in der Therapiebeziehung auszuleben, statt sie mittels Einsicht aufzugeben. Die analytische Arbeitsbeziehung würde so durch die Übertragung korrumpiert und als Verständnisinstrument unbrauchbar. Wir könnten hier etwas plakativ an einen Patienten mit einer abhängigen Persönlichkeit denken, dem die Therapie mehr zur Erfüllung seiner Abhängigkeitswünsche verhilft, als dass damit ein manifester, tieferer Veränderungswunsch verbunden wäre. Gleichzeitig bringt er aber so seine Problematik direkt ins Behandlungszimmer ins Hier und Jetzt der Beziehung. Genau darin wurde schließlich auch das Heilungspotenzial der Übertragung erkannt (Freud 1912a, S. 374 f.). *Weil* die Probleme sich mit der Übertragung als »letzte Schöpfungen« (Freud 1905b, S. 279 f.) in der Beziehung wie in einer Sackgasse oder Falle sammeln und aktualisieren (»Übertragungsneurose«), können sie in dieser auch verstanden und verändert werden.

Die **Gegenübertragung**, d. h. der Einfluss der Übertragung des Patienten auf das unbewusste Erleben der Analytikerin, wurde von Freud (1910 1912a) ebenfalls und im Gegensatz zur Übertragung nahezu durchgängig als potenziell störender Einfluss beschrieben, den es zu »erkennen und bewältigen« gelte (Freud 1910, S. 108). Die Lehranalyse fungierte in der Folge als Instrument, dieser Forderung Rechnung zu tragen.

Wenn wir die Gegenübertragung als das Gesamt der inneren und äußeren Reaktionen der Analytikerin auf die Person und Übertragung des Patienten (Laplanche & Pontalis 1973, S. 164) ansehen, so beziehen sich beide, Übertragung und Gegenübertragung, wahrscheinlich nicht willkürlich aufeinander. Dass in dieser nicht-willkürlichen Bezogenheit und Bedingtheit auch eine potenziell hilfreiche Kommunikations- und Erkenntnismöglichkeit liegt, wurde erst relativ »spät« anerkannt. Erstmals formulierte Paula Heimann (1950) entschieden auch die positiven Möglichkeiten der Gegenübertragung im Sinne eines »instrument of research into the patient's unconscious« (S. 81).

Es folgten vor allem die Objektbeziehungstheoretiker, die in der Gegenübertragung, z. B. über die projektive Identifizierung, eine Kommunikation unbewusster Inhalte des Patienten an die Analytikerin erkannten. Kernberg wiederum sieht in der Gegenübertragung u. a. ein Wahrnehmungsinstrument zum Verständnis beim Patienten aktivierter verinnerlichter Selbst-Objekt-Dyaden und ihrer Abwehrdynamik.

In den modernen Vorstellungen, insbesondere im Kontext der »intersubjektiven Wende« (z. B. Altmeyer & Thomä 2016), wird das Übertragungsgeschehen als ein sich gegenseitig bedingendes, ko-kreiertes, dynamisches Ganzes verstanden, in dem unbestimmbar sei, was Eigenes oder Fremdes, Aktives oder Reaktives und Reales oder Übertragenes ist. Beide, Analytiker und Analysandin, kreieren ein Drittes, ein unbewusstes interpersonales Feld, aus dem bisher unbewusste Bedeutungen emergieren können. Es ist nach diesen Vorstellungen also nicht so, dass es sich bei Übertragung und Gegenübertragung um etwas mechanisch sich Wiederholendes handelt, und sie können auch nicht immer eindeutig biografischen Situationen zugeordnet werden. Vielmehr haben wir es mit einer gemeinsamen »Neu-Schöpfung« zu tun, in der dennoch die unbewussten Anliegen, jedoch neu und frisch, verwoben mit der Persönlichkeit der Therapeutin eingearbeitet sind. Ihre Deutung erhält zwangsweise einen ko-kreativen, ebenso schöpferischen Charakter. In den heute dominierenden psychodynamisch orientierten Therapieformen bildet ein so verstandenes Übertragungs-Gegenübertragungs-Geschehen die Zentralachse, das Hauptmedium und wichtigste Verständnisinstrument unbewusster »Problemaktualisierungen«. Hier zeigen sich praktisch alle psychodynamischen Phänomene, die wir bisher referiert haben, und werden greifbar und konkret.

Wie gesagt, ermöglicht die Wahrnehmung des Übertragungsgeschehens eine thematische Annäherung an problemrelevante Inhalte. Das gelingt aber nur dann, wenn wir uns von Übertragung und Gegenübertragung ein Stück weit »erfassen« lassen. Wir sollten, wie bereits erwähnt, bereit sein, auch sehr unangenehme Gefühle von Druck, Falschheit, Angst, Verwirrung, Verachtung, Ekel und Ärger bis hin zu Hass gegenüber unseren Patientinnen zuzulassen und anzuerkennen. Auch das zeitweise Unwissen und Nicht-Verstehen ihrer Bedeutung gehört dazu. Den uns durch das verhaltenstherapeutische Methodenrepertoire angebotenen »Auswegen«, uns z.B. durch Erlernen und Anwendung der neuesten Techniken von diesem Erleben zu befreien, sollten wir zumindest probeweise widerstehen. Aus psychodynamischer Sicht hätten wir es hier mit einem Gegenübertragungswiderstand zu tun, einem Vermeidungswunsch, in der Therapiebeziehung das zu fühlen, was wir fühlen, den wir agieren – und wenn wir ehrlich zu uns sind, können wir das auch spüren. Wir wollen solche Gefühle nicht haben, sie erscheinen uns unangemessen, anstößig, »un-humanistisch«, sie sind unangenehm und störend, vielleicht sehen wir in ihnen »nur« eine rein »persönliche« Reaktion, eine Antipathie. Aus unserer Sicht ist es überaus lohnend, und dazu möchten wir einladen, die Gesamtheit des eigenen Erlebens (durchaus auch des positiven oder angenehmen) zumindest hypothetisch als Teil des Gegenübertragungs-Übertragungs-Geschehens anzusehen. Die Befreiung und Befriedigung, die mit einem therapeutisch fruchtbaren Verstehen desselben einhergehen, sind die zeitweisen Mühen sicher wert und schlagen den vermeidungsmotivierten Rückgriff auf Methode und Technik. Ja, das Verstehen führt erst dazu, die Technik »treffend« einzusetzen (siehe nächstes Kapitel).

Wir möchten also ermutigen, sich den emotionalen Einbindungen nicht zu entziehen, sondern sich auf sie einzulassen. Dann können wir erleben und beobachten, wie unbewusste oder in ihrer Bedeutung noch unverstandene emotionsgetriebene Prozesse in Gang gesetzt werden, Stimmungen uns ergreifen, Impulse, Körpersensationen, Fantasien und Assoziationen auftauchen, die uns in komplementäre Rollenübernahmen (Sandler 1976) und »Szenen« (→ Kapitel 4.2.1) einbinden, in denen wir – in der Regel erst nachträglich(!) – erkennen und erfühlen können, »was da geschehen ist«, welches »Stück« gespielt und welche Themen und Konflikte im Raum abgearbeitet wurden.

Neben dem emotionalen Involviertsein braucht es dafür jedoch auch eine gewisse »Zuschauerposition«, die wir uns immer auch (wieder) bewahren oder erarbeiten sollten. Denn wenn beide, Therapeutin und Patientin, im Rahmen von Übertragung und Gegenübertragung nur ins emotionale Geschehen eingebunden und an ihm beteiligt wären, wo könnte dann noch Verstehen wachsen? Patientenseitig wurde eine solche Fähigkeit, das Geschehen einerseits zu erleben und andererseits darüber nachzudenken, mit dem Begriff der therapeutischen Ich-Spaltung umschrieben, was nicht jedem von Anfang an leicht oder überhaupt möglich ist. Die Verantwortung für die Einnahme und Bewahrung einer solchen reflektierenden und verstehenden Position liegt daher hauptsächlich beim Therapeuten, der sie sich durch Ausbildung und Selbsterfahrung als Haltung erarbeitet und mittels der situativen »professionellen Asymmetrie«, in der er möglichst keine persönlichen »Aktien« in der Beziehung zum Patienten hat, bewahren kann.

Es geht also darum, einerseits ein Geschehen wirklich und lebendig zu erfahren, andererseits sich auch wieder davon distanzieren und einen reflektierenden Blick auf das Geschehen und Erleben zwischen beiden Beteiligten werfen zu können. Diese Fähigkeit oder Perspektive wird manchmal mit den Formulierungen der **dritten Position** oder **Triangulierung** beschrieben, in modernen Begrifflichkeiten könnte man auch die Fähigkeit zur Mentalisierung mit einer solchen Positionierung in Verbindung bringen. Historisch wird die trianguläre Struktur mit der ödipalen Situation, insbesondere mit dem Hinzutreten des Vaters zur Mutter-Kind-Dyade assoziiert. Die dyadische Bezogenheit erhält einen dritten Blick, einen gemeinsamen, neuen Bezugspunkt und die Möglichkeit zu einer weiteren Beziehung unter zeitweiliger Suspension der anderen. Für die therapeutische Situation können wir uns die dritte Position als Spitze eines Dreiecks über der horizontalen Übertragungslinie vorstellen, von der das Ganze des Beziehungsgeschehens deutlich wird. Mit einer solchen Positionierung erfolgt nach dem historischen Schritt von der Übertragung zur Gegenübertragung ein dritter Schritt, quasi eine Etage nach oben. Die zurückgenommene, beobachtend-wahrnehmende Haltung, die Freud dem Analytiker als »Übertragungsempfänger« zuschrieb, wird jetzt zum Kennzeichen der dritten Position, von der nun auch die Gegenübertragung betrachtet wird.

In der therapeutischen Praxis beobachten und erleben wir aus dieser Position vielleicht, wie unsere Patientinnen uns unangemessen oder unpassend erscheinende Wünsche, Impulse oder Handlungen antragen. Oder wir spüren, wie sie diese vermeiden, einen Widerstand gegenüber gewissen Inhalten und Beziehungsformen zeigen. Wir müssen besonders viel trösten, finden uns in Machtrangeleien wieder, erleben unsere Patienten als besonders unterwürfig oder ängstlich, werden wie eine beste Freundin behandelt oder erfahren heftige Zurückweisungs-, Enttäuschungs- und Ärgerreaktionen. Es scheint uns fast offensichtlich, dass wir mit diesem Verhalten unmöglich gemeint sein können und gleichzeitig finden wir uns momentweise mit der uns angetragenen Rolle identifiziert oder reagieren mit Gefühlen der Ablehnung und Strenge.

Es geht hier offensichtlich um Themen, Wünsche und Erwartungen, mit denen unsere Patientinnen innerlich ringen, wobei wir zu einem äußeren Stellvertreter einer Partei dieses Kampfes werden. Der innere Konflikt re-externalisiert sich und wird nun auf der Bühne der Therapie ausgetragen. Uns werden gewisse Impulse und Wünsche angetragen, die sich zugleich den versagenden, missbilligenden und strafenden, aber auch verführenden oder verwöhnenden Instanzen der frühen Kindheit oder des seelischen Apparates gegenübersehen (Übertragung). Die Therapeutin sieht sich mit diesen Instanzen identifiziert oder erlebt das Beziehungsangebot des Patienten als fremd oder unangemessen (Gegenübertragung). Eine solche Übertragungs-Gegenübertragungs-Konstellation können wir am ehesten mit der **Konfliktdimension** in Verbindung bringen. Die Therapeutin würde in dieser Perspektive das Geschehen mit einer abstinenten, wahrnehmenden Haltung handhaben, um es zu gegebener Zeit patientenzentriert zu deuten. Ein solcher Fokus auf die Übertragung des Patienten und vor allem in Bezug zu den biografischen Primärfiguren kann nach Körner als »Arbeit an der Übertragung« (2018, S. 52 ff.) beschrieben werden. Sie hat meist etwas Einleuchtendes, aber auch Distanziertes.

Wir können Übertragung und Gegenübertragung aber auch mehr als eine affektiv getönte und bestimmte Bezogenheit erleben, als Beziehungsweise. Da ist ein schwacher, trauriger Patient, demgegenüber wir uns als empathisch, machtvoll Helfende erleben. Oder vor uns sitzt eine unbekümmerte »Bummelstudentin«, gegenüber der wir uns als besorgte Elternfigur fühlen. Ebenso können wir einen abweisenden, zurückgezogenen Patienten erleben, während wir eine wahnsinnige Wut und Verachtung entwickeln. In einem solchen Beziehungserleben wird deutlich, wie Übertragung und Gegenübertragung Komplemente sind, die eine verinnerlichte Beziehungserfahrung oder -fantasie abbilden. Durch unser Gegenübertragungserleben, z. B. als wütende Figur, können wir erschließen, wie unser Gegenüber wahrscheinlich erlebt, z. B. der zurückgezogene Patient möglicherweise in großer Angst vor einer solch wütend-verächtlichen Figur ist.

Das, was sich so zeitweise in der Begegnung auf die äußeren Beteiligten verteilt, können wir als Teil des konflikthaften innerseelischen Beziehungs-Set-ups unserer Patienten verstehen, das sich aus Gründen der Abwehr bzw. des Widerstandes auf diese Art verteilt und gestaltet. Hier geht es nicht zentral um konflikthafte Inhalte in Bezug zu einer inneren und in der Übertragung veräußerten Instanz, sondern um die Konflikthaftigkeit der Beziehungen selbst. Das kann die Bezogenheit von Selbst- und Objektrepräsentanz betreffen, aber auch ganze Selbst-Objekt-Dyaden, die mit der Aktivierung einer anderen Dyade abgewehrt wird. Das äußere Erleben und Verhalten wird als Abbild und Ausdruck der verinnerlichten, konflikthaften Selbst- und Objektrepräsentanzen und ihrer Bewältigung verstanden. Die Gegenübertragung komplettiert dabei die innere Beziehungsstruktur, deren Konflikthaftigkeit wir nachgehen können.

Die hier skizzierte Sichtweise ist unschwer mit der **Beziehungsdimension** in Verbindung zu bringen, die wir in Kapitel 3.2 dargestellt haben. In dem Zusammenhang sei die weit verbreitete Unterscheidung Rackers (1957) einer **konkordanten** und **komplementären Gegenübertragung** erwähnt. Die erste bezeichnet eine Identifikation, ein Mitschwingen und Miterleben mit dem mehr oder weniger bewussten Selbsterleben bzw. Selbstanteil einer Patientin. Die komplementäre Gegenübertragung entspricht hingegen dem Erleben und einer Identifikation mit der das Selbsterleben oder den Selbstanteil ergänzenden Objektrepräsentanz. Wir spüren also entweder, wie sich der Patient erlebt, z. B. ängstlich und klein, oder andererseits gegenüber was oder wem er sich so erlebt, z. B. einer strengen Objektrepräsentanz, mit der wir im Erleben von Ärger und Härte identifiziert sind.

In einem solchen Kontext wird die Handhabung der Übertragung durch den Therapeuten mehr die Qualität einer »Arbeit in der Übertragung« (Körner 2018, S. 52 ff.) annehmen. Hier nimmt die Therapeutin die Rollenzuschreibung begrenzt an, macht dies auch kenntlich und spricht aus einer gewissermaßen identifizierten Position zum Patienten. Die Therapeutin kehrt also aus der dritten Position und mit dem dort gewonnenen »Material« wieder in die eigene, affizierte Situation zurück, bewahrt sich aber auch den Blick auf das Ganze. Es geht also um die Realisierung einer subtilen Balance aus Involviertsein und beobachtender Reflexion, die ebenso balanciert wieder in die gemeinsame Kommunikation zurückfließen soll. Das ermöglicht ein emotional stark wirksames Durcharbeiten in der Beziehung und vermittelt gleichzeitig eine korrigierende Erfahrung.

Neben den bisher genannten Formen des Übertragungs-Gegenübertragungs-Geschehens wollen wir noch eine Dritte anführen. Hier erleben wir uns als Therapeutinnen in der Gegenübertragung stark involviert, emotional eingebunden, unter Druck und zum Handeln gedrängt. Unser Denken scheint wie gelähmt, wir fühlen uns hilflos und überfordert und ringen um Orientierung und Kontrolle. Patientenseitig beobachten wir möglicherweise eine Übertragung, in der wir existenziell gebraucht erscheinen, jetzt, dringend, und funktionalisiert oder regelrecht benutzt werden. Wir tauchen als eigenständige Person kaum auf, sondern es werden gewisse Funktionen und Aufgaben erwartet und benötigt. In hohem Tempo prasseln Fragen auf uns ein und kaum, dass wir beginnen, sie zu beantworten, werden bereits die nächsten formuliert. Könnten wir bitte etwas ausdrucken, es ist wirklich wichtig oder doch dort mal unbedingt anrufen. Ein anderer Patient wirkt ausgesprochen hilflos und ratlos, weint heftig und ist kaum zu beruhigen, während wir katastrophische Fantasien entwickeln oder der Patient selbst uns schreckliche Szenarien ausbreitet. Wir bemerken vielleicht irgendwann, wie wir schon lange, uns immer wieder wiederholend beruhigend auf den Patienten einreden, ihn an Termine im Studium erinnern oder uns heftig verbünden und in irgendeiner Form dabei sind, unser Erleben, das des Patienten oder unseren Widerstand dagegen zu agieren.

Eine andere Patientin scheint wiederum kaum in der Lage zu sein, Gefühle wahrzunehmen, geschweige denn zu formulieren und wir sehen uns in der Position, Vorschläge und Hypothesen anzubieten. Die Übertragungsbeziehung ist hier noch keine wirkliche Beziehung, sondern mehr ein Brauchen, in dem Funktionen an den Therapeuten delegiert werden. In der Gegenübertragung spüren wir entsprechend Druck, vielleicht auch Hilflosigkeit und Überforderung. Diese Form der Übertragung und Gegenübertragung kann vor allem über die **Strukturdimension** und diesbezügliche Defizite verstanden werden. Im Umgang damit wird in der Regel ein weniger regressives, haltgebendes Setting, ein strukturierteres Vorgehen, mehr Aktivität der Therapeutin und die zeitweise Zur-Verfügung-Stellung von Ich-Funktionen empfohlen.

Wir wollen an der Stelle noch einmal daran erinnern, dass aus unserer Sicht alle drei Dimensionen gleichzeitig wirksam und präsent sind, das Geschehen aber möglicherweise mehr von dem einen oder anderen Aspekt geprägt ist. Tab. 4-1 gibt einen Überblick über die möglichen Erfahrungsformen von Übertragung und Gegenübertragung und ihrer »typischen« Handhabung vor dem Hintergrund der unterschiedlichen Perspektiven. In der letzten Zeile haben wir unter »Gemischt« zwei weitere Formen dargestellt, in denen sowohl die Struktur- als auch die Beziehungsperspektive anwendbar sind. So sind nach Kohut Selbstobjektübertragungen für manche Patienten neben dem Beziehungsaspekt der Spiegelung etc. von elementarer Bedeutung, um die Kohärenz des Selbsterlebens zu sichern und Fragmentierungsgefahren abzuwenden, was auch einem Strukturaspekt entspräche. Ebenso kann das Bion'sche Container-contained-Modell als projektiv-identifikatorische Form der Objektbeziehung angesehen werden, aber auch als Funktionsübernahme im Sinne der Symbolisierung.

Perspektive	Übertragung	Gegenübertragung	Handhabung
Konflikt	Frühere Bezugspersonen, an die infantile Wünsche und Affekte gerichtet werden, Instanzen des Strukturmodells	Druck und »Verführung«, auf Wünsche einzugehen; Identifikation mit einer der Instanzen oder den frühen »Vorbildern« (z. B. Elternimagines)	Abstinenz, Versagung, Deutung
Beziehung	Zuweisung von Selbst- oder Objektrepräsentanzen an den anderen	Erlebte Rollenzuweisung, Identifizierung, Druck, entsprechend der Rolle zu handeln bzw. bereits Agieren der Rolle	Klarifizieren der Pole, Deutung vor dem Hintergrund der Abwehr von Selbst- und/oder Objektrepräsentanzen
Struktur	Funktionszuweisung, »Brauchen«	Druck, Dringlichkeit, Sorge, Funktionsübernahme, Agieren	Ich-Funktionen zeitweise zur Verfügung stellen, mehr Präsenz und Aktivität, »Prinzip Antwort«, Strukturaufbau
Gemischt	Inhalte werden mittels projektiver Identifizierung ins Gegenüber verlegt; Selbstobjektübertragungen bzw. Widerstand dagegen	Container, Affektive Affizierung durch projektive Identifizierung; (nicht) gebraucht und zu etwas gemacht werden (Spiegel, Idealobjekt, Zwilling etc.)	Containing, »träumerische Verwandlung«, Symbolisierung; Übertragungswider-stand bearbeiten, begrenzte empathische Annahme der Übertragung, behutsame Realitätsannäherung

Tab. 4-1: Übertragung und Gegenübertragung aus Sicht von Konflikt, Beziehung und Struktur.

An dieser Stelle wollen wir auf einen Punkt, den wir mit dem »containing« bereits angedeutet haben, genauer eingehen, nämlich eine vierte Form des Erlebens und Verständnisses von Übertragung/Gegenübertragung. Hier fungiert die **Übertragungsbeziehung als Kanal, Gefäß und Instrument der Symbolisierung** bisher unbewusster oder nicht (vollständig) symbolisierter Inhalte. Nicht das Verstehen eines Rollen- oder Beziehungsgeschehens steht dabei im Zentrum, wenngleich es sich um Beziehungsinhalte handeln mag, sondern ein emotionales Sinnverstehen bisher nicht bewusster oder vollständig symbolisierter Inhalte aus einer intersubjektiven Matrix heraus. Dieser Perspektive liegt die Annahme zugrunde, dass Übertragung und Gegenübertragung sich im Unbewussten verschränken und einen Überschneidungsbereich bilden, in dem die Subjektgrenzen verwischen und aus dem kreative Neubildungen emergieren. Beispielhaft für eine solche Sichtweise möchten wir die Vorstellungen Thomas

H. Ogdens (1994, 1996, 2004, 2016) darstellen, die uns hilfreich erscheinen, besonders zum Verständnis auch scheinbar unverständlicher oder abwegiger Gegenübertragungsphänomene.

Ogden (2016) geht davon aus, dass sich im analytischen Prozess die bewusste und unbewusste Subjektivität der Beteiligten zu einer gemeinsamen, unbewussten Intersubjektivität verbinden, die er das **analytische Dritte** nennt. In ihm mischen sich die bewussten und unbewussten Elemente beider, woraus gemeinsame Schöpfungen emergieren, in denen Teile des einen mit denen des anderen angereichert werden. Die Beteiligten stehen dabei sowohl innerhalb als auch außerhalb der unbewussten Intersubjektivität, sie bilden diese und beziehen sich gleichzeitig darauf. In dieser Konstellation werden auch die scheinbar unbedeutenden, privaten oder profanen Inhalte, die im Bewusstseinshintergrund des Analytikers ablaufen, der »own stuff«, zum validen Material, das die unbewusst vermittelten Inhalte der Patientin präsentiert.

Ogden (ebd.) meint, dass »diese Art von psychischer Aktivität nicht einfach die Unaufmerksamkeit des Analytikers reflektiert, seine narzisstische Selbstbeschäftigung, seine ungelösten emotionalen Konflikte oder dergleichen. In der Reverie zeigt sich vielmehr eine symbolisch bzw. protosymbolisch vermittelte, auf Körperempfindungen beruhende (und häufig noch gar nicht als solche empfundene) Erfahrung des Analysanden, der der Analytiker eine Form gibt. Diese Form nimmt in der unbewussten Intersubjektivität des analytischen Paares Gestalt an – das heißt: im analytischen Dritten.« (ebd., S. 52). Das heißt, im analytischen Dritten entwickelt sich aus den überwiegend unbewusst vermittelten Inhalten des Patienten mithilfe des Stoffes des ganz persönlichen Lebens des Therapeuten als »Baumaterial« eine Illustration eben jener unbewussten Inhalte der Patientin, die wir so erst in der Lage sind nachzufühlen, in ihrer Bedeutung zu verstehen und uns anzueignen. Das scheinbar nur Persönliche wird so zum validen Gegenübertragungsinhalt und gibt dem unbewussten Erleben des Patienten eine für uns verstehbare Form, Struktur und emotionale Tönung, die wir dann in unseren Bildern, Worten und Beschreibungen wieder zur Verfügung stellen können. Der Patient kann das Eigene über das Medium jener Fremd-Aneignung und Veräußerung in symbolisierter Form als eigenes (wieder)erkennen, wiederaufnehmen und integrieren. Wir könnten sagen, das analytische Dritte entwickle ein drittes Objekt, in dem sich Eigenes und Fremdes verschränken, wobei nicht mehr auszumachen ist, »wem« ein so erzeugter Inhalt angehört oder zugehört.

Das dritte Objekt ermöglicht ein geteiltes Verstehen aus den jeweiligen Subjektivitäten heraus, an dem Eigenes und Fremdes wahrgenommen, sortiert und (wieder) verbunden werden kann, es ist ein geteiltes und gemeinsames Objekt. Übertragung und Gegenübertragung bilden in diesem Fall eine Art Gefäß, in dem ein Gemeinsames erschaffen wird. Während die dritte Position und Triangulierung mit der Idee des Vaters bzw. dem zweiten Elternteil verbunden ist, können wir beim dritten Objekt eher an ein Kind, eine gemeinsame Schöpfung denken, wobei durch die angelegte Rollenverteilung der Patientin mehr die befruchtende Funktion, der Analytikern mit ihrem Containing, der träumerischen Einstellung (Reverie nach Bion) und ihrer Symbolisierungsfunktion mehr das Austragen und der Geburtsvorgang des gemeinsamen Kindes zukommt. Am Ende ist es aber ein gemeinsames Kind, auf das sich beide mit ihrer Subjektivität beziehen und darüber in einen Austausch kommen.

In den klassischen Vorstellungen ist es der Mechanismus der **projektiven Identifikation**, über den die Vermittlung unbewusster, nicht-symbolisierter Inhalte des Patienten an die Therapeutin geschieht. Ogden sieht in ihr hingegen eine spezifische Form des analytischen Dritten, ein sogenanntes »unterjochendes Drittes« (»subjugating third«; Ogden 2004). Projektiv identifikatorische Prozesse zeigen sich im Gegenübertragungserleben als eine fast zwingende Affizierung durch teils überwältigende Gefühle, Stimmungen, Körpersensationen, Fantasien und Handlungsimpulsen, aber auch Verwirrung, Denkblockaden, Müdigkeit. Erst über die containende und symbolisierende Funktion (mittels der Reverie) der Therapeutin können diese in eine Form gebracht werden, die für den Patienten re-integrierbar ist. Wir sollten also immer in Betracht ziehen, dass wir in unserem Gegenübertragungserleben zum Container solcher Inhalte werden, die, wenn auch zunächst befremdlich erlebt, doch als Teil des Unbewussten der Patientin verstanden werden können.

BEISPIEL

Die temperamentvolle Frau B. berichtet in hoher Lautstärke von einer Mieterhöhung, die sie für ihre Wohnung erhalten habe. Voller Wut stößt sie Beschimpfungen, Anklagen und Verdächtigungen aus. Man wolle sie »rausekeln«, sie »weghaben«, damit die »verwöhnten Kinder« der Vermieter einziehen könnten. In der Gegenübertragungsreaktion der Therapeutin machen sich Gefühle der Bedrängung aufgrund der Laustärke der Patientin breit. Gleichzeitig erinnert sie sich an das fordernde Verhalten der Patientin gegenüber den Vermietern, gewisse Zusatzleistungen in der Wohnung zu erhalten. Zum Teil kann sie also die Vermieter verstehen, besonders während Frau B. wütend und laut über diese herzieht. Die Therapeutin fühlt aber auch ein Gefühl des Verrats, so zu denken, will die Patientin irgendwie beschwichtigen. Beschwichtigen? Um nicht genervt zu werden? Ja, da ist auch Genervtheit und ein wachsendes Gefühl der Ablehnung gegenüber Frau B. Diese verfällt in eine jammernde, anklagende Tonlage, noch immer recht laut, dann wird sie erneut wütend und schimpft. In der Therapeutin entwickelt sich das Gefühl, an die Wand gedrückt und überschwemmt zu werden, bedrohlich und ohnmächtig. Die Lautstärke scheint den ganzen Raum zu füllen, als wäre er zu klein, das alles aufzunehmen. Gleichzeitig fällt der Therapeutin die Kollegin im Nebenraum ein, die auch die Vermieterin des Praxisraumes ist. Sie sieht plötzlich plastisch ihr ernstes Gesicht vor sich, wie sie ihr, etwas mitleidig den Kopf schüttelnd, das Ende des Mietverhältnisses verkündet. Mit den polternden Patienten nebenan könne die Kollegin nicht gut arbeiten. Angst taucht auf und die Therapeutin gerät unter einen Handlungsdruck, die Lautstärke anzusprechen, ohne die Patientin dabei zu sehr zu kränken. Nach einigem Ringen spricht sie es schließlich aus: »Frau B., ich muss Sie bitten, etwas leiser zu sprechen, die Räume sind sehr hellhörig und meine Kollegin nebenan fühlt sich möglicherweise gestört.«

Frau B. hält inne, scheint erst jetzt wieder zu bemerken, dass die Therapeutin anwesend ist. Schließlich stößt sie einen verletzt-anklagenden Satz aus: »Jetzt fangen Sie auch noch an!« Dann schweigt sie. Die Therapeutin fühlt sich schuldig, feige und auch schäbig, die Kollegin als Vorwand benutzt zu haben, um die eigene Bedrängung zu reduzieren.

Das Beispiel zeigt sehr verkürzt, mit welchen Gefühlen und Gedanken die Therapeutin in ihrer Gegenübertragung konfrontiert ist. Der therapeutische Raum scheint zu klein, was auf die Grenzen ihrer containenden Funktion hinweist. Es tauchen Gefühle von Verrat, Ärger, Bedrängung und am Ende Schuld und Schäbigkeit seitens der Therapeutin auf. Sie fühlt sich zunehmend eingeklemmt zwischen der doch auch realitätsangemessenen Wahrnehmung, die Patientin spreche zu laut, der sie bedrängenden (irrationalen) Angst, die Kollegin, die gleichzeitig ihre Vermieterin ist, könne sie vor die Tür setzen, und der anschwellenden Bedrängung durch das laute Schimpfen der Patientin. Die Denkfähigkeit der Therapeutin ist unter der »Attacke« zeitweise außer Kraft gesetzt. Ein inneres Bild der Kollegin taucht auf, mit mitleidigem Gesicht, einem kopfschüttelnden Unverständnis verkündet sie die Verstoßung. Die Therapeutin wählt schließlich im Dilemma zwischen »Schonung« der Patienten, ihrem eigenen Entlastungswunsch und den absehbaren Schuldgefühlen angesichts der Kränkung, die sie der Patienten zufügen würde, einen schmutzigen Kompromiss, der sie mit Schuld und Schäbigkeit zurücklässt.

Nach einigem Nachdenken und Nachspüren der berichteten Inhalte können wir die Elemente Bedrängung, Verstoßung, Schuld seitens der Therapeutin als Kernstücke herauslesen. Patientenseitig zeigen sich eine raumgreifende Wut, Verstoßungsangst und Neid auf die »verwöhnten Kinder«. Die berichteten Themen führen schließlich zu einer Szene, in der die Therapeutin Frau B. auf gewisse Art seelisch fallenlässt bzw. ebenfalls verstößt, was die zunächst etwas abseitig wirkende Reaktion (vielleicht eine Art Fehlhandlung) offenbart: »Jetzt fangen Sie auch noch an!«. Der Satz zeigt überraschend einen Aspekt der unbewussten Übertragung. Wir können vermuten, dass sich in der Art des Verhältnisses zwischen Patientin und Therapeutin, das asymmetrisch wirkt, eine Reinszenierung biografischer Verhältnisse abbildet. In der Tat war Frau B. als älteste Tochter einer alleinerziehenden Mutter nach der Geburt der zwei Jahre jüngeren Zwillinge in eine Verstoßungskonstellation geraten. Wir können uns vorstellen, dass für sie besonders nach der Geburt der Geschwister (die »verwöhnten Kinder«) nur wenig Zeit und Ressourcen übrigblieben, sie möglicherweise mit einem polternden Auftritt (ein Spitzname der Mutter für die Patientin war tatsächlich »Poltergeist«) um Aufmerksamkeit kämpfte. Schließlich sei Frau B., auf Empfehlung der Nachbarin, in einen Kindergarten gegeben worden. Das sind Details, die die Patientin nicht alle selbst erinnern konnte oder vergessen hatte und die erst in Gesprächen mit der Mutter nach und nach auftauchten.

Aus diesen Details wird aber deutlich, wie sehr nicht nur das Therapiegeschehen, sondern auch die zum Teil rein persönlich erscheinenden Fantasien der Therapeutin als valide Gegenübertragung auf erstaunlich präzise Weise die biografische Situation abbildet und nachvollziehbar macht. Die Therapeutin scheint abwechselnd mit der

Mutterfigur, z. B. im Bedrängungs- und Überforderungserleben, und der Patientin, z. B. in der Verstoßungsfantasie durch die Vermieterin, identifiziert zu sein. Gleichzeitig können wir biografisch auch ängstlich-schuldhaft erlebte Verstoßungswünsche seitens der Patientin gegenüber ihren Geschwistern vermuten. Die emotional ambivalenten Facetten der jeweiligen Positionen bewegen sich zwischen Bedrängung, Wut und Schuld (überwiegend Mutter) und banger Angst, schmerzlicher Kleinheit und Abhängigkeit, Neid und Empörung (überwiegend Patientin).

Im Verlauf der Therapie stand zunächst die Klärung und Verarbeitung des hier zwischen Therapeutin und Patientin Geschehenen an. Erst später konnte biografisch zugeordnet werden, was hier unbewusst »nachgestellt«, reinszeniert wurde und das Verstehen vervollständigen. Im so frischen Erleben der Reinszenierung konnten die biografisch »damaligen« Gefühle und Erfahrungen im Hier und Jetzt der therapeutischen Beziehung erlebt, diesmal aber verstanden und in einer empathischen Beziehung »verarztet« werden. Das Beispiel zeigt, wie die Wahrnehmung des zunächst nur teilweise bewussten Erfasstseins durch ganz unterschiedliche Formen der Gegenübertragung den Weg zum Verständnis der innerpsychischen Realität der Patientin ebnet.

Abb. 4-4 soll noch einmal die verschiedenen Aspekte von Übertragung und Gegenübertragung deutlich machen. Im oberen Bereich deuten wir das bewusste und unbewusste Beziehungs- oder Rollengeschehen an, das einerseits anteilnehmend erlebt, andererseits aus einer dritten Position beobachtet und in seiner Beziehungs- und Verlaufsgestalt reflektiert wird. Über die verbindende Brücke von Übertragung und Gegenübertragung (dicker Pfeil) laufen verschiedene Inhalte, die mehr einer Konflikt-, einer Beziehungs- oder einer Strukturdynamik entsprechen können. Im unteren Bereich sehen wir, wie aus der Verbindung der beiden Subjekte ein intersubjektives Unbewusstes, das analytische Dritte gebildet wird. Dieses bildet die Grundlage des Beziehungsgeschehens, stellt gleichzeitig aber auch ein Gefäß dar, in dem die Elemente von Patientin und Therapeut zu einer kreativen Schöpfung verbunden werden, die über die träumerische Funktion, die Symbolisierungsfunktion des Therapeuten »gehoben« werden kann. Hier geht es nicht nur um ein Beziehungsgeschehen als solches, sondern die durch die Verschränkung beider bereitgestellte Möglichkeit der Symbolisierung.

Wie können wir nun aber das Erleben und Geschehen einem Verständnis, einer Interpretation und **Deutung** annähern?

Da es sich zu großen Teilen um unbewusste Phänomene handelt, geht es zunächst darum, **Indikatoren** für ein Erfasstsein durch eine spezifische Übertragungs-Gegenübertragungs-Konstellation zu haben, an denen wir es wahrnehmen können. Hierfür haben wir uns den Rahmen und die innere Haltung als Referenzpunkte erarbeitet, an denen wir unser Erleben und Verhalten prüfen. Zusätzlich haben wir die Haltung der **gleichschwebenden Aufmerksamkeit** kennengelernt, mit der wir auf spezifische innere Phänomene achtsam werden können. Dazu zählen wir die Inhalte unserer Fantasien, unsere Gefühle, Abschweifungen und Assoziationen, auch den »own stuff«. Vielleicht bemerken wir eine subtile Haltungsänderung z. B. in Richtung einer Ablehnung oder besonderen Milde, die sich vielleicht sogar in unserem Verhalten zeigen. Wir spüren, was uns gerade angenehm oder eher unangenehm ist, wohin es uns treibt und zieht

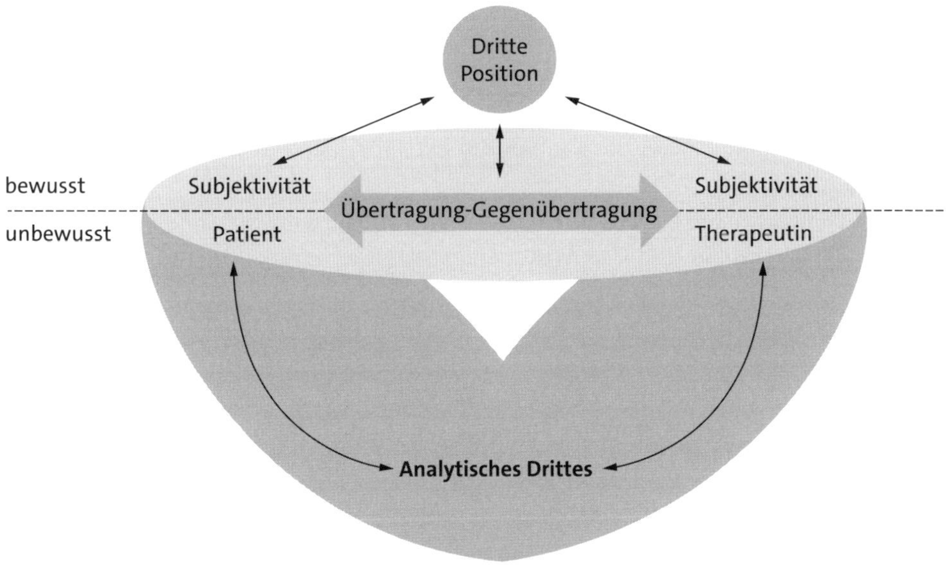

Abb. 4-4: Aspekte von Übertragung und Gegenübertragung.

oder wohin wir gerade nicht wollen. Auch Versuche, sich aus dem Beziehungsgeschehen herausstellen und aus einer scheinbar therapeutischen Außenposition auf es herabzublicken, sollten achtsam darauf geprüft werden, ob es sich nicht möglicherweise um einen **Gegenübertragungswiderstand** gegen das Erleben von Ohnmacht, Gefangenschaft oder Wut handelt, den wir in einer solchen Positionierung agieren.

Wir sind und bleiben also immer ein Stück weit »unentrinnbar« innerhalb der Übertragungs-Gegenübertragungs-Beziehung. Patientenseitig gilt es ebenso, Veränderungen im Verhalten und in geäußerten Inhalten, in der Gestimmtheit und gegenseitigen Bezogenheit wahrzunehmen.

Darüber hinaus sollten wir auf sogenannte **Übertragungsanspielungen** (Wöller & Kruse 2012, S. 236) achten, d. h. Äußerungen, die sich scheinbar auf andere Menschen oder auch Institutionen beziehen, möglicherweise im Sinne einer Verschiebung aber uns gelten können. Das betrifft zum Beispiel Ärger über eine unzuverlässige, verständnislose Freundin, Gefühle, von jemandem im Stich gelassen oder verlassen worden zu sein oder auch Bewertungen und Urteile gegenüber anderen. Übertragungsanspielungen können aber auch aus einer Betroffenenperspektive geäußert werden als situative, emotionale Beschreibungen (»Ich habe mich so allein gefühlt«), die dennoch im Bezug zur Therapiebeziehung stehen können. Auch Träume können Übertragungsanspielungen beinhalten. Hier sollten wir prüfen, ob und auf welche Weise möglicherweise wir die eigentlichen Adressaten sind bzw. als wahrgenommene Verursacher eines Erlebens in Betracht kommen.

Im nächsten Schritt versuchen wir, Worte und **Beschreibungen** für unsere Wahrnehmungen und unser Erleben zu finden. Wir legen verbal Rechenschaft ab, was gerade los ist. Was erlebe ich gerade? Wie erlebe ich mich gerade? Wie erlebe ich die Patientin mir und mich ihr gegenüber (»Die Patientin verhält sich, als wäre ich ein …«, »Ich fühle mich, als wäre ich ein …«, »Ich verhalte mich, als wäre ich ein …« etc.)? Was haben wir gerade für eine Beziehung? Welche Rollen nehmen wir gerade in Erleben und Verhalten ein? Welches Thema »passiert« gerade? Wie passen Erleben, Verhalten und Thematisiertes zusammen?

Dann **weiten wir den Blick zeitlich und räumlich** auf die vorangegangenen Sitzungen, Themen, Geschehnisse und das Anstehende. Was war gerade los und was steht an außerhalb und innerhalb der Stunden?

Wir treten nun aus all dem Beschrieben einen **Schritt zurück und blicken auf das Bild**, das wir gezeichnet haben. Vielleicht bekommen wir bereits ein Gefühl der Bedeutung, eine Ahnung. Wir versuchen sie in Worte zu fassen, dem Bild einen Namen zu geben. Besonders die Emotionen, Impulse, inneren Bilder und atmosphärischen Einbindungen geben uns dabei Hinweise auf unsere Rollen, dominierende Themen und konflikthafte Stoff.

Im letzten Schritt versuchen wir, das Ganze zu **deuten**, d. h. wir wollen einen Sinnzusammenhang aufspüren, der alles zu einer stimmigen Gestalt zusammenbindet. Dafür ist es aus tiefenpsychologischer Sicht notwendig, auch mit einem psychodynamischen Deutungsrahmen (z. B. der Annahme eines Unbewussten, von Abwehrprozessen etc.) zu arbeiten, ebenso einer **symbolischen Einstellung**, die wir im nächsten Kapitel darstellen. Zur Unterstützung können wir uns an den drei Dimensionen oder **Perspektiven von Konflikt, Beziehung und Struktur** orientieren und hiermit das Geschehen beleuchten, einordnen und vielleicht deuten.

Obwohl Teile der beschriebenen Inhalte und Prozesse wohl eher in einem regressionsorientierten und offen gestalteten Therapiesetting auftreten, gehen wir davon aus, dass Übertragung und Gegenübertragung immer geschehen und deren Wahrnehmung und Deutung auch für Verhaltenstherapeutinnen sinnvoll ist. Die Integration dieses speziellen Beziehungsgeschehens, insbesondere auch der Gegenübertragungsinhalte, kann unerkannte Reinszenierungen aufdecken und verstehbar machen, so die Therapie schützen, Interventionen präzisieren und nicht zuletzt auch verhaltenstherapeutischen Praktikerinnen ein Mittel an die Hand geben, unangenehmes Erleben im Rahmen von Psychotherapien nicht nur mit Technik wegzuarbeiten oder als unpassend und störend aus dem Prozess auszuschließen, sondern produktiv und kreativ zu integrieren.

Für die verhaltenstherapeutische Praxis scheint uns wichtig, besonders auch die Möglichkeit der negativen Übertragungsbereitschaften in den Blick zu nehmen, obwohl auch nach tiefenpsychologischer Auffassung allgemein eine milde positive Übertragung als förderlich gilt. Diese sollten aus unserer Sicht nicht mittels einer aktiven Beziehungsgestaltung ausgeräumt werden (wohin?), sondern im Gegenteil, durchaus frühzeitig, aktiv und explizit in das therapeutische Gespräch überführt werden mit allem Taktgefühl, das dafür notwendig ist. Das verhindert ein unbewusstes Agieren, die Verschiebung auf andere Lebensbereiche und fördert die Bearbeitung und Einsicht. Unsere Patientinnen haben in der Regel zahlreiche negative Beziehungserfahrungen verinnerlicht und es sollte uns eher stutzig machen, tauchten diese überhaupt nicht im Rahmen der Therapie auf. Formulierungen zur Einladung negativer Übertragungsbereitschaften könnten sein: »Möglicherweise haben Sie mich in der letzten Stunde desinteressiert erlebt.«, »Wie ist das gewesen, mich so zu erleben?«, »Es klingt fast so, als könnten Sie sich gar nicht vorstellen, dass sich jemand für Sie interessiert, also auch ich nicht.«, »Und dann ziehen Sie sich zurück, wechseln das Thema oder werden ganz schroff, wie eben?«. Erst dann können auch alternative Vorstellungen und Verhaltensweisen fantasiert werden: »Wie ist es denn sich vorzustellen, dass ich mich tatsächlich für ihr Erleben interessiere?«, »Wie wäre es für Sie, wenn Sie mich tatsächlich ärgerlich gemacht hätten?«, »Manche Patienten sagen mir, Herr R., ich brauch jetzt ihre volle Aufmerksamkeit.« etc. Die ständig gegebene Verführung für uns Verhaltenstherapeutinnen besteht darin, unseren Widerstand gegen die Gegenübertragung oder diese selbst mittels Techniken und Methoden zu agieren, statt zu reflektieren.

Für das Verstehen der Bedeutung des Übertragungs- und des Therapiegeschehens insgesamt fehlt uns aber noch ein zentrales Element, das wir im nächsten Kapitel einführen.

ÜBUNGEN

1. Wenn Sie sich in einer Wartesituation befinden (Supermarkt, Wartezimmer, Bushaltestelle), achten Sie auf den nächsten Menschen, der Ihnen begegnet. Nehmen Sie achtsam wahr, welche Gefühle, Impulse und Fantasien sich gegenüber diesem Menschen einstellen. Wie glauben Sie, könnte die andere Person auf Sie reagieren und wie wäre das für Sie wiederum? Welche Beziehungsform und welche Themen würden sich möglicherweise mit dieser Person konstellieren? Was wird möglicherweise mit dieser Beziehungsform beiderseitig abgewehrt?
2. Untersuchen Sie die angenehmste und unangenehmste Beziehung zu einer Patientin oder einem Patienten. Welche Gefühle, Impulse und Fantasien herrschen jeweils vor? Was macht es so angenehm bzw. unangenehm? Welche Beziehungsthemen sind jeweils konstelliert? Versuchen Sie, genau zu beschreiben, wie die Beziehung ist. Überlegen Sie, was mit dieser Beziehungsvariante möglicherweise beiderseitig abgewehrt wird?

4.1.4 Symbolische Einstellung und Deutung

4.1.4.1 Symbolische Einstellung

Ein entscheidendes Element tiefenpsychologischen Verstehens besteht in einer spezifischen Einstellung auf das therapeutische Geschehen und alle damit zusammenhängenden Phänomene. Wir haben uns zwar bereits mit der hermeneutischen Grundhaltung der Psychoanalyse beschäftigt, aber diese eher methodische, erkenntnis- und wissenschaftstheoretische Begrifflichkeit transportiert für uns nicht das, was uns so zentral für das analytische Denken erscheint und implizit oder explizit in Theorie und Praxis immer wieder vorausgesetzt und demonstriert wird. Wir greifen daher auf einen Begriff Carl Gustav Jungs zurück, nämlich den der **symbolischen Einstellung**, der das entscheidende Element aus unserer Sicht treffend umschreibt.

Zunächst möchten wir uns Müller und Müller (2018, S. 52) anschließen, die darauf hinweisen, dass der Ausdruck »symbolisierende Einstellung« für den beschriebenen Sachverhalt präziser wäre. Jung charakterisiert die symbolische Einstellung als eine Herangehensweise, »welche nämlich dem Geschehen, sei es im Großen oder im Kleinen, einen Sinn beimisst und auf diesen Sinn einen gewissen größeren Wert legt als auf die reine Tatsächlichkeit. Dieser Anschauung steht eine andere Anschauung gegenüber, die den Akzent stets auf die reine Tatsächlichkeit legt und den Sinn den Tatsachen unterordnet« (Jung 1921b/2001, § 899/S. 510). Jung unterscheidet hier eine Einstellung »reiner Tatsächlichkeit« und eine symbolische, die dem Geschehen »Sinn beimisst« und auf diesen einen »gewissen größeren Wert legt«. Die eine richtet den Fokus auf das Konkrete, Offenbare und Greifbare, das, was etwas ist, die andere auf etwas darüber Hinausgehendes, einen latenten Sinn, etwas, für das das Konkrete symbolisch steht, das es ausdrückt, darstellt und in sich trägt.

Da es sich laut Jung um eine *symbolische* Einstellung handelt, wollen wir noch den Symbolbegriff umreißen, um ihn von ähnlichen Begriffen abgrenzbar zu machen. Jung definiert ein **Symbol** folgendermaßen: »Jedes psychische Produkt, insofern es der augenblicklich bestmögliche Ausdruck für einen bis dahin unbekannten oder bloß relativ bekannten Tatbestand ist, kann als Symbol aufgefasst werden, insofern man geneigt ist anzunehmen, daß der Ausdruck auch das, was erst geahnt, aber noch nicht klar gewußt ist, bezeichnen wolle.« (Jung 1921b/2001, § 822/S. 509).

Schon Freud hatte sich bekanntlich mit psychischer Symbolik, insbesondere von Symptomen, Träumen oder Fehlleistungen beschäftigt, und einen Übersetzungsschlüssel postuliert, den er konsequent anwandte. Jung ging nicht von einer solchen Eindeutigkeit einer Bedeutungszuordnung aus, ja sie reduzierte aus seiner Sicht die Symbole, wie er sie versteht, zu bloßen Zeichen. Für Jung ist ein Symbol lebendig, wenn es »bedeutungsschwanger« (ebd., § 821, S. 508) ist, und tot, wenn sein Sinn aus ihm geboren sei und einen umfänglichen und besseren Ausdruck gefunden habe. Jung weist darauf hin (ebd., § 822, S. 508), dass ein Symbol nicht fabriziert werden könne, was es von allen absichtsvollen und eindeutig einer Bedeutung zugeordneten Konstruktionen, wie Metaphern, Allegorien oder Zeichen im engeren Sinn, abgrenzt, wobei es jedoch fraglich scheint, inwieweit wir in kreativen Prozessen dem Symbolischen überhaupt entgehen können. Das griechische Wort Symbol als »Zusammengefügtes«, »Zusammengetragenes« hat seinen Ursprung im Verb »symballein«, das »zusammenwerfen, zusammentragen« bedeutet. Das Symbol können wir uns als eine Verdichtung und Zusammenfügung (wir erinnern uns an Freuds Primärprozess) unterschiedlicher, auch widersprüchlicher Inhalte, Elemente und Qualitäten zu einer Ganzheit vorstellen. Da es sich um ein »psychisches Produkt« als Ausdruck für einen »unbekannten Tatbestand« handelt, verstehen wir das **Symbol als einen Bedeutungsträger des Unbe-**

wussten, als Ausdruck und Darstellung einer maximal geahnten innerseelischen Situation und Dynamik. Die symbolische Einstellung stellt sich entsprechend auf Symbole ein, die ihr in allem Geschehen begegnen.

Wir ziehen im Folgenden den Ausdruck **symbolisches Geschehen** dem des Symbols vor, um die Anmutung einer gewissen Statik und Assoziationen zu »klassischen« Symbolen, wie Traumbildern o.Ä. zu vermeiden, denn das gesamte therapeutische Geschehen ist von einem Spektrum als symbolisch identifizierbarer Phänomene gekennzeichnet. Auf der einen Seite haben wir die offensichtlich symbolischen Inhalte, wie Fantasien, Produkte aus der Kunsttherapie, Träume, Fehlleistungen und »sprechende« Symptome, bei denen es uns leichtfällt, sie symbolisch zu betrachten, zu verstehen und auf ihren Bedeutungsgehalt zu untersuchen. Auf der anderen Seite finden wir die uns »nur« konkret, verschlossen und eindimensional erscheinenden Inhalte, wie ein berichteter Partnerschaftsstreit, wiederkehrende Kognitionen, Aufmerksamkeitsprozesse, Interaktionssequenzen, körperliche Symptome oder biografische Inhalte. Eine Zwischenstellung nehmen Phänomene, wie Sorgen, Zwangsbefürchtungen oder Zukunftserwartungen ein, die nahe der Fantasie sind. Wir wollen ermutigen zu einer probeweisen symbolischen Einstellung gegenüber *allem* Geschehen im therapeutischen Rahmen, nicht nur dem offensichtlich Symbolischen. Auch das scheinbar nur Konkrete hat aus dieser Sicht eine symbolische Dimension, ist insofern bedeutungsschwanger. Es trägt eine bedeutungsvolle Thematik, Struktur, Idee und Dynamik in sich, die aus dem konkreten Bezug gelöst, verortet und gedeutet werden können.

Der »dem Geschehen« »im Großen oder im Kleinen« zugestandene Sinn qualifiziert es zum symbolischen Geschehen oder Symbol. Der Sinn schwebt nicht im luftleeren Raum, sondern ist dem Geschehen, dem konkret und tatsächlich Erscheinenden immanent, wie das Einrichtungskonzept einer konkreten Einrichtung. Der Sinn ist verkörpert bzw. nimmt Gestalt an, kleidet sich in das mehr oder weniger Konkrete und Tatsächliche. Dabei offenbart das Konkrete das Symbolische einerseits und verdeckt es gleichzeitig mit seiner Konkretheit. Der Sinn tritt nicht als eigene, körperlose Entität auf, sondern ist eben materialisiert, was uns zu einer einseitigen Haltung »reiner Tatsächlichkeit« verführen kann.

Etwas zugespitzt können wir die Einstellung »reiner Tatsächlichkeit« und die symbolische, »sinnunterstellende« Einstellung schwerpunktmäßig den therapeutischen Schulen von Verhaltenstherapie (konkret) und Psychodynamischer Therapie (symbolisch) zuordnen. Demgegenüber könnten die Verhaltenstherapeutinnen einwenden, dass sie mit den modernen Konzepterweiterungen nun durchaus auch den im Tatsächlichen verborgenen Sinn zu erfassen suchten, wie z.B. mittels der Plananalyse den Sinn eines Verhaltens in Beziehung zu einem Plan. Dieses Sinnverständnis greift aber unserer Ansicht nach zu kurz, denn es beruht auf einer rationalen, erklärenden Herangehensweise, die nicht von einem symbolischen Gehalt des Geschehens ausgeht, sondern von explizierbaren, es erklärenden Regeln. Das Geschehen wird hier nicht als etwas das Innere *symbolisch* Darstellendes, nicht als etwas »Präsentatives« (zu diesem Begriff siehe Langer 1984) aufgefasst. Das Innere wird stattdessen qualitativ und funktionell als dem bewussten Funktionsmodus gleichartig verstanden, rational und zielbezogen, nur eben komplex strukturiert und verborgen. Das macht aus unserer Sicht die praktische Anwendung der Plananalyse und anderer Einsichtsmethoden der Verhaltenstherapie oft so umständlich, mühsam und unnatürlich. Es fehlt das vermittelnde Element der symbolischen Betrachtung, mit der die Bedeutungen gewonnen werden, aus denen dann z. B. eine Plananalyse als spezifische Deutung viel organischer und vielleicht etwas andersgeartet erwachsen kann. Das verhaltenstherapeutische »Deuten« oder Interpretieren verbleibt im konkreten Bezug und muss aus Theorien und Regeln mühsam die unbewussten Hintergründe »erdenken«.

Das Spezifikum psychodynamischer Therapien besteht nun genau in der Erhellung der unbewussten Bedeutungshintergründe über ein symbolisches Verständnis des manifesten Geschehens, das diesen Hintergründen entwächst.

Wir bewegen uns aus der symbolischen Perspektive immer in einem Symbolraum, bevölkert mit unseren unbewussten Bedeutungen und damit im weitesten Sinne auch mit uns, sodass wir uns im scheinbaren Außen gleichzeitig auch in unserem Inneren bewegen und uns ständig selbst begegnen. Wir sind Teilnehmerinnen unseres eigenen Theaterstücks, dessen Themen uns unbewusst bleiben, weil wir gefesselt sind vom konkreten Geschehen und besessen vom Spiel. Auch in einer Therapie »arbeitet der Analytiker immer im Symbolischen, das ihn und den Patienten zusammenschließt, ja das beide kreieren« (Laimböck 2007, S. 124).

Wir können uns diesen Sachverhalt anhand der Bedeutung einer Puppe für ein kleines Kind verdeutlichen. In ihr verschränken sich konkretes, äußeres Objekt und innere Bedeutung zu einem »Übergangsobjekt« (Winnicott 2019, S. 10 ff.), das in einem »intermediären Raum« (ebd., S. 11), Übergangsraum oder »potentiellen Raum« (engl. »potential space«; ebd., S. 124 f.) geschaffen wird und existiert (→ Abb. 4-5). Die Bedeutung der Elternfigur geht ein in die konkrete Puppe, die sie symbolisiert, und schützt vor der altersbedingt bedrohlichen Erfahrung realer Abwesenheit oder Trennung. Die Puppe kann situativ auch andere Bedeutungen annehmen, mal ist sie Mutter, mal Kind, mal Tröster, mal Spielkamerad, aber sie ist nicht einfach nur Puppe. Hier wird deutlich, wie wenig der Sinn der Puppe mit einer Haltung »reiner Tatsächlichkeit«, die in der Puppe nur den Gegenstand Puppe sieht, erfasst werden kann. Ihre Bedeutung erlangt sie durch ein symbolisches Erleben und wir erkennen sie durch eine ebensolche Einstellung.

Dem Kind steht jedoch eine symbolische Einstellung noch nicht zur Verfügung, es ist noch »gefangen« im Symbolischen, das ihm konkret ist und nicht als Sinn vom oder aus dem Objekt herausgelöst. Das Kind hat kein Bewusstsein der Symbolik. Analog geht es auch uns, wenn wir ohne symbolisches Verstehen völlig im Konkreten gefangen sind, das eigentlich symbolisch ist. Es ist für das Kind ein wichtiger Entwicklungsschritt, Gegenstand und Symbolgehalt voneinander zu trennen, womit eine Art Ent-Symbolisierung oder De-Symbolisierung einsetzt, bei der die Puppe langsam zu einem konkreten Gegenstand wird, zu »nichts als« einer Puppe, die vielleicht mit gewissen Erinnerungsassoziationen verbunden ist, aber Gegenstand bleibt. Das unerkannte symbolische Erleben zieht sich zurück, der Übergangsraum schrumpft, die reine Tatsächlichkeit gewinnt die Oberhand und die symbolischen Bedeutungen fallen dem

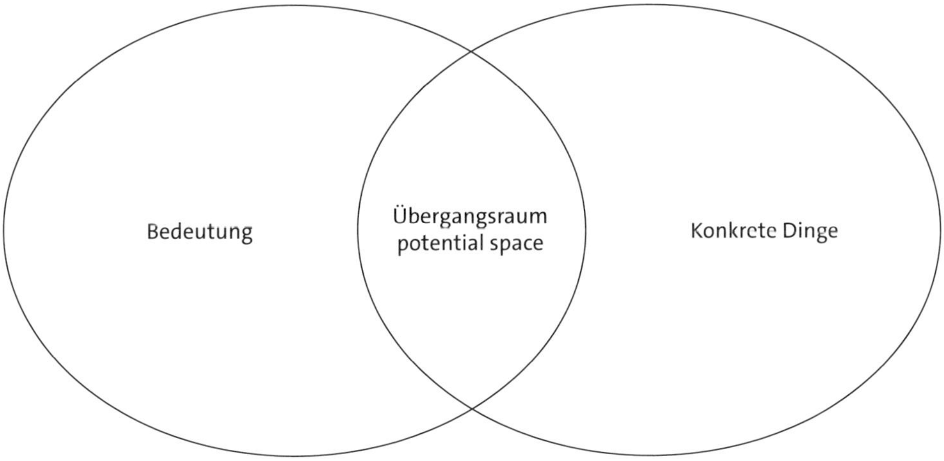

Abb. 4-5: Die Verschränkung von Bedeutung und konkreten Dingen im Übergangsraum.

Unbewussten zu, was gut ist. So besteht erst die Möglichkeit, wieder Sinn in den Objekten und Geschehnissen, den wir ihnen unbewusst neu zuschreiben oder ihnen entnehmen, als solchen erkennen oder entdecken zu können und flexibel mit ihm zu »spielen«.

Das **sinnentdeckende Tun** ist ein Kernmerkmal psychodynamisch orientierter Praxis. Voraussetzung dafür ist aber ein stabiler Realitätsbezug, in dem die Unterscheidung von Symbolischem und Konkretem gelingt, auch wenn unbewusst das Konkrete immer wieder zum Sinnträger wird. Die psychodynamische Deutungsarbeit entdeckt, hebt, ja befreit den Sinn und damit auch Therapeutin und Patient, aus dem engen Konkreten, das dadurch aber auch zum erhellenden Sinn-Bild wird. Für Patientinnen mit Symbolisierungsstörungen braucht es, soweit möglich, zunächst die zunehmende Verinnerlichung der Symbolisierungsfunktion der Therapeutin, bevor auch das äußere (Beziehungs-)Geschehen von ihnen stabil als symbolisch geladen vorgestellt und nicht als mit dem Symbolischen identisch (konkretistisch) erlebt werden kann.

Wir wollen uns eine symbolische Einstellung im weitesten Sinne zu eigen machen, die im konkreten Geschehen einen symbolischen Ausdruck, ein Bild und eine Darstellung einer unbewussten Lage in einem spezifischen Kontext sieht. In Abb. 4-6 zeigen wir, wie wir über die symbolische Einstellung von einem konkreten Inhalt zu einem konkreten Situations-Bedeutungs-Zusammenhang (S.-B.-Z.) finden, für den er zum bewussten Sinn-Bild wird, wo er vorher unerkannter Stellvertreter der unbewussten Lage war. Die symbolische Einstellung offenbart den unbewussten, dem manifesten Geschehen inhärenten Bedeutungsgehalt und bringt ihn zum Bewusstsein. Die anschließende Deutung beantwortet dann die Frage: »Warum so?«

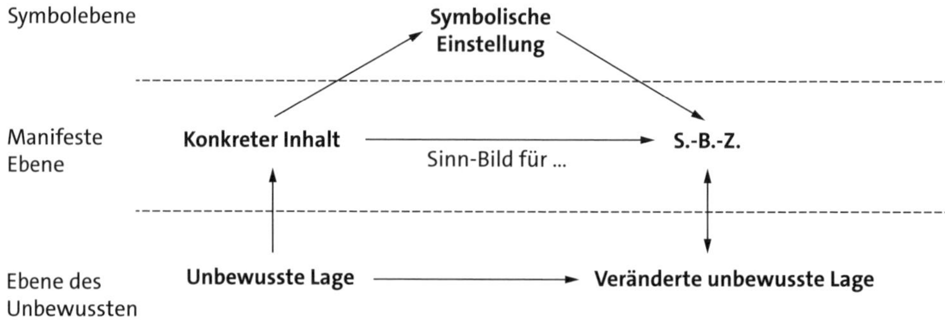

Abb. 4-6: Verbindung von konkreten Inhalten und symbolischer Bedeutung.

Der Ausgangspunkt ist, wie dargestellt, ein **konkreter Inhalt**. Dieser kann im Grunde alles sein: eine (zunächst »blind« wirkende) Symptomatik, ein Traum, ein Einfall, eine Szene, ein Dialogfragment, eine Schilderung, eine Fantasie, Sorge oder Befürchtung, ein berichtetes Ereignis, das Lebenskonstrukt eines Patienten, eine Beziehungsepisode, aber auch eine Stunde als Ganzes, der Therapieverlauf, eine therapeutische Entwicklung in Richtung einer Verschlechterung oder Besserung usw. Die Auswahl orientiert sich am Fokus des Patienten, therapeutenseitig an der Wahrnehmung einer Störung oder Irritation, Veränderungen der Haltung oder des Rahmens, eines »point of urgency« (Strachey 1934), einer »Sinnlücke« oder natürlich aufscheinenden »Gestalt«.

Die Entstehung des Inhaltes ist aus psychodynamischer Sicht entscheidend durch die **unbewusste Lage** (Pfeil aus der unbewussten Ebene zum konkreten Inhalt) und deren affektbetonten Ordnern des manifesten Geschehens (verinnerlichte Konflikte, Abwehrmechanismen, Repräsentanzen, Strukturelemente, implizites Beziehungswissen etc.) in einem gewissen, situativen, sie berührenden und aktualisierenden Kontext determiniert, die der Inhalt zumindest teilweise symbolisch vertritt und die Deutung am Ende aufzuhellen sucht.

Der schräge Pfeil nach oben deutet die Überführung des Inhaltes in einen **symbolischen Verständnisraum** an, in dem wir ihn als **Symbol, Erzählung, Aufführung oder Bild** betrachten. Wir achten dabei besonders auf die symbolischen, bedeutungstragenden Anteile, die oft in der Art und Weise, der expressiven, darstellerischen und »präsentativen« Komponente des konkreten Inhaltes »sitzen«, und versuchen langsam, den Bedeutungsgehalt aus dem konkreten Material zu lösen. Für eine solche Arbeit mit symbolischem Material sei an dieser Stelle auf die an ein breiteres Publikum gerichteten und gut verständlichen Darstellungen von Müller und Knoll (1998, insbesondere S. 189 ff.) hingewiesen.

Wir **lassen uns** also, und damit gehen wir hermeneutisch vor, **auf den Gegenstand ein**, mit unserem vielleicht unbewussten Vorverständnis, unseren emotionalen Reaktionen, Assoziationen, Ahnungen und Bildern, wir bemerken Irritationen unseres Verstehens und lernen dabei den Gegenstand besser kennen. Wir erkennen seine Strukturierung, Brüche oder Abwegiges, entdecken Prinzipien und Relationen, möglicherweise eine innere Spannung, nach der die Bedeutungselemente geordnet sind. Das Fühlen nimmt eine besondere Stellung ein, in dem sie zu einem qualitativen, erlebensnahen Verständnis beiträgt.

Stück für Stück erfassen wir das Objekt unserer Betrachtung besser, wir erhalten eine Ahnung der in ihm liegenden Bedeutungen, die wir schließlich versuchen zu abstrahieren und auf das Entscheidende und Wesentliche zu reduzieren. Wir suchen im konkreten Inhalt den **Ausdruck einer Bedeutung,** Idee oder eines Themas, die Annäherung an einen Bedeutungskern, der das Wesentliche des als Symbol gelesenen Konkreten auf den Punkt bringt. Welches Bild zeichnet der Inhalt? Wofür steht er, was ist er als Idee? Welche Bedeutung drückt der Inhalt als Bild aus? Was erzählt er uns? Worum geht es in ihm? Was ist das Wesentliche? Welches Thema wird hier abgewickelt bzw. wickeln wir miteinander ab?

Da es sich um ein symbolisches Geschehen handelt bzw. wir es so betrachten, ist es schwer, seinen Gehalt vollständig in einen **sprachlichen Code** zu überführen. Vielleicht finden wir ein Wort, eine Überschrift oder ein Sprachbild, in denen die Bedeutung gut erfasst wird.

Nun geht es darum, für den so erfassten Bedeutungsgehalt einen **Bezugspunkt** im inneren oder äußeren Lebensgeschehen des Patienten zu identifizieren, für den die Bedeutung passt, zutrifft und »stimmt«. Das kann eine innere Fantasie sein, ein äußeres Ereignis, eine länger andauernde Beziehungssituation, ein Selbstumgang, die finanziellen Verhältnisse oder ein akutes Geschehen, ein Alltagsereignis, eine Therapiesituation oder Begegnung mit einem Fremden. Den Bezugspunkt, wenn nicht offensichtlich oder naheliegend, finden wir über Ähnlichkeiten zum symbolischen Gehalt, in dessen Struktur (z.B. als Analogie, Reinszenierung, Prozess- oder Funktionsablauf, Bedeutungsstruktur), in seinem thematischen Kern, einer atmosphärisch-emotionalen Ähnlichkeit oder assoziativen Nähe. Wo spiegelt sich die umschriebene symbolische Bedeutung in einem inneren oder äußeren Konkreten wider? Der konkrete Bezugspunkt ist passend, wenn er sich wie die Lücke zum Puzzlestück verhält oder wie ein emotionales oder formales Korrelat begleitet von einem Gefühl der Stimmigkeit (»hier gehört das hin«) und Erkenntnis (Aha-Erlebnis).

Haben wir ein solches Geschehen gefunden, so verbinden sich in ihm Situation und Bedeutung zu einem sich gegenseitig bedingenden **Situations-Bedeutungs-Zusammenhang**, für den der konkrete Inhalt zum Sinnbild wird. Wir haben damit die unbewusste (Problem-)Lage, deren manifester Stellvertreter und Platzhalter der konkrete Inhalt war, überführt in ein bewusstes Sinnverstehen oder Ahnen von Bedeutungen in einem situativen Kontext. Der entdeckte Situations-Bedeutungs-Zusammenhang ist nun aus unserer Sicht ein sinnvolles Feld verhaltenstherapeutischer Arbeit, die die eigentliche Problematik adressiert.

Wir wollen uns das Vorgehen skizzenhaft an einem konkreten Beispiel vor Augen führen:

BEISPIEL

Als konkreten Inhalt wählen wir eine »sprechende« Symptomatik, ein störendes Kloßgefühl im Hals einer Patientin, mit dem sie zur Hausärztin kam, die nach medizinischer Abklärung eine psychogene Schluckproblematik, auch bekannt als »Globus hystericus«, diagnostizierte (im ICD-10 unter F45.8: Sonstige somatoforme Störungen).

Wenn wir mit der symbolischen Einstellung die Symptomatik umkreisen, ihr »naiv« und erlebensnah gegenübertreten, so begegnen uns rasch eine Reihe von Irritationen, Assoziationen und emotionalen Reaktionen. Ein sonst automatischer, kaum bewusster Vorgang soll auf einmal nicht mehr gehen? Etwas womit wir einen Inhalt (nährend oder unverdaulich?), von »oben«, aus dem Mundraum, nach »unten« befördern, tiefer ins eigene System, wo das Material ohne unser Spüren und bewusste Anteilnahme verdaut und assimiliert wird. Da es kein medizinisches Problem ist, kann es auch nicht die konkrete Nahrung sein, die das Schlucken verhindert. Der Körper ist auch nicht das Problem und ist es ja doch. Da steckt was im Hals und ist doch nicht auffindbar. Hat die Patientin sich an etwas verschluckt oder kam ihr was hoch? Das Problem ist nicht im Mund, sondern im Hals, in der Speiseröhre. Das Bild der Magengrube kommt uns in den Sinn. Da kann man Dinge vergraben. Bei der Ärztin hatte die Patientin den Satz gesagt: »Ich kann nicht mehr schlucken.«. Die Betonung der verschiedenen Satzbestandteile weist uns in unterschiedliche Bedeutungsrichtungen, denen wir nachgehen können. Wir stellen uns das »schlucken« betont vor, dann fällt uns das »mehr« ins Auge. Das geht schon länger, war vielleicht zu viel, denken wir. Vielleicht fehlt auch der Biss oder hat sich erschöpft, alles kleinzumachen vor dem Schlucken.

Unsere Gefühle gehen in Richtung ärgerlicher Ungeduld, die sich steigern könnte. Ist die Kehle verstopft, aus der vielleicht ein Schrei dringen will? Wir sind ärgerlich auf die Patientin, weil wir sie uns als zu kontrolliert und angespannt vorstellen. Dann tut sie uns leid, denn sie wirkt unter der Tapferkeit schwach und bedürftig.

Vielleicht will sie ja schreien, aber der Körper erlaubt es ihr nicht. Gleichzeitig blockiert der Körper auch das Schlucken. Der Körper ist »unschuldig«, setzt aber durch, was er (nicht) will.

Thematisch scheint es um ein nicht mehr Können und Wollen des Aufnehmens und um die Blockade eines Schreis zu gehen. Es klingt wie eine Sackgasse, in der es weder rein noch raus geht. Darin scheint der symbolische Gehalt und thematische Kern der Symptomatik in diesem Fall zu bestehen.

Wo nun gehört der konkrete Inhalt der Globus-Symptomatik hin? Wo ist die Sackgassensituation zwischen nicht mehr aufnehmen können und nicht schreien können? Wir finden sie im Verhältnis zu eine kritisch-konkurrierende Kollegin, gegenüber der die Patientin ihren Frust und Ärger bisher eben herunterschluckte, aber auch nicht herausschreien darf.

Im letzten Punkt haben wir den Situations-Bedeutungs-Zusammenhang gefunden, der die ungelöste unbewusste Problemlage bewusst macht, für die die Symptomatik Stellvertreter und Platzhalter ist. Es ist nun sicher einleuchtend, dass wir im **Situations-Bedeutungs-Zusammenhang** ein sinnvolles **Feld für verhaltenstherapeutische Klärungs- und Bewältigungsinterventionen** finden (Abgrenzung, Ärgerausdruck, kognitive Verarbeitung, Selbstwertthemen), das uns mit einem Verharren beim konkreten Inhalt der Symptomatik (Schluckproblematik) entgangen wäre. Wir sind nicht der Meinung, dass jener überhaupt nicht adressiert werden sollte, da hier durchaus Eigendynamiken entstanden sein mögen (Teufelskreise aus Aufmerksamkeits-, Bewertungs- und emotionalen Prozessen), die es wieder aufzulockern gilt. Ein alleiniger Fokus darauf wäre aus unserer Sicht allerdings zu kurz gegriffen.

Den eben beschrieben Prozess können wir nun in gewisser Weise ggf. erneut mit dem gefundenen Situations-Bedeutungs-Zusammenhang durchführen, beispielsweise, wenn wir ihn weiter aufklären und konkretisieren. Obwohl ein Teil der unbewussten Bedeutungen dem Bewusstsein bereits angenähert wurde, kann uns der spezifische Zusammenhang nun wie mit einem Fahrstuhl in die unbewussten und zeitlichen Schichtungen hinabführen, in denen wir neue spezifische Zusammenhänge biografisch früherer oder bewusstseinsfernerer Regionen entdecken. Vielleicht identifizieren wir dort ein schwieriges Verhältnis zur jüngeren Schwester im Gesamt der Familiensituation, das über die Bedeutungen erkannt und in seinen Bedeutungsfacetten nacherlebt, verstanden und reflektiert und vor allem in seiner Wirksamkeit im Hier und Heute erkannt werden kann. Der biografische Bezug an sich stellt noch keine bedeutsame Erkenntnis und keinen Endpunkt derselben dar, sondern möglicherweise in diesem Fall nur ihren produktivsten Ort. In diesem Fall stellt dann der symbolische Gehalt eine Brücke oder Achse dar, die Damals und Dort mit Hier und Heute verbindet.

Der konkrete Inhalt als Sinnbild des Situations-Bedeutungs-Zusammenhangs ist aus unserer Sicht weiter bedeutungsschwanger. Es enthält nicht nur weitere unausgelesene Bedeutungsfacetten, sondern auch **symbolisch repräsentierte Entwicklungsthemen** und **-schritte**, die dann wiederum konkretisiert werden können. Wir haben ein Bild, wie etwas von innen her ist oder war, aber auch, wie es besser wäre oder sein könnte mit in ebendiesem Bild angelegten, repräsentierten und implizierten Entwicklungsschritten. Wir sollten uns daher das Bildhafte und Symbolische bewahren, ggf. immer wieder zu ihm zurückkehren, denn es drückt mehr aus als eine sprachliche Explikation und therapeutische Konkretisierung. Auf die bildimmanenten Gesetzmäßigkeiten, Bedeutungen und Erfahrungspotenziale können wir immer wieder zurückgreifen und uns von diesen inspirieren, korrigieren oder präzisieren lassen.

In der Grafik verbindet ein bidirektionaler Pfeil den Situations-Bedeutungs-Zusammenhang und die unbewusste Ebene, der andeutet, dass der durch das Symbolverstehen angestoßene Bewusstwerdungsprozess in eine verändernde Wechselwirkung mit den unbewussten Bedeutungen eintritt. Je nach Perspektive könnten wir z. B. von einer Lockerung der Abwehr sprechen, einer Einsicht, die unbewusste Fantasien offenlegt, ggf. korrigiert oder entkräftet, mindestens der Reflexion zugänglich macht, einer Explikation einer impliziten Bedeutung, die das Implizite gewissermaßen aktualisiert, oder auch von einer korrigierenden emotionalen Erfahrung. Unbewusstes und Manifestes haben ein wenig zusammengefunden und kommunizieren über die symbolische Brücke. Manchmal reicht das bereits, damit (symptomwertiges) bedeutungstragendes Geschehen sich auflöst. Es verliert wortwörtlich ein Stück weit seinen Sinn, denn der ist ans Bewusstsein übergegangen und wird nun von ihm getragen.

Der Rückbezug des symbolischen Gehalts zu einem konkreten Lebensbezug erscheint uns besonders wichtig, da sonst die Gefahr eines unproduktiven und realitätsverleugnenden Schwelgens in symbolischen Vorstellungen und Sinnspekulationen droht.

4.1.4.2 Deutung

Damit aber ein latenter Sinn auch wirklich ans Bewusstsein angeschlossen und in dieses integriert werden kann, braucht es in der Regel eine sprachsymbolische und auf gewisse Art auch rationale oder logische Repräsentation. Diese geschieht nicht nur über die sprachliche Umkreisung des Symbolgehaltes, sondern wird entscheidend durch das unterstützt, was psychodynamisch als **Deutung** bezeichnet wird. Das Verständnis dieses Konzeptes hat sich historisch enorm gewandelt und wird in den verschiedenen psychoanalytischen Strömungen unterschiedlich verstanden (siehe z. B. Storck 2022; Kuttenkeuler & Schäfer 2016; Körner 2015). Deutungen werden heute allgemein aufgefasst als die »Mitteilungen des Psychoanalytikers an seinen Patienten, die der Aussage des Patienten eine Bedeutung zumessen, die über das bisherige bewusste Selbstverständnis des Patienten hinausgeht, sodass er zu der unbewussten Bedeutung seiner Verhaltensweisen und Worte Zugang bekommen kann.« (Berns 2014, S. 176).

Wir verstehen Deutung etwas weiter, nämlich als ein Sinn- oder Bedeutungsverstehen unbewusster Zusammenhänge in einem spezifischen Kontext und nicht nur den Akt der Mitteilung eines solchen Inhalts. Die konkrete, verbalisierte Mitteilung einer Deutung ist aus unserer Sicht nicht immer nötig und braucht darüber hinaus auch einen passenden Moment, sodass die eigentliche Deutung der Mitteilung derselben nicht selten vorausgeht.

Es wird hier vielleicht bereits deutlich, wie sehr eine symbolische Einstellung Voraussetzung der Deutung ist. Wenn wir uns an Grawes referierte Interpretation der Agoraphobie als Ausdruck eines spezifischen Konfliktgeschehens und die Expositionsbehandlung als implizite korrektive Erfahrung erinnern (→ Kapitel 2.1), so war diese nur dadurch möglich, dass die angeführten Inhalte eben nicht nur konkret, als das, was sie sind, sondern auch auf gewisse Weise symbolisch betrachtet wurden.

Die Deutung verbindet pointiert in einer spezifischen Sinnstruktur die drei Elemente, die wir oben referierten, nämlich das konkrete, manifeste Phänomen oder Geschehen, seinen symbolischen Gehalt und den durch ihn identifizierten Situations-Bedeutungs-Zusammenhang und liest sie als eine unbewusste Lage aus. Dadurch wird das konkrete Geschehen über seinen Sinngehalt in einen nachvollziehbaren Verweisungszusammenhang zu unbewussten Determinanten gebracht. Die Deutung beantwortet die Frage: »Warum so?« und bezieht sich auf das konkrete Phänomen in seiner Erscheinungsform oder -weise (z. B. als Traum, Symptom, Befürchtung, Verhalten), mit seinem Inhalt und dessen Strukturierung in Bezug zum identifizierten Situations-Bedeutungs-Zusammenhang. Traditionell weist die Deutung besonders auf den Lösungscharakter des manifesten Geschehens für ungelöste unbewusste Konflikte, Problematiken oder Themen hin, weshalb Körner (2015, S. 40) auch die Frage »Wozu?«

nahelegt. Ohne das primäre Geschehen, ohne einen konkreten Inhalt stünde die Deutung allerdings in der Luft, wäre eine reine Behauptung und Spekulation. Die Deutung lebt vom konkreten Material und nicht von der Theorie.

Mit ihrer Verbindung der verschiedenen Elemente in einer spezifischen Sinnstruktur setzt die Deutung das symbolisch verstandene, daher polyvalente und »überdeterminierte« Material mehr oder weniger fest bzw. sie liest es auf eine spezifische Art aus oder fokussiert sich auf gewisse Aspekte. Das ist im sprachsymbolischen, sekundärprozesshaften Funktionsmodus auch kaum anders möglich, wenngleich Worte und Formulierungsweisen natürlich noch einen Nachhall der multiplen Bedeutungsfacetten bewahren können. Überwiegen in der Deutung klare, fixierende und eindeutige Formulierungen, wird manchmal von einer »gesättigten Deutung« gesprochen, der gegenüber »ungesättigte Deutungen« näher am Bildhaften bleiben und eine gewisse Offenheit und Vieldeutigkeit bewahren (Ferro 2008; Will 2016).

Wenn wir das symbolische Geschehen als »bedeutungsschwanger« charakterisiert haben, so fungiert die Deutung, auf welche Weise auch immer, gewissermaßen als Entbindung einer spezifischen Bedeutung. Inwiefern dabei die Deutungen, insbesondere die gesättigten, als »richtig« erachtet werden können, ist kaum zu beurteilen, da Deutungen immer in einem hochindividuellen Beziehungskontext stattfinden und nicht jede Deutung sofort die Zustimmung der Patientinnen erhalten muss. Heute wird eher die Wirkung der Deutung im Sinne der Förderung von Resonanz und Einsicht, einer Vertiefung und Erweiterung des Erlebens und Verstehens und eines produktiven Einflusses auf die Therapie reflektiert und untersucht (siehe z. B. Firmansyah et al. 2021).

Die deutende Festlegung auf eine Sinnstruktur entspringt in der Regel einem eingeübten, theoretisch und durch klinische Erfahrung und Forschung validierten **Deutungsrahmen**, in unserem Fall also psychodynamischen Grundannahmen, wie denen eines Unbewussten, dessen struktureller Verfasstheit, insbesondere unter motivationalen und Gesichtspunkten der Abwehr, und welchen Prinzipien es im Zusammenwirken mit dem Bewusstsein und der Realität folgt. Sie entstammen für die tiefenpsychologische Perspektive den psychoanalytischen Denk-, Praxis- und Forschungstraditionen (siehe Theorieteil), wobei die meisten Therapeutinnen sich einer gewissen Tradition näher fühlen, ohne die anderen dabei zu verwerfen. Solche Theorien »können als Narrative verstanden werden, die dabei helfen, die Eindrücke aus der therapeutischen Situation zu ordnen und so dem Therapeuten ein rationales und konsistentes Handeln ermöglichen.« (Wagner 1996, S. 243).

Wie auch die symbolische Einstellung beziehen sich Deutungen auf praktisch alles Material, wie z. B. Fantasien, Verhalten, »Sinnlücken«, Worte, Aussagen und Dialoge, Assoziationen, Träume, Symptome, Ereignisse, Einfälle oder Beziehungsepisoden und Szenen, allerdings nun bereits angereichert mit dem symbolischen Gehalt. Traditionell werden Inhalts-, Abwehr-/Widerstands-, Übertragungs- und genetische (auf die Biografie bezogene) Deutungen unterschieden, d. h. das konkrete Material wird im Hinblick auf diese Phänomene gedeutet. Der Schwerpunkt kann dabei wiederum mehr auf der Abwehr, der dahinterliegenden Befürchtung, den abgewehrten Inhalten oder mehreren dieser Aspekte zugleich liegen und sie miteinander und mit dem aktuellen

Geschehen verbinden. Einen herausragenden Aspekt nimmt der Einbezug einer Abwehr- oder Widerstandsdynamik in der Deutung ein, denn hier liegt der traditionelle Fokus der Arbeit an unbewussten Konflikten. Diese finden wir meist bereits im symbolischen Geschehen als inhärente Spannung, Gegensätzlichkeit oder auch extreme Einseitigkeit, die sich in den Rollenverteilungen, Narrativen oder Bildern ausdrücken, aber auch in der Erscheinungsform, z. B. als Projektion.

Wir wollen uns hier vor allem auf die **Deutung im Kontext einer Konflikt-, Beziehungs- oder Strukturperspektive** konzentrieren, in denen die unbewussten Determinanten und affektbestimmten Ordner, die das manifeste Geschehen prägen, beschrieben werden. Wir hatten, wie das OPD, auf Grundlage der psychodynamischen Traditionen diese drei zentralen Dimensionen abgeleitet, in deren Rahmen und Struktur wir ein Geschehen deuten können. Wir unterschieden dabei drei Leitfragen, die nach einem »Was?«, also einem Inhalt, einem »Wie?«, also einer Art und Weise der Vermeidung oder Bewältigung, und einem »Warum?«, einem Grund, fragten. Auf alle drei Fragen kann sich eine Deutung beziehen, in der Regel verbindet sie mehrere Bestandteile miteinander. Für die Konflikt- und Beziehungsdimensionen können wir ein klassisches Abwehrgeschehen finden und deuten. Die Strukturdimension hingegen wird nicht im Sinne der Aufdeckung unbewusster Bedeutungen »gedeutet«, sondern dahingehend, dass Verhalten und Erleben Sinn besitzt vor dem Hintergrund gewisser Mängel und notwendiger Kompensationen, die sich ebenso symbolhaft darstellen können. Auch das Zusammenwirken der drei Dimensionen kann in eine Deutung einfließen. Wir wollen uns den Prozess hin zur Deutung anhand eines weiteren Beispiels verdeutlichen.

BEISPIEL

Herr K. läuft rasch ins Behandlungszimmer hinein, setzt sich und fängt sofort an, von seinen Sorgen zu berichten. Seit dem »Anschlag« auf die »Nord Stream«-Erdgaspipelines könne er nicht aufhören, daran zu denken und seine Gedanken kreisten ständig um das Geschehene. Er empfinde das Ereignis als sehr bedrohlich, man wisse ja noch nicht mal, wer das getan habe und ob noch mehr solcher Dinge passieren würden. Was ist, wenn im Winter dann kein Gas mehr käme, wie sieht es dann mit dem Heizen aus.

Herr K. wirkt unruhig, absorbiert in seinen Gedanken, durcheinander. Ich bin irritiert, habe ich ihn so doch noch nie erlebt. Ich mache mir Sorgen, fühle mich dabei ganz abgeschnitten von ihm, der wie abgekapselt scheint in seinen Sorgen, als würde ich ihn gar nicht mehr erreichen können.

Herr K. berichtet von seinen Plänen, sich in seinem Gartenhäuschen für den Winter einzurichten. Dort gäbe es einen alten Holzofen, Holz fände er ja im Wald nebenan. Bei diesen Erzählungen wird er schließlich etwas ruhiger. Die Aussicht auf eine mögliche wärmende Selbstversorgung scheint ihm Sicherheit zu geben.

Das Gefühl der Sorge um den Patienten aber bleibt und wird begleitet von dem Eindruck, ihn irgendwie verloren zu haben. Die Therapie scheint unwichtig geworden, vielleicht hat er sie innerlich schon aufgegeben. Ich sehe ihn vor meinem inneren Auge in seinem Gartenhäuschen sitzen, in Tarnfleck, kampfbereit. Ich mache mir

Sorgen, der Patient könne »abdriften«, paranoid und vielleicht sogar gewaltbereit werden. Über diese Entwicklung bin ich erschüttert. – Erschüttert! Das ist ein Wort, bei dem es bei mir klingelt. Erst jetzt fällt mir wieder ein, dass ich vor unserer Stunde etwas unsicher, aber neugierig war, wie Herr K. auf unser letztes Gespräch reagieren würde. Es war eine Stunde, in der ich ihn mit den absehbaren Folgen eines Aspektes seiner Lebensgestaltung konfrontiert hatte, die er schon lange verleugnete.

Wir sehen in diesem Beispiel, wie der Patient mit einem ganz konkreten, drängenden Thema und Inhalt in die Stunde kommt. Als reine Verhaltenstherapeutinnen könnten wir direkt mit diesem Thema arbeiten, es explorieren, Auslösebedingungen eruieren und kognitive Verarbeitungsprozesse analysieren und modifizieren. Ebenso könnten wir Strategien im Umgang mit dieser und ähnlichen, besorgniserregenden Nachrichten entwickeln, darüber hinaus konkrete Schritte zur Bewältigung der tatsächlichen Bedrohungslage diskutieren.

Aus psychodynamischer Sicht und mit einer symbolischen Einstellung würden wir vermuten, dass sich möglicherweise ein unbewusstes Thema des Anschlagsstoffes bedient, sich in ihn kleidet und sich im Raum, auch dem Beziehungsraum, entfaltet. Die Übertragungs- und Gegenübertragungsaspekte deuten auf ein Thema von Angriff, aggressiver Bedrohung, Getrenntheit und Rückzug (»abgeschnitten«, »abgekapselt«), Versorgung und Sicherheit hin und führen uns wie ein Navigationsgerät dichter an eine emotionale Bedeutung heran. Der Therapeut ist in konkordanter Gegenübertragung eher mit dem Erleben des Patienten identifiziert. Über den »Link« des Wortes »erschüttert« stellt sich ein Bezug zur letzten Stunde her, für die die konkreten Sorgeninhalte ein symbolischer Ausdruck oder Sinnbild der unbewussten Lage darstellen könnten. Wir haben so wieder die drei oben beschriebenen Elemente, den konkreten Inhalt (Anschlag auf Pipeline, Sorgen darum), seine symbolische Bedeutung (aggressive Bedrohung, Getrenntheit, Versorgung) und einen Situations-Bedeutungs-Zusammenhang (vorangegangene, konfrontative Stunde und deren innere Verarbeitung), für den der symbolisch verstandene konkrete Inhalt als Stellvertreter der inneren Lage dient.

Für eine Deutung (»Warum so?«) lesen wir nun das symbolische Geschehen in Form und Inhalt im Hinblick auf den Bezugspunkt und vor dem Hintergrund des psychodynamischen Deutungsrahmens aus. Unter Wasser, unter der Oberfläche, also auf unbewusster Ebene geschieht ein aggressiver Anschlag unbekannter Täterschaft, der die Versorgung bedroht. Hier stehen sich also Aggression und Versorgung feindlich gegenüber, die Aggression trennt und zerstört die mit Wärme versorgende Verbindung. In der Folge entstehen beim Patienten ausgeprägte Autarkieideen, die sofort beruhigen. Die Heftigkeit der Emotionen und der unmittelbare Handlungsdruck deuten auf eine momentane Einschränkung der Mentalisierung des eigenen Zustandes hin. Das Erleben scheint nach kleinianischem Duktus »paranoid-schizoid«. Das Bild der Röhren, zwei sind es gewesen, lässt auch an eine Nabelschnur denken, die erweitert bzw. ersetzt wurde. Möglicherweise deutet dieses Bild auf ein pre- oder perinatales Geschehen, wie einen Unfall, eine Frühgeburt mit ggf. Brutkastenpflege oder Ähnliches hin und vermittelt eine existenzielle Bedrohungserfahrung. Da hier wahrscheinlich ein konkreter Bezug zur vorherigen Stunde besteht, verfolgt der Therapeut primär die Spur der dadurch ausgelösten Gefühle, Impulse und Ängste. Zur Vorbereitung der Deutung könnte ein Satz fallen, wie: *»In der letzten Stunde hat es hier ja auch etwas gekracht.«*

Je nachdem, ob und wie der Patient das Angebot zur Bezugnahme annimmt, könnten wir zunächst seine Wahrnehmungen, Gedanken, Gefühle erkunden. Falls die Deutung infolgedessen nicht schon durch ihn selbst geschieht, können wir sie in dieser Richtung geben:

»Möglicherweise haben Sie mich beim letzten Mal konfrontativer als sonst erlebt. Das haben Sie als einen Anschlag auf unsere Verbindung erlebt und haben nun Angst, wie sie sich jetzt weiter versorgen können.«

Diese Deutung wirkt möglicherweise zunächst angstmildernd. Die Aggression ordnet der Therapeut sich selbst zu, obwohl sie im Bild unklaren Ursprungs ist, vielleicht aus Abwehrgründen dort verdunkelt wird. Der Fokus liegt auf der Sorge um die wärmende Verbindung. Eine andere, konfrontativere Variante, die mehr die aggressive Seite betont und dem Patienten zuordnet, könnte sein:

»Sie haben sich über meinen Kommentar das letzte Mal geärgert und ein Teil von Ihnen würde vielleicht gern unsere Verbindung in die Luft jagen, von niemandem mehr abhängig und dadurch unverletzbar sein.«

Diese Deutung spricht die Gefahr für die Therapie an. Sie könnte unter der Wasseroberfläche von Unbekannten gesprengt, d. h. möglicherweise durch ein unbewusstes Agieren der Aggression zerstört werden. Da sie die unterschwellige Aggression auf den Tisch bringt, könnte sie ebenso angstmildernd und möglicherweise erlösend wirken. Die Sorge würde sich hier um die eigenen aggressiven Impulse drehen und sie, projiziert in das äußere Geschehen, überwachen, in Schach halten oder für die Folgen einer »Explosion« vorausplanen.

Wir sehen vielleicht schon, auf wie viele Arten das symbolisch gelesene Geschehen in Hinsicht auf den konkreten Bezugspunkt der letzten Stunde gedeutet werden könnte. Eine Deutung kann nie alle Facetten eines solchen Symbols aufgreifen. Deuten wir die Symptomatik vor dem Hintergrund eines Konfliktmodells fokussieren wir möglicherweise einen aggressiven Impuls, der den libidinösen Versorgungswünschen entgegensteht. In der Beziehungsdimension könnten wir eine Täter-Opfer-Konstellation vermuten, in der zunächst der Therapeut im Rahmen einer projektiven Identifizierung mit dem aggressiven Täteranteil identifiziert war und diesen in der Konfrontation der letzten Stunde unbewusst agierte. Nun dreht sich womöglich die Dyade, der Patient nimmt den aggressiven Anteil wieder auf und richtet ihn unbewusst gegen die Therapie und den Therapeuten als Opfer. Alternativ können wir eine aggressivierte Objektbeziehungsdyade (Täter–Opfer) von einer »wärmenden«, versorgenden Beziehungskonstellation (Bedürftiger–Versorger) unterscheiden, wobei die Aggressionsbeziehung die Versorgungsbeziehung abwehrt, die nach der letzten Stunde zu bedroht erscheint. Darüber hinaus sollten wir in der Beziehungsdimension den ambivalenten Bedeutungen der an der Versorgungsverbindung beteiligten, Deutschland und Russland, symbolisierend nachgehen. Nicht zuletzt können wir auch in der Strukturdimension denken, die durch die drängende, verhaltensnahe, fast konkretistische Handhabung des Themas durch den Patienten nahegelegt wird, wo eine Symbolisierung des Erlebens kaum gelingt, das Thema mehr »gehandelt« als gefühlt und gedacht wird. Im Bild selbst finden wir darüber hinaus einen Hinweis auf eine zerstörte oder gefährdete Infrastruktur, die Wärmenergie transportiert, psychisch also vielleicht Lebendigkeit, seelische Wärme, Beruhigung und Sicherheit.

Die letztliche Wahl der Deutung hängt nicht nur vom Deutungsrahmen und der eigenen Orientierung ab, sondern insbesondere von der Kenntnis des Patienten, der Erlebensqualität und Stimmigkeit im Moment des Geschehens.

Haben wir das Geschehen nun aber »passend« zugeordnet und eine stimmige Deutung gefunden, dann setzt auch beim psychodynamischen Therapeuten eine Art »kognitives« oder »verhaltensnahes« Arbeiten an der »treffenden« Stelle, also am Konkreten, ein. Das, was alles an Befürchtungen, Fantasien, Impulsen im Kontext der Deutung auftaucht, kann nun zum Inhalt der Betrachtung und Reflexion gemacht und so schon in gewisser Weise abgemildert werden. Die Validierung der Befürchtungen, das empathische Einfühlen in auch archaisches Erleben sind hier wichtige Elemente.

Im weiteren Verlauf können die unbewussten Fantasien geklärt, reflektiert und ggf. erweitert werden. Über das Beispiel hinausgehende Interventionen könnten dann so klingen: »Sie haben die Befürchtung, wenn Sie mir sagen, was Ihnen nicht gefallen hat, dann könnte ich böse auf Sie sein oder Sie gar ›rausschmeißen‹?«, »Wie denken Sie jetzt darüber, wo wir darüber reden?«, »Sie können sich schwer vorstellen, dass jemand Verständnis für Ihre Verletztheit haben könnte?«, »Ich kann Ihre Wut gut verstehen und den Impuls, am liebsten alles zu sprengen, wo Sie sich nun auch von mir, von dem Sie sich Hilfe und Verständnis erhoffen, verletzt gefühlt haben.«.

Auch »verhaltensnahe« Interventionen im Sinne des Fantasierens von Alternativen sind in psychodynamischen Therapien denkbar: »Vielleicht könnten Sie das nächste Mal sagen ›Stopp, das reicht mir jetzt‹, wäre das vorstellbar?«, »Wie könnten Sie mir zeigen, wenn es Ihnen zu viel wird?«, »Wie wäre es, wenn Sie sagen würden, ›heute ist mir nicht danach‹?«. Solche Interventionen gehen dabei allerdings nicht mit einem konkreten Üben und entsprechenden Anleitungen einher. Gleichzeitig kann die Arbeit in der Übertragung als eine »Live-Übung« unter Bedingungen der Problemaktualisierung angesehen werden, die sicher auch auf andere Bereiche generalisiert. Für den langen Atem der Umsetzung der in psychodynamischen Therapien freigesetzten Motive und Einsichten kann die verhaltenstherapeutische Expertise an den treffend zugeordneten und gedeuteten, konkreten Phänomenen wohl oft sinnvoll(er) und wirksamer ansetzen.

BEISPIELE

Hier noch einige weitere Beispiele, die andeuten, was eine symbolische Einstellung im weitesten Sinn zum Verständnis therapeutischer Phänomene beitragen kann:

- Der unangenehme Körpergeruch eines Patienten wurde zu einem Symbol für dessen Regulierung einer Nähe-Distanz-Problematik. Er stieß andere damit ab, drang aber gleichzeitig in sie ein. Nähe heißt in dem Sinne Eindringen und kann nur durch Abstoßung abgewendet werden. Hier geht es also um die Wahrung von inneren Grenzen, die nicht gelingt. Traditionell wurde der schizoiden Störung die Angst vor Verschmelzung und Auflösung im anderen zugeordnet, die erst den extremen Rückzug bedingt.

- Eine Patientin berichtet, dass sie in letzter Zeit immer neue und bessere Reisetaschen bestelle, sie aber immer wieder zurückschicke im Gefühl, sie seien zu klein oder nicht stabil genug. Im Verlauf wird deutlich, dass die Taschen ein Symbol des Wunsches zu reisen, aber auch der Sorge sind, innere Einsichten, gute Erfahrungen und ein Gefühl der Sicherheit nicht adäquat mitnehmen zu können. Hier zeigt sich ein Konflikt zwischen Autonomiewünschen (Reisen) und der Sorge, dabei das Gute und die Sicherheit nicht bewahren zu können (Tasche). Die »innere Tasche« braucht noch Entwicklung und Unterstützung.
- Eine Patientin trägt ihre Bitten oder Anliegen subtil auf eine Weise vor, die an ein Verhältnis Herr (Patientin) und Diener (Therapeut) erinnert, durch das sich der Therapeut einerseits beschämt und andererseits ärgerlich erlebt. Im Verlauf wird deutlich, dass der Versorgungsanteil so verdreht befriedigt wird, weil der narzisstische Anteil die Bedürftigkeit nicht tolerieren kann. Aus einer biografischen Perspektive war die Patientin mit der kalten, beschämenden Mutter identifiziert, während die Rolle des Kindes dem Therapeuten zukam.
- Ein Patient setzt Hausaufgaben, Übungen und Entspannungsübungen regelmäßig um. Er spricht davon, wie der Stress schon weniger geworden und der Körper nun entspannter sei und er besser schlafe. Seine Laune sei auch wieder in Ordnung. Im Verlauf entsteht das Bild von Therapeutin und Patient als Elternpaar, das ratlos und unter Druck über ein stummes Kind richtet, entscheidet und Interventionen »verhängt«. Hier drückt sich das Selbstverhältnis des Patienten aus, welches von Entfremdung, sorgenvollem Druck und einer technischen Selbsthandhabung gekennzeichnet ist. Die Identifikation mit sich als »Betroffenem«, mit seinem Körper, der eigenen Stimmung und dem Gefühl, Empfänger von Interventionen zu sein, war zunächst kaum möglich und mit großen Ängsten, emotional »zu zerfließen«, verbunden.
- Im Laufe der Therapie eines Patienten wird deutlich, dass seine medizinisch nicht begründbaren, wiederholten Stürze beim Gehen ein treffendes Bild seiner idealisierenden, realitätsverleugnenden Haltung in Liebesbeziehungen waren, mit der er folgerichtig immer wieder »auf die Schnauze« fiel. Er wollte nicht sehen, was sich ganz nah vor ihm auf dem Boden der Tatsachen befand, wurde gewissermaßen mit der Nase darauf gestoßen.
- In einer Therapiestunde wechselt das Gespräch hin zu einer Psychoedukation. Während die Therapeutin die Inhalte referiert, beginnt der Patient, für ihn untypisch, Witze zu reißen und unterbricht die Therapeutin immer wieder. Diese fühlt sich beschämt und wird ausgesprochen ärgerlich. Als sie schließlich bestimmt und mit scharfer Stimme darum bittet, entsprechende Kommentare zu unterlassen, lacht der Patient, lehnt sich zurück und wirkt dabei fast erlöst

oder erleichtert. Bildhaft zeigt sich hier ein für den Patienten problematisch erlebter Übergang von einer eher persönlichen Bezogenheit »auf Augenhöhe« hin zu einer mehr formalisierten, unpersönlichen Beziehungsform. Es scheint um persönlichen Kontakt zu gehen und darum, das Gegenüber wieder zu erreichen, koste es, was es wolle.

- Patientin beim Hereinkommen: »Schönes Wetter heute!«; Therapeutin noch in Gedanken: »Ja ... – Ja, stimmt!«. Die Patientin machte den Eindruck, als würde sie etwas mitbringen, es teilen, vielleicht schenken wollen, Freude, Zuversicht, Lebendigkeit. Doch die Botschaft kommt zunächst nicht an. Es entsteht eine Resonanzlücke, die die Therapeutin mit der emphatischen Reaktion zu reparieren sucht. Doch das »Kind ist bereits in den Brunnen gefallen«. Möglicherweise reinszeniert sich hier eine implizite Beziehungserfahrung misslingender Abstimmung, Asynchronie, des Sich-Verpassens, in der die Patientin immer wieder in eine Lücke fällt. Ist das Geschehen reparabel?
- Ein Patient beschreibt die eigene Mutter als kalt, egozentrisch und rücksichtslos, der gegenüber er nur mit Rückzug habe reagieren können. Die Heftigkeit der Verurteilung lässt im Therapeuten Schuldgefühle entstehen, ja eine regelrechte Verteidigungshaltung gegenüber der Mutter, die er zunächst nicht zuordnen kann. In der symbolischen Betrachtung entsteht hier das Bild eines gerechten, gerechtfertigten Rückzuges, ohne Schuld also. Im Verlauf zeigt sich, dass die Heftigkeit der Verurteilung dem Patienten dazu diente, eigene Schuldgefühle angesichts seiner Autonomiewünsche in Schach zu halten. Als diese bearbeitet und milder wurden, konnten auch positivere Aspekte der Mutter erinnert werden.
- In einer Gruppensituation berichtet Frau K. von ihrem Tinnitus, der sie bedränge und bis zur Verzweiflung nerve. In der anschließenden Gruppenreflexion und vertiefenden Exploration tauchen Überforderungssituationen auf, Grenz- und Ärgerthemen, von denen sich eine Konfliktsituation mit einem Gartennachbarn immer mehr als zentral herausschält. Dieser nutze Maulwurffallen, die akustisch arbeiteten und deren hohe Frequenzen Frau K. hören könne. Freundliche Hinweise und Bitten gegenüber dem Nachbarn seien erfolglos geblieben. Frau K. musste nun also davon ausgehen, dass dieser sie wissentlich mit den Geräuschen belästigte. Eine Deutung des Tinnitus entstand nun in der Gruppe, nach der die Patientin sich symbolisch die Ohren zuzuhalten versuche, um ihren Ärger nicht zu fühlen oder auszudrücken, der Ton der Maulwurffallen sie nun aber symbolisch über die Ohrgeräusche verfolge. Sie könne nicht vor dieser Belästigung und dem damit zusammenhängenden Ärger davonlaufen. Im Weiteren zeigte sich in der äußeren Situation eine Dichotomie zwischen rabiatrobustem Gärtnern, in dem auch auf Chemie und aggressive Mittel zurückgegriffen wird, und einem »Öko«-Gärtnern, das auf »sanfte« Mittel setzte. Diese Dichotomie wurde ein ausdrucksstarkes Symbol einer innerseelischen Gegensatzspannung, in der die aggressive Seite einem dezidiert friedvollen Ich-Ideal geopfert wurde.

Wir können an den Beispielen schön sehen, wie der symbolische Gehalt des konkreten Geschehens uns Rückmeldungen gibt derart: »So ist es (für dich).«, »So bist du.« oder »So bist du in dem.«. Die Deutung schließlich legt einen Sinnzusammenhang frei, eine Sinnstruktur derart, warum etwas so ist oder sein muss, wie es ist.

Im Verlauf einer erfolgreichen psychodynamischen Therapie geht die symbolische und Deutungskompetenz zunehmend auf die Patientinnen über. Das, was zunächst als konkretes Verhalten, Erleben und Geschehen imponierte, kann nun mehr und mehr auch von ihnen als symbolisches Geschehen auf eine innere Bühne überführt und dort verstanden werden.

Die Folgen einer symbolischen Einstellung für die verhaltenstherapeutische Praxis werden wir in Kapitel 4.3 genauer reflektieren. Es ist offensichtlich, dass das verhaltenstherapeutische Handeln mit hoher Aktivität beider Beteiligter weniger Raum für die Entfaltung und Wahrnehmung symbolischer Konfigurationen zulässt als ein analytisches Setting. Symbolisierungsprozesse werden in einem anti-regressiven Therapierahmen möglicherweise abgebrochen, gestört oder überhaupt gehemmt. Dennoch oder besonders deswegen ereignet sich durchaus auch in verhaltenstherapeutischen Behandlungen symbolisch aufgeladenes Geschehen, vielleicht handlungsnäher, »szenischer« und interaktioneller, gleichzeitig schwerer identifizierbar, da sich das Therapeutenhandeln immer wieder untermischt und starke Stimuli setzt, die ein Erkennen und einordnendes Verstehen des Geschehens schwierig macht.

Ein symbolischer Blick auf das gemeinsame Tun und Geschehen erscheint uns wertvoll, befreit er doch nicht nur vom engen, oft drückenden Konkreten, sondern offenbart auch tiefergehende Bedeutungen dessen, was wir da eigentlich tun und was eigentlich los ist.

ÜBUNGEN

1. Suchen Sie sich irgendeinen Gegenstand aus Ihrem Haushalt. Legen Sie ihn vor sich hin, betrachten Sie ihn mit allen seinen Qualitäten. Nun versuchen Sie diesen mit einer symbolischen Einstellung zu betrachten. Was ist dieser Gegenstand als Idee? Was ist sein Wesenskern? Was repräsentiert er? Worauf deutet der Gegenstand als Idee oder Bild hin? Beziehen Sie Ihre Gefühle und Impulse dem Gegenstand gegenüber mit ein.
2. Wählen Sie einen eigenen Traum und betrachten Sie ihn mit einer symbolischen Einstellung. Suchen Sie einen Bezugspunkt in Ihrem Leben. Versuchen Sie schließlich eine Deutung.
3. Wählen Sie eine Therapiesituation, die sich unklar oder unangenehm anfühlte. Wenden Sie die symbolische Einstellung an und formulieren Sie, was sich da bildhaft dargestellt hat. Beziehen Sie Ihre emotionale und handelnde Beteiligung mit ein. Suchen Sie einen Bezugspunkt für den symbolischen Gehalt. Versuchen Sie eine Deutung.

4.1.5 Wahrnehmen – Beschreiben – Deuten

Für ein besseres Verständnis des Therapiegeschehens und einen produktiven Umgang mit seinen Phänomenen schlagen wir einen Dreischritt von Wahrnehmen, Beschreiben und Deuten vor, mit dem wir einen gewissen Abstand gewinnen, uns das Geschehen differenziert und mit all seinen Facetten vor Augen führen, um es schließlich mithilfe der symbolischen Einstellung zu deuten. Diese drei Kompetenzen können zunächst nur bei Bedarf, wie »Störungen«, Irritationen oder Therapiekrisen zugeschaltet werden, im Verlauf aber integraler Bestandteil unserer verhaltenstherapeutischen Praxis werden.

Der Schritt des **Wahrnehmens** heißt für uns, innerlich einen Schritt zurückzutreten und einen panoramischen Blick auf das Ganze des inner- und außertherapeutischen Geschehens zu werfen, der es umfasst und hält. Wir erinnern uns an die **Haltung rezeptiver Offenheit**, als die wir die gleichschwebende Aufmerksamkeit in Kapitel 4.1.2 charakterisiert haben. Abb. 4-7 zeigt die Fülle und Komplexität der möglichen Inhalte und Phänomene, die wir damit in den Bereich unserer Wahrnehmung bringen. Im linken Bereich befindet sich der Patient und die mit ihm zusammenhängenden Erscheinungen, im rechten die Therapeutin. Von ihr ausgehend umschließt die Betrachtung die manifesten Ereignisse der Therapie (Verhalten, verbalisierte Inhalte, bewusste Haltungen und Wahrnehmungen), aber auch mögliche Einwirkungen und Auswirkungen unbewusster Faktoren auf das Therapiegeschehen (z. B. Widerstände, Übertragungsphänomene, symbolisches Geschehen) und das Geschehen außerhalb der Therapie (Agieren, Lebensgestaltungen, Außenübertragungen, Verschiebungen oder Projektionen etc.). Auch das eigene Erleben vor, während und nach der Therapiestunde ist Teil der Wahrnehmung, ebenso die Matrix der Therapiestunden im Zeitverlauf (»Zeit« in der Grafik), d. h. was war davor und was steht an (bedeutsame inhaltliche Themen, Rahmenänderungen, wie Urlaub, Verlängerung, Therapieende, Interventionen etc.).

Der angedeutete Umfang der Wahrnehmung ist ein unerreichbares Ideal. Uns geht es darum, überhaupt ein Bewusstsein für die Möglichkeiten, in denen sich psychodynamisches Geschehen zeigen kann, zu entwickeln. Mit der Etablierung des Rahmens und der Haltung stehen uns zudem Sensoren zur Verfügung, die uns für das Auftauchen bedeutsamer Phänomene sensibilisieren. Das entlastet uns von dem Anspruch, jederzeit für alles aufmerksam zu sein, der niemals zu erfüllen ist. Es geht hier um einen im Hintergrund »schlummernden, »sanften« und offenen Blick, der auf dem Ganzen ruht und sich vom Geschehen »wecken« und »einstellen« lässt, so wie wir beim Schauen in eine weite Landschaft ganz natürlich Veränderungen, Formen und Konstellationen erfassen. Im Panorama des Therapiegeschehens tauchen ebenso ungezwungen gewisse »**Highlights**«, Irritationen, Abweichungen, emotionale Qualitäten, Schwerpunkte, Arten und Weisen des Tuns, szenische Gestalten oder Bewegungen auf, die mit unserer im Hintergrund ruhenden Wahrnehmungsbereitschaft und ihren Inhalten korrespondieren und unser psychodynamisches Interesse **aus der Latenz »wecken«**.

Erst dann verlagert sich der Schwerpunkt der Wahrnehmung bewusst einen Schritt

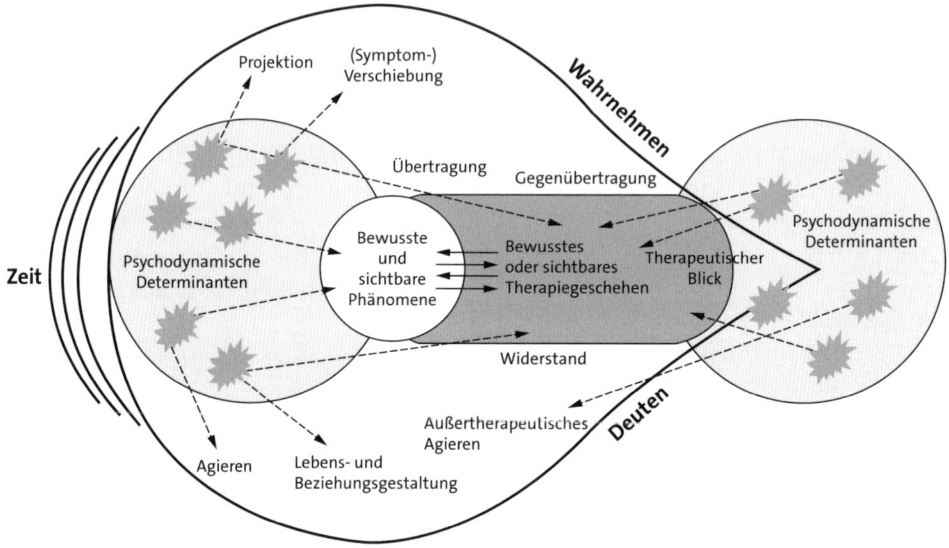

Abb. 4-7: Das psychodynamische Blickfeld und seine Phänomene.

zurück und weitet sich auf das Ganze drinnen und draußen. Bei dessen **wahrnehmender Erfassung** können wir uns grob an den von Jung (1921a, Rafalski 2018) im Rahmen seiner Typologie dargestellten **psychischen Funktionen** (jeweils in introvertierter oder extravertierter Anwendung) von Empfindung (Sinneswahrnehmung, »Da ist etwas«), Denken (»Das ist es«), Fühlen (»So ist es«, z.B. angenehm-unangenehm, erwünscht-unerwünscht) und Intuition (Möglichkeiten, Ahnung, »Daher kommt es, dorthin geht es«) orientieren, die Kuhl (2001) auf originelle Weise weiterentwickelte.

Wir achten also darauf, was wir sinnlich wahrnehmen, was wir hören, sehen, körperlich empfinden etc. (Empfinden), wie uns das Geschehen gefühlsmäßig anmutet oder berührt, ob es uns eher angenehm oder unangenehm ist, was genau daran und welche Gefühle an welchen Stellen entstehen (Fühlen). Dann beobachten wir unsere gedanklichen Prozesse, also was uns alles durch den Kopf geht, wie wir das Geschehen einordnen und verstehen, gedanklich verarbeiten etc. (Denken). Schließlich achten wir auch darauf, was die Situation an Bildern, Ahnungen und Intuitionen freisetzt, was uns da untergründig spürbar entgegentritt, was da drinsteckt, welche Möglichkeiten oder Gefahren (Intuieren). Einem Empfindungstyp fällt vielleicht auf, dass eine Patientin an guten Tagen gern gelbe Farbtöne trägt, während der extravertierte Intiuitive ein Gespür für die therapeutischen Möglichkeiten und Chancen der guten Stimmung oder auch Risiken entwickelt. Der introvertierte Fühltypus hat einen guten Zugang zur und ein differenziertes Erleben der Innenwirkung eines Geschehens, während der extravertierte Denktypus das äußere Geschehen differenziert und leichtgängig, z.B. konzeptuell, gedanklich fassen kann. Nach Jungs Ansicht haben wir gewisse anlagemäßige Präferenzen und (einseitig) »vorteilhafter« entwickelte Funktionen, während andere unterentwickelt oder kaum in Anspruch genommen bleiben. Ziel ist eine gleichmäßigere Entwicklung und Nutzung des gesamten Funktionsspektrums in introvertierter und extravertierter Anwendung.

Wir kommen nun zum nächsten Schritt, dem **Beschreiben** dieser sich herausschälenden Phänomene unserer Wahrnehmung. Das Beschreiben umfasst zwei Schritte oder Ebenen. Zum einen meinen wir zunächst ein **sprachliches Erfassen des Geschehens**, mit dem wir Rechenschaft ablegen und es uns ganz bewusst und präzise vor Augen führen. Der zweite Schritt besteht in einer **beschreibenden Anreicherung** des so sprachlich Erfassten.

Die zunächst vorzunehmende sprachliche Fassung geschieht am besten im Freitext, ähnlich einer Romanszene und mit vielen sinnlichen und gefühlshaften Details. Wir versuchen damit, ein möglichst genaues sprachliches Bild des Geschehens zu zeichnen. Im nächsten Schritt, dem Anreichern, nehmen wir uns diese sprachliche Skizze selbst wieder zum Gegenstand, um sie mit einem Blick auf das größere Ganze auch wieder mit den Wahrnehmungen der vier Funktionen anzureichern. Es handelt sich hier jedoch um eine mehr assoziative, umkreisende und auch weiter ausgreifende Arbeit, in der wir vom konkreten Geschehen etwas »abheben«, auch Abseitiges und Abwegiges mit aufnehmen, ähnlich wie in einem Brainstorming. Mit einer solchen Anreicherung der konstellierten Situation erarbeiten wir uns die symbolische Einstellung (siehe vorheriges Kapitel), die dann das Deuten unterstützt.

Damit sind wir auch schon beim dritten Schritt, dem **Deuten** des wahrgenommenen Geschehens, angelangt. Hier versuchen wir zunächst mithilfe der symbolischen Einstellung dem assoziativ angereicherten Gegenstand gegenüber, einen Sinngehalt zu skizzieren oder anzudeuten. Diesen verbinden wir dann mit einem konkreten inneren Geschehen und Lebensbezug und versuchen, eine Deutungshypothese vor dem Hintergrund der drei Dimensionen von Konflikt, Beziehung und Struktur zu formulieren (siehe vorheriges Kapitel).

Zusammengefasst beinhaltet der Dreischritt folgende Elemente: Mit dem Wahrnehmen identifizieren wir einen potenziell bedeutsamen Inhalt vor einem weiten Horizont und nehmen ihn vor diesem Hintergrund in den Blick. Das Beschreiben fasst und präzisiert ihn begrifflich mit den verschiedenen Wahrnehmungsqualitäten und reichert ihn an mit unseren Einfällen, Ideen, gefühlsmäßigen Reaktionen und Ahnungen. Das Deuten schließlich besteht im Herausarbeiten einer spezifischen Sinnstruktur innerhalb eines symbolischen Bedeutungsraumes und -gehaltes.

ÜBUNGEN

1. Wenden Sie den aktivierten panoramischen Blick auf eine alltägliche Begegnungssituation an. Versuchen Sie wahrzunehmen, was sich aus dem Gesamtgeschehen an Elementen heraushebt. Beschreiben Sie die auftauchenden Phänomene vor dem Hintergrund eines weiten Horizonts mit den vier Funktionen. Reichern Sie das Beschriebene an, wenden Sie darauf die symbolische Einstellung an und versuchen Sie eine Deutung.
2. Wenden Sie rückblickend den panoramischen Blick auf eine unangenehme oder unklare therapeutische Situation an. Versuchen Sie wahrzu-

nehmen, was sich aus dem Gesamtgeschehen an Elementen heraushebt. Beschreiben Sie die auftauchenden Phänomene mit den vier Funktionen. Wenden Sie die symbolische Einstellung an und versuchen Sie eine Deutung.

3. Wenden Sie für eine anstehende Therapiestunde in den ersten zehn Minuten bewusst den panoramischen Blick an. Versuchen Sie wahrzunehmen, was sich aus dem Gesamtgeschehen an Elementen heraushebt. Beschreiben Sie die auftauchenden Phänomene mit den vier Funktionen. Wenden Sie die symbolische Einstellung an und versuchen Sie eine Deutung.

4.2 Psychodynamische Fallkonzeption

In diesem Kapitel werden wir uns eine psychodynamische Fallkonzeption erarbeiten, für die das Denken in den Dimensionen von Konflikt, Beziehung und Struktur und die erarbeiteten Elemente eines tiefenpsychologischen Bezugsrahmens die Grundlagen bilden. Wir befinden uns nach dem therapeutischen Arbeitsmodell (Storck et al. 2021) nun auf der fallbezogenen Ebene. Die Fallkonzeption dient uns als orientierender Hintergrund und Unterbau der verhaltenstherapeutischen Praxis. Sie soll den Therapieerfolg sichern, erweitern und nachhaltig machen.

4.2.1 Erstkontakt, Szene, Gesprächsverlauf

4.2.1.1 Erstbegegnung und Szene

Im Folgenden werden wir über die Darstellung und anschließende Reflexion einer Erstbegegnung zeigen, wie Therapeut und Patient ein gemeinsames Geschehen gestalten, das von szenischen Elementen geprägt ist. Aus psychodynamischer Sicht stellen szenische Informationen eine zentrale Verständnisquelle der Problematik des Patienten dar, wobei wir das entsprechende »szenische Verstehen« als eine Spielart und Anwendungsform einer symbolischen Einstellung ansehen. Wir wollen mittels des szenischen Verstehens zusammen mit den Informationen aus dem Gesprächsverlauf und den biografischen Daten ein tiefenpsychologisch fundiertes Fallverständnis entwickeln. Das geschilderte Vorgehen kann einer verhaltenstherapeutisch orientierten Gesprächsgestaltung vorausgehen oder diese begleiten. Mit einer »szenischen Perspektive« haben wir uns darüber hinaus ein in allen Therapiephasen bedeutsames Wahrnehmungs- und Verständnisinstrument angeeignet.

BEISPIEL

Zum Erstgespräch erscheint zehn Minuten zu früh ein 39-jähriger, stark übergewichtiger Tischler, der schnaufend die Treppe hinaufkommt. Das Klingeln hatte mich erschreckt, da ich gerade in Gedanken bei den Notizen zur vorherigen Stunde war. Ich erinnerte mich an das Telefonat zur Terminvereinbarung, in dem ich vergessen hatte darauf hinzuweisen, frühestens fünf Minuten vor dem Termin zu klingeln. Der Patient hatte mich in diesem ersten Kontakt aus seinem Auto heraus angerufen, das Telefon offenbar in der Hand, und war spürbar damit beschäftigt, im Verkehr zu steuern. Herr K. hatte fast fröhlich geklungen, schien immer wieder abgelenkt von der Fahrt, sodass ich ärgerlich wurde und das Gespräch kurzhielt, mich im Nachhinein dann streng empfand. Ich ärgerte mich, dass ich unfreiwillig zum Zeugen, ja Komplizen, seines gefährlichen Handelns wurde. Nun ärgerte ich mich erneut über das frühe Klingeln.

Während Herr K. schwitzend die Treppe hinaufkeucht, blicke ich ihm mit fast sadistischer Genugtuung von der Tür entgegen. Als er dann vor mir steht, richtet er sich plötzlich auf und blickt mich herausfordernd an. Mir fällt auf, dass er einen außerordentlich guten Anzug trägt und deutlich größer ist als ich. Herr K. greift rasch und fest meine Hand, die ich ihm etwas zögerlich entgegenhielt. Seine Hand ist feucht und ich empfinde leichten Ekel. Der Händedruck ist fest und zu lang, dabei blickt mich Herr K. weiter offensiv, fast herausfordernd an, als erwarte er etwas Konkretes von mir, von dem ich aber nichts weiß, was mich irritiert und verunsichert. Dann lacht Herr K., fragt, ob er auch hereinkommen dürfe und macht einen Schritt auf mich zu. Ich fühle mich überrumpelt, beschämt und werde ärgerlich. Ich verspüre den Impuls, eine schnippische Antwort, wie »Wenn's denn sein muss.«, zu geben. Ich mache stattdessen Platz und sage mit einer einladenden Geste »Bitte!«, was in meinen Ohren schnippisch und gleichzeitig resigniert klingt. Als Herr K. an mir vorbei offensiv ins Behandlungszimmer tritt, bin ich erleichtert, aus seinem Blickfeld zu sein. Während ich hinter ihm gehe, entstehen Entwertungsimpulse, sozusagen hinter seinem Rücken. Mitten im Therapieraum »gestrandet«, wendet sich Herr K. um und fragt gestikulierend nach seinem Platz. Sein Blick wirkt jetzt plötzlich hilflos und ängstlich, als säße er in einer Falle. Ich verspüre den Impuls, die Hilflosigkeit höhnisch zu kommentieren. Wir setzen uns und ich bin erleichtert, dass wir uns nun erstmal in »geordneten Verhältnissen« befinden.

Für verhaltenstherapeutisch eingestellte Kolleginnen mag es ungewöhnlich, vielleicht sogar ungehörig erscheinen, den eigenen Gedanken, Gefühlen und Impulsen und der Schilderung der scheinbar banalen äußeren Umstände einer Erstbegegnung so ausführlich Raum zu geben. Der Fokus läge wohl auf den verwertbaren, »zulässigen« Informationen, wie einem »dysfunktionalen« Interaktionsverhalten, wahrnehmbaren Symptomen oder ungünstigen Verarbeitungs- und Bewältigungsprozessen aufseiten des Patienten. Die eigenen, scheinbar nur persönlichen Gedanken, Fantasien und Impulse würden möglicherweise als unpassend, unzulässig oder lästig empfunden und als Verständnisquelle des Patienten ausgeschlossen. Das sichtbare Geschehen wiederum erhielte wohl eine gewisse Würdigung, jedoch mehr im Sinne einer objektivierten Störungsrelevanz als »dysfunktional« oder »symptomatisch«, weniger als erlebter Eindruck auf uns und Geschehen mit uns.

Der zentrale Fokus des psychodynamisch orientierten Erstgespräches liegt nun genau auf der wachen Beobachtung, exakten Beschreibung und deutenden Zusammenschau eben dieser Elemente: des äußeren Geschehens einerseits und des inneren Erlebens andererseits. Uns steht mit der Art und Weise, *wie* sich diese Begegnung gestaltet, eine tiefgreifende Erkenntnisquelle zur Verfügung, in die das eigene Erleben, Denken, Fantasieren und Wollen integriert und nicht als etwas zu Kontrollierendes oder Ungehöriges angesehen und ausgeschlossen wird. Ein Leistungsdruck und ein schlechtes Gewissen, die nach einem Gespräch in uns zurückbleiben, werden nicht durch das Bestellen neuer Bücher oder gewissenhaftes Aktenstudium »wegorganisiert«, sondern in ihrem möglichen Bezug zur Persönlichkeit der Patientin mit Interesse untersucht.

Aus tiefenpsychologischer Sicht wirken in der therapeutischen Begegnung mit einem Patienten konfliktbestimmte, strukturbedingte und beziehungsdynamische Faktoren in einer komplexen Dynamik zusammen und treten in der Art und Weise der Begegnung als **Szene** oder **szenisches Geschehen** ausdrucksstark in Erscheinung. Szene, ein Begriff aus dem Theater, bedeutet eine Sequenz eines meist interaktionellen Geschehens zwischen bestimmten Personen an einem bestimmten Ort und zu einer bestimmten Zeit. Szenen sind Teile eines Aktes, der wiederum Teil eines Stückes ist. Sie sind abgegrenzt durch eine gewisse inhaltliche und formale Geschlossenheit. In unserem Kontext der Erstbegegnung können wir die Szene als ein im zeit-räumlichen Rahmen einer (angestrebten) Psychotherapie stattfindendes Begegnungsgeschehen zwischen Therapeutin und Patientin verstehen. Und so wie ein Theaterstück eine Idee, einen Konflikt oder eine Entwicklung nicht erklärt, sondern symbolisiert und inszeniert, sie uns also mehr erleben als sprachlich nachvollziehen lässt, so werden die Probleme, Konflikte und das unbewusste Ringen unserer Patientinnen mindestens in den ersten Begegnungen mehr demonstriert als formuliert.

Die Vordenker des **szenischen Verstehens**, d.h. der deutenden Schau des Begegnungsgeschehens, die Psychoanalytiker Alfred Lorenzer (z.B. 1970) und Hermann Argelander (z.B. 1970) grenzen szenische Informationen explizit von anderen Verständnisquellen ab. Argelander (1970) unterscheidet sie einerseits von den *objektiven Informationen*, die sich auf tatsächliche Gegebenheiten beziehen und mitgeteilt oder beobachtet werden können, andererseits auch von den *subjektiven Informationen*, bei denen es sich um erlebte und zugeschriebene Bedeutungen vonseiten des Patienten handelt, die uns mitgeteilt werden, jedoch schwerer überprüfbar sind. Bei den *szenischen Informationen* richtet sich der Blick hingegen auf das Erleben der Situation durch den Interviewer, die »Situation selbst gewinnt ein Eigengewicht als Mitteilungsorgan« (ebd., S.19). Dabei fließen die objektiven und subjektiven Informationen zusammen mit dem Darstellungswert des Geschehens und ergeben eine Art »Persönlichkeitsgestalt« (ebd., S.20), die vom geschulten Interviewer mit ihren psychodynamischen Hintergründen erfasst werden kann.

Lorenzer (1970) unterscheidet das »Szenische Verstehen« vom »Logischen Verstehen« und »Psychologischen Verstehen«, die er beide als sprachsymbolische Interaktionsformen versteht, welche keinen ausreichenden Zugang zu den unbewussten Inhalten des Patienten erlauben. Nur in der Szene manifestieren sich die »sprachexkommunizierten« unbewussten Bedeutungen (Lorenzer 1983, S. 113) und können unter Einbezug der übrigen Verstehensarten gedeutet werden. Beide Denker bringen das Verstehen in einen engen Zusammenhang mit dem Erfassen einer Gestalt, das durch ein Evidenzerleben beglaubigt wird. Lorenzer unterscheidet hier noch das Erfassen einer Szene als solcher und ihr tieferes Verstehen vor dem Hintergrund der psychodynamischen Genese (»infantile Szene«), die in der aktuell geschaffenen szenischen Situation verborgen liegt und erst im Rahmen des analytischen Prozesses durch viele Szenen hindurch als Bedeutungsgestalt aufscheint. Das »Aufscheinen« einer Gestalt wird uns später noch einmal begegnen, wenn wir uns mit dessen Voraussetzungen befassen.

Uns verhaltenstherapeutisch Geschulten sind die vorgenannten Begriffe und Vorstellungen nicht ganz fremd. Auch wir sprechen ab und an davon, dass ein Patient etwas »(re)inszeniere«, beispielsweise eine Verstoßungssituation. Auch greifen neuere Ansätze und Erweiterungen der Verhaltenstherapie durchaus auf prägnante Begegnungsmomente zurück, um die Probleme von Patienten zu beschreiben und zu verstehen. Roedigers (2010) Darstellung des szenischen Verstehens, der aus unserer Sicht die entscheidenden Elemente fehlen, haben wir bereits erwähnt. Das »Cognitive Behavioral Analysis System of Psychotherapy« (CBASP; Schramm et al. 2006) wiederum reflektiert zwar die Dynamik von Übertragung und Gegenübertragung, schenkt der szenischen Dramatik jedoch keine größere Aufmerksamkeit.

Am nächsten kommt dem szenischen Verstehen wohl Rainer Sachse mit seinem Modell der doppelten Handlungsregulation (z. B. Sachse, Sachse & Fasbender 2011). Darin beschreibt er, wie – insbesondere bei Persönlichkeitsstörungen – die interaktionelle Transparenz von Beziehungsmotiven durch dysfunktionale Schemata und deren Bewältigungsversuche verloren geht. Verhalten wird über die Vermittlung von »Images« intransparent und durch ihren Appellcharakter manipulativ. Sachse spricht hier von einer »Spielebene«. Der Deutungshintergrund ist dabei überwiegend kognitiv-verhaltenstherapeutisch und unterscheidet sich entsprechend sowohl in den angenommenen Motiven als auch den Annahmen ihrer intrapsychischen Regulation von einem psychodynamischen Verständnis. Der Fokus liegt auf der Nachzeichnung der Wege vom dysfunktionalen Verhalten zum Motiv und bleibt insofern auf einer »konkreten« Ebene. Dem Verhalten wird kein symbolischer Ausdruckswert beigemessen und die Begegnung so auch nicht im Sinne eines emotionalen Zuganges zur Innen- und Beziehungswelt der Patientinnen weiterverfolgt. Auch die Gegenübertragung wird praktisch nur als Validierungsinstrument für die gescheiterten Beziehungserfahrungen der Patienten genutzt und nicht im Sinne einer sich in der Interaktion ausbreitenden innerseelischen Dynamik gedeutet. Die Therapeutin ist maximal Objekt (unbewusster) Bedürfnisse und Motive, aber nicht Teil eines gemeinsam gestalteten Beziehungsgeschehens.

In der psychodynamischen Psychotherapie wird, wie bereits erwähnt, das Begegnungsgeschehen mit seinen szenischen Elementen als zentrale Verständnisquelle angesehen. Wir wollen uns nun anhand des Erstgespräches diese Sichtweise erarbeiten. Die Erstbegegnung ist für die Erarbeitung eines szenischen Verständnisses besonders geeignet, handelt es sich doch um ein hoch aufgeladenes Geschehen, eine Art »Blind Date« mit großen Erwartungen und Hoffnungen, aber auch Ängsten und Befürchtungen, die auf ein zunächst recht offenes und zurückhaltendes Beziehungsangebot treffen. Diese Unbestimmtheit stimuliert, ähnlich einem projektiven Testverfahren, bereitliegende (unbewusste) Strukturmuster, welche die Offenheit füllen und formen. In einem Erstgespräch zeigen sich daher besonders prägnant die zentralen Konflikte und Probleme unserer Patientinnen »in Aktion«. Das Geschehen ist noch wenig beeinflusst von gegenseitigen Anpassungsprozessen und Verwicklungen.

Nun sind wir als Therapeutinnen, die sich mit dem Szenischen befassen wollen, im Gegensatz zum Theater, nicht zuerst Zuschauer, sondern vor allem Mitakteure des Geschehens. Die Zuschauerperspektive wollen und müssen wir uns hier immer wieder neu erarbeiten, denn sie ist zum Verstehen des Geschehens notwendig. Psychoanalytisch wird in diesem Zusammenhang, wie weiter oben bereits erwähnt, manchmal von der »dritten Position« gesprochen, einer Position der Wahrnehmung und Reflexion eines Geschehens, dessen Teil wir gleichzeitig sind. Darauf, dass wir als Therapeuten keine reinen Beobachter, sondern handelnde Teilnehmer des Geschehens sind, dies auch in begrenzter Weise sein müssen und sollen, hat bereits Sandler (1976) hingewiesen, indem er von der »Bereitschaft zur Rollenübernahme« sprach. Klüwer (2001) spricht vom »Handlungsdialog«, in den wir mit unseren Patientinnen eintreten.

Im englischsprachigen Raum wird mit dem Konzept des »enactment« Ähnliches beschrieben (für einen Überblick zu diesem Konzept siehe Bohleber et al. 2013). Es geht dabei darum, dass wir, oft ganz unwillkürlich, in unserem Handeln auf unsere Patientinnen reagieren, uns Verhalten »unterläuft«, das vielleicht nicht unserer bewussten Einstellung entspricht und dennoch geschieht. Diese Phänomene ermöglichen es, (noch) nicht repräsentiertes, unbewusstes und doch handlungswirksames Erleben zu erkennen und darüber unsere Verwicklung und Rolle im Beziehungsgeschehen zu verstehen. Dass wir handelnde Teilnehmer am Geschehen werden, meint jedoch etwas anderes als die von verhaltenstherapeutischer Seite oft geäußerten Forderungen zur Beziehungs*gestaltung* oder zum Beziehungs*aufbau*, Ansprüche also, sie aktiv zu formen im Sinne eines Konzeptes. Sicher ist es notwendig, unseren Patientinnen mit Freundlichkeit, Verständnis und Offenheit zu begegnen. Auch müssen wir unseren diagnostischen, Aufklärungs- und Informationspflichten nachkommen. Wir überlassen aber zunächst die aktive Seite der Beziehungs*gestaltung* unseren Patientinnen, denen wir mit unserem Rahmen, innerer Offenheit und äußerer Abstinenz einen Entfaltungsraum zur Verfügung stellen, statt einen solchen schon vollzustellen mit Eigenem. Eine zu hohe »gestaltende« Aktivität auf unserer Seite würde die eigengesetzliche Entwicklung vonseiten der Patientinnen stören und überdeckte möglicherweise wichtige Facetten und Aspekte der jeweiligen Persönlichkeit, z. B. eine negative Übertragungsbereitschaft, die sich dann erst später oder an anderen Orten, sozusagen versteckt, manifestieren würde. Bei aller Zurückhaltung lassen wir uns dann aber vom Beziehungsangebot unserer Patienten begrenzt »anstecken«, lassen es auf uns wirken, stemmen uns nicht dagegen. Wir fühlen uns ein in das Erleben und Handeln des Patienten und »Erleiden« es gleichzeitig. Wir nehmen das Angebot zum Tanz an und reagieren auf die Führung unseres Gegenübers, man könnte auch sagen, wir lassen uns reagieren. Die eine Patientin lässt uns besonders einfühlsam erleben, eine andere besonders distanziert, der eine Patient verführt uns zu einer Abschweifung über das Fallschirmspringen, bei einem anderen verlieren wir schon nach zehn Minuten unsere Neugier. Es handelt sich um einen zyklischen Prozess aus Verwicklung, Lösung und Reflexion, der uns eine Menge der Beziehungsgeschichten unserer Patientinnen, aber auch ihrer Innenwelt erleben lässt.

Um in diesem Wechsel von Zurückhaltung und Sich-Einlassen eine Balance und innere Klarheit zu finden, wollen wir uns an dem in Kapitel 4.1 erarbeiteten Bezugsrahmen und seinen Referenzpunkten orientieren. Sie dienen uns als Hintergrund, vor dem sich die szenische Dynamik entfalten und als Gestalt wahrgenommen werden kann. Diese versuchen wir genau zu beschreiben und anschließend im Zusammenhang mit dem Gesprächsverlauf, den biografischen Daten, der auslösenden Situation und Symptomwahl mit den in Kapitel 3 beschriebenen Konzepten von Konflikt, Beziehung und Struktur Deutungshypothesen zu formulieren.

Bezüglich des äußeren Rahmens ist es wie gesagt sinnvoll, ihn für alle Patientinnen konstant zu halten, ihn quasi zu standardisieren, um an diesem Referenzpunkt das Besondere und Eigene der jeweiligen Persönlichkeit, ihres Verhaltens und unserer Reaktion darauf zu erfassen. Das fängt mit der Gestaltung der Zeit und Empfangssituation an und reicht bis zur Gesprächsführung. Bezogen auf die innere Einstellung, unsere Haltung, ist wie beschrieben einerseits ein sicherer Standpunkt wichtig, andererseits aber auch eine gewisse Abstinenz von Konzepten und therapeutischem »Wollen« als Teil der methodischen Haltung notwendig. Wir erinnern uns an die »negative Fähigkeit« Bions (2006). Mit einer solchen Haltung kann sich unsere Reaktion auf die jeweilige Patientin frisch und in ihrer Besonderheit entfalten.

In unserem Beispiel empfängt der Therapeut Herrn K., wie alle anderen Patienten auch, an der Tür zum Treppenhaus. Dort begegnet er ihm mit einem schadenfrohen, fast sadistischen Blick, die Verwicklung hat also bereits stattgefunden. Bei der Begrüßung kehren sich die Rollen dann um. Der Therapeut ist plötzlich überrumpelt, verunsichert und beschämt, während der Patient machtvoll, bedrängend und stark erscheint. Diese Dynamik, wenngleich unangenehm und sogar etwas bedrohlich, sehen wir nicht als etwas zu Kontrollierendes oder Vermeidendes an, sofern die persönlichen Grenzen und die des Rahmens gewahrt bleiben. Schon an der Tür sind wir mitten in einem bedeutsamen Geschehen, auf das wir uns einlassen, um es zu verstehen.

Wenn wir nun die ersten beiden Schritte unseres Verstehens (→ Kapitel 4.1.5), die des *Wahrnehmens* und *Beschreibens*, auf das Beispiel anwenden, so ergeben sich aus ihnen von allein und ganz natürlich »**Highlights**«, Schwerpunkte, Qualitäten und Akzente. Es ist also nicht nötig, sogar hinderlich, zwanghaft auf jedes Detail der Begegnung zu achten und es wie ein Laser abzuscannen. Stattdessen begegnen wir unseren

Patienten mit einem »offenen Blick«, der auf »weit gestellt« ist und sich vom Geschehen führen lässt. Auch unsere begrenzte Verwicklung ins Geschehen geschieht zwar achtsam, aber natürlich. Ebenso müssen wir uns nicht den Kopf darüber zerbrechen, wie lang oder in welcher »Auflösung« uns das Szenische begegnet, sondern uns am Gefühl und dem Erleben von Evidenz und Gestalt orientieren. Eine Szene kann ein paar Sekunden, eine halbe Stunde oder die ganze Stunde umfassen. Es können sich mehrere Mikroszenen zu einer großen verbinden oder viele verschiedene, scheinbar unverbunden, nebeneinanderstehen. Meist ergibt sich erst im Nachhinein ein Gefühl für die Gesamtgestalt einer Stunde, die sich aus kleineren szenischen Episoden, Variationen und Bewegungen aufbaut, wie ein Musikstück.

Unser oben beschriebenes Beispiel mit Herrn K. greift eine Szene ganz am Anfang auf, in der praktisch noch kaum gesprochen wurde. Man könnte daher vermuten, dass da »nicht viel zu holen« wäre. Wir werden die Begegnung im Folgenden nun noch einmal schildern, mit Markierungen die »Highlights« kenntlich machen, und können prüfen, was wir der geschilderten Szene entnehmen können.

BEISPIEL

Während Herr K. schwitzend die Treppe hinaufkeucht, blicke ich ihm mit fast **sadistischer Genugtuung** von der Tür entgegen. Als er dann vor mir steht, richtet er sich plötzlich auf und blickt mich **herausfordernd** an. Mir fällt auf, dass er einen außerordentlich **guten Anzug trägt und deutlich größer** ist als ich. Herr K. greift **rasch und fest** meine Hand, die ich ihm etwas **zögerlich** entgegenhielt. Seine Hand ist **feucht** und ich empfinde leichten **Ekel**. Der Händedruck ist fest und **zu lang**, dabei blickt mich Herr K. weiter **offensiv, fast herausfordernd** an, als erwarte er etwas Konkretes von mir, von dem ich aber nichts weiß, was mich **irritiert und verunsichert**. Dann **lacht** Herr K., fragt, ob er auch hereinkommen dürfe und macht einen **Schritt auf mich zu**. Ich fühle mich **überrumpelt, beschämt und werde ärgerlich**. Ich verspüre den Impuls, eine **schnippische** Antwort, wie »Wenn's denn sein muss.«, zu geben. Ich mache stattdessen Platz und sage mit einer **einladenden** Geste »Bitte!«, was in meinen Ohren **schnippisch und gleichzeitig resigniert** klingt. Als Herr K. **an mir vorbei offensiv** ins Behandlungszimmer tritt, bin ich **erleichtert**, aus seinem Blickfeld zu sein. Während ich hinter ihm gehe, entstehen **Entwertungsimpulse**, sozusagen **hinter seinem Rücken**. Mitten im Therapieraum **»gestrandet«**, wendet sich Herr K. um und fragt gestikulierend nach seinem Platz. Sein Blick wirkt jetzt **plötzlich hilflos und ängstlich**, als säße er **in einer Falle**. Ich verspüre den Impuls, die Hilflosigkeit **höhnisch** zu kommentieren. Wir setzen uns und ich bin **erleichtert**, dass wir uns nun erstmal in **»geordneten Verhältnissen«** befinden.

Die Highlights beschreiben die Art und Weise, wie etwas getan und erlebt wird. Sie benennen emotionale Qualitäten und Schwerpunkte unserer Wahrnehmung und des Handelns. Schauen wir uns nur die markierten Wortgruppen an, bekommen wir vielleicht schon eine Ahnung, mit welchen Themen und Problemen Herr K. zu uns kommt und auch, wie wir diese gemeinsam abhandeln. Unsere Begegnung wirkt wie eine

Überwältigung. Ein schwaches, unsicheres Ich wird »überrumpelt« durch einen offensiven, starken anderen. Aus der Überwältigung entstehen Gefühle von Irritation, Ekel, Beschämung und – mehr reaktiv und »heimlich« – dann auch Ärger. Überlegenheit und Kontrolle scheinen wichtig, sonst droht beschämende und sadistische Demütigung. Eine schützende Distanz zwischen den Beteiligten ist nicht ausreichend gegeben. Erst zum Ende hin kommt eine gewisse Ruhe in die Szene. Das Geschehen kippt, als der Patient, nachdem er recht forsch ins Zimmer getreten war, plötzlich hilflos und ängstlich, »wie in einer Falle« wirkt. Er scheint an das Ende seines Handlungsskriptes gelangt, dessen Zielzustand zu seinen Ungunsten ist. Auf den jeweiligen Plätzen finden Patient und Therapeut in »geordnete Verhältnisse«, die Spannung ist erstmal raus. In diesem Moment hat die Szene einen fühlbaren Abschluss gefunden.

Wenn wir an die früher geschilderte telefonische Kontaktaufnahme zurückdenken, die ebenso als Szene verstanden und bearbeitet werden kann, so hatte sich dort ein Ringen um die Positionen bereits angedeutet. Herr K. hatte demonstriert, dass es Wichtigeres als den Therapeuten gibt, indem er ihn zum passiven, ohnmächtigen Zuschauer seines gefährlichen Herummanövrierens machte, gleichzeitig jedoch ein Gefühl dringlicher Sorge induzierte. Diese Sorge zeigt sich in der nun anschließenden Begegnung vorerst nicht wieder. Auch Gefühle von Anteilnahme, Empathie und Fürsorge fehlen fast vollständig. Der Patient hat den Therapeuten noch nicht für sich gewinnen können.

Wir haben uns den groben Verlauf der Begegnung vergegenwärtigt und in Worte gefasst. Die Highlights machten qualitative Schwerpunkte und Akzente des Geschehens deutlich. Nun wollen wir uns eingehender den **Rollen** zuwenden. Als wer oder was begegnen sich Therapeut und Patient, wie oder als was fühlen sie sich gegenseitig angesprochen? Die Rollen erschließen sich durch das (szenische) Handeln, die »enactments« einerseits und deren Innenseite, dem Erleben von Übertragung und Gegenübertragung andererseits. Das eine verweist und erschließt uns das andere und ergibt die charakteristischen Rollen im Geschehen. Wir sollten dabei auch auf mögliche Gegenübertragungswiderstände achten, deren frühzeitige Wahrnehmung für eine anschließende Therapie enorm hilfreich ist. Im Beispiel zeigt sich ein solcher möglicherweise im Ärger des Therapeuten, der z.B. als Reaktionsbildung gegen die erlebte Beschämung und Demütigung verstanden werden kann.

Bezogen auf die Rollen nimmt der Therapeut im Handeln überwiegend eine passive und überwältigte Position ein. Wenn wir die Gegenübertragung einbeziehen, so kommen Erlebensqualitäten von Scham, Kleinheit, Ohnmacht und Demütigung hinzu angesichts des dominant, offensiv und überlegen wahrgenommenen Gegenübers. Insgesamt können wir sagen, der Therapeut befindet sich in einer »Opferrolle«, ist mit dieser identifiziert. Sekundär zeigen sich auch aggressive Qualitäten in der Gegenübertragung, die eher reaktiv auftauchen. Sie dringen fast nicht ins Verhalten ein, maximal als »schnippischer« Ton. Erst als der Patient dem Therapeuten den Rücken zudreht oder hilflos wirkt, scheint eine Umsetzung dieser Impulse denkbar. Wir können von einer reaktiv auftretenden, »lauernden Rächerrolle« sprechen.

Patientenseitig sind Auftritt und Verhalten aktiv, forsch und bedrängend. Hypothetisch können wir in dessen Übertragung Gefühle von Kraft, Ungeduld und (verächtlicher) Überlegenheit annehmen angesichts eines jämmerlich und hilflos wahrgenommenen Gegenübers. Die Rolle kann mit der eines »Invasors/Eroberers« beschrieben werden. Das fast versehentliche sich Ausliefern, als Herr K. dem Therapeuten den Rücken zuwendet und der hilflos-ängstliche Blick, nachdem er vor diesem in den unbekannten Raum getreten ist, zeigen sekundär weitere Facetten, die mit der Rolle eines »Opfers in der Falle« beschrieben werden können. Der Patient liefert sich unbewusst den feindseligen Impulsen seines Gegenübers aus, die Rollen kehren sich um.

Vorausgreifend auf die Fallkonzeption können wir vermuten, dass in der beschriebenen Szene der Abwehrmechanismus der projektiven Identifizierung wirksam ist. Der Patient entledigt sich projektiv seiner eigenen Verletzbarkeit und Kleinheit, indem er sie in den Therapeuten »evakuiert«, ihn mit diesen identifiziert, wo er sie kontrolliert und auf Abstand hält.

Wir haben uns bereits das Geschehen mit seinen Qualitäten und Schwerpunkten vergegenwärtigt, das Handeln der Beteiligten und deren Erleben reflektiert und als Rollen benannt. Was können wir nun über die **Dramatik** der Begegnung sagen, welche Entwicklung hat sie genommen? Kurz gesagt ist dem missgünstig eingestimmten Therapeuten ein übermächtiger Patient entgegengewachsen, der ihn zunächst überwältigt, ihm dann jedoch trotz seines forschen Auftretens unverhofft in die Falle geht. Und noch kürzer: Aus Täter wird Opfer wird Täter. Und aus Sicht des Patienten: Aus potenziellem Opfer wird Täter und wieder Opfer. Den Rollenwechseln gesellt sich eine Qualität des Unverhofften, Überraschenden, auch Ungewollten hinzu. Die Dramatik ist gekennzeichnet von einem Wechsel der Machtpositionen, die mehr geschieht und »erstolpert« wird, als wirklich bewusst gestaltet und erkämpft. Dabei »verpassen« wir uns, kommen nicht zur Ruhe in uns und miteinander und eine wirkliche Begegnung findet nicht statt. Einen Höhepunkt können wir beim Überschreiten der Türschwelle setzen, danach flacht das Geschehen ab und mündet in die »Falle«, in der die Positionen erst einmal geklärt scheinen.

Wir nähern uns nun schon der Kernfrage zur Szene: Welches **Thema** wurde in ihr verhandelt, worum ging es? Dabei ist es sinnvoll, zwischen einer manifesten und einer latenten Ebene zu unterscheiden. Oft lassen sich unter dem dominanten Geschehen Spuren weiterer, »stiller« Themen ausmachen. Diese können komplementär, parallel oder auch im Widerspruch zum manifesten Thema stehend erscheinen. Zusammenschau und Zusammenbringen beider Ebenen bilden nicht selten den Stoff ganzer Therapien.

Manifest scheint thematisch in unserem Beispiel der Kampf um Macht und Ohnmacht. Aber es scheint ein ungewollter Kampf, als würde man ein Spiel spielen müssen, das man gar nicht spielen, in Rollen kommen, die man nicht innehaben möchte. Und wollen sich Therapeut und Patient überhaupt begegnen? Hier klingen latente Themen an. Ein Unwille, vielleicht sogar Erschöpfung und Überdruss, Bedauern über misslingende Begegnungen sind vorstellbar.

Im Nachhinein der Fallbearbeitung tauchte noch eine weitere Facette auf, die möglicherweise ebenfalls auf ein latentes Thema weist. Die äußere Erscheinung des Patienten machte durch ihre Übertriebenheit rückblickend einen fast bizarren Eindruck, mit der Gefahr nicht nur des Lächerlichen, sondern Randständigen und etwas Unheimlichen. Dabei stellte sich erneut die druckvolle Sorge ein, ein Gefühl von Dringlichkeit, Gefahr und Angst. Diese Aspekte waren wohl noch zu gefährlich, so früh direkter in Erscheinung zu treten. Würde dann »alles zusammenbrechen«? Es geht also möglicherweise nicht nur um Kontrolle und Abwehr einer ängstlich befürchteten, demütigenden Überwältigung, sondern eines vollständigen psychosozialen Zusammenbruches. Es klingen die latenten aggressiven und destruktiven Seiten an, ihre Bedrohlichkeit, die wir sowohl zwischenmenschlich als auch innerpsychisch vermuten können.

Damit kommen wir wieder dem manifesten Geschehen näher. Zusammenfassend können wir manifest von einem Machtthema sprechen. Latent klingen weichere Töne an, die bedroht und in Gefahr scheinen. Nach diesem assoziativen Nachspüren und Reflektieren angesichts der erlebten Szene können wir das innere Programm des Patienten hypothetisch folgendermaßen formulieren:

In Momenten großer Not und Bedürftigkeit fühle ich mich anderen und ihren sadistischen Impulsen hilflos ausgeliefert. Ich bin gezwungen, das Spiel herumzudrehen. Am Ende muss ich mich ihnen doch wieder unterwerfen und bin ihrer Rache ausgeliefert, schwach, hilflos und voller Angst. Bedürftige Regungen, innere Not und die Sehnsucht nach einem guten, versorgenden Wesen an einem friedlichen Ort werden immer wieder »aufgefressen« vom Zwang, kämpfen zu müssen, um dann doch zu verlieren.

Bedürftige Regungen werden immer wieder eingebunden und »aufgefressen« in einer Dyade aus sadistischem Täter und lauerndem Opfer, deren Rollen wechseln. Obwohl das Narrativ zwischenmenschlich formuliert ist, können wir uns diese Dynamik ebenso innerpsychisch vorstellen. Diese wird jedoch auch und vielleicht überwiegend mit dem Abwehrmechanismus der projektiven Identifizierung unter Einbezug anderer abgehandelt.

»Kämpfen müssen, um zu verlieren. Ist Gutes jemals möglich?«, so könnten wir das paradoxe Thema des Patienten, seine Problematik und das, womit er ringt, noch weiter zusammenfassen. In dieser Formel steckt ein ganzer Roman. Und so wie ein Roman nie ganz erklärt und rational verstanden werden kann, so ist auch die Szene ähnlich wie bei einem Kunstwerk oder einem symbolischen Objekt nie ganz mit der Sprache und dem Denken zu erschöpfen. Das stückweise Auslesen und Formulieren dessen, was, zwar unbewusst, aber dennoch als »›gehandelte‹ Mitteilungen« (Laimböck 2015, S. 9) ausgedrückt wird, stellt einen zentralen Prozess der Bewusstmachung von Unbewusstem dar. Lorenzer spricht gar von der Zentralachse der psychoanalytischen Technik (1983, S. 114). Das »gehandelte« Unbewusste wird »bottom-up« als Gegenstand sprachsymbolischen Nachdenkens verfügbar und kann in seinen Bedeutungen bewusst werden.

Es mag nun skeptische Kollegen geben, die spätestens an diesem Punkt einwerfen würden, dass bei Weitem nicht alle Patientinnen eine solche Dramatik und Szene in Gang setzen oder die unsere Schlussfolgerungen als übertrieben oder aufgebauscht empfinden. Die meisten Patienten seien doch »relativ normal« oder »eher unauffällig«

in Erscheinung und Interaktion und würden schon gar nicht solch dramatische Schlussfolgerungen rechtfertigen. Es kann sicher auch darüber diskutiert werden, was überhaupt »schon« als Szene angesehen werden kann, z. B., ob die subtilen Abstimmungsprozesse, wie Stern (→ Kapitel 2.3.5) sie beschreibt, nun »szenisch« sind oder nicht.

Wir sind der Meinung, dass, egal ob nun »unauffällig« oder »wenig szenisch«, in jedem Fall eine feine Wahrnehmung und genaue Betrachtung lohnend sind. Beispielsweise kann ein Patient Auskunft geben über sein Befinden, das zunächst schwer zugänglich erscheint. Und gerade in dem Moment, in dem es gelingt, sein Erleben in Worte zu fassen und für eine gemeinsame Reflexion zu reformulieren, wenn er gerade den nächsten Satz beginnen möchte, unterbrechen sich Therapeutin und Patient. Dieses Geschehen wiederholt sich quälend immer wieder. Man könnte die Rollen beschreiben als »eine, die zu spät versteht« und »einer, der zu spät verstanden und dann gestört wird«. Die Verbindung von Verstehen und Verstandenwerden gelingt einfach nicht. Die Begegnung ist gekennzeichnet von misslingender Synchronisation, Frustration und Enttäuschung auf beiden Seiten, worauf der Patient immer passiver und trauriger wird, die Therapeutin immer engagierter und bemühter. Rückblickend auf unsere Theoriekapitel könnten wir hier vermuten, dass sich – aus unserer Sicht durchaus szenisch – eine möglicherweise sehr frühe Störung der Abstimmung zwischen Kind und Bezugsperson darstellt und die zentrale Problematik des Patienten so erlebbar macht. Auch solche, zunächst vielleicht wenig szenisch erscheinende Phänomene sollten Beachtung finden.

Darüber hinaus kann durch den Einbezug des Gegenübertragungserlebens eine äußerlich ereignisarme Begegnung dennoch eine bedeutsame Dramatik erhalten. Therapeut und Patientin sitzen sich zum Beispiel zwar ruhig gegenüber oder begrüßen sich »ganz normal« und dennoch entsteht ein unerträglicher Druck oder eine Angst, das Gesicht zu verlieren und es beginnt ein innerer Kampf um Kontrolle gegenüber andrängenden Fantasien von Zusammenbruch und Entblößung vor den Augen der Patientin. Wir möchten daher ermutigen und ermuntern, in jedem Falle eine Erstbegegnung in der geschilderten Art zu bearbeiten, um danach noch einmal zu überprüfen, ob in der scheinbaren Normalität oder Ereignisarmut nicht doch, vielleicht sehr subtil, szenische Elemente erkennbar werden bzw. das »Unauffällige« möglicherweise genau das Szenische ist. Zugespitzt könnten wir sagen, dass dem symbolischen Informationswert des Geschehens gar nicht zu entkommen ist, es liegt offen zu Tage, wir müssen uns diesem nur zuwenden und öffnen. Abb. 4-8 stellt die Elemente des szenischen Geschehens und ihren inneren Zusammenhang noch einmal auf einen Blick dar.

Damit wir mit dem Prozess szenischen Verstehens vertraut werden können, ist ein strukturiertes Vorgehen, das Schritt für Schritt durch die einzelnen Etappen führt, hilfreich. *Arbeitsblatt 3* (→ Anhang) stellt eine solche Möglichkeit zur Verfügung. Mit etwas mehr Erfahrung können alternativ die Inhalte auch in freiem Text formuliert werden. Im Arbeitsblatt beginnen wir zunächst mit der **Auswahl einer Szene**. Wie oben bereits erwähnt, bieten sich Erstbegegnungen und bei diesen besonders die ersten fünf bis zehn Minuten zur Einübung einer szenischen Perspektive an. Später können und

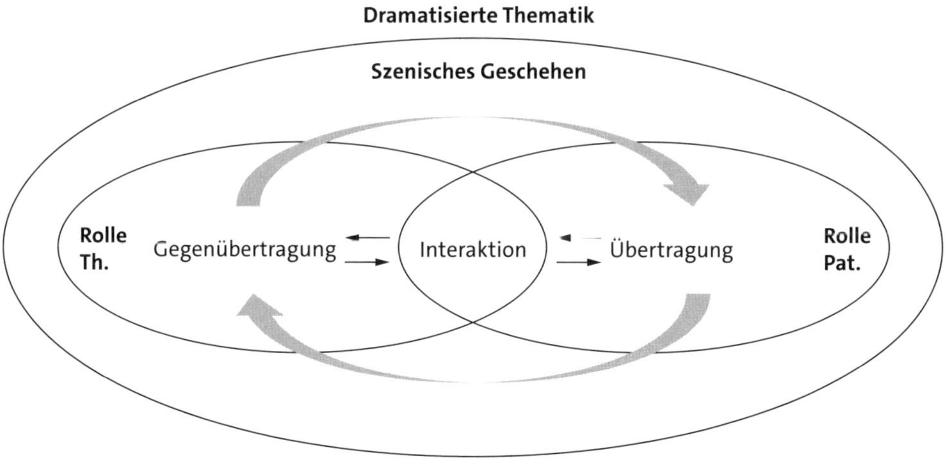

Abb. 4-8: Elemente des szenischen Geschehens als dramatisierte Thematik.

sollten wir dann das Vorgehen auf uns prägnant oder bedeutsam erscheinende Interaktionen im weiteren Therapieverlauf anwenden. Bei der Bearbeitung des Arbeitsblattes stellen sich möglicherweise weitere Erinnerungen an szenisches Geschehen und »Aha-Erlebnisse« ein. Diese sollten jedoch nicht miteinander vermischt werden. Wir konzentrieren uns auf die ausgewählte Situation, gesonderte Notizen anderer Einfälle sind dennoch sinnvoll.

Wir beginnen im obersten Teil des Arbeitsblattes mit der Beschreibung der Kontaktaufnahme durch den jeweiligen Patienten. Diese weist mit hoher Wahrscheinlichkeit sogenannte »**Vorfeld-Phänomene**« (Argelander 1970, S. 16) auf, d. h. eine ganz besondere Art, wie der Kontakt hergestellt wird. Bereits in die erste Kontaktaufnahme fließen (unbewusste) Erwartungen, Wünsche, Vorurteile und Befürchtungen ein und gestalten diese. So werden in einer Art Präludium ein Ton gesetzt, eine Stimmung induziert und mögliche Rollen präfiguriert. In unserem Beispiel ruft der Patient aus dem fahrenden Auto an, er klingt fast fröhlich und scheint abgelenkt. Bewusstseinsnah erlebt er eine Therapie möglicherweise als etwas Unwichtiges, vielleicht sogar Störendes, das noch irgendwo »dazwischen gequetscht« werden muss. Diese Kontaktaufnahme stimmt wiederum den Therapeuten auf den Patienten ein und überträgt sich bis in die Erstbegegnung als negative, ärgerliche Grundierung. Eine solche **Eingestimmtheit** fügen wir im Arbeitsblatt zu unserem Begegnungsangebot hinzu.

Im nächsten Schritt wechseln wir zur Seite des Patienten nach rechts und beschreiben ihn mit seinen **soziodemografischen und äußeren Merkmalen**, sodass ein möglichst plastisches Bild entsteht, das auch für Dritte nachvollziehbar wäre. Dann gehen wir wieder auf die linke Seite eine Zeile nach unten, in der wir unsere **spontanen Reaktionen** auf die Begegnung beschreiben. Diese umfassen Gedanken, Fantasien (Welche Bilder werden in uns freigesetzt?), Gefühle, Körperreaktionen, Impulse und das, was wir tun, und wie wir es tun. Dann wechseln wir wieder zum Patienten hinüber, beschreiben **dessen Erscheinung, Verhalten und das Gesagte** und wiederum unsere Reaktion darauf. Das machen wir bis zum Ende der Szene. Das Ende geht, wie beschrieben, oft mit der Wahrnehmung einer **Gestalt** und einem entsprechenden Evidenzerleben einher. Sollte das anfänglich noch nicht der Fall sein, können wir auch enden, wenn wir das Gefühl haben, genug »Material« zu haben.

Im nächsten Schritt markieren wir die **Highlights**, also Emotionswörter, prägnante Adjektive und herausstechende äußere Merkmale des Gegenübers oder der Situation. Dadurch schärft sich unser Blick bereits für wesentliche Qualitäten und Momente der Begegnung und bereitet die Reflexion der Entwicklung charakteristischer Rollen und des Verlaufs vor.

Wir gehen dann weiter zur Beschreibung von **Übertragung und Gegenübertragung**. Bei einer Erstbegegnung haben wir noch wenig verbale Hinweise auf die Übertragung, d. h. das Erleben des Patienten und seine Sicht auf uns, zur Verfügung. Wir müssen uns diese erschließen aus dessen Verhalten und den nonverbalen Signalen wie Mimik und Gestik. Die Gegenübertragung beinhaltet unsere Reaktionen auf den Patienten. Sie umschließt dessen Wahrnehmung in Bezug zu uns, unsere Gefühle und Gedanken ihm gegenüber und aus ihnen erwachsende Impulse.

Aus den vorherigen Beschreibungen des äußeren Geschehens und der (Gegen-) Übertragungsinhalte sind wir jetzt in der Lage, uns an einer Beschreibung der dominanten **Rollen** zu versuchen. Wie im Beispiel geschehen, ist es durchaus möglich, mehrere Rollen wahrzunehmen und zu unterscheiden, so wie ja auch das Übertragungsgeschehen und unsere Interaktion nichts Fixes sind. Wir empfehlen, sich zunächst jeweils auf eine primäre und eine sekundäre Rolle zu konzentrieren, die sich im Geschehen herauskristallisieren. Weitere Rollen können am Rand ergänzt und bei der späteren Fallkonzeption auf ihre Relevanz überprüft werden.

Wir haben nun bereits das Geschehens nachgezeichnet, Qualitäten herausgearbeitet und unter Zuhilfenahme der Übertragungsdynamik die im Geschehen eingenommenen Rollen beschrieben. Auf dieser Grundlage versuchen wir im Anschluss, eine **Entwicklung** zu abstrahieren. Diese beinhaltet meist eine oder mehrere Spannungskurven und kann anhand der emotionalen und interaktionellen Qualitäten beschrieben werden. Wir erinnern uns an die symbolische Einstellung einem Geschehen gegenüber (→ Kapitel 4.1.4) und die Arbeit mit symbolischem Material, die hier herangezogen werden können. Im Beispiel haben wir einen unverhofften, »erstolperten« Wechsel der Positionen von Stärke und Kraft hin zu Schwäche und Ohnmacht identifiziert, der in der Begegnung an der Tür kumulierte und danach in einen vorläufigen Endzustand der Rollen mündete (»Falle«).

Schließlich können wir uns dem »gehandelten« **Thema** widmen: Worum ging es? Um welche Problematik zentrierte sich das Geschehen? Was haben wir auf welche Weise gemeinsam verhandelt? Die Beantwortung dieser Fragen sollte sich aus unserer Sicht aus einem assoziativen Nachspüren und Reflektieren ergeben. Wir können zunächst Worte notieren, Verbindungen markieren oder ein Narrativ bilden, wie oben geschehen. Als Referenz können wir somatische Marker nutzen und ein Gefühl von Stimmigkeit und Treffgenauigkeit der benannten Themen. Wie bereits erwähnt, haben wir es meist mit einem manifesten Thema, das möglicherweise auch von Außenstehenden gut wahrgenommen werden könnte, und einem latenten Thema zu tun, welches sich viel subtiler, nur in feinen Gefühlsfacetten und Wahrnehmungssplittern, bemerkbar macht. Ganz zum Schluss können wir versuchen, »dem Ganzen« einen **Titel** zu geben, wie einem Buch, einem Theaterstück oder einem Gemälde.

Haben wir uns diese Schritte erarbeitet, so können wir deutlich spüren, dass die formulierten Bedeutungen einen »Hof« haben, nicht nur Begriffe sind, die sich selbst aussagen, sondern Symbole, in denen eine Verbindung zwischen dem erlebten Geschehen und dessen verbalisiertem Gehalt gelungen ist. Der Prozess ähnelt dem des Focusing (z. B. Gendlin 2011), bei dem zuvor nur diffus Erspürtes und Geahntes geklärt und in seinen Bedeutungen expliziert wird. Wir bringen das von uns Erlebte und Wahrgenommene auf den Begriff und machen es so der Reflexion zugänglich.

Um ein besseres Gefühl für szenische Elemente und deren anklingende Themen zu entwickeln, wollen wir hier noch einige kurze Beispiele anführen.

BEISPIELE

- Die im ganzen Gespräch sehr freundliche und schüchterne Patientin stößt am Ende der Stunde beim Aufstehen, ohne es bewusst zu bemerken, ein Kissen vom Sessel auf den Boden. Beim Hinausgehen tritt sie auf das Kissen, was sie ebenfalls nicht zu bemerken scheint. Der Therapeut blickt etwas ungläubig auf das Geschehen.
- Noch bevor das Gespräch begonnen hat, lehnt sich der Patient über den Beistelltisch und steckt das Ladegerät seines Handys in die Steckdose neben dem Sessel der Therapeutin.
- Nach den Eltern gefragt, schaut die junge Studentin unvermittelt aus dem Fenster und scheint ganz woanders zu sein. Die Therapeutin verfällt unmittelbar in einen träumerischen Zustand.
- Eine 52-jährige Bankmanagerin begrüßt den Therapeuten selbstbewusst und aufrecht an der Tür. Einen kurzen Moment blickt sie in den dahinterliegenden Raum und wirkt plötzlich unsicher und zweifelnd. Der Therapeut bekommt ein trauriges Gefühl, sie bereits wieder verloren zu haben.
- Als der Patient zu erzählen beginnt, wie gut ihm die Pause während des Urlaubes der Therapeutin getan habe, bekommt er einen heftigen Hustenanfall. Die Therapeutin ist genervt von der Lautstärke und bietet ein Glas Wasser an, das der Patient annimmt.
- Der 43-jährige Bibliothekar kommt in Begleitung seiner Frau, die gern beim Gespräch dabei sein möchte. Während der Therapeut ihr im Wartebereich erklärt, dass das nicht möglich ist, schleicht sich der Patient ins Praxiszimmer. Der Therapeut nimmt das erleichtert zur Kenntnis.
- Die 67-jährige Rentnerin sucht zum Ende der Stunde etwas in ihrer Tasche. Dann hält sie der Therapeutin, ohne mehr dazu zu sagen, ein Foto ihrer Tochter entgegen. Die Therapeutin ist seltsam berührt und fühlt eine plötzliche Nähe und Intimität, die ihr unangenehm wird.

- Eine 34-jährige Patientin weint fast das ganze Gespräch über, wobei sie mit der Zeit zahlreiche Taschentücher in ihrem Schoß sammelt. Am Ende blickt sie auf die Taschentücher in ihrem Schoß, die wie Eier in einem Nest wirken und lächelt. Die Stimmung wird leichter.

Mit zunehmender Erfahrung und Übung, können wir schon während der stattfindenden Begegnung versuchen, unser Erleben und unsere Wahrnehmungen zu verbalisieren, sie uns quasi innerlich vorzusagen. Das kann dann so klingen: »Sie wirkt ganz schön stark, ich weiß gar nicht, wie ich ihr helfen kann, ob sie überhaupt Hilfe braucht.«, »Also langsam werde ich ungeduldig.«, »Er will mich sehr beeindrucken, aber ich möchte mich dem entziehen.«, »Ich komme ziemlich unter Druck, was ich dem Patienten anbieten kann.«, »Ich fange jetzt schon an, den Gutachterbericht zu formulieren und ob ich genügend Argumente finde.«, »Sie poltert ganz schön rum und ich mache mir Sorgen um mein Mobiliar.«.

Haben wir das Arbeitsblatt vollständig bearbeitet, besitzen wir eine Grundlage, auf der wir die weiteren Gesprächsinhalte und biografischen Informationen verarbeiten, einordnen und am Ende in einer hypothetischen Fallkonzeption deutend zusammenführen können. Wir wenden uns nun zunächst der Gestaltung und den Inhalten des Erstgespräches zu.

ÜBUNG

Gestalten Sie die nächste Erstbegegnung so, dass sich möglichst natürlich eine Szene entfalten kann. Nehmen Sie diese achtsam wahr, ebenso das eigene Miterleben und -agieren dabei. Wenden Sie *Arbeitsblatt 3* an, um das Geschehen zu reflektieren.

4.2.1.2 Gesprächsverlauf

Beim anschließenden Gespräch und in der ganzen folgenden Therapie in immer stärkerem Maße tritt nun eine neue Ebene hinzu und scheinbar in den Vordergrund: die sprachlich mitgeteilten Inhalte. Das therapeutische Geschehen wird also komplexer. Im Gespräch erhalten wir Zugang zu den von Argelander (1970, siehe oben) von den szenischen Informationen unterschiedenen objektiven und subjektiven Informationen. Sie liefern uns Fakten und subjektive Bedeutungen. Auch diese werden im Erstgespräch besonders dicht und prägnant (unbewusst) präsentiert und ausgewählt, besitzen also durchaus auch eine gewisse gestische, darstellerische, »sprachszenische« Qualität, neben der sachlich informativen. Unsere Gegenübertragung bezieht sich dabei nun nicht mehr nur auf die Begegnung und Interaktion mit unseren Patientinnen, sondern ebenso auf die mitgeteilten Inhalte, die zu einer Art drittem Subjekt werden, obwohl beides natürlich zusammengehört.

Als Verhaltenstherapeuten sind wir im Erstgespräch wohl in der Regel mehr mit der Abarbeitung innerer oder äußerer Checklisten, der Erhebung soziodemografischer Daten und der Identifikation dysfunktionaler Prozesse in Verhalten und Denken beschäftigt und nehmen uns nur wenig Freiraum, uns unbefangen auf die Begegnung einzulassen. Hier ist bereits viel Druck im Spiel und wir möchten an dieser Stelle zu einer offeneren Gesprächsgestaltung einladen und ermutigen, denn sie bietet die Chance, therapierelevante Informationen zu gewinnen, die mit keiner Checkliste erfassbar sind.

Die **Gestaltung** eines eher tiefenpsychologisch orientierten Erstgespräches sollte nach Möglichkeit offen und neutral gehalten sein, um auch hier der Eigendynamik der Themen des Patienten die Entfaltung zu ermöglichen. Wir stellen uns auf die folgenden Inhalte wieder mit einem panoramischen Blick ein, die Aufmerksamkeit ist soweit möglich »gleichschwebend« und lässt sich vom Berichteten und unsere Reaktionen darauf führen.

Wir sollten nur sparsam aktiv werden, ein Eingreifen sich auf klärende Nachfragen, Reformulierungen des Verstandenen und mögliche Probedeutungen beschränken. Jedoch sollten wir für einige Patientengruppen aufgrund ihrer strukturellen Defizite und/oder einer hohen Angst- oder Aggressionsbereitschaft aktiver und dialogischer vorgehen, um das Gespräch für sie, aber auch für uns hilfreich und produktiv zu gestalten.

Grundsätzlich kann das Gespräch mit einer kurzen Beschreibung des inhaltlichen und strukturellen Rahmens beginnen und dann mit einer **möglichst offenen Frage**, wie »Was führt Sie zu mir?«, den eigentlichen Inhalten Raum geben. Traditionell handelte es sich beim Erstgespräch um eine hochstandardisierte Situation mit einer Eingangsfrage und ggf. einer weiteren Intervention, wie »Erzählen Sie weiter.«, wenn Pausen oder Fragen auftauchen. Diese Struktur bildet die Referenz, an der das individuelle der jeweiligen Patientin sicht- und greifbar wird.

Das, was sich nun im Gespräch darstellt, gehorcht den inneren Gesetzen und Dynamiken des jeweiligen Patienten und bildet diese im Manifesten, jedoch noch unverstanden, ab. Im Strom der möglichst freien Rede (auch wenn die Grundregel der freien Assoziation sicher nicht auf ein Erstgespräch übertragbar ist) können wir **assoziative Verknüpfungen** oder überraschende und zunächst unverständliche **Brüche oder Lücken** feststellen. Freud war der Auffassung, dass sich im Strom der Assoziationen das Ringen der unbewussten Wünsche, Vorstellungen und Impulse um ihre bewusste Abbildung und das Ringen des Ich, mit genau diesen andrängenden Inhalten mittels Abwehr fertig zu werden, zeigt. Aus diesen gegenläufigen Bewegungen tritt uns mal ein Abkömmling des Unbewussten, mal ein Abwehrphänomen, meist aber wohl eine Art Kompromissbildung entgegen, wie in einem Fluss Gegenstände der Tiefe momentweise an die Oberfläche gelangen, verzerrt und verformt von den Kräften wechselnder Strömungen.

Wir erkennen im Verlauf vielleicht gewisse **Schwerpunkte, Themen**, welche besonders ausführlich und wiederholt behandelt werden, andere, die nicht oder nur kurz auftauchen, wir lernen einen der Lebensumstände seines »Personals« kennen, andere bleiben verborgen oder nur angedeutet.

Auf all diese Informationen reagieren wir mit eigenen **Gefühlen, Impulsen und Fantasien**. Wir machen uns ein Bild und es entstehen **Bilder**, deren Gestaltungen uns bereits Hinweise auf mögliche Themen gibt, die wir aber noch nicht einordnen können. Wir beobachten die **Art und Weise** (Mimik, Gestik, Prosodie; integriert, konsistent, widersprüchlich, fluktuierend etc.) des Erzählens, nehmen **stimmige oder brüchige Zusammenhänge** mit den berichteten Inhalten wahr. Es scheinen in kleinen Interaktions- oder Erzählsequenzen **Muster, Strukturen und Konstellationen** auf, die wir auch im Großen erkennen, vielleicht auch schon in der Begrüßungsszene erlebt haben.

Wahrscheinlich lernen wir einen Teil der **Symptome**, des **Leidensdrucks**, der **Motivation** für die mögliche Therapie, subjektive **Störungsmodelle** und bisherige **Bewältigungsversuche** kennen und explorieren diese. Darin scheint vielleicht eine **Erzählung** (ein Narrativ) durch, eine Dramatik und Verlaufsgestalt, in der der Patient als in gewisser Weise charakterisierte Hauptfigur auftritt.

Wir nehmen darüber hinaus wahr, **wie wir adressiert**, in die Erzählung eingebunden werden und welche **Rollen** uns dabei zukommen. Welches Bild zeichnet der Patient von sich und seinem Leben und für uns? Welche Emotionen und inneren Bewegungen erleben wir während des Gespräches? Mit welcher (biografischen) Figur oder Rolle sind wir möglicherweise identifiziert? Was spricht uns an, wo verliert die Patientin uns? Zu welcher Einstellung dem Patienten gegenüber und welchen Handlungsimpulsen verführen uns seine Erzählungen?

Wir können uns das Gesamtgeschehen immer wieder **beschreibend vor Augen halten**, Rechenschaft ablegen, was hier geschieht, mitgeteilt wird und wie das miteinander sich dabei gestaltet.

Schließlich können wir immer wieder eine **symbolische Einstellung** anwenden, um in den konkreten Inhalten, Themen, übertragene und inhärente Bedeutungen, allgemeine Konstellationen und Strukturen zu identifizieren, die wir dann in konkreten Themen wiederfinden oder diesen zuordnen können.

Natürlich ist das völlig offene, abstinente und standardisierte Erstinterview ein besonders für die heutige Zeit unmögliches Konstrukt. Wir können und sollten durchaus **klärende Nachfragen** stellen, wenn uns z. B. Themen oder ihr Fehlen auffallen, Bewältigungsversuche oder Störungstheorien angedeutet werden. Dennoch stellen wir auch hier möglichst offene Fragen und verwenden das Vokabular der Patientinnen, um nicht schon Eigenes dazugeben: »Wie kann ich mir das vorstellen, wenn Sie sagen, Sie ›verdrängen‹ das dann?«, »Wie fühlt sich das an, wenn Sie in ›ein Loch‹ fallen?«, »Wie sieht das aus, wenn Sie ›die Sau rauslassen‹?«, »Was meinen Sie mit ›Borderline‹?«, »Was verstehen Sie unter ›ab und zu mal einen rauchen‹?«, oder eher allgemein und sehr offen, z. B. als Nachfrage zur Mitteilung wiederholter Partnerschaftskonflikte: »Wenn es bei Ihnen dann ›immer wieder heftig knallt‹, wie ist das denn dann so?«.

Gezielte, auch konfrontative Rückmeldungen von Beobachtungen oder Eindrücken können enorm klärend, oft auch entlastend wirken (Therapeutin hat keine Angst vor diesen Inhalten): »Ich erlebe Sie als sehr angespannt, was ist da los?«, »Sie haben jetzt ganz schön ausgeteilt über Ihre Ex, sehen Sie auch eigene Anteile an den Partnerschaftskonflikten?«. Ebenso kann szenisches Geschehen ins Gespräch eingebracht werden: »Ich erlebe uns hier in einer Art Kampf darum, wer Recht hat. Wie erleben Sie es?«, »Sie waren sehr früh da und haben ans Fenster geklopft. Das war mutig, gleichzeitig beschreiben Sie sich als sehr ängstlich. Wie passt das zusammen?«, »Ich habe den Eindruck, wenn Sie etwas berichten und dann schweigen, warten Sie darauf, dass ich Ihnen eine Frage stelle. Ist das so?«.

Anschließend an die obigen Interventionen können sogenannte **Probedeutungen** gegeben werden. Wir bieten eine Deutungsmöglichkeit eines berichteten Inhalts oder Verhaltens an, die nicht zu »tief« ist, und beobachten die Reaktion darauf, z.B. »Wenn Sie so forsch sind, bekommen Sie offenbar schnell Angst und sind dann besonders entgegenkommend.«, »Sie fragen sich vielleicht, ob ich es gut mit Ihnen meine und versuchen, mich etwas aus der Reserve zu locken und zu prüfen, was für ein Typ ich bin.«.

Die Reaktionen auf solche Interventionen geben uns **diagnostische und prognostische Hinweise und Informationen** hinsichtlich der strukturellen Fähigkeiten, der Abwehr, der Stärke des Widerstands und zur Persönlichkeitsstruktur, ebenso zu problematischen Themen, Interaktionsstilen und Bewältigungsstrategien und der Motivation und Bereitschaft, sich auf ein klärungs- und veränderungsorientiertes Setting einzulassen. Kann und möchte eine Person solcherart über sich und ihr Leben nachdenken? Wie werden unsere Interventionen erlebt (bedrohlich, kränkend, hilfreich, entlastend etc.) und inwieweit können sie produktiv weiterverarbeitet werden kann?

Bezüglich der **Therapiemotivation** sei hier eine Anmerkung zu den sogenannten »geschickten« Patientinnen oder jenen mit einem (erstrebten) sekundären Krankheitsgewinn (z.B. »Rentenwunsch«) erlaubt. Psychodynamikerinnen gehen immer auch von **unbewussten Motivationen** aus, die gerade nicht im Bewusstsein abgebildet sind, wo wir andere vorfinden. Warum folgt ein von der Ehefrau geschickter Patient diesem Rat? Hat er auch unbewusste Motive dafür? Wie kam es überhaupt dazu, dass sie ihn schickte? War er daran nicht auch irgendwie beteiligt durch sein Verhalten, seine Partnerwahl o.Ä.? Drückt sich da vielleicht auch eine gewisse Not aus? Und auch die Person mit Berentungswunsch leidet in der Regel und wünscht sich Besserung, wenngleich der Zielkonflikt vielen durchaus unterschwellig bewusst ist. Wie kann eine Besserung geschehen, wenn damit die Berentung gefährdet ist? Was ist, wenn die Rente bewilligt ist, mit den dann möglicherweise aufkommenden unbewussten Schuldgefühlen? Darf es der betroffenen Person gut gehen, wenn Sie wegen Depressionen berentet wurde oder muss ein Preis dafür gezahlt werden? Wir glauben, dass eine frühzeitige Klärung genau solcher Sachverhalte nicht nur möglich, sondern angezeigt und sinnvoll ist. Auch Elemente der Haltung der Therapeutin und der Wunsch, eine erfüllend erlebte Arbeit zu tun, können hier eine Rolle spielen und eine Klärung unterstützen oder anstoßen.

Im Folgenden stellen wir eine Beispielsequenz eines Erstgespräches dar und zeigen einen Teil der inneren Prozesse des Therapeuten. Es soll deutlich werden, welche Fülle an Eindrücken, Impulsen und Gedanken möglich ist, die wir als wichtige Elemente zum Verständnis des Patienten erachten. Da eine ausführliche Reflexion den Rahmen sprengen würde, möchten wir einladen, mit eigenen Gedanken und Ideen zum Verständnis des dargestellten Falles beizutragen (siehe auch *Arbeitsblatt 4* im Anhang).

BEISPIEL

Nach unserer starken Begrüßungsszene sitzt Herr K., nachdem ich ihn über den Rahmen des Gespräches informiert habe, nun etwas zusammengesunken in seinem Sessel. Die Hände hat er vor seinem mächtigen Bauch verhakt, die Daumen reiben aneinander, sein Blick ist auf den Boden berichtet. Er wirkt, als würde er gleich etwas beichten.

»Ich hab Angst, also Ängste, schon ewig. Deswegen trinke ich, also manchmal, manchmal auch zu viel.« Er blickt zu mir auf, etwas misstrauisch, aber auch zu einer Reaktion auffordernd.

»Heute auch?« frage ich schließlich.

»Ich versuche es, in den Griff zu kriegen, hab schon Tabletten vom Arzt bekommen, aber da wurde die Angst eher stärker. Heute war ich vorher lange spazieren. Ich wollte es nicht verderben.«

Er lächelt angestrengt. Herr K. scheint die Sorge zu haben, ich könnte ihn verurteilen, und will mir wohl zeigen, dass er sich bemüht. Er scheint sich selbst stark zu verurteilen. Ich spüre den Impuls, ihn zu entlasten, mit einer Aussage wie: »Sie haben eben Ängste.«

Ich entscheide mich für die Frage: »Was für Ängste sind das denn, die Sie haben?«

Herr K. berichtet Angst vor Kritik, Verurteilung und Bestrafung, wenn er etwas falsch machen würde. Er fühle sich immer »unter Beobachtung« und »geprüft«, wisse aber nicht, was geprüft würde. Das werde dann erst mit der Verurteilung und möglichen Bestrafung offenbart. Danach mache er sich immer selbst »fertig« und bereue sein »dummes Verhalten«.

Ich frage nach, ob Herr K. ein Beispiel einer solchen Verurteilung oder Bestrafung geben könne.

»Das fing schon in der Schule an. Ich habe mir echt immer Mühe gegeben, aber die meisten Lehrer haben mich fertig gemacht. Ich betrüge, ich soll nicht so vorlaut sein, ich soll mich mehr einbringen. Ich wusste nicht, was ich falsch mache. Auch meine Klassenkameraden haben ständig auf mir rumgehackt. Meine Klamotten sind Assi, mein Vater ist ein Assi, ich bin ein Assi, ein fetter Assi.«

Herr K. schluckt. Er tut mir nun das erste Mal wirklich leid.

Ich sehe ihn vor mir als kleinen Jungen, etwas dicklich, der möglicherweise aus einer sozial wenig privilegierten Schicht kommt. Die Kleidung wechselnd zwischen schäbig, vielleicht von Geschwistern übernommen, und übertrieben schick, wie hier gerade, um einem vermeintlichen »Assi-Look« zu entkommen. Ich kann verstehen, dass er nicht reinpasste, immer daneben wirkte. Im Verlauf kontrastiert für mich sein etwas komisches Äußeres mit der scheinbar guten Reflexionsfähigkeit, ich bin unsicher, ob er mir etwas vorgaukelt, so tut, als ob, sich ein Verhalten abgeschaut hat. Vielleicht stellte das auch einen Bruch mit den Erwartungen der Eltern und der Lehrer dar, die ihm eine gute Intelligenz nicht zutrauten. Der Vater als ein »Assi« erschwerte Herrn K. sicher eine positive Identifikation. Wie hat er den Sohn wohl erlebt?

Der Patient holt tief Luft, seufzt und sein mächtiger Bauch reckt sich mir entgegen.

Er packt eine riesige Cola-Flasche aus dem Rucksack und nimmt mehrere Schlucke. Es wirkt, als hätte er ein Training absolviert und sei nun unheimlich durstig. Die Versorgung läuft wohl über Essen und Trinken, die emotionale Versorgung war möglicherweise nur dürftig. Ich fühle mich während seines genussvollen Trinkens ungebraucht und irrelevant, fast provoziert von seiner schamlosen Selbstbefriedigung, die mich ausschließt. Es wird wahrscheinlich schwer für ihn, sich von solchen Selbstversorgungen zu lösen. Ich frage mich, inwieweit wir hier seine Themen durcharbeiten können, wenn er immer wieder auf solche zweiten und dritten Standbeine zurückgreift.
Nachdem er die Flasche wieder verstaut hat, lächelt Herr K. mich etwas wehleidig an. Ich fühle mich plötzlich manipuliert. Jetzt soll ich also wieder für ihn da sein, ihn noch mehr versorgen. »Na, er wird auch kein Unschuldsengel sein«, denke ich mir.
»Und Sie, teilen Sie auch manchmal aus?« knüpfe ich an die mobbenden Schüler an. Der Satz kommt mir streng und wie eine kalte Dusche für den Patienten vor.
Herr K. richtet sich auf und berichtet in sachlichem Ton von einigen »Vorfällen«, in denen er laut und einmal fast handgreiflich geworden sei gegenüber der Partnerin. Sein sachlicher Ton wirkt auf mich, als habe ich ihn wirklich enttäuscht, vielleicht auch verletzt mit meiner Frage. Er scheint es aber gewohnt und kann schnell »umschalten«. Fast pflichtgemäß verurteilt er sein Handeln, sagt routiniert entsprechende Sätze auf. Ich habe ihn ein Stück weit verloren. Ich spüre den Impuls, mich wieder seinem Leidensdruck zuzuwenden. Was führt ihn hierher? Ängste, Schuldgefühle wegen der heftigen Auseinandersetzungen? Fühlt er sich in einer unbewussten Identifikation mit dem möglicherweise handgreiflichen Vater und hadert mit sich? Will er ein guter Junge sein? Wie sieht es mit den Versorgungswünschen aus? Während in der Eingangsszene ein Kampfgeschehen um Kontrolle und Macht dominierte, scheint es hier um Verurteilung und Bestrafung zu gehen. Vielleicht folgt das nach verlorenem Kampf? Ein wirkliches Schuldthema scheint noch fern, es geht wohl mehr um eine kurzfristige Entlastung. Auch die Versorgungsthemen fließen ein und es wird spürbar, wie wenig Herr K. diese tiefen Wünsche an ein menschliches Gegenüber richten kann. Er braucht mich nicht für die Versorgung (mehr für die Entlastung offenbar), denn es gibt ja immer »Ersatz«.

Die Reflexion von auch nur kurzen und nicht nur aus Erstgesprächen stammenden Gesprächssequenzen stellt eine produktive und interessante Methode dar, dem Therapiegeschehen und seinen Bedeutungen näher zu kommen, z. B. im Rahmen einer Intervisionsgruppe. Das Vorgehen hat in der Psychoanalyse eine lange Tradition und ist fester Bestandteil der psychoanalytischen Ausbildung. Das Potenzial einer detaillierten Untersuchung der sprachbasierten Kommunikation wird heute mit den Mitteln z. B. der Konversationsanalyse (siehe z. B. Buchholz & Schmidt 2019; Buchholz & Reich 2015) und auch für verhaltenstherapeutische Behandlungen (Alder et al. 2016) demonstriert.

Mit *Arbeitsblatt 4* stellen wir eine Möglichkeit bereit, das im Erstgespräch Erzählte und Erlebte festzuhalten.

ÜBUNGEN

1. Protokollieren Sie eine Gesprächssequenz einer Therapiesitzung im Umfang von fünf bis zehn Minuten. Reflektieren Sie diese darauf, was sich in ihr an expliziten und impliziten Inhalten ausdrückt, in welcher Weise das geschieht und wie sich die Interaktion gestaltet.
2. Gestalten Sie das nächste Erstgespräch so, dass es sich möglichst natürlich entfalten kann. Nehmen Sie achtsam Assoziationen, (fehlende) Themen, das vom Patienten gezeichnete Bild seiner Person und Situation, Strukturen, Narrative und Konstellationen, das eigene Miterleben und -fantasieren wahr, ebenso wie Motivation, Leidensdruck und subjektives Störungsmodell. Wenden Sie Arbeitsblatt 4 (→ Anhang) an, um die Inhalte zu ordnen.
3. Versuchen Sie im nächsten Erstgespräch behutsam, klärende Nachfragen, Rückmeldungen und Probedeutungen, wie oben beschrieben, zu integrieren und achten Sie auf die Reaktion.

4.2.2 Biografie

Der **biografischen Anamnese** sollte ein eigener Gesprächstermin gewidmet sein, bei dem wir etwas strukturierter die Auskunft über die entsprechenden Informationen anregen, auch wenn in der Regel bereits in der Erstbegegnung lebensgeschichtliche Bezüge angesprochen und möglicherweise »dargestellt« wurden. Es besteht hier nun die Möglichkeit, Zusammenhänge zwischen den Begegnungserfahrungen im therapeutischen Rahmen und der lebensgeschichtlichen Entwicklung herzustellen und erste Hypothesen zu generieren und zu prüfen. Auch dieses Gespräch sollten wir nur locker strukturieren, sodass der Eigengesetzlichkeit der psychischen Repräsentation und einer Ausbreitung der inneren Lage im therapeutischen Raum, in denen wir Hinweise auf problematische Erfahrungen und Bearbeitungen erhalten, genügend Entfaltungsmöglichkeit gegeben wird.

Gleichzeitig wollen wir bei bedeutsamen Themen vertikal in die Tiefe gehen und spezifisches Erleben sowie Verarbeitungs- oder Bewältigungsformen genau erfragen. Bei der Erhebung der Lebensgeschichte geht es inhaltlich einerseits um **objektive und subjektive Informationen**, andererseits aber erneut um die Gewinnung eines **Bildes der Entwicklung und ihrer Bedingungen** und deren **Niederschlag** und **Ausdruck** in der Psyche und Lebensgestaltung der Patientin. Ergänzend zur mündlichen Erhebung kann eine Form des »Lazarus-Fragebogens« zur Lebensgeschichte (1978) an die Patientinnen ausgegeben werden, der neben Symptomen und anderen Variablen sehr umfassend biografische Zusammenhänge erhebt und ein gutes Bild der lebensgeschichtlichen Entwicklung gibt.

Wir haben schon mehrfach darauf hingewiesen, dass das Berichtete nicht mit der vergangenen Wirklichkeit gleichgesetzt werden kann. Das Kind und auch der Erwachsene zeichnet sein Erleben nicht »wahrheitsgetreu« auf, wie eine Kamera, und bewahrt dann die Aufzeichnungen unverändert in seinem Gedächtnis, sondern schon im Erleben und viel mehr noch in Abspeicherung und Abruf finden **zahlreiche Bearbeitungsprozesse**, auch im Sinne der Abwehr unangenehmer Erlebensaspekte, unterschiedlichen und kaum zu bestimmenden Ausmaßes statt. Darüber hinaus sollten wir uns klarmachen, dass besonders relevante Teile der Biografie, nämlich das Geschehen und Erleben vor der Entwicklung des expliziten Gedächtnisses nicht in einer solchen explizit verfügbaren Repräsentation vorliegen, die auf Nachfrage reproduziert werden könnte. Die frühesten Kindheitserfahrungen finden ihren Niederschlag in einem impliziten, körpernahen Gedächtnissystem, das erst nachträglich, bildhaft-imaginativ mediierte, sprachlich codiert repräsentiert werden kann und sich vor allem handelnd und »embodied« zeigt. Diese frühesten Gedächtnisspuren beeinflussen allerdings qualitativ und strukturell die späteren, expliziten Gedächtnisinhalte und geben ihnen eine besondere Form, Tönung und Atmosphäre. Wir haben es bei der erinnerten Biografie mit einem mehrfach geschichteten und systemisch unterschiedlich und immer wieder neu verfassten Produkt zu tun, das auch im Laufe der Therapie neue Fassungen erfahren kann, von denen nicht festzustellen sein wird, welche die »richtige« sei (siehe z. B. Körner 2015, S. 10 f.). Vielleicht ist es sogar ein Kennzeichnen therapeutischen Fortschritts, mehrere Varianten der Biografie denken, fühlen und bestehen lassen zu können.

Bei der Erhebung der Lebensgeschichte geht es zunächst darum, einen Eindruck über die **objektiven Daten** und **subjektiv erlebten familiären und allgemeinen Lebensverhältnisse** bis zum frühen Erwachsenenalter zu gewinnen. Das umfasst die **Ursprungsfamilie** mit ihren atmosphärischen und sozialen Qualitäten (streng, gewalttätig, chaotisch, rücksichtslos, konflikthaft, behütet; wohlhabend, prekär, Mehrfamilienhaus, geflüchtet etc.), den beteiligten Personen, ihren Eigenschaften, Verhaltensweisen und die Beziehungsformen mit- und untereinander. Weiter gehört dazu die **psychosoziale Entwicklung** (Beziehungen, Schwellensituationen, Sexualität, Krankheiten, Bewältigungsformen, Familienposition etc.) von den prä- und perinatalen Umständen über die frühkindliche Entwicklung hin zur Schule, Pubertät und Lösung vom Elternhaus mit all ihren berichteten Prägungen, Komplikationen, möglichen Konflikten und traumatisierenden Einflüssen. Schließlich lassen wir uns ein Bild der **gegenwärtigen Lebenssituation** (Familienstand, Ausbildung, Beruf, Finanzen, Hobbies, Sozialleben, Verhältnis zur Ursprungsfamilie) geben.

Bei diesen Darstellungen sollten wir uns immer auch fragen, inwiefern in Erinnerung und Darstellung der Lebensgeschichte und ihrer Struktur **Abwehraspekte** eingeflossen sein könnten. Welche Gefühle, Wünsche, Impulse, Beziehungskonstellationen hält genau diese Art Lebensgeschichte, die Darstellung der eigenen und beteiligten Personen und Geschehnisse möglicherweise in Schach? Wofür nützt diese Art biografischer Erzählung möglicherweise? Schützt z. B. eine besonders idealisierte oder gerade negative Familiendarstellung vor Schuldgefühlen und verdrängt oder »erlaubt« aggressive und Distanzierungsimpulse?

Aus dem Bericht identifizieren wir die an den Entwicklungsschwellen möglicherweise entstandenen wunden Punkte oder Fixierungen im Sinne spezifischer **Konfliktthemen**. Dabei können wir uns an den von der Triebtheorie (→ Kapitel 2.3.1) postulierten Phasen und deren assoziierten Triebinhalten und Bedürfnissen orientieren. Das heißt, es geht um die libidinösen und aggressiven Spektren auf den Dimensionen (basaler emotionaler) Versorgung, Kontrolle, Identität, im Weiteren aber auch um die narzisstische Regulation, Bindungs- und Autonomiestrebungen, Rivalität, Neid und Potenz (siehe auch der Themenpool des Kapitels 3.1) und deren mehr oder weniger gute Bewältigung und ggf. Persistenz. Wo gab es Mangelsituationen, Frustrationen, Strafen, Verurteilungen und Entwertungen oder unangemessene Verwöhnung oder Verführungen, aus denen internalisierte Konfliktklagen erwuchsen?

Weiter erfassen wir die aus den berichteten **Beziehungserfahrungen** und **-fantasien** herrührenden inneren Abbilder der eigenen Person, anderer Personen und der Beziehungsformen miteinander. Handelt es sich z. B. um verlassende, unerreichbare, sadistische, missbrauchende, egoistische, verführende oder unberechenbare Objektbilder, denen entsprechend misstrauische, ängstliche, rächende, wütende, anklagende, leidende oder traurige Selbstbilder gegenüberstehen? Was bleibt unausgedrückt, was fehlte? Welche affektgetönten Themen dominierten die frühen Beziehungserfahrungen (z. B. Kontrolle, Bewunderung, Bedrohung, Verbundenheit, Sehnsucht, Pflicht, Sicherheit etc.)? Wie integriert werden die frühen Bezugspersonen dargestellt und wie sind sie entsprechend innerlich abgebildet? Wie erleben wir die Elternimagines in der Übertragungsdynamik, was reinszeniert sich da? Mit wem ist der Patient, mit wem sind wir in unserem Erleben möglicherweise identifiziert? Auch hier lassen sich problematische »Hotspots« erkennen.

Schließlich reflektieren wir die biografische Beeinflussung der Entwicklung **struktureller Fähigkeiten**. Was konnten die Eltern und frühen Lebensumstände an Fähigkeiten fördern und vermitteln oder eben nicht? War das Elternhaus verkopft und emotionsarm, chaotisch und unstrukturiert, wurden psychische Inhalte wahrgenommen und symbolisiert, gab es ein emotionales »Coaching« oder stattdessen Vernachlässigung, Demütigung, Beschämung oder brutale »Regulationen«? Aus den Entwicklungsbedingungen psychischer Fähigkeiten ergeben sich mögliche Defizite, Vulnerabilitäten oder Strukturschwächen.

Zusätzlich können wir, je nach Möglichkeit, **Traumatisierungen** behutsam explorieren, und zwar nach Art, Zeitpunkt und Häufigkeit. Wir verdeutlichen uns die möglichen psychischen Folgen auch für die anderen Dimensionen und untersuchen diese ggf. ebenfalls vorsichtig (zur Orientierung → Abb. 3-8 in Kapitel 3.4).

Schließlich können wir uns die **zentralen Ängste** verdeutlichen, also was drohte real oder fantasiert und wurde als erschreckendes, bedrohliches Geschehen (z. B. Vernichtung, Objektverlust, Strafe, Beschämung, Schuld) verinnerlicht? Und wie wurden die Gefährdungen **bewältigt** (z. B. Verleugnung, Unterwerfung, Symbiose, Externalisierung, Wendung gegen das Selbst)?

Im weiteren Verlauf und mit etwas Abstand versuchen wir, aus den gewonnenen Informationen und Eindrücken eine Art **Lebensnarrativ** oder -bild zu identifizieren, eine symbolische Geschichte, die das Leben eines Patienten erzählt bzw. er uns, mit welchen Themen und Fragen er bewusst und unbewusst als dessen Hauptfigur ringt und welche überdauernden, ggf. problematischen Antworten, Lösungen und **Bewältigungsversuche** sich etabliert haben. Das können wir solcherart formulieren: »Aus den Erzählungen des Patienten entsteht das Bild von ihm als einem Ausgestoßenen, der durch seine impulsive Art zum schwarzen Schaf der Familie wurde, das sich immer wieder reinwaschen muss, um in ihre verwöhnende und nährende Geborgenheit zurückzukehren.« oder »Die Patientin erlebt sich als unersättlich gieriger und grausamer Zombie, dem in Form schmerzhafter Rituale Hindernisse in den Weg gestellt werden müssen, um ihre Liebsten vor ihm zu schützen«, aber es sind auch kürzere Narrative denkbar, wie »Der verlorene Sohn«, »Das verkannte Genie« oder »Die Pechmarie«. Die aus den biografischen Erfahrungen erwachsenen Bewältigungsformen, Kompromissbildungen, Entscheidungen und Gestaltungen (z.B. Berufswahl, Partnerwahl, Wohnform etc.) betrachten wir als ein sinnhaftes **Lebenskonstrukt, das die innere Lage symbolisch abbildet**. Wir stellen möglicherweise Korrespondenzen, Wiederholungen und einen emotionalen Nachhall und Ausdruck biografischer Erfahrungen im gegenwärtigen Leben fest. Verstehen wir die Biografie als einen auf gewisse Art geformten Hohlkörper, so ist das Lebenskonstrukt derart gestaltet, dass es sich in dessen Formen bestmöglich einpasst.

Vor diesem Hintergrund schließlich explorieren wir die **auslösende Situation**, d.h. Veränderungen dieses Konstruktes kurz vor und nach Beginn oder Verschlimmerung der Symptomatik. Solche oft subtilen, aber inhaltlich bedeutsamen Wandlungen bringen ein mehr oder weniger labiles Gleichgewicht in und zwischen innen und außen ins Wanken oder gar zum Einsturz. Hierauf stellen Symptome und die spezifische **Symptomwahl** eine ebenfalls symbolisch zu betrachtende Reaktion dar (siehe nächstes Kapitel).

Im Folgenden geben wir einen Ausschnitt der biografischen Schilderungen von Herrn K. und einige bildhafte Eindrücke des Therapeuten wieder. Wir markieren im Text bereits inhaltlich bedeutsame bzw. so erlebte Inhalte und Themen.

BEISPIEL

Aus den Schilderungen des Patienten entsteht das Bild eines von **Chaos, Gewalt und Überforderung** geprägten Elternhauses. Die Familienatmosphäre scheint erfüllt von **Angst, Aggression und Unterwerfung** mit kleinen Inseln einer **hoffungsvollen Zweisamkeit** mit der Mutter. Der Vater (+27, Tischler, frühberentet) wird als cholerischer, gewalttätiger und entwertender Alkoholiker beschrieben. Herr K. habe sich für dessen **verwahrlostes Äußeres geschämt**, sei in der Schule aufgrund der familiären Verhältnisse gehänselt worden. Gleichzeitig habe er den Vater auch verteidigen wollen, denn er habe schließlich »**alles für die Familie gegeben**«. Die Mutter (+23, keine Ausbildung, sporadisch Aushilfsjobs in einem Lager) wird als schwach und unterwürfig beschrieben. Sie habe dem Vater alles verziehen, sich beim Sohn aber dann **ausgeweint und über ihn beklagt**. Sie habe dem Patienten immer sehr **leidgetan**. In seinen Erzählungen klingt später im Gespräch auch **Verachtung für die Schwäche** beider Elternteile an, insbesondere gegenüber der Mutter. Das Geld sei immer knapp gewesen, da der Vater schlecht gewirtschaftet und sich »über den

Tisch **habe ziehen lassen**«. Herr K. habe daher schon früh in der Firma ausgeholfen, immer mehr Aufgaben übernommen und im Zuge der Frühberentung des Vaters nach einem Herzinfarkt schließlich die Firma übernommen. Darüber sei es zum **Bruch** mit ihm gekommen, der verbittert und voller **Verächtlichkeit** das Handeln des Sohnes kommentiert habe. Er habe ihm vorgeworfen, eine »Schnöselfirma« aus seinem Werk gemacht und das traditionelle Handwerk verraten zu haben. Der Vater wohne noch im Haus, in dessen Hinterhof sich die Firma befinde. Oft fühle sich Herr K. vom Vater und seinem verächtlichen Blick beobachtet. Zur Mutter bestehe seit ihrer Trennung vom Vater im 18. Lebensjahr des Patienten nur noch distanzierter Kontakt. Sie klage immer noch wie früher. Ab und zu schicke Herr K. ihr Geld.

Während Herr K. erzählt, entsteht in mir das Bild eines schlammigen Hinterhofes, in dem sich die Firma des Vaters befindet. Überall liegen **ungeordnet** Hölzer herum, Planen, Werkzeuge. Der Vater hockt rauchend und angetrunken im feuchten Arbeitsraum. Ich sehe den Patienten nach seinem Bericht als ca. Zehnjährigen auf dem Gelände herumstreunen, immer wieder prüfend zum Vater blickend. Er beginnt ein wenig **aufzuräumen**, stellt dem Vater eine Frage, wie er das Holz sortieren könne. Dieser blickt ihn **verächtlich** an und spuckt aus.

Eine zweite Szene entsteht vor meinen Augen, während Herr K. von der Beziehung zu seiner Mutter berichtet. Ich sehe ihn, ca. fünfjährig, neben seiner Mutter, die weint. Er hält ihre Hand oder sie seine? Sie sagt, dass sie sich nun von ihrem Mann trennen werde, es habe keinen Sinn mehr. Mutter und Sohn fantasieren **gemeinsam eine neue Wohnung** in einem schönen Stadtteil. Herr K. packt am Abend ein kleines Köfferchen mit seinen wichtigsten Sachen inklusive seinem **Kinderhandwerkszeug**. Einen Proviant an **Süßigkeiten** legt er ebenfalls dazu.

Diese sehr verkürzte Skizze lässt bereits eine Fülle an biografischen Themen ahnen, die prägend für die Innenwelt des Patienten, sein Erleben und Verhalten scheinen. Ein alkoholkranker, gewalttätiger und entwertender Vater und eine eher depressive, hilflose und selbst bedürftige Mutter scheinen den Patienten schon früh mit einem Mangel an basaler emotionaler und physischer Versorgung, einem Zwang zur Fremdfürsorge und Unterwerfung konfrontiert zu haben. Bedürftigkeit und Beziehungswünsche liefen ins Leere, wurden entwertet oder mussten zurückgestellt und an andere abgetreten werden. Der einzige Lichtschimmer scheinen die Fluchtfantasien mit der Mutter gewesen zu sein, die jedoch nie Realität wurden und die hoffnungsvollen Fantasien des Patienten, als »besserer Vater« von der Mutter erwählt zu werden, enttäuschten, was ihn beschämte und verunsicherte.

Der Vater scheint ein verfolgendes Schreckbild, dem der Patient in seiner Lebensgestaltung einerseits zu entfliehen sucht, aber dennoch gefährlich nahekommt. Herr K. scheint um den Vater geworben und sich auch gesorgt zu haben. Es klingen Mitleid und Entschuldigungen für ihn (»über den Tisch ziehen lassen«) an, die mit Verachtung wechseln. Im projizierten, vielleicht neidvollen Blick des Vaters scheint ein rachsüchtiges Lauern auf das Scheitern des Sohnes zu stecken, das möglicherweise auf unbewusste Schuldgefühle, über ihn zu triumphieren, hindeutet.

Die Objektbilder scheinen sadistisch, demütigend, verlassend und enttäuschend, die Selbstbilder schwach, ungenügend und unwert im Wechsel mit überfordernden Größenideen. Die Integration und Stabilität der Identifikationen scheint brüchig, was in den widersprüchlichen Charakterisierungen und Haltungen gegenüber den Eltern deutlich wird, ebenso im Wechsel der Pole in der Übertragungsdynamik. Aus der Eingangsszene wissen wir, dass die innere Welt des Patienten auch deutlich zwischenmenschlich in Aktion tritt.

Strukturell scheinen weder Mutter noch Vater eine ausreichende containende oder symbolisierende Funktion angeboten zu haben. Steuernde Funktionen wurden nicht durch die Eltern übernommen, sondern vom parentifizierten Patienten zumindest zeitweise getragen. Die integrierte Wahrnehmung des Selbst und anderer scheint, verschlimmert durch die extremen Ausschläge der Eltern, deutlich beeinträchtigt.

Traumatisierungen sind im Rahmen der Gewalterfahrungen des Patienten sowohl als Opfer und Zeuge denkbar und es ist in hochaggressiven, potenziell gewaltförmigen Situationen von einer gewissen Dissoziationsneigung oder Durchbrüchen auszugehen. Ebenso mögen die erlebten aggressiven Durchbrüche als beängstigendes Realisierungspotenzial eigener aggressiver unbewusster Fantasien erlebt worden sein.

Ein Narrativ um die Themen Kontrolle/Macht oder Täter und Opfer hatten wir schon in der Eingangsszene beschrieben, es bestätigt sich hier. Ergänzen können wir einen Komplex um Schuld und Versorgung, der vor allem mit der Mutterbeziehung und einer negativen Abgrenzung zum Vater verknüpft scheint. Die Bewältigung wirkt, auch durch strukturelle Einschränkungen, instabil und kurz vor dem Zusammenbruch. Die Selbstversorgung mittels vermehrten Essens und zeitweisen Alkoholkonsums ist selbstschädigend und läuft den Abgrenzungs- und Kontrollbemühungen immer wieder entgegen.

Abwehraspekte der Erzählung zeigen sich in der negativen Charakterisierung beider Elternteile, was möglicherweise (enttäuschte) Beziehungs- und Versorgungswünsche in Schach hält, aber auch die Aggression und Distanzierung rechtfertigt.

Zur Bearbeitung und Zusammenfassung der Informationen zur Lebensgeschichte kann *Arbeitsblatt 5* (→ Anhang) verwendet werden, das auch die nun folgenden Punkte der auslösenden Situation und Symptomwahl umfasst.

ÜBUNGEN

1. Erarbeiten Sie für eine bereits vertraute Patientin Arbeitsblatt 5 und fokussieren Sie besonders auf Korrespondenzen zwischen biografischen Erfahrungen und deren Verinnerlichung mit dem Lebenskonstrukt.
2. Suchen Sie für drei Patienten ein Märchen, einen Roman oder einen Film, die zu ihnen passen.

4.2.3 Auslöser der Störung und Symptomwahl

Auch den auslösenden Situationen und der spezifischen Symptomatik wird in einer tiefenpsychologischen Perspektive inhaltliche und formale Bedeutung vor dem Hintergrund unbewusster Determinanten zugesprochen. Mit der **auslösenden Situation** für eine Symptomentstehung oder -verschlechterung ist in den psychodynamischen Ansätzen nicht nur eine mehr oder weniger identifizierbare äußere oder innere Belastungssituation gemeint, sondern ein vor allem psychodynamisch bedeutsamer Stimulus, der über seine Wirkkraft auf das unbewusste Gefüge eine gewisse **Symptomwahl** anregt und manifeste Beschwerden hervorbringt, die einen Teil des unbewussten Geschehens binden und/oder ausdrücken. Mit Wahl ist hier nicht eine freie oder bewusste Entscheidung gemeint, sondern eine »Wahl« des Gesamtorganismus für die unter den gegebenen Umständen beste Lösung. Der Begriff weist auf die Sinnhaftigkeit des **Symptombildes** hin. Es stellt eine kreative Schöpfung dar, in der sich eine innere Problematik und ihre »Lösung« verdichten und ausdrücken, auch wenn sein genaues Verständnis eine ganze Therapie benötigen kann bzw. einige Symptome erst im Rückblick »Sinn machen«. Das Symptom können wir insofern als Platzhalter und Stellvertreter der ungelösten unbewussten Problemlage verstehen. Auslöser können sehr subtile Verschiebungen sein, z. B. die plötzliche Wahrnehmung der Chefin als opportunistisch, oder größere Erschütterungen, wie der Verlust eines geliebten Menschen, des Arbeitsplatzes oder ein erlittener Unfall, aber auch scheinbar positive Ereignisse, wie der Abschluss des Studiums oder die Geburt des Kindes. Es sei an die symbolische Einstellung erinnert, also die Suche nach den Bedeutungen, die wir auch auf mögliche Auslösebedingungen anwenden wollen, sodass wir die Symptomatik als Sinnbild eines spezifischen Situations-Bedeutungs-Zusammenhangs vor dem Hintergrund einer unbewussten Problemlage verstehen. Das kann sich selbst in Jahreszahlen zeigen, wenn z. B. eine Patientin genau nach dem Geburtstag eine Panikstörung entwickelt, in dessen Alter die Mutter verstarb, oder ein gewisses Alter des Kindes Erfahrungen eines Patienten im gleichen Alter verlebendigt, oder auch spezifische Vorkommnisse (Krankenhausaufenthalte, Trennungssituationen, Ohnmachtserfahrungen, Verstoßungsdynamiken etc.) an frühere, bedeutsame Inhalte rühren. Für uns relevant ist immer, auf welche Weise und wo es den betroffenen Menschen trifft und inwiefern es die unbewusste Lage verändert. Warum ist es gerade jetzt dieses Ereignis oder jenes Geschehen, das symptomverursachend wurde? Welche unbewusste Bedeutung hat die (drohende) Veränderung im Lebenskonstrukt des Patienten für ihn? Und warum entwickelt eine Patientin genau jene Symptomatik und keine andere und welche Bedeutung drückt sich in dieser »Symptomwahl« aus, was zeigt sich in ihr?

Wir können die auslösende Situation und Symptomwahl in ihren Bedeutungen anhand der drei Dimensionen von Konflikt, Beziehung und Struktur ordnen und deuten. Die **Konfliktperspektive** charakterisiert die auslösende Situation oft mit Varianten des Begriffs der »Versuchungs- und Versagungssituation« (Schultz-Hencke 1988, S. 92 ff.). In einer Variante stellt die Lebensveränderung eine Versuchung dar, unbewusste und ungelebte Gefühle, Impulse oder Fantasien auszuleben, die mit gegenläufigen inneren Tendenzen (Über-Ich, Ich-Ideal, Liebesverlustangst etc.) in Konflikt gerät. In einer zweiten Variante bedeutete die Änderung eine Enttäuschung durch Versagung unbewusst gehegter Fantasien, Wünsche und Erwartungen, deren Folgegefühle und -impulse (Enttäuschungswut, Distanzierungsimpulse, Besetzungsentzug etc.) mit gegenläufigen inneren Tendenzen in Konflikt geraten. In einer dritten Variante folgen die erste und zweite aufeinander als Versuchungs- und Versagungssituation.

Der bereits erwähnte Begriff des Wiederholungszwangs trägt in diesem Kontext die Hartnäckigkeit der Hoffnung bei, dass die enttäuschende oder konflikthafte Erfahrung der Vergangenheit hier und heute einmal anders, nämlich gut ausgehen möge. Dafür braucht es eine unbewusst erlebte Ähnlichkeit, eben eine gewisse Wiederholung der Umstände und Personen mit den früheren Bedingungen, um die Hoffnung an ein »Happy End«, wecken zu können. Das erklärt den oft zu beobachtenden Umstand, dass unsere Patientinnen genau an jenen Stellen einen positiven Einfluss und Ausgang ersehnen, an dem er erkennbar nicht zu erwarten ist. An diesem Punkt tritt dann auch das Phänomen auf, das mit dem Begriff der Regression umschrieben ist, nämlich ein (teilweises, bereichspezifisches) Zurücksinken oder Absinken des gegenwärtigen Funktions- und Erlebensniveaus auf frühere Stufen. Die gegenwärtige Situation kann wegen einer ungelösten unbewussten Konfliktlage nicht reif erlebt, angegangen und gelöst werden, sondern führt im Gegenteil zum früheren Konflikterleben zurück, belebt es und lockert bzw. überfordert die bisherige Abwehr, sodass Symptome als zweite »Haltelinie« ausgelöst werden.

So kann eine angebotene Beförderung eine Versuchung bisher abgewehrter phallisch-ödipaler Impulse und Triumphgefühle gegenüber einem mit dem Vaterrivalen identifizierten Kollegen darstellen. Die anschließende Versagung kann dann einer Kastration gleichkommen, auf die eine Regression auf eine oral-aggressiv getönte Versorgungsbeziehung gegenüber der Firma stattfindet (»komplizierter Bandscheibenvorfall«), auf die verschoben kompromisshaft aggressive Racheimpulse und Versorgungswünsche ausgelebt und ein pseudo-ödipaler, oraler Triumph fantasiert werden können (»Den Bürostuhl kriegt der andere nicht.«).

Die Symptomwahl wird in der Konfliktperspektive gedeutet als Kompromiss von Wunsch/Impuls und dessen Abwehr, der sich im Symptom mehr oder weniger symbolisch darstellt. Die unbewussten Inhalte werden im Symptom gleichzeitig ausgedrückt, gebunden und abgewehrt. Beispielhaft können wir an Zwangsinhalte denken, in denen einerseits ein unbewusster Inhalt in Erscheinung tritt, jedoch entfremdet, »enteignet« und ich-dyston, was seine Unannehmbarkeit und Zurückweisung begründet. In einer depressiven Symptomatik wird oft eine verhinderte (Enttäuschungs-)Aggression vermutet, die sich in der Folge gegen das selbst richtet bzw. gegen das verinnerlichte versagende Objekt. Die Deutung der agoraphobischen Symptomatik wurde von Grawe (→ Kapitel 2.1) in Übereinstimmung mit psychodynamischen Konzepten (z. B. Subic-Wrana et al. 2012) als Ausdruck eines Autonomiekonfliktes referiert.

Aus der **Beziehungsperspektive** deuten wir die auslösende Situation unter dem Eindruck (re-)aktivierter, bisher abgewehrter oder jetzt weggefallenen abwehrenden Beziehungsdyaden, ihrer entsprechenden Selbst- und Objektrepräsentanzen und Identifizierungen. Beispielsweise konstellieren sich mit einer Kollegin unbewusste, sadistisch-masochistische Beziehungsdynamiken, die subtil agiert werden und die »guten« Selbst- und Objektrepräsentanzen und ihre Beziehung bedrohen. Ebenso kann sich eine bisher stabile Rollenverteilung von Selbst- und Objektrepräsentanz »drehen« und eine Patientin mit einer bisher stabil zwischenmenschlich abgewehrten Seite ihrer selbst konfrontieren, z. B. eine sich lockernde, versorgende Beziehungsdynamik, die beängstigend die eigenen Versorgungsfantasien dem Bewusstsein nahebringen. Hier geht es auch um die beängstigende Korrespondenz eines äußeren (Beziehungs-)Geschehens mit unbewussten Fantasien, z. B. bei einem Unfall.

Eine auslösende Situation kann aus Beziehungsperspektive ebenso projektiv gedeutet werden, z. B. indem ein bisheriger Container, ein haltgebendes Objekt oder Projektionsträger, z. B. die Chefin als Adressatin oder »Vertreterin« aggressiver Impulse, nicht mehr verfügbar ist und diese Impulse sich möglicherweise in hypochondrischen oder herzneurotischen (Projektion in den Körper) zeigen. Ebenso können wir in der Beziehung zu Symptomen, z. B. einem Tinnitus, chronischen Schmerzen oder in der Herzneurose die Beziehung zum Herzen, Objektbeziehungsvarianten identifizieren und auf ihre Bedeutung untersuchen. Es geht in der Beziehungsdimension also erneut entscheidend um die Bedeutung, hier in Bezug zu den Beziehungsrepräsentanzen und -fantasien, ihrer Dynamik und Regulation. In den Symptomen und auslösenden Bedingungen finden wir das problematisch gewordene, innere Beziehungsgeschehen ausgedrückt und gebunden.

In der **Strukturdimension** schließlich achten wir vor allem auf den Wegfall, die Überforderung oder auch die Kosten stützender, stabilisierender oder kompensierender Elemente im inneren und äußeren Lebenskonstrukt der Patienten, die vorhandene Entwicklungsdefizite und strukturelle Vulnerabilitäten bisher auffingen. Eine auslösende Situation kann beispielsweise der Auszug einer Mitbewohnerin darstellen, die die fragile Objektkonstanz durch ihre reale Präsenz kompensierte und vor Gefühlen von Verlorenheit und Haltlosigkeit schützte. Auch die Abstinenz vom bisherigen Substanzmittelkonsum konfrontiert Patienten mit vorhandenen strukturellen Defiziten und kann »neue« Symptome erzeugen. Ebenso können Krankheiten, die an das Zuhause fesseln und verlebendigende soziale Aktivitäten verhindern, zum Erleben schwer erträglicher Leergefühle und depressiver Zustände beitragen.

Auch eine fordernde Arbeitssituation kann strukturelle Fähigkeiten überfordern und symptomwertige Gegenregulationen (Essanfälle, Substanzkonsum etc.) auslösen. Die Symptome sind in der Strukturperspektive eher als ein unreguliertes Durchbrechen von Inhalten und Impulsen, Mangelphänomen (»Lücke«), als Folgekosten einer Kompensation oder manifestes Desintegrationsphänomen und weniger eines der Abwehr zu begreifen, wenngleich durchaus selbst psychotischen Symptomen ein Abwehrcharakter im weitesten Sinne zugeschrieben werden kann (siehe z. B. Hartwich & Grube 2014, S. 79 ff.).

Manche Symptome sind darüber hinaus als Folgekosten dysfunktionaler psychischer »Krücken« anzusehen, wie Erschöpfungszustände nach exzessiven Sozialkontakten oder Schlafstörungen nach Überstimulierungen. Dennoch haben auch strukturell bedingte Beschwerdebilder oft einen »sprechenden«, symbolischen Charakter.

Leere ist bereits eine Art Bild der seelischen Situation. Besonders stellen sich die strukturellen Probleme aber durch ihren externalisierenden Charakter in der Lebens- und Beziehungsgestaltung dar. Für einen Patienten, der in kurzer Zeit zahlreiche Blitzer »sammelt«, drücken sich die fehlenden beobachtenden und »bremsenden« Funktionen ganz konkret in den Beweisfotos und Bußgeldbescheiden aus. Auch in einer Inhaftierung zeigt sich die Notwendigkeit, vielleicht auch Suche, nach schützenden und begrenzenden Strukturen, die innerlich fehlen. Eine Tätowierung im Rahmen einer Psychoanalyse kann in der Strukturdimension z. B. als nur teilweise gelingender Versuch gedeutet werden, ein zeitstabiles Übergangsobjekt zu schaffen und mit ihm Löcher im Übergangsraum zu stopfen (Karacaoglan 2012).

Nicht zuletzt führen **(re-)traumatisierende Einwirkungen** oft direkt zu ausgeprägten Symptomen, auch jenseits des eng umgrenzten Störungsbildes der posttraumatischen Belastungsstörung. Die Macht eines solchen Geschehens für sich selbst sollte anerkannt, gleichzeitig im Verlauf aber dennoch nach den subjektiven Bedeutungen und Verarbeitungsweisen gesucht werden.

In Kapitel 3.1 hatten wir beschrieben, dass traditionell ein Zusammenhang von Neurosenstruktur und Symptomatik postuliert wurde, der sich jedoch als nicht haltbar erwies. Die »Wahl« einer speziellen Symptomatik muss als komplexes Zusammenspiel von angeborenen bzw. sehr früh wirkenden Faktoren (Genetik, Temperament, prä- und perinatale Einflüsse etc.), Einflüssen der Bezugspersonen und Entwicklungsbedingungen (»Bewältigungsangebote«, Internalisierung von Objekteigenschaften, Identifikationen, mangelnde Förderung struktureller Fähigkeiten, Traumatisierungen etc.), dem Bewältigungserfolg spezifischer Strategien, sozialen Bedingungen und der auslösenden Situation angesehen werden. Eine symbolische Einstellung sowohl der auslösenden Situation als auch den Symptomen, Beschwerden und dysfunktionalen Verhaltensweisen gegenüber scheint uns zentral, um unbewussten inhaltlichen Bedeutungen näherzukommen.

Da wir von einer mindestens teilweisen Unbewusstheit der Bedeutung der auslösenden Situation und noch mehr der daraus entstehenden Symptomatik ausgehen, können wir diese Inhalte nicht einfach so erfragen, sondern müssen uns zunächst auf die bewusstseinsnah verfügbaren Informationen beschränken, deren psychodynamische Deutung im Sinne einer Hypothesenbildung uns obliegt. Wenn wir unsere Patientinnen nach Lebensveränderungen im Kontext der Symptomentstehung fragen, so fällt es vielen von ihnen schwer, überhaupt relevante Veränderungen zu benennen oder sie messen ihnen keine, eine geringe oder eine andere Bedeutung bei. Hier sollten wir hartnäckig bleiben und nach Momenten forschen, in denen sie realisiert haben, dass »etwas nicht stimmt«, sie »nicht mehr können«, »es so nicht weitergeht«, etwas »zu viel« wird, sie »nicht mehr weiterwissen«, sie »erschrocken sind« und worauf genau sich solche Momente bezogen, was genau da geschehen war. Meist gibt es eine Vorgeschichte oder einen Hintergrund, der eine gewisse Fallhöhe beschreibt, einen oft unbewussten Anspruch, eine Erwartung an sich oder andere, ein sicher geglaubtes Lebensgefühl, eine für selbstverständlich gehaltene Normalität oder eine scheinbar endlich gefundene Lösung.

Bei der Exploration dieser Aspekte erfahren wir dann auch andeutungsweise das Bedeutsame der Veränderung, z. B. die Erschütterung des Sicherheitsgefühls nach dem Unfall, die nicht endet, das bodenlose Loch, das sich auftat als die Trennung ausgesprochen wurde, das Gefühl des Scheiterns oder Versagens angesichts und trotz der unbewältigbaren Aufgaben, die enttäuschte Hoffnung oder Verletzung, nachdem eine Chance, eine Herausforderung, ein Erfahrungsangebot trotz Zögerns ergriffen wurde etc. Schließlich stellt der erfolglose Kampf gegen die äußeren und inneren Folgen der Veränderung in Form symptomwertigen Erlebens und Verhaltens meist das letzte Element dar, das zur Aufnahme einer Therapie führt.

Wir können also **drei Aspekte der auslösenden Situation** untersuchen. Der erste beschreibt die Fallhöhe, die bereits mehr oder weniger lange bestand oder aufgebaut wurde; der zweite beschreibt den Fall aus dieser Höhe; der dritte schließlich umfasst den meist scheiternden Umgang mit dem Sturz und seinen Folgen. Die »Anonymen Alkoholiker« (z. B. Kappes 1992; Anonyme Alkoholiker 1983) und ihre zahlreichen Ableger (z. B. Emotions Anonymous, Overeaters Anonymous, Co-Dependent Anonymous etc.) sprechen von der Erfahrung der Kapitulation mit den jeweiligen Inhalten und Problemen (Alkohol, Emotionen, Essverhalten, andere), die aus ihrer Sicht der erste Schritt zur Genesung darstellt. Eine solche Erfahrung können wir meist auch bei unseren Patientinnen im Kontext der symptomauslösenden Bedingungen identifizieren. Sie bietet die Chance zur Akzeptanz, doch natürlicherweise erhoffen sich unsere Patienten mithilfe der Therapie, die erlebte Ohnmacht angesichts ihres spezifischen Themas halbwegs in einen »Sieg« zu drehen, worin der Keim der nächsten Ohnmachtserfahrung und Enttäuschung liegt. Doch indem die spezifische Kapitulationserfahrung und der Wunsch nach ihrer Bewältigung (z. B. in Form der Übertragung) in die Therapie findet, haben wir auch den problematischen Inhalt verfügbar. Denn was genau soll denn rückgängig gemacht oder bewältigt werden und warum?

Symptome und Beschwerden auslösende bzw. sie verstärkende oder verändernde Situationen und Bedingungen werden auch im Laufe einer Therapie immer wieder auftreten, z. B. eine Zunahme aggressiver Zwangsinhalte vor dem Hintergrund potenziell Ärger auslösender Situationen von Enge, Bedrängung oder Frustration. Diese haben sowohl Verhaltenstherapeutinnen als auch Psychodynamiker in ihrem Erkenntnispotenzial erkannt. Im tiefenpsychologischen Ansatz geht es zunächst um das Klarifizieren (→ Kapitel 4.3.4.1) der Bedingungen und des sie umgebenden Erlebens, aber entscheidend auch darum, für Symptome und ihre Auslösebedingungen, taktvoll und zum richtigen Zeitpunkt, einen symbolischen Blick anzudeuten oder anzubieten und ein Nachdenken über deren mögliche Bedeutungen anzuregen.

BEISPIEL

Eine klare Auslösesituation für die Verschlimmerung der Angstbeschwerden und die Suche nach einer Psychotherapie kann Herr K. zunächst nicht benennen. Im Verlauf wird deutlich, dass die Partnerin des Patienten einen zunehmend deutlicher vorgetragenen Kinderwunsch hegt, auch die Beziehung immer wieder an die Erfüllung dieses Wunsches knüpft. Darüber hinaus habe der Hausarzt des Patienten gewarnt, Herr K. würde so enden, wie der Vater, sollte sich sein Lebensstil (Essen, Trinken) nicht ändern.

Für Patienten mit bedeutsamen strukturellen Einschränkungen, wie in unserem Beispiel, ist es nicht selten, dass eine klare auslösende Situation schwer identifizierbar ist. Das liegt einerseits an der geringeren Akzentuierung spezifischer Konfliktthemen, auf die ein entsprechender Auslöser treffen könnte, andererseits an den sich oft durchtragenden, teilweise subklinischen Beschwerden und einem fast permanenten Leidensdruck, die auch durch relative unspezifische Zusatzbelastungen klinisch werden können.

Dennoch können wir für das Beispiel einige bedeutsame Faktoren identifizieren. Zum einen konfrontiert der Kinderwunsch der Partnerin den Patienten mit seiner potenziellen, vielleicht unbewusst als Versuchung erlebten, in Abgrenzung zum Vater erfolgreich fantasierten Vaterschaft, gleichzeitig aber auch mit unbewussten Ängsten und Zweifeln vor dem Hintergrund der bedrohlichen Identifikation mit dem Vater. Ebenso können wir an die Mutterbeziehung denken, in der Herr K. eigene Wünsche im Dienste ihrer Stabilisierung abtreten musste, um am Ende doch von ihr im Stich gelassen zu werden. Die Drohung der Partnerin, die Beziehung notfalls zu beenden und als ernsthafter Partner verworfen zu werden, mag vom Patienten als Scheitern angesehen werden, das, vom hämischen Blick des Vaters begleitet, seinen Unwert bestätigen würde. Zusätzlich wäre ein Verlust zu verkraften, der Herrn K. in eine tiefe psychische Krise stürzen könnte. Auch die Konfrontation mit der eigenen Kindheit und dort stattgefundenen Verletzungen scheint ein relevanter Faktor. Die Warnungen des Arztes unterfüttern möglicherweise in Bezug zur Vaterschaft Befürchtungen, wie der »Assi«-Vater zu enden, bebildern vielleicht auch unbewusste, frei flottierende, aggressive Vernichtungsimpulse und -wünsche, die sich strafhaft gegen ihn richten würden. Zusätzlich steht die bisherige, selbstschädigende Selbstversorgung infrage und entsprechende Bedürfnisse könnten sich nun an andere, menschliche »Versorgungsadressen« wenden, die jedoch gerade infrage stehen. Die Partnerin als Mutter wird Herrn K. kaum versorgen können, und auch eine Trennung hieße Verlust emotionaler »Nahrung«. Die Verstärkung der Angstsymptomatik können wir als Projektion innerer Prüfer ansehen (aggressive Teilobjekte, archaisches Über-Ich), die bei einem Scheitern den unverstandenen Anforderungen gegenüber gnadenlos strafen und verstoßen würden. In zwischenmenschlichen Beziehungen inszeniert sich mittels projektiver Identifizierung die innere Konstellation im sozialen Außen und bestätigt immer wieder die unbewussten Annahmen des eigenen Unwerts des Patienten.

Wir sehen an den Andeutungen zu unserem Beispiel, wie komplex und sprachlich kaum darzustellen sich biografische Erfahrungen und deren Bewältigung, ihre Verinnerlichung, auslösende Faktoren und Symptombeschwerden verschränken. Herr K. befindet sich in einem Komplex aus Konflikten und Dilemmata, für die es keine gute Lösung zu geben scheint.

Abb. 4-9 zeigt noch einmal zusammenfassend die dargestellten Faktoren und ihren Zusammenhang, die schließlich zur Symptomatik führen. Die Verinnerlichung der

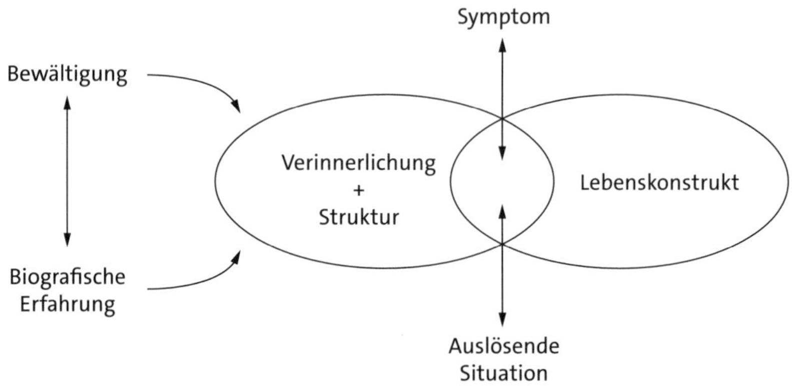

Abb. 4-9: Weg von der Biografie über die auslösende Situation zum Symptom

biografischen Erfahrungen, ihrer Bewältigung und dem Niederschlag in der Struktur drückt sich in einem korrespondierenden, »symbolischen« Lebenskonstrukt aus (Überschneidung der zwei Kreise). Die auslösende Situation betrifft den mit zentralen Bedeutungen aufgeladenen Lebensbereich, wirkt also gleichzeitig auf das Äußere und Innere ein und gebiert bedeutungstragende Symptome. Beide, sowohl Symptom als auch auslösende Bedingung, treten in eine dynamische Wechselwirkung mit dem Bedeutungsbezirk (bidirektionale Pfeile) und miteinander, wobei dieser Bezirk ihre Beziehung mediiert.

4.2.4 Ein psychodynamisches Verständnis erarbeiten

Wir haben uns in den vorherigen Kapiteln die notwendigen Elemente für ein psychodynamisches Fallverständnis erarbeitet bzw. ein solches Verständnis bereits angewandt. Uns liegen Erfahrungen und Informationen aus dem szenischen Geschehen, der Übertragungs-Gegenübertragungs-Dynamik, den spontan berichteten Inhalten und dem Gesprächsverlauf, der Lebensgeschichte und des Lebenskonstruktes, der auslösenden Bedingungen und Symptomatik vor. Nun geht es um den Versuch einer Zusammenschau, in der wir die Informationen aus den inhaltlichen und formalen »Runden« der Begegnung versuchen »übereinanderzulegen« und mit etwas Abstand auf uns wirken lassen, um sich wiederholende Strukturen, Dynamiken, Themen und deren Bewältigungsgestalten zu identifizieren. Wir wollen aus Klein und Groß, »hier und heute« und »damals-dort« die zentralen psychischen Gestaltungen kondensieren.

Dafür treffen wir zunächst eine **Auswahl** bzw. **Schwerpunktsetzung** der bisherigen Inhalte (*Arbeitsblatt 6*, oberer Teil, → Anhang). Wir sichten die gesammelten Informationen, Eindrücke und Erfahrungen von Szene, Erstgespräch und Biografie (*Arbeitsblätter 3–5*) und lassen sie auf uns wirken. Anhand somatischer Marker, also körpernahen Empfindungen oder »felt senses«, einem Gestaltgefühl oder einer Intuition

	tendenziell manifest erscheinender Inhalt	**Komplement**
1.	Kampf/Täter	(Ohnmacht/Opfer)
2.	Triumph	(Demütigung)
3.	Versorgung	(»Hunger«)
4.	Unschuld	(Schuld)
5.	Halt	(Haltlosigkeit)
6.	Verstoßung	(Annahme)

Tab. 4-2: Sammlung der Komplemente eines Beispielpatienten.

identifizieren wir zentrale Themen und Inhalte. Es geht dabei am wenigsten um ein enges, logisches Denken und Herleiten im Kontext von Konzepten, sondern um das, was uns Eindruck macht, uns erlebensnah auffällt und anspricht. Die in uns besonders resonierenden Begriffe schreiben wir gesondert auf (z. B. auf *Arbeitsblatt 6* oder an ein Flipchart). Im nächsten Schritt ergänzen wir **Gegenteile, Komplemente, Polaritäten** zu den jeweiligen Begriffen und schreiben diese in Klammern gesetzt gegenüber. Sollten klare Gegenstücke bereits in unserer Sammlung enthalten sein, so ordnen wir sie einander zu und geben dem uns tendenziell manifest erscheinenden Inhalt die linke, entklammerte Seite, dem Komplement die rechte Seite, in der wir ihn in Klammern, also mehr oder weniger latent setzen. Für unseren Beispielpatienten Herrn K. könnte die Sammlung der Komplemente wie in Tab. 4-2 dargestellt aussehen.

Schließlich prüfen wir, ob wir nach unseren bisherigen Beobachtungen und Erfahrungen der Begegnung zwischen einzelnen Begriffen oder ganzen Begriffspaaren **Verbindungen** erkennen, und markieren diese mit Linien. Diese können in Form einer Reihenfolge (z. B. erst Kampf, dann Ohnmacht), eines Gegensatzes (z. B. Versorgung vs. Hunger), einer Bedeutung (z. B. Kampf bedeutet Schuld), Hierarchie (z. B. Triumph steht über Annahme) oder in der Art eines funktionalen Operators im Sinne einer spezifischen Abwehr, Bewältigung oder Kompensation bestehen. Es geht hier darum, nur solche Verbindungen zu markieren und zu bestimmen, die uns vor dem Hintergrund unserer Gesprächserfahrungen nun entgegentreten.

Mit dieser Methode nähern wir uns zentralen inneren Spannungen, Bedeutungsgeflechten, Einseitigkeiten, Widersprüchen und möglichen Konflikten. Wir hatten für Herrn K. bereits in der Eingangsszene ein manifestes Thema von Kampf und ein latentes von Versorgung identifiziert (Hierarchie) und auch im Verlauf den Eindruck bekommen, das eine stehe in einer Abwehrbeziehung zum anderen (z. B. funktionaler Operator Abwehr durch Spaltung). Ebenso haben wir in Täter und Opfer konfligierende Pole erkannt, die auch in einer Abwehrbeziehung »verbunden« sind. Der Opferanteil wird mittels projektiver Identifizierung im anderen »deponiert«– wobei diese Lösung nicht dauerhaft gelingt –, während der Täteranteil mit ebenso bedrohlichen unbewussten Bedeutungen verknüpft ist. Einen funktionalen Operator im Sinne einer Kompensation können wir zwischen Halt und Haltlosigkeit mit dem konkreten »Einverleiben« eines beruhigenden Objektes mittels Essen oder Alkohol bestimmen.

Haben wir die Schwerpunkte bestimmt und mögliche Beziehungen festgestellt, besitzen wir nun eine Grundlage, die unten dargestellte Tab. 4-3 (*Arbeitsblatt 6,* unterer Teil, → Anhang) zu befüllen. Dabei geht es nicht um das zwanghafte Herstellen von Vollständigkeit und Konsistenz, sondern um die Hypothesen- und Fokusbildung für das therapierelevante Geschehen, die wir im Verlauf verfeinern und ggf. korrigieren. In der Regel finden wir für eine Patientin einen bis drei psychodynamische Foki, die für die aktuelle Symptomatik und Therapie bedeutsam sind. Ein etwas »unscharfer« und weiter Blick auf das Ganze ist jedoch hilfreich, lässt er doch den Themen und Inhalten noch etwas Spiel und Bedeutungsbreite. Eine psychodynamische Fallkonzeption ist in hohem Maße hypothetisch und auswählend, muss es auch sein, da das genaue Erfassen und Verstehen ja erst die zentrale Arbeit einer den ersten Gesprächen folgenden Therapie ausmachen. Darüber hinaus ist die Weite, Verwobenheit und Tiefe unbewusster Dynamiken und Inhalte niemals erschöpfend zu erfassen, sondern nur das, was sich, gefördert durch den Rahmen, unsere Haltung und die Bearbeitung von Abwehr und Widerstand, sukzessive im manifesten Geschehen abbildet.

Es ist nicht immer möglich und notwendig, für jede der Dimensionen einen Inhalt zu bestimmen, es geht vielmehr um die Identifizierung einer für die Symptomatik und Therapie zentral erscheinenden Dynamik. Für unseren Beispielpatienten sei an der Stelle darauf hingewiesen, dass aufgrund der relativen Schwäche seelischer Strukturen und Funktionen (»strukturelle Störungsanteile«) auch Konfliktinhalte und Identifikationen instabil sind und abgewehrte Inhalte immer wieder ins Bewusstsein einbrechen, z. B. aggressive Inhalte, die in anderen Situationen auch abgewehrt werden.

Ebenso haben wir es bei strukturellen Störungen nicht selten mit einem breiten Spektrum an konflikthaftem Material zu tun. Dieses Phänomen weist auf strukturelle Beeinträchtigungen hin und hat insofern diagnostischen Wert. Der Fokus einer Therapie könnte entsprechend zunächst auf der Bearbeitung der Strukturdimension liegen, auf die sich die Therapeutin auch in ihrem Verhalten einstellt (höhere Aktivität, weniger regressiv, Klärung vor Deutung, etc.).

In *Tab. 4-3* ordnen wir die Inhalte der zentralen Begriffe den drei Dimensionen zu und beschreiben ihre vermutete Dynamik. Für eine größere Anschaulichkeit nutzen wir eine fallindividualisierte Variante der in Kapitel 3.1 vorgestellten Fokusformulierung: »Ich muss immer wieder ..., damit ich .../weil sonst ...«

Im ersten Teil der Formulierung des Satzes bringen wir das »Was?« und »Wie?« unter, im zweiten Teil das »Warum?«, also die Bedeutung und/oder die daraus erwachsende negative Konsequenz bzw. Erwartung derselben.

	Was?	Wie?	Warum?
	Inhalt	*Abwehr*	*Bedeutung → Konsequenz*
Konflikt	▪ Ich muss meine aggressiven Impulse ... ▪ Ich muss meine (emotionalen) Versorgungsbedürfnisse ... ▪ Ich muss meinen Erfolg und meine Überlegenheit immer wieder ...	▪ gegen mich selbst richten, abspalten oder projizieren und ggf. andere damit identifizieren ... ▪ auf andere projizieren, sie an diese altruistisch abtreten und meine eigene Versorgung mit Alkohol und Essen organisieren ... ▪ durch unbewusste Selbstmanipulationen sabotieren (»Scheitern am Erfolg«) ...	▪ weil ich sonst so ein schrecklicher Mann bin wie mein Vater und mich schuldig fühle. ▪ weil meine Bedürfnisse an Menschen richten hieße, ohne Hilfe (emotional) zu verhungern und schuldhafte Enttäuschungswut zu erleben oder andere schuldhaft zu belasten. ▪ weil ich sonst schuldig bin am Elend meines Vaters bzw. Angst vor dessen Rache bekomme.
	Latentes Beziehungsgeschehen	*Manifeste Beziehungsgestaltung*	*Bedeutung → Konsequenz*
Beziehung	▪ Ich muss mein Unterlegenheitsgefühl immer wieder wegmachen ... ▪ Ich muss die Möglichkeit einer versorgenden Beziehung immer wieder dadurch verhindern ...	▪ indem ich diesen Teil abspalte, in den anderen projiziere und so forsch und bedrängend auftrete, dass ich ihn in diese Position zwinge ... ▪ dass ich so lange provoziere, bis der andere in einen Kampf eintritt ...	▪ weil unterlegen sein mich an das demütigende Ohnmachtsgefühl gegen-über dem sadistischen Vater heranführt. ▪ weil die Sehnsucht nach einer guten Versorgung so überwältigend ist, dass ich alle Kontrolle verlieren würde.

	Was?	**Wie?**	**Warum?**
	Funktion	*Kompensation*	*Seelische Bedrohung*
Struktur	▪ Ich muss meine fehlende Objekt-konstanz und Re-präsentanz eines guten Objektes immer wieder … ▪ Ich muss meine Selbstfürsorge immer wieder … ▪ Ich muss meine »bösen« Anteile …	▪ durch eine konkrete Objekt-»Einverleibung« durch Substanz-konsum und Essen ersetzen … ▪ von anderen regeln lassen … ▪ zwischenmenschlich auslagern …	▪ weil ich sonst in ein objektloses Nichts falle. ▪ weil ich mich sonst selbst zerstöre. ▪ weil die guten Anteile sonst von den bösen zerstört würden.
Ergänzend ggf. Traumatisierungs-folgen	Gewalterfahrungen, mögliche Dissoziationsneigung oder Durchbrüche in Form von Impulsen, Gefühlen und Intrusionen		

Tab. 4-3: Psychodynamische Hypothesen zu Konflikt, Beziehung und Struktur.

Weitere Formulierungen für andere Patientinnen könnten sein:

- **Konflikt:**
  - »Ich muss immer ganz nah bei meinen Liebsten sein, denn wenn ich mich entferne, ist vielleicht niemand mehr da und ich werde voller Reue allein im Elend verenden.«
  - »Ich muss meine Beziehungsbedürfnisse auf andere projizieren, denn so kann ich vor ihnen fliehen, weil sie selbst haben, hieße, Gefangensein in einer einseitigen Versorgungsbeziehung.«
  - »Ich muss alle meine Handlungen rationalisieren und Fehler verleugnen, weil etwas Falsches tun hieße, einer gerechten Verstoßung anheimzufallen.«
  - »Ich muss meine Versorgungswünsche altruistisch abtreten, weil ich mit meiner Gier andere belaste und mich damit schuldig fühle.«
  - »Sobald ich einen schlechten Gedanken über jemanden habe, muss ich ihn mittels Selbstbezichtigungen gegen mich selbst richten, weil ich sonst meinem hohen Ich-Ideal nicht entspreche.«
- Etwas komplexer:
  - »Ich muss meine Schuldgefühle, wenn ich mir rücksichtslos nehme, was ich brauche, durch die Entwertung und Verleugnung der Verletzbarkeit anderer abwehren, weil ich das Gefühl unbefriedigter Bedürftigkeit nicht aushalten kann.«
- **Beziehung:**
  - »Ich muss immer wieder mit Streit viel Abstand zu meinen Partnern herstellen, weil meine Grenzen sonst verloren gehen.«

- »Ich muss mein Eigensein verleugnen und verkümmern lassen, denn nur durch die Orientierung an anderen finde ich den Halt, der mir fehlt.«
- »Ich muss die schlechten Teile in der Wahrnehmung meines Partners von den guten Teilen abspalten, denn wenn beide sich berühren, wird alles zerstört.«
- »Ich muss meine unerträglichen Kleinheitsgefühle abspalten und interaktionell ins Gegenüber drücken, indem ich mich ganz groß und den anderen ganz klein mache.«
- »Meine unendliche Sehnsucht nach einem perfekten Gegenüber spalte ich ab und projiziere sie in den anderen, den ich dafür verachte und mich angewidert zurückziehe, weil ich Angst habe, mich völlig im anderen zu verlieren.«

- **Struktur:**
  - »Mein fehlendes Gefühl von Verbundenheit muss ich mit ganz viel Arbeit überdecken, weil sonst eine Leere entsteht, in der ich mich aufzulösen drohe.«
  - »Ich muss meine fehlende Objektkonstanz mit der permanenten Präsenz eines anderen an meiner Seite ersetzen, weil ich seelisch allein nicht überleben kann.«
  - »Meinen fehlenden Zugang zu meinen Gefühlen muss ich durch Konzepte und Theorien ersetzen, da ich sonst völlig orientierungslos und ängstlich bin.«

An einigen der Beispiele können wir vielleicht erkennen, dass die Dimensionen dynamisch miteinander verwirkt sind und nicht immer klar zu bestimmen ist, ob es sich eher um eine Struktur-, Beziehungs- oder Konfliktproblematik handelt. Die Entscheidung für den Fokus liegt dann auf der am ehesten symptomerzeugenden Komponente des Geschehens. Für die Formulierungen empfehlen wir, sie möglichst alltagssprachlich und ausdrucksstark zu halten. Wir können dabei ruhig zuspitzen oder übertreiben, denn das unbewusste Erleben, Fantasieren und Fürchten ist aus Sicht des Bewusstseins »übertrieben« und wir tragen mit unseren Formulierungen den oft archaischen unbewussten Inhalten auch im Bewusstsein Rechnung. Wichtig ist uns, dass wir die drei Elemente von »Was?«, »Wie?« und »Warum?« für uns selbst identifizieren können (evtl. in irgendeiner Form markieren). In den »Formeln« unseres Fallverständnisses versuchen wir, übergreifende und sich wiederholende thematisch bestimmte unbewusste Konstellationen und Dynamiken zu erfassen, die sich symbolhaft in Beschwerden und konkretem Geschehen abbilden. Wir verfügen damit über Hypothesen zu »wunden Punkten« und ihrer habituellen Bewältigung, die die Setzung möglicher Schwerpunkte und Antizipation von Problemen in der Durchführung unserer verhaltenstherapeutischen »Agenda« ermöglichen.

4.2.5 Schlussfolgerungen für die Praxis – Schwerpunkte setzen, Fallstricke erkennen

Auf Grundlage des bisher Erarbeiteten versuchen wir nun, Ergänzungen, Präzisierungen und mögliche Fallstricke für die verhaltenstherapeutische Behandlung abzuleiten. Die Verhaltenstherapie fokussiert ihre Therapie auf Symptome und Beschwerden, dysfunktionales Verhalten, Kognitionen und Schemata und ungünstige Lern- und Verstärkerprozesse, die sie überwiegend versteht als das, was sie scheinen. Die psychodynamische Schwerpunktsetzung fokussiert dagegen einen ggf. dynamisch wechselnden, umgrenzten Bereich unbewusster Bedeutungen und Vorgänge, die sich symbolisch potenziell in allem Geschehen manifestieren, nicht zuletzt aber in den akuten Symptomen und Beschwerden. Die Herangehensweise der Psychodynamikerinnen integriert also potenziell »alle« Inhalte, auch das eigene Erleben und Verhalten als Bedeutungsträger in die Therapie, und blickt qualitativ andersartig auf das Ganze. Von dieser Warte aus ist die Verhaltenstherapie ggf. ergänzungsbedürftig.

Wir schlagen, wie in *Arbeitsblatt* 7 (→ Anhang) dargestellt, eine Gegenüberstellung verhaltenstherapeutischer Therapieschwerpunkte mit den Inhalten der Dimensionen von Konflikt, Beziehung und Struktur vor. Zwischen diesen sollen inhaltliche Schnittstellen und Verbindungen identifiziert und eine ggf. fehlende Abbildung des einen im anderen ergänzt werden. Für die verhaltenstherapeutische Blickrichtung in eine beginnende Therapie schlagen wir die folgenden Elemente vor: Symptomatik, bedeutsame Themen, Fokus, Ziele, Methoden und Fallstricke, die um weitere ergänzt werden können, z. B. Ressourcen, die aus psychodynamischer Sicht nicht nur in manifesten Fähigkeiten und Inhalten bestehen, sondern zum großen Teil im ungenutzten Potenzial und in ungünstig gehandhabten unbewussten Inhalten. Zur Bearbeitung des Arbeitsblattes empfehlen wir, mit der Bestimmung der verhaltenstherapeutischen Therapieelemente, die uns vertrauter sind, zu beginnen und sie dann mit den unbewussten Bedeutungen des spezifischen Falles in Beziehung zu setzen und zu beleuchten.

Als Brücke dient uns auch hier die symbolische Einstellung, die das Konkrete und Tatsächliche mit unbewussten Bedeutungen verbindet und umgekehrt unbewusste Bedeutungen mit symbolisch verstandenen Konkretionen. Wenn wir unser verhaltenstherapeutisches Planen und dessen Inhalte über diese Brücke mit den möglichen unbewussten Bedeutungen verknüpfen, erhalten wir eine Ahnung ihrer subjektiven Bedeutsamkeit für die Patientin, anhand derer die verhaltenstherapeutischen Elemente präzisiert, vervollständigt und vertieft werden können und ebenso die Antizipation, Prävention und Bewältigung potenzieller Krisen, Misserfolge oder Rückfälle möglich werden.

Blicken wir wiederum von den psychodynamischen Dimensionen zurück in die verhaltenstherapeutische Konkretion, prüfen wir, ob die wichtigsten unbewussten Inhalte »angedockt« sind an das verhaltenstherapeutische Planen und Tun, ob für alle »gesorgt« ist (z. B. durch Zielkonkretion oder Methoden) oder neue Inhalte in die Therapieplanung einfließen.

Ganz allgemein gesagt, bedeutet aus psychodynamischer Sicht für die Konfliktdimension zu sorgen, den Abwehrsinn, auch im Symptom, zu verstehen, zu respektieren und ein Bewusstsein für diesen zu entwickeln. Im nächsten Schritt können dann Bedeutungen und Befürchtungen mit einem »erwachsenen« Bewusstsein reflektiert und abgemildert werden, die mit den zunehmend im Bewusstsein repräsentierbaren Inhalten in Verbindung stehen. Für diese wiederum können dann reife Verständnis- und Ausdrucksformen gefunden werden, die eine Bewusstseinsintegration unterstützen. Für die Beziehungsdimension sorgen heißt, das manifeste Beziehungserleben und -geschehen als Ausdruck und Lösungsversuch problematischer innerer Beziehungskonstellationen zu betrachten und ein Bewusstsein dafür zu schaffen. Ähnlich wie in der Konfliktdimension sollen Ängste und bedrohliche Bedeutungen der Reflexion zugänglich werden, um schließlich die bisher problematischen Inhalte so zu entwickeln und zu modifizieren, dass sie in der Realität einen adäquaten Platz erhalten. Zusätzlich sollen sich im Verlauf gute innere Objekte entwickeln, die in Notsituationen verfügbar sind. In der Strukturdimension wollen wir zunächst ein Bewusstsein schaffen für Funktionsausfälle und -defizite und damit zusammenhängende innere und äußere Nöte. Im Verlauf geht es um die Nachreifung und Entwicklung psychischer Funktionen und Sicherung ihrer Verfügbarkeit, ebenso um die Entwicklung funktionaler Kompensationen und Regulationsstrategien. Aus diesen sehr allgemeinen Überlegungen können wir nun wiederum Techniken und Methoden der Verhaltenstherapie hinzudenken, die entsprechende Schwerpunkte adressieren. Die Kunst liegt hier nicht so sehr in der Sammlung von Techniken für unbewusste Problemlagen, sondern in der Art und Weise der individualisierten Anwendung vor dem Hintergrund spezifischer unbewusster Bedeutungen.

Insgesamt erhalten wir mit diesem Hin und Her zwischen verhaltenstherapeutischer Planung und psychodynamischem Background ein besseres Gefühl für die zeitlich und methodisch angemessene Umsetzung unseres verhaltenstherapeutischen Therapieplanes und das Auftauchen möglicher Fallstricke.

Verstehen wir z. B. die sozialphobische Symptomatik unseres Patienten Herrn K. als Ausdruck der inneren Lage im Sinne einer Projektion eines sadistischen, quälenden Über-Ichs oder »bösen« Introjektes, wird ein verhaltenstherapeutisches Feld frei, nämlich, dieses internalisierte Objekt oder die innere Instanz mit verhaltenstherapeutischer Methodik aus ihrem archaischen, destruktiven Zustand in einen »reiferen«, hilfreicheren zu überführen und im Verlauf als weniger bedrohlichen Teil der eigenen Innenwelt integrieren zu können (statt zu projizieren). Das kann z. B. über die Arbeit an der Wahrnehmung (Realitätsbezug; Selbstbeobachtung und -bewertung), kognitive oder imaginative Methoden und in »symbolischen« Rollenspielen geschehen. Das Verstehen der Selbstversorgungen mit Essen und Alkohol als konkrete Einverleibung eines beruhigenden (Teil-)Objektes, das seelisch nicht stabil besteht und immer wieder verloren geht, kann zur Anwendung von Tools (Tagebücher, Igelball, Protokolle) führen, die dem Patienten zunächst einen halbkonkreten Ersatz bieten, der eine zunehmende mentale Verinnerlichung stützt.

Ebenso kann eine unbewusste, verinnerlichte Beziehungsdyade von bedürftigem Selbst und frustrierendem, vielleicht selbst süchtig aussaugendem anderen (Mutter?), die zur Abwendung von Versorgungswünschen an andere führte, zur Anwendung von funktionaleren, mediierenden Versorgungsinstrumenten (angenehme Musik, Düfte oder warme Getränke) führen, an deren Handhabung die unbewussten Beziehungsfantasien kognitiv greifbar werden (Verfügbarkeit, Verlustangst, Kontrollierbarkeit) und behutsam auf entsprechende zwischenmenschliche Situationen bezogen werden können. Vereinbaren wir mit dem Patienten die Ziele der Abstinenz vom Alkohol und die erfolgreiche Entwicklung der Beziehung in Richtung Elternschaft, so sollte uns klar sein, welche unbewussten Punkte und Themen hier möglicherweise angestoßen werden (angstvolle Vateridentifikation, Verzicht auf Versorgung, Druck durch überhöhtes Ich-Ideal, auf Demütigung lauerndes Über-Ich, Strukturüberforderung etc.), welche unbewussten Folgen das haben könnte (»Scheitern am Erfolg«, Impulsdurchbrüche, depressive Entwicklung, Trinkrückfälle) und wie man ihnen vorbeugen oder begegnen kann.

Auch die verhaltenstherapeutischen Methoden untersuchen wir auf ihre möglichen unbewussten Bedeutungen, was uns zu Modifikationen ihrer Einführung und Anwendung führen mag. Wird eine Videoexposition als Demütigung und zerstörerische Kränkung erlebt? Wie viel und welche der Beziehungsfantasien des Patienten fließen in ein Rollenspiel ein? Was hieße es zu ahnen, dass die grausamen Blicke draußen auch innen sind und manchmal auch grausam auf andere schauen? Schließlich identifizieren wir für die geplante Therapieplanung noch explizit – obwohl uns nun schon einige zu Bewusstsein gekommen sein mag –, potenzielle Fallstricke und Krisen (alle Formen von »Widerstand«, Terminversäumnisse, Vermeidungsverhalten, fortgesetzter Konsum, Sorgen und Druck aufseiten der Behandlerin etc.) und welche unbewussten Bedeutungen ihnen zukämen (Überforderung struktureller Fähigkeiten, unerkannte Kränkungen, projektive Auslagerung von unerträglichen Affekten etc.), ebenso aber auch solche, die aus der unbewussten Lage und den »Hotspots« für die verhaltenstherapeutische Behandlung erwachsen könnten (Beschämungsängste, Versuchung von Versorgungswünschen und entsprechende Ängste, Agieren aggressiver Impulse nach Enttäuschungen wie Urlauben etc.) und ihren Fortgang behindern.

Ein anderes Beispiel wäre die von Grawe dargestellte agoraphobische Symptomatik (2000, S. 115 ff.) und deren Konfliktgenese. Hier können wir uns fragen, inwieweit die angenommene korrektive Erfahrung unbewusster Befürchtungen wirklich generalisiert. Und selbst wenn ja, was passiert eigentlich mit den der Symptomatik unterliegenden, nun möglicherweise freigewordenen aggressiven oder Autonomieimpulsen? Ist es nicht wahrscheinlich, dass diese sich in einem bedauerlichen Kümmerzustand oder – aus unserer Sicht wahrscheinlicher – in einem groben, wenig sublimierten Rohzustand befinden, mindestens aber in ihrer praktischen Umsetzung eingeschränkt sind, nachdem sie jahrzehntelang im Unbewussten verbleiben mussten? Und sollte es nicht gerade aus verhaltenstherapeutischer Sicht dann ein sinnvolles Therapieziel sein, solche zentralen motivationalen Faktoren ins bewusste Selbst- und Lebenskonzept zu integrieren und eine reife Implementierung in die Lebensgestaltung zu unterstützen jenseits der momentanen Symptombewältigung?

Wir deuten hier bereits unsere Überzeugung an, dass die Verhaltenstherapie sich nicht damit bescheiden sollte, den Therapieprozess zwar als durchzogen von »Bedeutungen, die nicht bewusst werden« (Grawe 2000, S. 119) zu verstehen, aber das verhaltenstherapeutische Geschehen und Handeln für beide, Therapeutin und Patient, »bedeutungsblind«, gewissermaßen »magisch«, zu belassen. Im Sinne des verfahrensintern propagierten Transparenzanspruches, aber auch eines therapeutischen Erkenntnisanspruchs, zu wissen, »was man tut«, kann das nicht zufriedenstellend sein. Zumindest eine Ahnung unbewusst mitschwingender Bedeutungen sollte aus unserer Sicht für beide Beteiligten erarbeitet werden und eine psychodynamische Herangehensweise kann diese ermöglichen.

Wir erkunden also bereits vor und mit der Therapieplanung eben jene unbewussten Bedeutungen, die unter der Oberfläche liegenden Klippen, Strömungen, Riffe und atmosphärischen Gefahren und welche Risiken und Chancen wir selbst mit unserem Fahrplan und Bewegungsstil eingehen, provozieren oder eröffnen.

Abb. 4-10 soll noch einmal darstellen, dass wir uns auch mit unserem verhaltenstherapeutischen Fokus aus psychodynamischer Sicht in einem mit unbewussten Bedeutungen versehenen Raum bewegen, die von uns als therapierelevant identifizierten Phänomene einen Sinnhintergrund haben und unser Handeln daher ebenso bedeutungsvoll ist. Gleichzeitig umfasst der verhaltenstherapeutische Bereich nicht das gesamte bedeutsame Geschehen, da er sich besonders auf die bewusstseins- und beobachtungsnahen, »konkret« erscheinenden Inhalte eng um das Beschwerdebild herum konzentriert. Fehlende Sinn- und Deutungsfiguren, die einen weiteren Bereich abdecken und »größere« Sinnbilder erfassbar machen, können durch die psychodynamischen Konzepte ergänzt werden. Erst die Annahmen, dass es z. B. eine Verschiebung eines der Therapeutin geltenden aggressiven Impulses auf die Partnerin geben kann oder die Abspaltung von bedrohlichen Beziehungsdyaden von der therapeutischen und deren Aktivierung in außertherapeutischen Bezügen, erlauben uns, das unbewusste Geschehen zu erfassen, warum es unbewusst bleiben muss und wie es gedeutet und bearbeitet werden könnte.

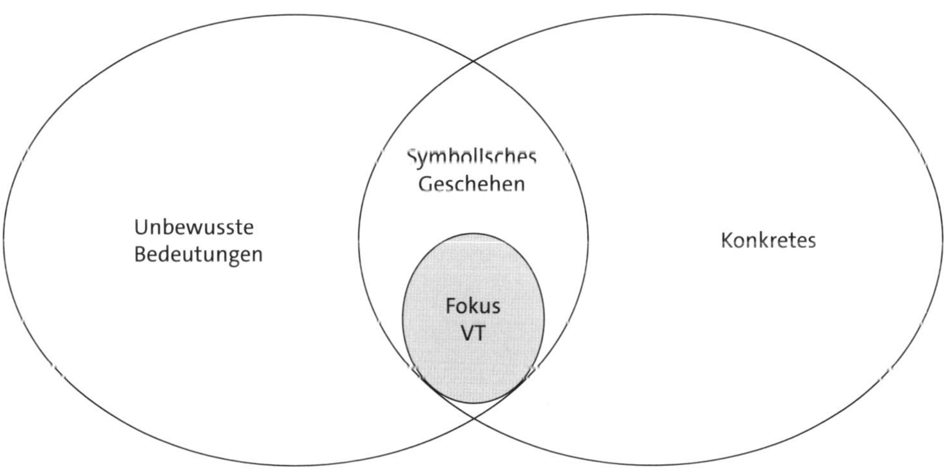

Abb. 4-10: Fokus der Verhaltenstherapie im symbolischen Geschehen.

Es ist ersichtlich, dass es von verhaltenstherapeutischer Seite am einfachsten ist, eine Verbindung mit der Strukturdimension herzustellen. Ein Großteil verhaltenstherapeutischer Interventionen kann aus psychodynamischer Sicht als eine Arbeit an den Ich-Funktionen verstanden werden. Eine sehr gute und umfangreiche »Übersetzungsliste« hat Vogel (2005) zusammengestellt. Die tiefenpsychologische Sichtweise kann in diesem Fall die verhaltenstherapeutische Identifikation und Adressierung entsprechender Defizite ergänzen durch ein Verständnis für die Vielfalt ihrer Ausdrucksformen (z.B. auch im Gegenübertragungserleben) und verborgenen Wege ihrer Bewältigung oder Regulierung (z.B. mittels projektiver Identifizierung), die manche unverstandenen Phänomene verstehbar macht.

Das tiefenpsychologische Fallverständnis und dessen Bezug zur verhaltenstherapeutischen Therapieplanung macht die Therapie umfassender und »behüteter«. Das Erarbeitete soll einen Hintergrund bilden, vor dem wir handeln und auf den wir zurückgreifen können, sollten Schwierigkeiten auftauchen.

4.3 Psychodynamisch denken – (besser) verhaltenstherapeutisch handeln

Vielleicht ist in den vorherigen Kapiteln – und wir sind uns fast sicher, dass dem so ist – ein gewisser Druck entstanden, eine Hilflosigkeit, ansteigende Wut und Verzweiflung, während wir feststellten, dass die Dinge nicht wirklich zusammenpassen, wir kein Gesamtbild entwickeln können, das eine nicht ins andere übersetzbar ist und uns schließlich alles über den Kopf wächst. Wir kriegen das nicht zusammen, es ist zu viel, es übersteigt unser Begreifen. Aber wir wollen, dass Dinge zusammenpassen, begreifbar sind und als allgemeine Struktur in die Praxis umgelegt werden können.

Dieses Erleben scheint Teil verhaltenstherapeutischer Praxis zu sein. In psychodynamischen Begriffen könnten wir von einer Gegenübertragungsreaktion sprechen angesichts des theoretischen und praktischen Wimmelbilds dieses Buches, im Weiteren auch des Therapiegeschehens. Aus Buch und Patientenbegegnungen treten uns Ansprüche entgegen, Dinge zu identifizieren, einzuordnen und zu verstehen, dann auch, sie zu bewältigen, zu beeinflussen, so oder so zu machen, dieses oder jenes Ziel zu erreichen. Das wäre die Seite der Übertragung. Wir erleben Druck und Verzweiflung gegenüber Ansprüchen und Bewältigungsanforderungen. Es wird unklar wer jetzt eigentlich Patientin und wer Therapeutin ist. Plötzlich ist die Therapeutin voller Hilflosigkeit und Druck? Es gibt kaum Raum und Zeit zu denken. Wir versuchen sie uns gerade zu erschaffen. Wir nehmen wahr und beschreiben, was ist. Es scheint immer noch zu wenig. Wir haben ein sehr unangenehmes Gefühl und zwei Pole. Konzepte kommen, helfen aber nicht. So müssen wir also erstmal bleiben, wir kapitulieren und wissen noch nichts.

Damit sind wir wieder bei der, aus verhaltenstherapeutischer Sicht vielleicht provozierenden, psychodynamischen Grundhaltung. Wir gehen mit leeren Händen in die Begegnung hinein. Das Verstehenwollen, Wollen überhaupt, verhindert genau das, was wir anstreben. Wir sperren uns damit ein im allzu Konkreten, aus dem kein Sinnverstehen erwachsen kann. Uns ist es wichtig, eine Haltung und Herangehensweise zu vermitteln, die eben nicht über Kontrolle und bewusste Anstrengung läuft, sondern über Offenheit, Geschehenlassen, Interesse und die Integration des eigenen Erlebens, statt es, auch mit verhaltenstherapeutischen Methoden, wegzuagieren. Wir wollen an dieser Stelle an diesen entscheidenden Haltungsunterschied erinnern.

Für uns als Verhaltenstherapeutinnen heißt das, wir nehmen nach all dem, was wir erarbeitet haben, trotzdem unser ganz normales verhaltenstherapeutisches Tun auf. Wir vergessen das Bisherige, das Neue. Obwohl wir nun das Gefühl haben, psychodynamisch mit leeren Händen dazustehen, so sind wir doch nicht ganz arm und völlig ohne Orientierung.

Mit der Erarbeitung eines Bezugsrahmens zielten wir auf die Herstellung eines »Hintergrunds«, der Schaffung eines »sicheren Ortes«, in den hinein wir uns verlassen können. Der äußere Rahmen (inkl. der verhaltenstherapeutischen Agenda), die innere Haltung und das mit ihnen korrespondierende Wohlbefinden geben uns Referenzen, von deren Abweichung oder Eintrübung für uns das Signal ausgeht, ein vertieftes Erkenntnisinteresse auf das Geschehen anzuwenden. Als Navigationsinstrumente dienen uns die Inhalte des Übertragungsgeschehens, eine symbolische Einstellung und der Dreischritt von Wahrnehmen–Beschreiben–Deuten. Der Hintergrund und die Instrumente sollen uns nicht beschweren, sondern vielmehr entlasten und befreien von dem Druck, alles immer konkret und mit bewusster Kontrolle anzugehen. Wir lassen uns vielmehr vor dem Hintergrund unserer formalen (Bezugsrahmen) und inhaltlichen (Fallkonzeption) Sensibilisierung aus einer Haltung rezeptiver Offenheit von den bedeutsamen Dynamiken, die sich im Behandlungsverlauf aktualisieren, führen und auch affektiv einstellen. Unser Anspruch ist also nicht die »flächendeckende« Realisierung einer tiefenpsychologischen Herangehensweise, sondern ihre potenzielle Ansprechbarkeit und Anwendungsbereitschaft im Therapiegeschehen. Wir befinden uns nun also auf der sitzungsbezogenen Ebene des therapeutischen Arbeitsmodells (Storck et al. 2021).

4.3.1 Wann psychodynamisch denken?

Wie dargestellt, ist es nicht unser, ohnehin nicht erfüllbarer Anspruch, die psychodynamische Herangehensweise permanent für die Verhaltenstherapie aufrechtzuerhalten. Das wäre nur möglich, wenn auch die Therapiegestaltung sie unterstützte bzw. ihr folgerichtiger Ausdruck wäre, d. h. mit einer relativen Abstinenz von konkreten Handlungen, einer gewissen thematischen Offenheit des Settings und der Fokussierung auf Klärungsprozesse. Dann würden wir aber keine Verhaltenstherapie mehr durchführen.

Durch die hohe Aktivität beider Beteiligter in einer solchen gibt es keine dem psychodynamischen Setting ähnliche Korrespondenz von rezeptiver Offenheit aufseiten der Therapeutin und Entfaltung unbewusster Prozesse aufseiten des Patienten im Rahmen einer beiderseitigen, begrenzten Regression. Wir glauben, dass darum einerseits weniger tieferschichtige unbewusste Prozesse an die Oberfläche dringen, sondern mehr bewusstseinsnahe und der Abwehr oder dem Widerstand zuzurechnende Phänomene, andererseits unbewusste Inhalte stärker szenisch und ins Handeln, auch das außertherapeutische, eingewirkt auftreten. Das heißt, dass wir uns nicht in dem Maße, wie es für Psychodynamikerinnen möglich ist, auf das subtile Wahrnehmungsfeld mit einer starken Innenorientierung des an die Oberfläche tretenden unbewussten Geschehens einstellen und einlassen können. Unsere Achtsamkeit muss sich daher an eher unspezifischen, »gröberen« oder gut beobachtbaren Aspekten des Therapiegeschehens orientieren, die als Anlass und Auslöser das tiefenpsychologische Wahrnehmungspotenzial im Hintergrund »wecken«. Aus unserer Sicht können folgende Kategorien von Anlässen oder Auslösern unterschieden werden:

- Allgemeine Störungen, Irritationen, wahrgenommene Veränderungen
- Änderungen in Rahmen, Haltung oder Wohlbefinden
- Therapeutische Schwellensituationen
- Außertherapeutische Schwellensituationen, Veränderungen oder Pläne

Wir unterscheiden diese jeweils noch für die Patienten- und die Therapeutinnenseite, obwohl beide natürlich über die geteilte therapeutische Situation und das Übertragungsgeschehen miteinander verbunden sind.

Der **erste Punkt** meint erst einmal alles, das uns irritiert, stört oder wo uns eine Veränderung auffällt. Das können Sinnlücken oder ein Nicht-Verstehen, Widersprüche, Umschwünge, neue Verhaltensweisen oder neue Informationen sein. Ebenso zählen wir das Gegenübertragungserleben dazu, das uns emotional betrifft und verändert und uns zeitweise in unserem Selbstsein und Selbsterleben verändert.

Der **zweite Punkt** bezieht sich auf die in Kapitel 4.1 erarbeiteten Inhalte des Rahmens, inklusive der therapeutischen Agenda, und der Haltung, die als Ausdruck unserer Werte und Bedürfnisse unser Wohlbefinden sichern. Der Rahmen ist dabei am ehesten greifbar und der Beobachtung zugänglich und auch im Gespräch objektivierbar. Dennoch können wir ihn und seine Betroffenheit durch ein Therapiegeschehen über unsere persönliche Verdrahtung mit ihm (Wohlbefinden) auch fühlen. Auch unsere Patientinnen entwickeln recht schnell eine hohe Sensibilität für den Rahmen und mögliche Änderungen. Dabei geht es nicht nur um von beiden Seiten »agierte« Veränderungen, die natürlich enorm wichtige Signale sind, sondern die besonders im verhaltenstherapeutischen Kontext auftretenden Modifikationen desselben, z. B. bei Expositionen, Hausbesuchen, Rollenspielen oder Imaginationen. Hier kann die psychodynamische Herangehensweise helfen, das Geschehen auf unbewusste Bedeutungen zu untersuchen (siehe die Inhalte in Kapitel 4.3.4). Auch Urlaube, Terminverschiebungen oder -ausfälle sind bedeutsame Modifikationen des Rahmens, die von verhaltenstherapeutischer Seite in ihrer unbewussten Wirkkraft oft unterschätzt und daher als Auslöser eines manifesten Geschehens übersehen werden. Veränderungen in der Haltung sind subtiler. Wir beobachten sie an einem veränderten Handeln unseren Patientinnen gegenüber, wir sind besonders freundlich oder plötzlich sehr streng, engagieren uns über das gewöhnliche Maß hinaus oder scherzen ungewöhnlich viel. Innerpsychisch erleben wir dabei jedoch unterschwellig oft Gefühle der Unstimmigkeit, Unfreiheit, Bedrängung, des Unwohlseins, der Unechtheit oder Selbstfremdheit, manchmal auch einer quälenden Schuld, Scham oder des Versagens, wenngleich diese oft erst nachträglich einsetzen, nachdem wir »besessen« waren, z. B. von einem Gegenübertragungsgeschehen oder dessen Abwehr. An dieser Stelle ist es wichtig, das unangenehme Verwickeltsein, statt es zu rationalisieren oder anderweitig »abzuwickeln«, auf seinen emotionalen (Sinn-)Gehalt zu untersuchen. Aus psychodynamischer Sicht manifestieren sich gerade in solchen Vorgängen zentrale unbewusste Inhalte und stellen eine der wichtigsten Erkenntnisquellen dar.

Der **dritte Punkt** umfasst therapeutische Schwellensituationen, die den Rahmen zwar mittelbar betreffen, ihn aber nicht unbedingt sichtbar verändern. Schwellen bedeuten Übergänge von einem Raum in einen anderen, von einem Stadium in ein anderes. Sie sind oft mit Trennungen, Hürden, Irritationen, Desorientierung, Unsicherheiten und Ängsten verbunden. Schwellensituationen können scheinbar klein sein, wie der Beginn und das Ende einer Therapiestunde, und doch wissen wir aus unserer Erfahrung, dass viele Menschen Schwierigkeiten mit ihnen haben. Wie begrüßen und verabschieden wir uns? Wie leicht fällt es, ins Gespräch zu finden oder sich wieder zu lösen? Größere Schwellen und dann ganz explizit Teil des Therapiegeschehens stellen die formalen Schritte, also Umwandlungen, Verlängerungen und besonders die Beendigung dar. Nicht nur vielen Patienten, sondern auch erstaunlich vielen Therapeutinnen fällt es schwer, eine Therapie wie vorgesehen zu beenden und das Ende als Teil der Therapie in diese zu integrieren, während sie stattfindet.

Schließlich wollen wir im **vierten Punkt** auf das scheinbar nur außertherapeutische Geschehen hinweisen. Es ist offensichtlich, dass verordnete Übungen oder Hausaufgaben einen Einfluss auf das außertherapeutische Geschehen ausüben, wie überhaupt psychische und Verhaltensänderungen. Weniger offensichtlich sind die unbewussten Beweggründe hinter »auftauchenden« beruflichen oder Partnerschaftskonflikten, Trennungsplänen, aber auch die unbewusste Bedeutung mehr oder weniger passiv erlebter Veränderungen. Wir sollten also Veränderungen der äußeren Gegebenheiten als potenziell bedeutsames Geschehen achtsam zur Kenntnis nehmen und auf Beziehungen zum gegenwärtigen Therapieprozess hin untersuchen (auch wenn wir nicht, wie in Punkt eins, mit einer Irritation darauf reagieren).

In Tab. 4-4 sammeln wir einige Beispiele, die aus unserer Sicht Auslöser und Anlässe psychodynamischen Nachdenkens darstellen können. Sie sollen in einen psychodynamischen Denkhintergrund eingehen und eine Sensibilisierung und Wahrnehmungsbereitschaft für bedeutsames Geschehen fördern.

	Therapeutin	Patient
Allgemeine Störungen, Irritationen, wahrgenommene Veränderungen	▪ Ärger, Ungeduld, Befangenheit, Schuld, Druck, Sorge, Ungenügen ▪ ungewöhnliche Nähe und Harmonie, starke Zufriedenheit ▪ Fehlhandlungen (Vergessen, Versprechen etc.) ▪ Inhaltliches Nicht-Verstehen, Irritationen, Sinnlücken (Symptome, Verhalten, berichtete Inhalte, symbolische Inhalte wie Träume, Fantasien)	▪ Veränderte emotionale Einstellung und Handhabung der Beziehung (widersprüchlich, destruktiv, Vermeidung, Rückzug, Passivität, Ungeduld) ▪ Fehlhandlungen, »Sabotage« ▪ Mitteilung explizit symbolischer Inhalte, Irritierende äußere Merkmal oder Veränderungen (gefärbte Haare, Körpergeruch, ungewöhnliche Kleidung etc.)
Änderungen in Rahmen, Haltung, Wohlbefinden	▪ Abweichung von verhaltenstherapeutischer Agenda (neue Methoden, Pläne etc.) ▪ Veränderte emotionale Einstellung und Handhabung der Beziehung ▪ Einführung spezifischer Interventionen (Exposition, Imagination, Psychoedukation etc.) ▪ Überziehen, Verspätungen ▪ sichtbare oder spürbare Krankheiten oder Verletzungen, Schwangerschaft ▪ Terminausfälle, Verschiebungen, Urlaube ▪ Verletzung eigener Werte	▪ Formulierung neuer Ziele oder Methodenwünsche ▪ Stagnation ▪ Nachlassende oder ungewöhnlich gute Compliance ▪ Unpünktlichkeit ▪ Fehlhandlungen, »Sabotage« ▪ Terminausfälle, Verschiebungen, Urlaube
Therapeutische Schwellensituationen	▪ Anfang, Mitte, Ende, Verlängerung, formale Elemente (Frequenz etc.) ▪ Medikamenteneinnahme oder -absetzen ▪ Stundenbeginn und -ende	▪ Anfang, Mitte, Ende, Verlängerung, formale Elemente ▪ Wechselwünsche ▪ Medikamenteneinnahme oder -absetzen ▪ Stundenbeginn und -ende
Außertherapeutische Schwellensituationen, Veränderungen oder Pläne	▪ Rückmeldung Intervision ▪ Häufiges Nachdenken, Fantasieren, Sichsorgen über Patientin ▪ Ausstiegsfantasien ▪ Klagen	▪ Neue Partnerschaften, Trennungen, Verluste ▪ Berufliche Veränderungen ▪ Familiengründung ▪ Außen-/ Nebenübertragungen

Tab. 4-4: Mögliche Anlässe und Auslöser des psychodynamischen Verstehens.

BEISPIEL I

Herr F., ein seit Jahren abstinenter Alkoholiker, an der Oberfläche eher zwanghaft strukturiert, erleidet einen Trinkrückfall. Er verpasst aus diesem Grund seinen nächsten Termin und sagt diesen auch nicht ab. Die Therapeutin reagiert auf den Rückfall empört, wütend und entwickelt Strafideen, will den Patienten am liebsten in eine Langzeittherapie schicken. In der Reflexion des Geschehens wird der Therapeutin klar, dass sie die seit über einem Jahr festen Terminzeiten für Herrn F. aus organisatorischen Gründen verändert hatte. Besprochen wurde diese Veränderung nur formal, nicht in ihrer möglichen Bedeutung. Vor diesem Hintergrund versteht sie den Trinkrückfall als Reaktion auf die mit der Veränderung erlebte Verunsicherung, wohl auch Kränkung und Wut und möglicherweise anflutende Bedürftigkeit, die sich als unbewusstes oder teilbewusstes Geschehen drastisch inszenierten. Die emotionale Reaktion der Therapeutin und die Verstoßungsimpulse erlebte sie als deutliche Abweichung von ihrer Haltung und verstand sie als projektiv identifikatorischen Gegenübertragungsinhalt, der ihr Hinweise auf die unbewusste Ausgelegtheit der Situation gab.

In diesem Beispiel wird eine Veränderung am äußeren Rahmen vorgenommen, ohne dass ihr eine symbolische Bedeutung beigemessen wurde. Sollte dies eine Abweichung der Standards der Therapeutin darstellen, so wäre das Versäumnis als eine zu deutende Fehlhandlung anzusehen, z. B. als Ausdruck eines unbewussten Ärgers über das kontrollierende Verhalten des Patienten. In der Reaktion der Therapeutin tritt erneut eine Abweichung in der Haltung auf, die über ihren emotionalen Gehalt im Sinne einer Gegenübertragungsreaktion zu einer Deutung hinführt.

BEISPIEL II

Frau S. steht mit zitternden Beinen vor der sich weit ausbreitenden Fläche des großen Marktplatzes. Sie weint leise und wiederholt immer wieder, sie könne das nicht, sie sei wie gelähmt. Der Therapeut fragt die Intensität der Angst auf der vereinbarten Skala von 1 bis 100 ab, sie ist immer über 90. Er erinnert die Patientin an die besprochenen Inhalte und Prinzipien und ermuntert sie, loszulaufen. Die Patientin bleibt stehen und wiederholt, sie könne das nicht. So geht das eine Weile weiter. Der Therapeut erlebt sich plötzlich hart und streng, fühlt Impulse, die Patientin, die ihm übertrieben kindlich, ängstlich, ja anhänglich vorkommt, da jetzt »gnadenlos durchzuschicken«, sie irgendwie damit auch loszuwerden. Er denkt an die restlichen Stunden, dass diese vielleicht nicht ausreichen würden, und spürt einen Druck, »das jetzt durchzuziehen«.

Nach mehreren erfolglosen erneuten Anläufen bricht der Therapeut die Exposition ab.

In der Reflexion des Geschehens und der Nachbesprechung wird dem Therapeuten deutlich, dass ein gewisser Druck schon von Beginn an in der Therapiebeziehung herrschte, den er jedoch aus Unsicherheit angesichts des so klaren Störungsbildes und dessen als klar indizierter Behandlungsmethode beiseiteschob bzw. als hohe

Motivation uminterpretierte. Alles ging recht schnell, Frau S. wirkte überaus motiviert, wenngleich stellenweise anrührend, aber auch irritierend anhänglich, bedürftig und kindlich. Es gab kaum Lücken in den Gesprächen, alles Sprechen und Tun folgte fugenlos und eng aufeinander. Beide, Therapeut und Patientin, erschienen ihm nun im Rückblick wie Getriebene einer einzigen Mission: die Schwache endlich loszuwerden.

Zum biografischen Hintergrund sei ergänzt, dass die Patientin in einem kriminellen und schwer vernachlässigenden Elternhaus aufwuchs und mit 1,5 Jahren durch das Jugendamt in eine Heimunterbringung überführt wurde. Die angesichts dessen erstaunlich funktionale Erscheinung täuschte über die weiterbestehende Ich-Schwäche hinweg. Es konnte sich weder ein stabil repräsentiertes Ich noch ein Objekt, das die Trennung »überlebt«, entwickeln. Das Ich kann vielmehr aufgrund der ungünstigen Bedingungen als viel zu früh ins Dasein forciertes »Not-Ich« (Neumann 1963) verstanden werden, das nicht mit einem Ich zu vergleichen ist, das sich »normal« entwickeln konnte.

Das Geschehen konnte vor diesem Hintergrund verstanden werden als eine Form der unbewussten Kollusion, in der beide, elternidentifiziert, das viel zu kleine Kind, das so überfordernd anhänglich und bedrängend hilfsbedürftig erscheint, loswerden wollen.

In unserem Beispiel wurde in mehrfacher Weise ein Unwohlsein ignoriert bzw. wegorganisiert. Sowohl der Druck als auch die Reaktion auf die kindlich, anhängliche Anmutung der Patientin wurden mehr agiert als reflektiert im Sinne einer Gegenübertragungsreaktion bzw. eines Widerstandes gegen sie. Unser Wohlbefinden als Baseline und Draht zum Geschehen war hier nicht etwas, das aus sich heraus Bestand gehabt hätte, sondern das defensiv verteidigt bzw. agierend als Fluchtpunkt gesucht wurde. Das Unwohlsein war hier kein »Weckruf« zur Reflexion, sondern Antreiber seiner handelnden Vermeidung.

BEISPIEL III

Im Rahmen der Vorbereitung einer Zwangsexposition begeht die Therapeutin die Wohnung der Patientin und protokolliert gemeinsam mit ihr die entsprechenden »Zwangsherde« ihres Putzzwanges, dem sich die ganze Familie (Ehemann, Kinder, Schwiegermutter) unterwerfen muss. In der darauffolgenden Therapiestunde, während der Nachbesprechung, wirkt die Patientin distanziert und zurückgezogen, was die Therapeutin irritiert. Sie fokussiert dieses Geschehen und deutet den Rückzug als möglicherweise verärgerte Reaktion auf das »Eindringen« in die privaten Gefilde. Über die Reflexion des Geschehens wurde der verdeckt aggressive und andere »wegputzende« Aspekt der Zwangshandlungen deutlich, deren bewusste Repräsentation mit enormen Schuldgefühlen und Ablehnungsängsten verbunden wäre. Der Zwang »löst« insofern etwas, das als bewusste Beziehungsgestaltung (»Lasst mich in Ruhe!«, »Ich brauche Abstand.«, »Ich bin sauer, geht weg.«, »Ich will dich nicht hier haben«) noch unmöglich scheint.

Manche Therapeutinnen mögen sich fragen, ob sie in solchen, wie hier geschilderten Therapiesituationen einen Fehler begangen und etwas Wichtiges übersehen hätten. Wir wollen deshalb an dieser Stelle noch einmal darauf hinweisen, dass eine gewisse Nachträglichkeit, ein »Hinterher ist man immer schlauer«, ganz selbstverständlich zur psychodynamischen Arbeit dazugehört. Erst in unseren Enactments, szenischen Einbindungen und unbewussten Verwicklungen in Übertragungsdynamiken kann das sich in ihnen »materialisierende« unbewusste Geschehen überhaupt erkannt und verstanden werden. Wir müssen uns sogar ein Stück weit affizieren und ins Mithandeln kommen lassen. In diesem Sinne könnten wir zuspitzend umformulieren: »Vorher kann man gar nicht schlau sein, geschweige denn schlauer.« Wir müssen – achtsam und professionell begrenzt – durch das Geschehen hindurch ins Nachher, dort aber dann nachdenken! Das sollte uns jedoch natürlich nicht daran hindern, auch schon vorher, zum Beispiel bei geplanten Interventionen, gemeinsam darüber zu reflektieren (→ Kapitel 4.3.4.2).

Abb. 4-11 zeigt, was wir mit dem hier Beschriebenen meinen, nämlich die Entwicklung eines inhaltlichen (Ansprechbarkeit) und formalen (Art und Weise = psychodynamisch) Wahrnehmungspotenzials im Hintergrund des verhaltenstherapeutischen Tuns. In dieser Tiefe liegt nicht nur die besondere Art und Weise der tiefenpsychologischen Herangehensweise bereit, sondern es gehen auch die inhaltlichen Bestimmungen und Erfahrungen der Fallkonzeption ebenso wie theoretische Konzepte in ihn ein. Sie werden dann im besten Fall durch ein korrespondierendes, manifestes Geschehen berührt und aktiviert (gestrichelter Pfeil zwischen zwei Elementen).

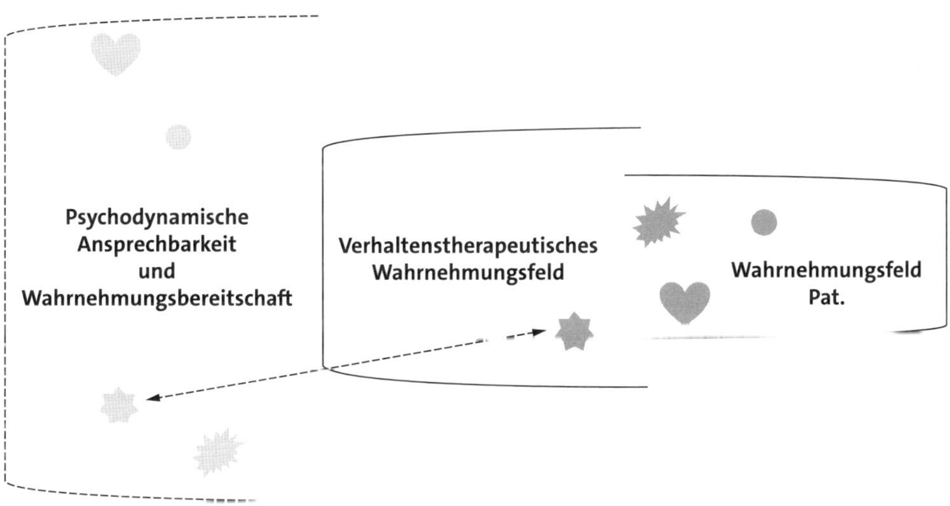

Abb. 4-11: Verhältnis des verhaltenstherapeutischen Geschehens und psychodynamischen Backgrounds.

4.3.2 Das Blickfeld weiten – eine psychodynamische Haltung einnehmen

Haben wir uns innerlich so für die Aktualisierung bedeutsamen unbewussten Geschehens sensibilisiert, brauchen wir mit unserer Ansprechbarkeit, Empfänglichkeit und tiefenpsychologischen Wahrnehmungsbereitschaft »nur« noch auf ein ebensolches Geschehen warten, das die Haltung aus dem Wartemodus »weckt«.

Werden wir dann durch einen der oben beschriebenen Auslöser oder Anlässe durch das therapeutische Geschehen »abgeholt«, so gilt es, bewusst den Blick zu weiten (→ Abb. 4-12). Der Wahrnehmungsschwerpunkt verschiebt sich »nach hinten«, der Blick weitet sich nach außen und innen und umfasst auch das vordergründige verhaltenstherapeutische Geschehen.

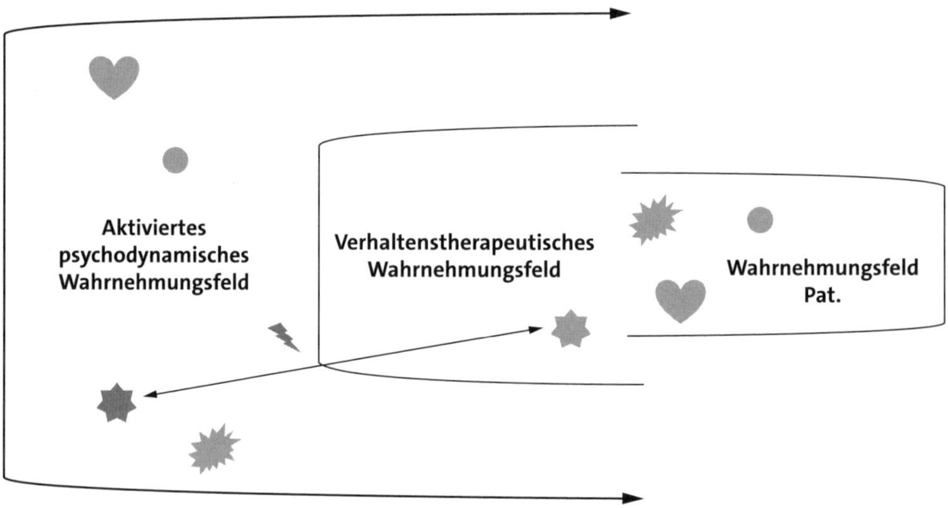

Abb. 4-12: Aktivierung des psychodynamischen Backgrounds.

Wir machen also auch einen Schritt hinter das Tun, statt angesichts der stattgefundenen »Irritation« nun nach neuen Handlungsmöglichkeiten zu suchen. Auch ein solches Suchen, sofern tatsächlich vorhanden, »hintergehen« wir mit unserer geweiteten Achtsamkeit, um es zu untersuchen als Teil des Gesamtgeschehens. Wir setzen damit die fundamentale Handlungsskepsis des psychodynamischen Ansatzes im Dienste der Erkenntnis um. Das Handeln würde geradezu verdecken, was es zu ent-decken gilt. Es mag kurzzeitig beruhigen, aber vom Verstehen fortführen. Denn für ein Verstehen müssen wir das Ganze des Geschehens umfassen, zu dem ganz zentral auch unsere Handlungsimpulse als Teil einer Gegenübertragungsreaktion gehören. Ein zu rasches Handeln verhindert darüber hinaus die Entfaltung einer inner- und zwischenseelischen Dynamik, ja bricht sie regelrecht ab, was nicht nur deren Verständnis verhindert, sondern zu unerkannten »ruptures« führt, die, da unerkannt und damit unverstanden, auch kein »repair« erfahren können. Neben der Weitung des Blickfeldes geht es also auch um ein Innehalten mit einer Haltung: »Moment mal, was geschieht hier gerade?«.

In **Kapitel 4.1** hatten wir die Elemente eines psychodynamischen Bezugsrahmens erarbeitet. Neben der Haltung und dem Rahmen, die einen eher unspezifischen Hintergrund bilden, lernten wir auch die mehr inhaltlich orientierten Faktoren von Übertragung-Gegenübertragungs-Dynamik und symbolischer Einstellung kennen, die schließlich in den Dreischritt von Wahnnehmen–Beschreiben–Deuten einfließen. Mit *Arbeitsblatt 8* (→ Anhang) stellen wir einen Vorschlag für ein gestuftes Vorgehen vor, der sowohl nachträglich als auch präventiv und sowohl allein als auch bzw. symbolisierenden oder symbolexplorierenden Verhaltensanalyse sprechen. Diese kann im Verlauf und nach einiger Übung auch von den Patientinnen eingesetzt werden.

Im ersten Schritt benennen wir den Auslöser oder Anlass unseres aktivierten psychodynamischen Wahrnehmungsfeldes und vertieften Nachdenkens (Irritation, Settingänderung durch Intervention etc.). Im zweiten Schritt blicken wir zurück und nach vorn, um uns zeitlich situierte Bedingungsfaktoren, therapieintern oder -extern, bewusst zu machen, die wir ggf. notieren. Was steht vielleicht an Interventionen an, welche Themen hatten wir miteinander bearbeitet oder auch *wie* waren wir miteinander, steht ein Konflikt ins Haus (siehe das Beispiel in **Kapitel 4.1.4**)? Dann kommen wir zum sprachlichen Beschreiben des (geplanten) Geschehens und dessen Anreicherung (→ **Kapitel 4.1.5**). Der Umfang dessen, was wir beschreiben, hängt, ähnlich wie beim szenischen Verstehen, von unserem Gestaltgefühl ab, das sich spätestens beim Beschreiben einstellt. Alternativ können wir auch dann das Beschreiben beenden, wenn wir nach unserem Gefühl »genug« Material haben.

Wir versuchen im nächsten Schritt, aus diesem Material einen symbolischen Gehalt herauszulösen, den wir wiederum, wenn möglich, mit einem konkreten Lebensbezug verbinden, um einen Situations-Bedeutungs-Zusammenhang als neuen Inhalt zu erfassen. Wir prüfen dann, ob ein in der Fallkonzeption erarbeiteter Hotspot betroffen ist, und beschreiben diese Verbindung. Sollten wir einen solchen nicht erkennen können, haben wir möglicherweise einen neuen unbewussten Faktor identifiziert, der weiter zu prüfen wäre. Im letzten Schritt versuchen wir, mit oder ohne einen gegebenen Bezug zur Fallkonzeption, schließlich eine Deutung des Geschehens (»Warum so?«). Möglicherweise stellt sich erst hier ein konkreter Bezugspunkt her, d.h. ein Verstehen dessen, wohin das gehört.

Zum besseren Verständnis wollen wir hier ausschnitthaft ein Beispiel anführen. Wir orientieren uns bei der Darstellung an den in *Arbeitsblatt 8* vorgeschlagenen Schritten. Da das Beispiel in der Ich-Form beschrieben ist, möchten wir darauf hinweisen, dass es sich um eine weibliche Therapeutin handelt. Obwohl theoretisch alle Übertragungsformen sowohl auf eine Therapeutin als auch einen Therapeuten möglich sind, so stellen doch, insbesondere bei wenig regressiven und abstinenten Verfahren (nicht hochfrequent, liegend, ohne Blickkontakt), soziodemografische und äußere Merkmale, wie Alter, Geschlecht oder äußere Erscheinung Übertragungsstimuli dar, die für ein spezifisches Geschehen als mitwirkend in Betracht gezogen werden müssen, wie möglicherweise im folgenden Beispiel.

BEISPIEL

Auslöser:

- außertherapeutisches Geschehen: Affäre
- Irritation, Haltungsverunsicherung: heftige Wut

Zeitlich-inhaltlicher Kontext:

Wir sind in der 15. Therapiestunde, eine mögliche Verlängerung nach den beantragten 24 Stunden war vom Patienten bisher ambivalent betrachtet worden. Die depressive, eher dysthyme Symptomatik des Patienten hat sich leicht gebessert. Es wurden positive Aktivitäten aufgenommen, selbstschädigendes Verhalten (Rauchen, Alkoholkonsum) identifiziert und beginnend reduziert. Die primär geäußerte Hauptbelastungssituation fehlender Anerkennung im Beruf als Behördenmitarbeiter konnte in Ansätzen vor dem Hintergrund einer tief empfundenen Resonanzlosigkeit und Sinnlosigkeit reflektiert werden. In der vorherigen Stunde wurde das Thema einer Verlängerung erneut besprochen, ohne eine finale Entscheidung, die möglicherweise in dieser Stunde anstand.

Beschreiben:

Herr W. sitzt mir zusammengesunken gegenüber. Es ist warm im Praxisraum, während es draußen stürmt und regnet, und wir fühlen uns beide scheinbar ganz wohl in diesem Schutzraum. Der Patient beginnt mit monotoner Stimmlage, als würde es nichts bedeuten und er fast davon belästigt sein, über die außereheliche Affäre, die er gerade mit einer Kollegin begonnen habe, zu sprechen. Ich spüre, wie die sonst sehr nahe und verständnisvolle Beziehung zu dem Patienten überfordert und irritiert ist. Es entsteht ein Moment der Erstarrung, in dem ich mich zwischen empörter moralischer Verurteilung und dem Verständnisanspruch gegenüber Herrn W. fühle. Er scheint mir zufrieden, ja selbstzufrieden, mit sich völlig im Reinen, fast selig, als wäre nun alles gut. In mir erhebt sich eine gewaltige Wut und Empörung, aber ich spüre auch Neid auf diese unmoralische Freiheit und die Zufriedenheit, die sie offenbar spendet.

Ich denke auch, »Das war's nun mit der Therapie, alle Probleme sind ja scheinbar gelöst.« und fühle mich ohnmächtig, unwichtig und unwirksam. Ich spüre einen Druck, um ihn buhlen zu müssen, um jemanden, der eigentlich niemanden braucht und dem das Werben anderer fast lästig ist, das er aber, verächtlich, über sich ergehen lässt.

Ich bin unsicher, wie ich mich auf das Geschehen einstellen soll. Eine moralische Argumentation halte ich nicht für angemessen, wäre wohl auch ein Ausagieren meiner Wut und Abwehr meines Neides. Ich bemerke, dass ich noch gar nichts verstehe.

Anreicherung:
Ich nehme wahr, dass hier jemand ist, dem es gerade vollkommen gut geht und der niemanden braucht. Gegenüber sitzt ein anderer, der vor den Kopf gestoßen wirkt, sich überflüssig vorkommt und um ihn buhlen zu müssen glaubt. Das Geschehen löst Gefühle von achselzuckender Hilflosigkeit aus, aber auch Gedanken wie »So ist das dann halt.«, oder »Das hat man davon.«. Es kommt mir wie eine Rollenumkehr vor, die etwas Schadenfrohes, Gehässiges hat. Mir fällt ein, dass die Struktur einer fast schnippischen und selbstzufriedenen Befriedigung schon einmal am Anfang der Therapie aufgetreten war. Herr W. hatte sich damals aus einem Ärger der Partnerin gegenüber demonstrativ eine Flasche Wein geöffnet, ein Glas eingegossen und es lümmelnd (so hatte ich ihn mir vorgestellt) auf der Couch getrunken. Ich habe die Sorge, da ist etwas zum Ende gekommen, überhaupt und mit uns.

Symbolischer Gehalt und Lebensbezug:
Es zeigt sich eine triumphale Rollenumkehr, in der sich eine zuvor bedürftige Person nun in der Fülle ihrer Versorgungslust sonnt und verächtlich auf die anderen Bedürftigen blickt, die vorher so knauserig waren. Akut gehört dieses Geschehen in die Partnerschaft, möglicherweise untergründig verstärkt durch das schwelende Thema der Therapieverlängerung. Letztlich handelt es sich um eine Bewältigungsform biografischer Bedingungen.

Hotspot:
Konflikt, Beziehung. Biografische Prägung: Der Patient sei von der Familie, die ein reges Sozialleben pflegte, immer wieder »irgendwo liegengelassen« worden. Diese Erfahrung kennzeichnete auch sein Beziehungs- und Welterleben, das von Enttäuschung, Resignation, unterschwelliger Wut und Bitterkeit, ebenso Neid auf die anderen, die so frei sind, es sich schön zu machen (auf Kosten von ihm) geprägt war. Abgewehrt wurde die Bedürftigkeit, das Brauchen anderer, überhaupt »Antriebe«, ebenso aber die massive Enttäuschungswut und der Neid mittels Verleugnung, Wendung gegen das Selbst, subtile Entwertungen und projektive Identifizierung (andere wütend und abhängig machen) und eine entsprechende, eher passiv-depressive/aggressive Lebensgestaltung.

Deutung:
Zentrale Elemente im Kontext der Partnerschaft sind die unbewusste Wut und Rachewünsche über das erlebte Nicht-Gebrauchtwerden. Gleichzeitig werden unbewusst eine emotionale Abhängigkeit und kränkende Bedürftigkeit gegenüber der Partnerin erlebt, die abgelehnt und verachtet werden. Es besteht Neid auf ihre Freiheit (und anderer), zu machen, was sie will. In der Gegenübertragung ist die Therapeutin zunächst mit der unbewussten ohnmächtigen, empörten Wut des Patienten, später mit dem ebenso unbewussten verletzten, beschämten und verächtlich verlassenen Teil identifiziert.
Mögliche Deutung und Formulierung derselben: »Ich habe den Eindruck, in Ihrem

Fremdgehen drückt sich Ihre enorme Wut darüber aus, dass Sie Ihre Partnerin so wenig erreichen. Und diese Wut über Ihre enttäuschten Wünsche können Sie schwer direkt ausdrücken, weil Sie eine ignorante oder gar verächtliche Reaktion auf Ihre Beziehungswünsche erwarten.« (im Verlauf auch Bezug zur Therapiesituation möglich).

Das, was wir hier so seriell schildern, geschieht natürlich in der Praxis organischer und sehr individuell und mit etwas Erfahrung auch ohne Arbeitsblatt. Auf welche Weise sich ein solcher Verstehensprozess vollzieht, hängt u. a. von Temperament und Typologie, der theoretischen Orientierung und nicht zuletzt vom Patienten und der ganz individuellen Bezogenheit ab. Wir möchten insofern zu einer individuellen Aneignung ermutigen. Einen inspirierenden und sehr schönen Einblick in seine persönliche Arbeitsweise gibt Herbert Will (2008) als »eines Analytikers, der keiner Schule entstammt«.

4.3.3 Prüfung des psychodynamischen Hintergrundes und deutende Einordnung

In unserem oben beschriebenen Beispiel haben wir die Punkte dieses Kapitels für die Praxis bereits teilweise vorweggenommen, nämlich den Abgleich des Geschehens mit unseren in der Fallkonzeption formulierten »Hotspots« der Konflikt-, Beziehungs- oder Strukturdimension und dessen anschließende deutende Einordnung im aktuellen Kontext. Wir möchten hier näher darauf eingehen.

Im Unterschied zu den Schritten der Fallkonzeption, in denen wir in einem verdichteten Geschehen versuchten, zentrale, sich möglicherweise wiederholende unbewusste Dynamiken zu identifizieren, geht es beim fortlaufenden Therapiegeschehen darum, sie in ihren immer »neuen Gewändern« und Bezügen, in ihrer Veränderung und Ergänzungsbedürftigkeit zu erfassen. Das unterstützt das Durcharbeiten und entsprechende Entwicklungsprozesse und fördert ihren langfristigen Erfolg. Darüber hinaus gibt uns das sich aktualisierende unbewusste Geschehen immer wieder Auskunft über den Stand der Therapie, den »Blick« des Unbewussten auf sie, Fort- oder auch Rückschritte, Therapiegefährdungen, Widerstand und Progression.

In der Fallkonzeption reflektierten wir die Bedeutsamkeit der auslösenden Situation und Symptomwahl vor dem Hintergrund der biografisch verinnerlichten Problematiken und ihrer Bewältigung. Die Symptomatik haben wir dabei als Sinnbild eines spezifischen Situations-Bedeutungs-Zusammenhangs vor dem Hintergrund einer unbewussten Problemlage interpretiert. Wenn wir aber das Symptom als relativ stabilen, bedeutungstragenden Platzhalter einer situativ aktualisierten, ungelösten unbewussten Problematik verstehen, dann können wir vermuten, dass in einer Therapie ständig »Symptome« ausgelöst werden, denn sie wird zu einem unbewusst hochbedeutsamen Geschehen, in das sich nach psychodynamischer Ansicht die symptomverursachenden, unbewussten Bedingungen verlagern (»Übertragung«). Der therapeutische Kontext schafft dann selbst dauernd auslösende Situationen, daneben, über seine Veränderungsdynamik, auch neue auslösende Situationen außerhalb der Therapie. Das Symptom als Bedeutungsträger wird volatil, zunehmend begleitet und langsam ersetzt von anderen und ständig wechselnden Phänomenen, die die sich ändernden, immer tiefer berührten inneren Lagen unmittelbarer vertreten und abbilden. Das ist sicher eine positive Entwicklung, drückt sich in ihr doch eine Lockerung des Störungsattraktors und seiner auch unbewussten Bedingungsfaktoren aus. Die ganze unbewusste Problematik mitsamt ihren manifesten Stellvertretern »verflüssigt« sich, lässt sich »frei flottierend«, neben der Symptomatik, an anderen Stellen nieder, zeigt sich in anderen Phänomenen.

In einer psychodynamischen Therapie wird durch die entsprechende Handhabung und Herangehensweise das Therapiegeschehen zum entscheidenden Bedeutungsträger und Gefäß unbewusster Problematiken und löst symptomwertiges Erleben und Verhalten in dieser Funktion zunehmend ab. Für verhaltenstherapeutische Behandlungen nehmen wir einen ähnlichen Prozess an, jedoch abgeschwächt, da der Selbstdarstellung der unbewussten Psyche weniger Raum zugestanden wird, diese also im Prozess der Symptomverflüssigung breiter verteilt werden, auch in außertherapeutische Kontexte. Psychodynamik trägt die Dynamik im Namen, weil sie ein seelisches Geschehen (traditionell als Trieb-Abwehr-Dynamik verstanden) beschreibt, das sich immer wieder neu und anders inszeniert, im Grunde nie zur Ruhe kommt. Wir können uns aus dieser Perspektive nicht auf fixe Schemata und Planstrukturen verlassen und auf das Erscheinen des immer Gleichen in immer gleichen Formen. Es geht bei der Bewusstmachung des Unbewussten entscheidend auch um das Bewusstwerden der entsprechenden Verwandlungen unbewusster Dynamiken, ebenso um die Erfassung immer tieferer Bedeutungszusammenhänge in ihrer Manifestation (»Warum so?«).

Für die verhaltenstherapeutische Praxis heißt das aus unserer Sicht, eine besondere Sensibilität zu entwickeln für:

- das inner- und außertherapeutische Geschehen als Träger unbewusster Dynamiken,
- die fortschreitende Wandlung des Bedeutungsgeschehens, z.B. von der Abwehr (respektive Widerstand) hin zu den abgewehrten Inhalten in immer tieferer Schichtung,
- die damit verbundenen »neuen Kleider« und vielleicht notwendigen, konzeptuellen Erweiterungen unbewusster Gegebenheiten,
- die Therapie, ihre Interventionen und Auswirkungen als bedeutsame Auslöser unbewusster Reaktionen,
- die Aussagekraft des manifesten Geschehens im Kontext einer laufenden Therapie für ihren Stand und Fortschritt, ihre Gefährdungen und ihre unbewusste Wahrnehmung und Bewertung.

Für die ersten drei Punkt könnten wir den fremdgehenden Mann als Beispiel anführen. Auch für die letzten beiden Punkte könnte das gelten. Hier hängt es von unserer individuellen, fallbezogenen Einschätzung ab, wie wir die jeweiligen Möglichkeiten gewichten und bewerten. Die Deutung muss in jedem Fall viel unmittelbarer als in der Fallkonzeption die Frage stellen und zu beantworten suchen: »Warum so **jetzt**?«

Wir blicken also einerseits mit den Inhalten unserer Fallkonzeption auf und in das Geschehen, müssen uns dabei aber andererseits immer wieder den Wandlungscharakter unbewusster Phänomene im Kontext einer laufenden Psychotherapie bewusst machen. Die Therapie und uns mit unseren auch unbewussten Handlungen und Wirkungen können wir nicht aus dem Geschehen herausrechnen, im Gegenteil, wir müssen uns aus psychodynamischer Sicht noch mehr hineinrechnen. Das jedoch nicht im Sinne einer persönlichen Machtvorstellung, sondern in Respekt und Bescheidenheit, denn wir selbst sind Teil eines gemeinsamen, überwiegend unbewussten Prozesses, dem wir immer wieder neu unterworfen sind (siehe die Nachträglichkeit unseres Verstehens).

4.3.4 Handeln? Und wie?

Nun stellt sich die Frage, was wir mit den Ergebnissen einer solchen tiefenpsychologischen Klärung machen bzw. ob wir überhaupt etwas damit machen müssen? Aus psychodynamischer Sicht stellt das Material der Therapie immer wieder neue Anlässe für Einsichtsbemühungen zur Verfügung, die mit den entsprechenden Interventionen zur angemessenen Zeit (→ Kapitel 4.3.4.1) befördert werden. Aber selbst für sie ist nicht jedes Geschehen sofort und immer Anlass für Interventionen. Ein großer Teil der auftauchenden Phänomene wird zunächst einmal empfangen, aufgenommen und geht ein in den Wahrnehmungshintergrund, in und aus dem heraus mit der Zeit ein umfassenderes Verstehen erwächst. Dort verbinden und verdichten sich Figuren, Themen, emotionale Prozesse, Fantasien und Impulse zu einem Gestaltverständnis, das mehr oder weniger große Prozesseinheiten umfassen kann (z.B. auf Minuten-, Stunden-, Mehrstundenebene; zyklisch wiederkehrende thematische Einheiten etc.). Interventionen sind nicht nur Ausdruck des Ergebnisses eines gewachsenen Verstehens, z.B. in Form einer treffenden Konfrontation oder Deutung, sondern unterstützen es ebenso.

Auch wir Verhaltenstherapeutinnen sollten uns nicht einem Druck unterwerfen, sofort und unmittelbar handeln zu müssen, es sei denn, es ist tatsächlich unmittelbar »Gefahr im Verzug«. Wir können und sollten uns Zeit nehmen, das **Prozessgeschehen** im Kontext der Therapie **zu verdauen, zu prüfen und zu bewerten**. Dies einerseits unter dem Blickpunkt von **Fortschritt bzw. Rückschritt** in den Fokusbereichen und über sie hinaus (z.B. reifere Abwehr, Auftauchen neuer, »tieferer« Inhalte etc.), andererseits im Hinblick auf mögliche **Bezugnahmen** und unbewusste »Kommentare« **zur Therapie** (Wo stehen wir?, Wie ist es gerade?) als Situations-Bedeutungs-Zusammenhang (z.B. Gefährdung durch aggressive Dynamiken, Übertragungsanspielung, außertherapeutisches Agieren innertherapeutischer Inhalte, Verschiebung, Widerstand angesichts geplanter Interventionen etc.). Wie oben bereits erwähnt sollten wir dafür auch das

Außerhalb zum Innerhalb der Therapie zumindest hypothetisch in Beziehung setzen. In **Kapitel 3.1** haben wir die Heidelberger Umstrukturierungsskala (HUSS; Rudolf et al. 2000) erwähnt, die als Instrument zur Einschätzung des Therapiefortschritts eingesetzt werden kann.

Wenn wir unseren Patienten aus der Beispielszene (»Fremdgehen«) betrachten, so messen wir das Geschehen am Zustandsbild, mit dem er zur Therapie kam. Es handelte sich mehr oder weniger um ein passives, depressives Verharren im Status quo mit passiv-aggressiv agierter Bitterkeit und Groll, zunehmendem Rückzug aus Beziehungen hin zu selbstschädigenden Ersatzbefriedigungen mit Alkohol und Zigaretten. Gemessen daran könnten wir das Geschehen in Teilen als Fortschritt ansehen. Der Patient handelt nun aktiv, der Ärger und die Enttäuschung werden zumindest irgendwie externalisiert, statt selbstdestruktiv nach innen gewendet, und er befreit sich möglicherweise gerade aus einer resonanzlos erlebten Beziehung. Dieser zu entkommen wäre ohne die »Brücke« einer anderen, spiegelnden Person nicht denkbar gewesen, z. B. aufgrund struktureller Gegebenheiten (Objektkonstanz) oder verinnerlichter Beziehungsfantasien (»andere sind unerreichbar«). Wenn wir ein Ideal anlegen von bewusster Verantwortungsübernahme, aktiver Verbalisierung von Bedürfnissen und Gefühlen, Konfliktfähigkeit und Problemlösekompetenz würden wir noch keinen Erfolg vermelden können, das Geschehen vielleicht als »typisches« Problemverhalten kennzeichnen. Die Deutung würde dann jedoch zumindest den Patienten »ins Boot holen« und ein Bewusstsein bei ihm schaffen, für was überhaupt Verantwortung zu übernehmen wäre, an welcher Stelle dann auch verhaltenstherapeutische Interventionen treffend ansetzen könnten (z. B. soziale Kompetenz im Bereich Ausdruck von Ärger und Wünschen). Die Einsicht mag nachträglich sein, aber sie blickt nach vorn.

Beziehen wir das Geschehen auf die Therapie selbst, so können wir überlegen, inwiefern die Perspektive einer längeren Therapie, den »Mut« zu einer so »unmoralischen« Handlung unterstützte oder möglicherweise im Rahmen unbewusster Beziehungsfantasien und der erlebten Ambivalenz erst aggressive Regungen verlebendigt hat. Im Unterschied zur Kollegin fällt es dem Patienten offenbar schwer, die Therapeutin für sich zu gewinnen zu suchen, möglicherweise aufgrund projizierter Ablehnungsimpulse. Herr W. wirkt, als warte er auf eine Einladung zur Therapieverlängerung, um nicht selbst bitten zu müssen und dann möglicherweise abgewiesen zu werden. Das Fremdgehen können wir auch als Warnung an die Therapeutin lesen: »Wenn du dich nicht gut um mich kümmerst und mir zeigst, dass du mich willst, dann tausche ich dich aus, wenn etwas Neues auftaucht.« Hier können wir uns fragen, inwiefern der Patient überhaupt noch »wirklich dabei« ist oder nur »pro forma«, bis eine andere Lösung gefunden ist (und vielleicht ist das ja bereits geschehen).

Ein anderes Beispiel wäre die Einschätzung und Bewertung aufkommender Selbstanklagen und Selbstbezichtigungen einer Patientin im Kontext eines anstehenden Urlaubes ihrer Therapeutin. Diese konnten anfänglich noch gut und stimmig als Wendung der Aggression (gegenüber der Therapeutin) gegen das Selbst verstanden werden. Mit zunehmender Regression und Verlebendigung einer verlassenden Objektbeziehung wird der innerseelische Beziehungsaspekt jedoch immer deutlicher. Es geht offenbar nicht mehr nur um einen Weg der Bewältigung aggressiver Impulse, sondern um die Konservierung und Aufrechterhaltung einer zwar unschönen, aber nötigten Objektbeziehung und ihrer Dynamik (vs. Beziehungsverlust), die möglicherweise (nicht zwingend) einen biografischen Vorläufer hat. Hier könnten wir das Geschehen als Fortschritt ansehen in dem Sinne, dass »tiefere« Erlebensaspekte sich dem Bewusstsein nähern und bearbeitbar werden.

Derartige Einschätzungen bilden die Grundlage für die Entscheidung pro oder contra Handeln angesichts des Geschehens.

In *Arbeitsblatt 9* (→ Anhang) wird diese Entscheidung in einem Vierfelderschema vorbereitet mit einer Einschätzung der jeweiligen Vor- und Nachteile. Ein Vorteil des Nicht-Handelns könnte sein, das inhaltliche Themenfeld nicht noch mehr zu erweitern, da der entscheidende Therapiefokus auf einem anderen liegt und dessen Fortschreiten und Erfolg nicht gefährdet scheint. Ein weiterer Vorteil des Nicht-Handelns könnte sein, den Selbstdarstellungen der Psyche (dadurch) mehr Raum und Zeit zu lassen, bis das Thema umfassender verstanden werden kann. Nachteile des Nicht-Handelns wären vielleicht, eine potenziell die Therapie oder ihren Erfolg gefährdende unbewusste Dynamik nicht aufzugreifen, ebenso wichtige Themen und ihre Manifestation nicht »am Schwanz zu packen«, wo sie schonmal auftauchen. Vorteile des Handelns bestehen in der Möglichkeit zur Sicherung der Therapie, der Klärung zentraler, auch neuer Problematiken oder dem »repair« einer beschädigten Beziehung. Nachteile könnten darin liegen, Patienten mit den Inhalten zu irritieren, derart zu kränken oder in Schuldgefühle zu stürzen, dass die Therapie und ihr Erfolg gefährdet sind.

Entscheiden wir uns für das Nicht-Handeln, so haben wir dennoch einen Erkenntnisgewinn aus dem Prozess ziehen können, der sich vielleicht an einem späteren Zeitpunkt nützlich und fruchtbar erweist und dort ins Handeln einfließen mag. Unsere Entscheidung bezieht auf das zeitnah und relativ absehbar vor uns liegende Therapiegeschehen, in dem die Problemaktualisierung noch »frisch« oder über eine Fokussierung noch erlebensnah greifbar ist. Aber auch ein zunächst nicht-verbalisiertes Verstehen fließt in die Kommunikation ein, und sei es »nur« dadurch, dass wir bei einem verstehenden »Hmhm« das Verstandene auf einer tieferen Ebene und für die Patientin spürbar berühren. Eine Deutung ist insofern selbst unausgesprochen eine sich vermittelnde Form der Empathie und Validierung.

Bevor wir zum Handeln kommen, möchten wir vorausschicken, dass wir aus unserer psychodynamischen und auch verhaltenstherapeutischen Grundhaltung heraus und angesichts des gewonnenen Inhalts, nämlich einer Einsicht oder zumindest einer Ahnung in eine Bedeutung, davon Abstand nehmen, aus unseren Einsichten irgendeine Art des manipulativen Handelns zu empfehlen oder in Betracht zu ziehen. Dazu zählen für uns auch Formen der »komplementären Beziehungsgestaltung« (Grawe 1992), die über die basale Sicherung einer Gesprächsmöglichkeit hinausgehen. Schon gar nicht möchten wir sie für den Umgang mit »Widerstand« empfehlen, wie es Hoyer et al. (2019, S. 101) tun und damit in gewisser Weise ihrer Transparenzforderung (ebd., S. 89) widersprechen, wenngleich sie sie als »selektiv« beschreiben.

Unser Ansatz hier und im ganzen Buch soll in Richtung Bedeutungsaufhellung und nicht ihre Verdunkelung zielen. Insofern ergeben sich für uns nur drei Möglichkeit des Handelns aus einem psychodynamischen Verstehen, die hierarchisch geordnet sind. Zunächst mag die Notwendigkeit eines den **Patienten, den Rahmen und/oder die Therapie schützenden Intervenierens** bestehen. Hierzu müssen wir die Gefährdung der Patientin, der Therapie oder eine Abweichung vom vereinbarten Rahmen zeitnah, konkret und klar benennen. Dies kann folgendermaßen geschehen: »Trotzdem wir vereinbart hatten, dass Sie auf Cannabis verzichten, erzählen Sie gerade, Sie hätten am Wochenende »mal wieder einen durchgezogen«. Sie wissen, dass das unsere gemeinsame Arbeit gefährdet und wir müssen überlegen, wie wir damit umgehen.«, »Mir ist aufgefallen, dass wenn ich die Stunde pünktlich beende und Sie den Raum verlassen, Sie doch immer wieder zu meiner Tür kommen und weitersprechen. Das geht so nicht, denn ich brauche die Pause, um Notizen zu machen. Ich find es wichtig, dass wir verstehen, was in diesen Momenten, wenn wir auseinandergehen, in Ihnen vorgeht.«, »Wenn Sie mir erzählen, wie Sie immer wieder mit deutlich überhöhter Geschwindigkeit durch die Stadt »rasen«, mache ich mir Sorgen um Sie und andere Menschen. Wir sollten daran arbeiten, dass Sie sich an die Verkehrsregeln halten und verstehen, was Sie dazu treibt und was es bedeutet, dass Sie es mir erzählen.«. Das Ziel ist die Wiederherstellung der Basis unserer therapeutischen Arbeit, auf der alles andere erst aufbaut. Dieser Sicherung sollte sich ein Verstehen des Geschehens unbedingt anschließen.

Auf der Basis einer so geschützten Therapiebasis ergeben sich zwei weitere Varianten des handelnden Umgangs mit einem psychodynamischen Geschehen. Die erste besteht in einem **bedeutungsklärenden Handeln, also einem Handeln *zum* Verstehen**. Die zweite Variante ist ein aus einem solchen Verstehen sich entwickelndes **»bedeutungsvolles« Handeln, also ein Handeln *aus* Verstehen** (siehe die folgenden Unterkapitel).

Für beide Varianten müssen wir die Fragen »Wann?«, »Wie?« (auch »Wie viel?«) und »Warum?« (Ziel, Zweck) beantworten. Zur Frage des »Wann?« ist die Regel allgemein zunächst: Je mehr Gefahr, desto früher oder unmittelbarer (siehe oben). Ansonsten ist der Zeitpunkt »eine Sache des Takts« (Freud 1926b, S. 250), d. h. des Gefühls und Gespürs für die Aufnahme-, Verständnis-, Verarbeitungs- und Integrationsfähigkeiten der jeweiligen Patientinnen. Freud empfiehlt z. B. für die Deutung, diese erst zu dem Zeitpunkt zu geben, wenn der Patient sich dem verdrängten Inhalt bereits so weit angenähert hat, dass er »nur noch wenige Schritte zu machen braucht« (ebd., S. 251).

Die Art und Weise der Intervention, also das »Wie?«, gehorcht ebensolchen subtilen Einschätzungsprozessen wie das »Wann?«. Einige Autoren (z. B. Clarkin et al. 2008; Wöller & Kruse 2012) betonen eine Reihenfolge der Fokussierung gewisser Inhalte, insbesondere der Deutung, von der Abwehr bzw. dem Widerstand über die dahinterliegenden Befürchtungen hin zum Inhalt, allgemeiner gesprochen könnten wir auch sagen, von der Oberfläche zur Tiefe hin. Die Fragen nach dem »Wie?« und »Warum?« klären wir inhaltlich detaillierter in den nachfolgenden Unterkapiteln.

In Abb. 4-13 sind die Schritte im Umgang mit »psychodynamischen Phänomenen« in der verhaltenstherapeutischen Praxis zusammenfassend dargestellt. Alle diese Schritte beziehen ihren Sinn aus und vor dem Hintergrund des psychodynamischen Bezugsrahmens (**Kapitel 4.1**).

Leitfaden des praktischen Vorgehens

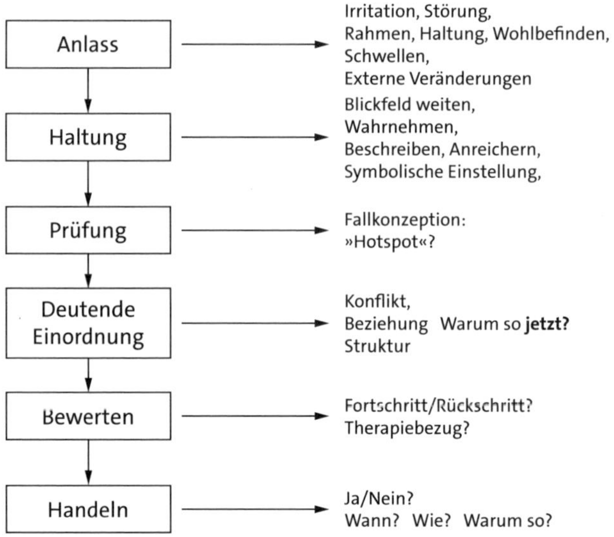

Abb. 4-13: Leitfaden für den Umgang mit psychodynamischen Phänomenen in der Praxis.

4.3.4.1 Handeln zum Verstehen – Einsicht entwickeln und vermitteln

Wir hatten im vorherigen Kapitel ein schützendes Intervenieren von einem bedeutungsklärenden und einem bedeutungsvollen Handeln unterschieden. Hier wollen wir uns vor allem mit dem **bedeutungsklärenden Aspekt**, dem **Handeln zum Verstehen**, beschäftigen, bei dem wir davon ausgehen, dass der Rahmen ausreichend geschützt wurde oder ist und keine akute Bedrohung der Patientin oder der Therapie vorliegt.

In den psychodynamischen Therapien stellen neben dem Rahmen, der Haltung und dem gesamten Setting als technischen Variablen vor allem die Interventionen des Klarifizierens (auch Klären/Klärung), des Konfrontierens und des Deutens (z. B. Clarkin et al. 2008, S. 74 ff.; Wöller & Kruse 2012, S. 176 ff.) den Kern einsichtsfördernder Interventionen dar (zu weiteren Interventionen siehe z. B. Wöller & Kruse 2012). Das **Klarifizieren** meint das genaue Untersuchen und Erforschen der von den Patientinnen mitgeteilten Inhalte und gezeigten Verhaltensweisen. Wir geben uns nicht mit einem Wort wie »Streit« oder »depressiv« zufrieden, sondern erkunden, was der Patient damit meint, wie es sich anfühlt, wie das dann genau ist und wie wir uns das konkret vorstellen können. Es ist eine Struktur- und Inhaltsaufhellung, ohne die alles weitere »schwammig« wird. Klarifizierende Formulierungen sind z. B.: »Wie kann ich mir das konkret vorstellen, wenn Sie dann streiten.«, »Wie fühlt sich das genau an, diese ›Schwere‹, die sie am Morgen erlebt haben.«, »Was genau ging Ihnen da durch den Kopf, als er ohne ein Wort ging.«, »Wo spüren Sie dieses ›ungute Gefühl‹?«.

Das **Konfrontieren**, oft verstanden als ein hartes oder strenges Aufzeigen vermeintlich problematischer Inhalte und Verhaltensweisen, meint eigentlich mehr ein Zusammenbringen auseinanderliegender, unverbundener, abgespaltener und durchaus auch widersprüchlicher Inhalts- und Verhaltensaspekte, z. B. derart: »Während Sie von ihrem Ärger sprachen, haben Sie gelächelt.«, »Die Beschreibung ihres Vaters scheint mir heute milder als in den bisherigen Stunden.«, »Sie sagen, es sei alles gut, dabei füllen sich ihre Augen mit Tränen.«, »Wenn ich Ihren Plan für das Wochenende höre, frage ich mich, wann Sie dann für die Prüfung lernen, was Sie ja wollen, wie Sie sagten.«. Eine Konfrontation kann noch mit Einladungen zum Nachdenken begleitet werden, z. B. »Ich frage mich, ob Sie das auch so wahrnehmen/bemerkt haben?«, »Wie passt das zusammen?«, »Wie verstehen Sie das?«, »Wie kann ich/können wir das zusammenbringen?«. Die Inhaltsklärung mittels Klarifizieren und Konfrontieren wird von Verhaltenstherapeutinnen mit ihren jeweiligen verfahrensspezifischen Methoden, z. B. einer Verhaltensanalyse, sicher ähnlich realisiert.

Das **Deuten** schließlich wird durch die beiden vorhergehenden Interventionen vorbereitet und verbindet hypothetisch das manifeste, nun ausdifferenzierte Geschehen über die symbolische Brücke mit den unbewussten Bedeutungen und Wirkfaktoren (Gefühle, Impulse, Motive, Fantasien, Wünsche etc.). Es beantwortet ausschnitthaft die Frage nach dem »Warum so (jetzt)?« des manifesten Geschehens, sowohl inhaltlich (Warum dieser Inhalt?) als auch formal (Warum in dieser Form? Warum auf diese Weise?). Beispiele könnten sein: »Es fällt Ihnen heute leichter über das Wetter zu reden, weil Sie mein Urteil fürchten, würden Sie vom Fortgang Ihrer Diplomarbeit sprechen.«, »Sie möchten mich mit Ihrem provokanten Verhalten in einen Streit hineinziehen, um sich und mir zu beweisen, dass Sie nicht zu mögen sind, denn die Möglichkeit, dass ich Sie doch mögen könnte, macht Ihnen große Angst, von meiner Zuneigung abhängig zu werden.«, »Wenn Sie meine Ideen immer wieder ins Leere laufen lassen und dabei lächeln, genießen Sie eine Macht, von der Sie glauben, dass ich Sie besitzen würde, und fürchten, ich könnte mich Ihren Äußerungen gegenüber ähnlich verächtlich verhalten.«.

Auch wenn es Hinweise darauf gibt, dass auch Verhaltenstherapeutinnen einsichtsorientierte Techniken realisieren (z. B. Hau et al. 2015) und Einsicht als ernstzunehmender Wirkfaktor durchaus anerkannt wird (Grosse Holtforth et al. 2007), können wir davon ausgehen, dass die Verfahren sich in Form und Inhalt der Einsicht deutlich voneinander unterscheiden. Das ist kaum anders möglich, sind doch nicht nur die Grundannahmen andere, sondern auch der Therapieprozess ist im Vergleich ganz anders strukturiert und geartet. Er bringt andere Inhalte hervor, die dann vor diesem Hintergrund in einer spezifischen Weise gedeutet werden, z. B. in Bezug zu unbewussten Übertragungsinhalten oder der Abwehr bzw. in Hinsicht auf Kognitionen, Pläne oder Verhaltensweisen. Die Anwendung einsichtsorientierter Interventionen ruht auf dem gesamten psychodynamischen Wahrnehmungs- und Verständnisfundament und macht sie erst wirksam. Sie sind insofern nicht als Techniken isolierbar und in ein eklektisches System einzubauen. Das Ansetzen zum richtigen Zeitpunkt, am richtigen Inhalt, in der richtigen Weise kann nicht unabhängig vom Setting und der Haltung gedacht werden. Die Interventionen werden in der psychodynamischen Therapie nicht zusätzlich erklärend und explizit (z. B. in Form von Arbeitsblättern) den Patientinnen zur Selbstanwendung vermittelt, sondern als innere, zunehmend vertrautere Bewegungen mit der Zeit verinnerlicht (die »innere Therapeutin«) und generalisiert. Die Therapeutin ist dabei gleichzeitig Instrument und Modell, die macht und zeigt, wie es gehen kann. Das vermittelt nicht nur die korrektive Erfahrung einer guten seelischen »Betreuung«, sondern bedeutet ebenso Training, das manchmal auch anstrengend und frustrierend ist, was wir anerkennen (»Ja das ist anstrengend, darüber nachzudenken.«, »Die Mühe hat man sich bisher nur wenig für Sie gegeben.«).

Das Ziel psychodynamischer Interventionen ist es, ein Bewusstsein zu schaffen für die unbewussten Bedeutungslandschaften und Determinanten des manifesten Geschehens, die über die entsprechende tiefenpsychologische Herangehensweise greifbar werden. Ihr bewusstes Erfassen oder zumindest Ahnen scheint uns dennoch auch für verhaltenstherapeutische Behandlungen relevant und in Teilen anwendbar. Es stellt sich also die Frage, wie Verhaltenstherapeuten nicht nur eine derartige Einsicht gewinnen, sondern auch vermitteln können. Die Methode der Erkenntnisgewinnung seitens der Therapeutinnen haben wir bereits zu vermitteln versucht. Nun tauchen die Fragen auf, ob und wie die entsprechenden Einsichten des Therapeuten mit den Patientinnen geteilt werden können und ob der Prozess der Einsichtsgewinnung möglicherweise auch gemeinsam und mit verhaltenstherapeutischer Methodik und Herangehensweise entwickelt und letztlich vermittelt werden kann.

Beschäftigen wir uns nun zunächst mit der **Mitteilung** der im Therapeuten gewachsenen Einsichten in das inner- oder außertherapeutische Geschehen. Wenn wir uns die von verhaltenstherapeutischer Seite (z. B. Hoyer et al. 2019, S. 89 ff.) beschriebenen Methoden der Gesprächsführung ansehen, so fehlen zumeist explizite Interventionen zum Vermitteln von Einsichten. Am ehesten könnten wir wohl im Rahmen von »Konkretisieren, Präzisieren und Spezifizieren« (ebd., S. 90 f.), dem »geleiteten Entdecken« (ebd., S. 91 f.) und »Zusammenfassen und Rückmelden« (ebd., S. 92 f.) Möglichkeiten finden, unsere Beobachtungen und Gedanken einer gemeinsamen Einsichtsförderung zuzuführen.

Zunächst sollten wir uns das **Einverständnis** seitens der Patientinnen für eine Rückmeldung einholen, z. B. mit einer Formulierung wie: »Frau S., mir ist etwas aufgefallen/ich habe etwas beobachtet, von dem ich denke, es könnte wichtig sein/hat Bedeutung für Sie und die Therapie. Möchten Sie meine Beobachtung (und meine Vermutung, was es möglicherweise bedeutet) einmal hören?«. Sollte an der Stelle eine **ablehnende Reaktion** auftauchen, so **respektieren** wir das, **erkunden** aber gleichzeitig die dahinterliegenden Gründe in Form von z. B. Befürchtungen, Ängsten, unangenehmen Gefühlen oder einer momentan beeinträchtigten Therapiebeziehung. Die Beweggründe validieren wir und anerkennen die Grenzsetzung, gleichzeitig suchen wir gemeinsam nach Möglichkeiten, sie zu verstehen, ggf. »auszuräumen« oder nach Hilfestellungen zu suchen, die eine Rückmeldung ermöglichen.

Haben wir das Einverständnis erhalten, **beschreiben** wir **sachlich, neutral, konkret und genau**, was wir beobachtet haben. Das beinhaltet nicht nur das äußere Geschehen, sondern auch unseren Eindruck des Übertragungs-Gegenübertragungs-Geschehens. Dieses kann sich auf die Beobachtung des Erlebens der Patientin beschränken (»in dem Moment habe ich Sie mir gegenüber ängstlich erlebt«, »Sie haben sich gegenüber der

Freundin als ärgerlich beschrieben.«), aber auch die Sicht der Patientin auf die anderen/auf uns einbeziehen, in die wir ggf. unsere Gegenübertragungsinhalte (z. B. Wut, Strafimpulse, Desinteresse) als entsprechende Hypothese einbinden können (»... als würde ich Ihnen gegenüber feindselig eingestellt sein«, ... als würde die Freundin sich nicht für Ihre Sorgen interessieren«). Bei der anschließenden **Mitteilung des vermuteten Bedeutungsgehalts** sollten wir dessen hypothetischen Charakter herausstreichen, ggf. auch die Herkunft aus einer anderen Denktradition transparent machen, z. B. derart: »Mir scheint es, als drückt sich darin Ihre Sorge aus, auch mich einmal zu beurteilen und mein Verhalten auch mal nicht besonders gut zu finden. Sie glauben vielleicht, es gäbe dann keine Hoffnung mehr, wenn auch ich versagt hätte.« (möglicher verhaltenstherapeutischer Ansatzpunkt »Schwarz-Weiß-Denken«, verzerrte Kognitionen im Sinne von Idealisierung, Verleugnung, Spaltung), »Die psychodynamischen Kolleginnen würden jetzt vielleicht vermuten, dass ...«, »Es gibt ein Konzept aus der tiefenpsychologischen Tradition, in dem ...«. In jedem Fall holen wir nach der Beschreibung unserer Wahrnehmungen und Hypothesen die **Rückmeldung der Patientin** ein. Das dient dem beiderseitigen »Konkretisieren, Präzisieren und Spezifizieren« und bereitet die **gemeinsame Reflexion des Themas** vor, die sich nun anschließen sollte. Wir könnten alternativ nach der Beschreibung des Beobachteten aber auch über das geleitete Entdecken mögliche Bedeutungen gemeinsam erarbeiten (siehe unten).

Mit dem beschriebenen Vorgehen steigen wir im Schema von Abb. 4-13 an Punkt 4, »Deutende Einordnung«, in die gemeinsame Arbeit ein, in dem wir einen vermuteten »Situation-Bedeutungs-Zusammenhang« und ggf. auch dessen Deutung mitteilen. Nach der gemeinsamen Reflexion und einer ggf. vorzunehmenden Korrektur oder Präzisierung des Verständnisses erfolgt die **Einschätzung** des Geschehens im Kontext der fortschreitenden Therapie und ihrer formulierten Ziele, ebenso die Reflexion der **Notwendigkeit des Handelns** und seiner Möglichkeiten.

Demgegenüber können wir unsere **Patientinnen**, und das wäre unser präferiertes Vorgehen, in die Deutung eines Geschehens **einbeziehen**. Wir steigen also an einem der früheren Punkte in das Schema in Abb. 4-13 ein und leiten den Prozess an. Das kann mithilfe des *Arbeitsblattes 8* (→ Anhang) geschehen, sich grob daran orientierend oder auch formlos. Der Einstieg erfolgt ähnlich, wie im oberen Teil beschrieben, mit der Bitte, **auf etwas Bedeutsames aufmerksam zu machen**, es sei denn unsere Patientinnen haben ein Thema, mit dem sie selbst ringen und welches sie besser verstehen möchten, wie es für das Beispiel mit der Pipeline-Explosion denkbar wäre. Sind wir die Themensetzerin, so teilen wir, wie oben beschrieben, mit, dass uns etwas besonders wichtig oder bedeutsam erscheint, das wir gemeinsam verstehen wollen. Auch hier holen wir das **Einverständnis** des Patienten ein, das Thema gemeinsam zu fokussieren, und klären mögliche Zweifel, Widerstände oder andere Anliegen, die möglicherweise wichtiger sind.

Wir können unsere Themensetzung auch in unterschiedlicher Ausführlichkeit begründen, sollten aber nicht schon potenzielle Klärungsergebnisse vorwegnehmen und dem Patienten damit seinen Raum nehmen. Das kann ein simpler Satz sein, wie: »Ich bin ziemlich überrascht, dass Sie Ihre Ausbildung abbrechen möchten, haben wir doch intensiv an ihrem Fortgang gearbeitet. Ich schlage vor, wir schauen uns einmal genauer an, was da passiert ist, um es zu verstehen.«

Wir empfehlen für die folgenden Schritte die Arbeit am Flipchart, unterstützt durch geleitetes Entdecken und klärende, ermutigende Interventionen. Zunächst erfolgt die möglichst genaue **Beschreibung des Geschehens**, in dem Fall durch den Patienten. Die Therapeutin kann im Anschluss eigene Wahrnehmungen und Beobachtungen ergänzen. Die Empfehlung dessen, was Umfang der Beschreibung sein sollte, hängt in dem Fall vom Themensetzer ab. Es folgt die assoziative und gefühlsmäßige **Anreicherung** des jeweiligen Geschehens, ähnlich einem Brainstorming, die uns besonders gut für eine Arbeit am Flipchart geeignet scheint. Begleitende Interventionen durch die Therapeutin könnten sein: »Bitte sagen Sie mir nun alle Einfälle zu dem beschriebenen Geschehen, die Ihnen in den Kopf kommen, auch scheinbar verrückte oder Ihnen abwegig erscheinende.«, »Welche Gefühle oder Bilder stellen sich ein, wenn Sie nun darauf blicken.«. Dabei darf auch die Therapeutin, wenn vom Patienten dazu eingeladen, eigene Assoziationen oder Eindrücke beitragen (z. B. Gegenübertragungsinhalte als vermutete Wahrnehmung eines Gegenübers oder projizierte Inhalte), aber keine Konzepte oder Deutungen!

Wir leiten die Patientinnen schließlich an, auf das Material eine **symbolische Einstellung** anzuwenden und einen möglichen **Bedeutungsgehalt** zu formulieren. Dabei setzen wir uns am besten nebeneinander und blicken gemeinsam auf die Inhalte der Anreicherung. Unterstützende Interventionen könnten so lauten: »Wenn Sie das Ganze so anschauen, worum geht es da thematisch nach Ihrer Wahrnehmung?«, »Wenn wir das Geschehen als Film betrachten, was spielt sich gerade für eine Szene ab.«, »Um welches Thema geht es dabei?«, »Passt das auch zu Ihrem Gefühl und wie?«, »Gibt es eine Geschichte, die da drin steckt?«. Eine solche Arbeit, insbesondere die Unterstützung einer symbolischen Einstellung ist enorm herausfordernd und benötigt vom Therapeuten viel Geschick und Einfühlungsvermögen. Manche Therapeutinnen arbeiten, um mit ihren Patienten zunächst eine entsprechende Haltung zu entwickeln, bereits von Beginn der Therapie an mit Bildkarteien (z. B. Bild des Symptoms, Bild von Zielvorstellungen etc.), an denen diese Einstellungsform vorbereitend eingeübt werden kann. Das »Zürcher Ressourcenmodell« (ZRM; Storch et al. 2022) stellt für ein solches Vorgehen ein schönes und praxisnahes Beispiel dar.

Im nächsten Schritt suchen wir gemeinsam mit unseren Patienten nach einem **Bezugspunkt**, »wo das Thema gerade hingehört oder hinpasst«. Hier können wir vorsichtig auch eigene Ideen beisteuern, die den Patientinnen noch nicht bewusst, aber möglicherweise bereits bewusstseinsnäher sind. Das betrifft häufig Therapie- oder Übertragungsanspielungen (z. B. Enttäuschung, Ärger gegenüber der Therapeutin, Wut über den Urlaub des Therapeuten), die dem Alltagsbewusstsein zunächst abwegig erscheinen oder mit Ängsten verbunden sind. Formulierungen dafür könnten sein: »Ich denke gerade an letzte Stunde, da haben Sie mich vielleicht auch desinteressiert erlebt, als ich Ihren Urlaubsort nicht mehr wusste.«, »Hier gibt es bald auch eine längere Unterbrechung ...«, »Hier steht auch eine räumliche Veränderung an ...«, »Ich musste dabei an ihre Kollegin denken ...«, »Bei Ihnen steht auch gerade eine Trennung im Raum ...«. Haben wir einen Bezugspunkt gefunden, können wir uns an eine **gemeinsame Deutung** des nun vollständigen Situations-Bedeutungs-Zusammenhangs wagen, d.h. die Suche nach der Antwort auf die Frage: »Warum so **jetzt**?«. Wir ergründen, warum sich das symbolisch verstandene Geschehen inhaltlich und in seiner Form gerade so präsentiert, in gerade dieser Bedeutungsgestalt vor dem Hintergrund möglicher innerer Bedrohungslagen (Bedeutung-Befürchtung) und ihrer entsprechenden Bewältigung. Am Schluss **schätzen** wir das **Geschehen** vor dem Hintergrund der Therapieziele und der bisher erarbeiteten »wunden Punkte« **ein**, ergänzen diese ggf. und **prüfen,** ob und in welcher Form ein **Handeln sinnvoll** wäre.

Die hier vorgenommene Darstellung ist natürlich ein Ideal, an dem die Praxis zahlreiche Abstriche vornehmen wird. Wir möchten daher ermutigen, die Ansprüche gering zu halten und die Methode zunächst in Ausschnitten, mit einer ressourcenorientierten Grundhaltung einfließen zu lassen. Nach unserer Erfahrung kann eine Therapie mit einer solchen Arbeit enorm bereichert werden, da ein für beide Seiten vielleicht neuer »Arbeitsmodus«, oder besser, »Nicht-Arbeitsmodus« entdeckt und nutzbar wird, der, entgegen der oftmaligen Erwartung, erstaunlich hilfreich ist.

Wir machen das Ganze aus zwei Gründen: Zum einen wollen wir der tatsächlichen Bedeutung eines »bedeutungsverdächtigen« Geschehens (inklusive Symptomen) näherkommen, um es entsprechend verhaltenstherapeutisch zu adressieren, zum anderen gleichzeitig das methodische Prinzip einer solchen Bedeutungsgewinnung vermitteln. Der erste Punkt, nämlich aus einem Bedeutungsverstehen verhaltenstherapeutisch handeln, ist nicht trivial und wir gehen im nächsten Unterkapitel näher darauf ein.

4.3.4.2 Handeln aus Verstehen – Präzision und Bedeutungsfülle

Das therapeutische Handeln, das aus einem Verstehen erwächst, gewinnt an Präzision, denn es erkennt die aktuell wirksamen Situations-Bedeutungs-Zusammenhänge und setzt dort »treffend« an; und es ist bedeutungsvoll, denn es integriert bewusst die geahnten Bedeutungen in die Interventionen, von denen sie eine Veränderung erfahren.

Zunächst widmen wir uns der **Präzision**, die dem Handeln aus Verstehen entspringt. Im Kapitel zur »symbolischen Einstellung« (**Kapitel 4.1.4**) hatten wir zuspitzend der Verhaltenstherapie eine Einstellung »reiner Tatsächlichkeit« zugeordnet, den psychodynamischen Ansätzen eine symbolische, die den konkreten Dingen weitergehende Bedeutungen und Sinn zuspricht. Mit dieser Einstellung haben wir am Beispiel einer Globussymptomatik gesehen, dass ihre symbolische Ausleuchtung uns zu einem Situations-Bedeutungs-Zusammenhang führt (dessen Sinnbild sie wird), in dem wir ein sinnvolles Feld verhaltenstherapeutischer Interventionen finden. Ein – zumindest alleiniges – Fokussieren auf die Symptomebene erschien aus dieser Perspektive zu kurz gegriffen und liefe an entscheidenden Stellen am eigentlichen Problem vorbei. Wir hatten absichtlich eine so »sprechende« Symptomatik herangezogen, da sie das Prinzip gut verdeutlicht und wohl auch die meisten Verhaltenstherapeutinnen nicht taub an der Sinnfälligkeit des Symptoms vorübergingen. Das Symptom verweist als Stellvertreter einer schlecht gelösten, unbewussten Problematik auf einen Situations-Bedeutungs-Zusammenhang, in dem eben diese Problematik akut wurde. Ein weiteres, wohl etwas schwerer zu deutendes Beispiel war der angesichts der Pipeline-Sprengung in Sorge geratene Patient. Hier wird deutlicher, wie unvollständig und unpräzise eine verhaltenstherapeutische Adressierung der konkreten Sorgen das eigentliche Thema, nämlich den konflikthaften Situations-Bedeutungs-Zusammenhang der vorherigen Therapiestunde (wenn wir uns dieser Einordnung anschließen), treffen würde. Eine wie oben beschriebene Bedeutungsklärung hilft uns, diejenigen Ansatzpunkte verhaltenstherapeutischer Interventionen präzise zu »orten«, an denen sie das Entscheidende mit den angemessenen Mitteln »treffen«, im Gegensatz zu einem mehr oder weniger ausgeprägten »missing the point« (→ Abb. 4-14). Bei der Globussymptomatik räumen wir im besten Fall den Stellvertreter der unbewussten Lage aus dem Weg. Diese zeigt sich aus psychodynamischer Sicht dann jedoch notwendigerweise anderweitig angesichts der fortbestehenden Bedingungszusammenhänge, die die unbewusste Problemlage aktualisieren.

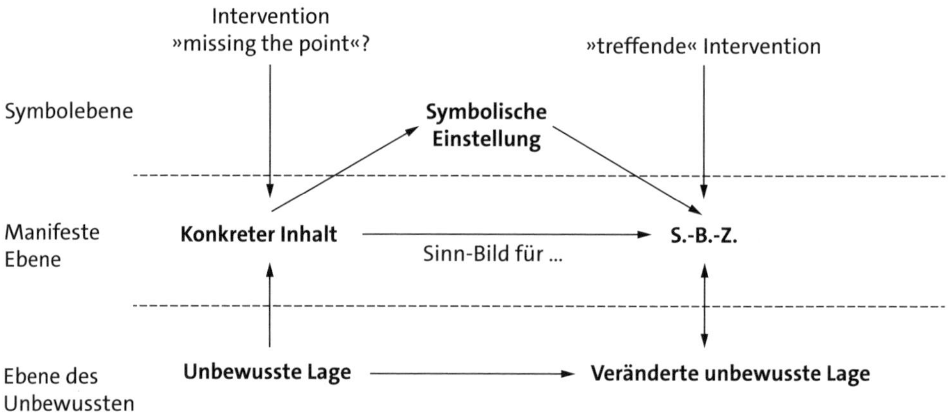

Abb. 4-14: »Missing the point« vs. »treffende« Intervention.

Natürlich behandelt kaum ein Verhaltenstherapeut isoliert nur das Symptom. Jede Behandlung wird im Rahmen eines Störungsmodells Belastungsfaktoren (»Stressoren«) identifizieren und auch sie angehen, ist jedoch dabei auf das bewusst Verfügbare angewiesen. So mag die auslösende Situation ihre Wirkkraft, den unbewussten »Herd« zu aktualisieren, verlieren, und der Weg des Kompetenzaufbaus über spezifische Interventionen gleichzeitig unbewusste Determinanten implizit entkräften. Ein Verstehen des »sprechenden«, symbolischen Sinnzusammenhangs von Symptom und Bedingungsfaktoren bleibt dabei jedoch aus. In weniger scharf geschnittenen Wirkzusammenhängen wird es dann schwer, mit einem kleinteiligen Blick auf Belastungsfaktoren, manifeste, nicht symptomwertige Phänomene in ihrem Sinnzusammenhang zu verstehen (siehe Pipeline-Beispiel). Wir müssen als Verhaltenstherapeuten also hoffen, die relevanten Bedeutungen irgendwie mitzutreffen, ohne sie wirklich zu erkennen. Und wir müssen hoffen, dass auch die Patientinnen ohne ein bewusstes Verständnis vormals unbewusster Bedeutungen und ohne eine Lernerfahrung, wie dieses zu gewinnen sei, in ihrer längerfristigen Lebensgestaltung die relevanten patho- und salutogenetischen Faktoren auf die richtige Weise »drehen«. Wir glauben daher, dass es sowohl für den erfolgreichen Verlauf einer Verhaltenstherapie als auch die Sicherung ihres Erfolges zuträglich ist, ein bedeutungsklärendes Element im psychodynamischen Sinn zu integrieren, das die Verhaltenstherapie, entgegen ihrer Selbstwahrnehmung, noch nicht besitzt.

Was meint nun aber **Bedeutungsfülle** im Kontext verhaltenstherapeutischen Handelns? Es beschreibt ein Handeln, das Bedeutungen auf- und mitnimmt. Wir hatten dargestellt, dass wir uns aus psychodynamischer Sicht immer in einem Überschneidungsbereich unbewusster Bedeutungen und konkreter Sachverhalte bewegen, den wir mit einer symbolischen Einstellung als symbolisches Geschehen verstehen. Dazu gehören auch unsere Interventionen, mit denen wir aus dieser Perspektive symbolisch Handeln, d.h. unser Tun ist von »Bedeutungen, die nicht bewusst werden, aber reale Auswirkungen auf die psychischen Prozesse des Patienten haben« (Grawe 2000, S.119) durchzogen, und es ist unser Ziel ist, diese dem Bewusstsein von Patient und Therapeutin anzunähern und im Handeln erlebensnah »mitzunehmen«, mitschwingen zu lassen. Das erfüllt aus unserer Sicht auch den von verhaltenstherapeutischer Seite erhobenen Transparenzanspruch treffender als ein »bedeutungsblindes«, noch so »transparent« erklärtes und nur scheinbar rein technisches Tun.

Ebenso besteht bei verhaltenstherapeutischen Interventionen die Gefahr, dass sie implizit oder explizit einer Invalidierung psychischer Phänomene gleichkommen. Ein Symptombild soll »verändert« oder »gebessert« und der Patient »symptomfrei« werden. Dem können wir mit einem bedeutungsverstehenden Vorgehen entgegenwirken. Das Symptom wird auf seine Bedeutungen untersucht und insofern validiert, d.h. als wichtig, werthaltig und sinnhaft anerkannt. Sein Job ist damit getan, tragen wir dieser Einsicht noch dazu in unserer Lebens- und Beziehungsgestaltung Rechnung.

Um uns dem von uns Gemeinten anzunähern, möchten wir das uns berichtete Vorgehen eines Psychiaters schildern, der regelmäßig Placebos verschreibt. Aus ethischen Gründen und dem eigenen Transparenzanspruch und entgegen dem üblichen Konzept der Placebowirkung informiert er seine Patientinnen über den Placebocharakter des Medikaments und klärt sie gleichzeitig über die nachgewiesenen Wirkungen (und Nebenwirkungen) von Placebos auf. Er entkräftet damit zwar die falsche Annahme der Patienten, einen pharmakologischen Wirkstoff zu sich zu nehmen, macht aber gleichzeitig transparent und deckt auf, dass es sich damit um ein bedeutungstragendes Agens, ein Symbol und eine symbolische Handlung handelt, was der Wirkung, seiner Erfahrung nach, keinen Abbruch tut.

Wir würden gemeinhin davon ausgehen, dass die Transparenz über den Placebocharakter des Medikaments dieses entwerten und unwirksam machen würde. Es bleibt aber etwas übrig, ja es wird gewissermaßen befreit von der konkreten Wirkvorstellung, nämlich das symbolische Element. Wir gehen darüber hinaus davon aus, dass die

Transparenzherstellung selbst symbolischen Wert und Bedeutung für die Patienten haben kann und möglicherweise im positiven Sinne die Wirkung beeinflusst. Jenseits dieses Beispiels haben verschiedene Autoren (z. B. Palmieri et al. 2020; Goetzmann et al. 2003) bereits dargestellt, wie die Gabe auch »echter« Medikamente von den Empfängern unterschiedlich symbolisch verstanden wird, z. B. in Abhängigkeit des Niveaus der Persönlichkeitsorganisation (neurotisch, borderline, psychotisch; Goetzmann et al. 2003). Auf neurotischer Ebene ist die Medikamentengabe mit (Übertragungs-)Wünschen und Ängsten verbunden, auf Borderline-Niveau kann das Medikament als ein Protosymbol fungieren (z. B. Übergangsobjekt, Fetisch) und auf psychotischem Niveau ist es mit guten oder bösen Objekten assoziiert (ebd.). Die Autoren weisen darüber hinaus darauf hin, dass auch für die Ärztin das Psychopharmakon und seine Gabe mit subjektiven Bedeutungen verbunden ist.

Übertragen wir diese Gedanken auf die Ebene einer **verhaltenstherapeutischen Intervention**, so können wir diese ebenfalls **als bedeutungstragendes Agens** verstehen. Und ebenso wie die Medikamente, so tragen auch die Interventionen ganz unterschiedliche unbewusste Bedeutungen und Funktionen für die jeweilige Patientin. Grawe (2000, S. 118.f) hatte am Beispiel der Angstbehandlung die Hypothese aufgestellt, dass die verhaltenstherapeutische Therapeutin im Rahmen der Expositionsintervention einer Agoraphobie den unbewussten (Autonomie-)Konflikt der Patientin implizit entkräftet und »löst«, indem sie unbewusst (symbolisch) als Ermutigerin und Unterstützerin vormals konflikthafter Regungen (Autonomiestrebungen) erlebt wird und so die unbewussten Ambivalenzen entkräftet und auflöst. Wir können uns dieser Denkmöglichkeit grundsätzlich anschließen, glauben jedoch nicht, dass diese unbewusste Bedeutung und Übertragungsform die einzig denkbare ist, wenngleich vielleicht eine häufige.

In Kapitel 4.3.1 hatten wir das Beispiel (Beispiel II) einer gescheiterten Exposition im Rahmen einer agoraphobischen Symptomatik vorgestellt. In diesem Fall ging es zwar auch um eine Trennungsproblematik im weitesten Sinne, aber sie inszenierte sich in der Intervention als Verstoßung der Patientin durch den Therapeuten als verstoßende Person. Hier bestand die dahinterliegende unbewusste Problematik nicht in tabuisierten Autonomiewünschen, sondern in einer existenziellen Angst, verlassen zu werden, was mit allen Mitteln verhindert werden muss. Der »Luxus«, Autonomiewünsche zu entwickeln, ist hier noch in unerreichbarer Ferne, da die Basis einer halbwegs sicher erlebten Bindung niemals entstanden war. Ein solches existenzielles Erleben kann mit keiner Vernunft und noch so viel Psychoedukation ausgehebelt werden und wenn es sich in der Intervention aktualisiert, dann ist vielleicht auch die Intervention nicht in dieser Form durchführbar.

Wir möchten daher anregen, unbewusste Bedeutungen von Interventionen (insbesondere auf der Beziehungsachse) mit den Mitteln einer symbolischen Einstellung für den Einzelfall und im besten Fall gemeinsam zu erkunden, um sie entweder mit diesem Material bereichert durchzuführen, sie zu modifizieren oder zu ersetzen. Immer sollte nach jeder Intervention eine Reflexion des Erlebten erfolgen und der Bedeutungscharakter – ggf. neu – bestimmt werden.

Wenn wir so mit unseren Interventionen umgehen, dass mit der Zeit ein Bewusstsein dafür entsteht, worum es eigentlich geht, können wir dieses Eigentliche, die Bedeutung, in die Intervention mitnehmen oder aber wir gestalten diese vielleicht auch um oder ersetzen sie ganz. Wir könnten uns für unsere Angstpatientin aus dem Beispiel vorstellen, dass viel »Beziehungstanken« notwendig ist, bevor sie überhaupt eigene Autonomiebewegungen relativ angstarm, ich-synthon und mit Wert erleben kann. Das kann die Erfahrung einer längeren, haltgebenden Therapie sein, im Verlauf der Einsatz von Stellvertretern oder Übergangsobjekten (z.B. ein Objekt beim Therapeuten lassen und in Urlaubsphasen mitnehmen), und irgendwann ist dann vielleicht auch wieder eine Exposition möglich. Mit dem Wissen um die Bedeutung derselben und der wahrscheinlichen Aktualisierung der biografischen Verstoßungskonstellation könnten wir sie mit der Patientin gemeinsam so gestalten, dass jeder Meter Entfernung mit einem ausführlichen Beziehungstanken – nein, nicht belohnt – aufgefangen wird. Hier geht es nicht um die Konfliktfreiheit der Autonomiebewegung vs. Bindung/Sicherheit, sondern um die primäre Sicherheit basaler Bindung auf der Struktur- und Beziehungsdimension, die überhaupt Voraussetzung für die Entwicklung von Autonomiewünschen ist und die so spezifisch adressiert wird.

Abb. 4-15 stellt den Weg von der Intervention über die Brücke der symbolischen Einstellung hin zu einem Situations-Bedeutungs-Zusammenhang dar. Die Intervention wirkt auf die unbewusste Lage wie eine auslösende Situation und verlebendigt möglicherweise unbewusste Problematiken, die wir als Situations-Bedeutungs-Zusammenhang zu erfassen suchen. Die Intervention wird hier, ähnlich dem Stimulus eines projektiven Tests, mit unbewussten Bedeutungen versehen, die wir dann wiederum als Situations-Bedeutungs-Zusammenhang aus ihr herauslesen müssen. Für unsere Angstpatientin stellte die Intervention das Sinnbild der biografisch und existenziell bedrohlich erlebten Verstoßungssituation dar.

Es geht also auch hier wieder um die gemeinsame Bedeutungsexploration, in diesem Fall einer geplanten Intervention. Wir assoziieren, beschreiben, lassen Gefühle und Impulse aufsteigen, um zunächst das methodische Element wie einen Gegenstand für sich mit einer symbolischen Einstellung zu betrachten. Daraus können wir bereits

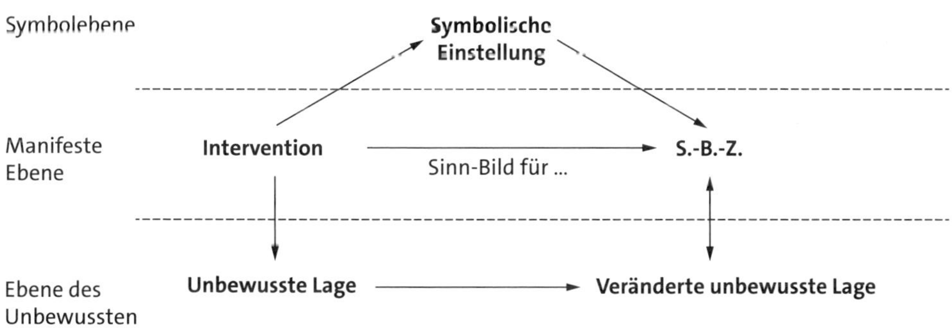

Abb. 4-15: Symbolische Betrachtung spezifischer Interventionen zur Bedeutungsfindung.

eine Grundstruktur der Intervention herauslesen, worum es mit ihr geht, was szenisch damit aufgeführt wird. Im zweiten Schritt nun setzen wir in einer geleiteten, gemeinsamen Reflexion die Beteiligte(n) in die Intervention ein und sprechen über das jeweilige Rollenerleben und Empfinden dessen, »was wir da machen« bzw. »was da gemacht wird«. Den symbolischen Gehalt können wir dann möglicherweise einem konkreten Situations-Bedeutungs-Zusammenhang zuordnen. Meist reicht es jedoch bereits, ein Gefühl für den Bedeutungsgehalt der Intervention zu entwickeln, auch wenn er weder präzise verbalisierbar noch biografisch zuordenbar ist. Wir haben in jedem Fall eine Ahnung entwickelt, wie die spezifische Intervention individuell »geladen« ist und können diese in die Anwendung »mitnehmen«.

Wir möchten, da es den Rahmen des Buches sprengen würde und eine »trockene« Reflexion ohne Therapiebezug wäre, dazu einladen, für eine spezifische Patientin eine solche interventionsbezogene Bedeutungsexploration vorzunehmen.

Beispielhaft möchten wir auf die sogenannte »Stopp-Technik« eingehen, mit der die Patienten, symbolisch gesprochen, möglicherweise ein aggressives und entschlossenes Abschrecken (»Stopp«-Rufen, Klatschgeräusch, Buch auf den Tisch schlagen) und Zurückdrängen eines eindringenden, »angreifenden« Inhaltes umsetzen sollen. Sie beenden eine erlebte Belästigung, für die es eine starke, vielleicht auch bewaffnete Verteidigerin braucht. Ähnlich dem »Nein-Sagen« ruft es die Entschlossenheit für eine innere Grenzziehung mit einem »Schuss« Aggression ab, die mit der Interventionsvermittlung möglicherweise »erlaubt« und dann innerlich auch freigeschaltet werden mag. Der die »Stopp-Technik« ergänzende »Grübelstuhl« wirkt dagegen wie eine Wiedergutmachung oder Versöhnung, mit dem wir wieder auf den Inhaltsträger zugehen, ihn jedoch auch in eine gewisse formale Struktur im Sinne eines vereinbarten Gesprächstermins zwingen und Kontrolle ausüben, dann jedoch, wie bei einem Arzt- oder Therapeutinnentermin, die Beschwerden aufnehmen. Ob aber unser jeweiliger Patient dieses Bedeutungsangebot auch so ausfüllt, hängt sehr vom Einzelfall ab.

Bezüglich kognitiver Methoden denken wir an die oft lustvollen und fast provokativen Interaktionen im »Sokratischen Dialog«, die als Beziehungsgeschehen ein inhaltlich und interaktionell ermutigendes Bedeutungsangebot machen. Kognitionen selbst können für sich genommen ebenfalls symbolisch ausgelesen werden, z. B. als verfolgende, strafende Objektrepräsentanzen, denen sich unterworfen, denen entkommen oder denen eben mal »Stopp« gesagt werden muss. Und selbst eine so »flach« erscheinende Kognition wie »Ich bin dumm.« ist auf einen Bedeutungsgehalt hin untersuchbar: Wir sehen einen scheinbar simplen Aussagesatz über die eigene Person, ein Statement vielleicht, eine Vorstellung (»Das bin ich«), eine Beichte, eine Verurteilung? Warum wird sie getätigt? Welchen Sinn hat sie? Was wäre sonst? »Ich bin klug« etwa? Und schon sind wir beim möglichen Abwehrcharakter einer solchen Kognition. Sie ist möglicherweise nicht in sich selbst das Problem, sondern nur Instrument, problematisch ist der dahinterstehende Inhalt.

Wir könnten uns nun fragen, warum wir überhaupt spezifische verhaltenstherapeutische Interventionen brauchen. Sollten wir nicht für jede unbewusste Lage eine eigene »bauen«? Inwiefern sind die tradierten Interventionen noch berechtigt? Eine

Antwort wäre zunächst, dass sie sich als wirksam zur Behandlung spezifischer Beschwerdebilder gezeigt haben und wir wollen uns den darin enthaltenen Bewältigungsfaktor unbedingt bewahren. In der Wirksamkeit der Interventionen können wir aus psychodynamischer Sicht aber auch die spannende Vermutung aufstellen, dass sie offenbar in einer großen Zahl der Fälle erfolgreich implizit und symbolisch ein Stück der dahinterliegenden unbewussten Dynamik mitbearbeiten im Sinne einer Korrektur und Bewältigung, zumindest scheinen sie nicht in Konflikt oder Widerspruch zu geraten. Wir könnten so z. B. aus der Wirksamkeit störungsspezifischer Interventionen über ihre symbolische Betrachtung auf unbewusste Dynamiken der Störungen schließen. Das wäre eine interessante Aufgabe, die wir hier jedoch nicht weiterverfolgen.

Die für uns wertvolle und interessante Aufgabe für die therapeutische Praxis besteht darin, Interventionen auf ihren symbolischen Gehalt zu untersuchen, diesen dem Bewusstsein von Therapeutin und Patient anzunähern und ihn so in der Anwendung der Intervention mitschwingen zu lassen, sodass er von dieser berührt und im positiven Sinn verändert werden kann. Es handelt sich dann um ein bewusstes Bedeutungsgeschehen, das dennoch nicht banal wird. Das gemeinsame Tun vermittelt eine dem Bewusstsein angenäherte, bedeutungstragende korrektive Bewältigungserfahrung, die weder konkretistisch befriedigt noch bedeutungsblinde Technik ist und den entscheidenden Bereich verändernd berührt.

5 Nachgedanken

Wir haben in diesem Buch den Versuch unternommen, die Verhaltenstherapie tiefenpsychologisch zu fundieren und ihren Verlauf mit diesem Fundament zu tragen und zu behüten. Das Fundament umfasst die theoretischen Grundannahmen, die ganz eigene psychodynamische Herangehensweise und die darauf aufbauende Fallkonzeption und Prozessbegleitung. Als Brücke zwischen den Welten der Verhaltenstherapie und der Tiefenpsychologie hat sich die symbolische Einstellung erwiesen, mit der wir alle Phänomene als ein symbolisches, d.h. bedeutungstragendes, Geschehen verstehen. Die Brücke kann in beide Richtungen und mit ganz unterschiedlichen Inhalten überschritten werden. Aus der verhaltenstherapeutischen Welt tragen wir konkrete Phänomene in den psychodynamischen Erkenntnisraum, in dem ein Sinnverstehen stattfindet, dessen Inhalte wir zurück in die konkrete verhaltenstherapeutische Praxis bringen, die sich präzise auf sie einstellt (→ Abb. 4-16).

Mit dem vorgestellten Ansatz verlassen wir zwar immer wieder sowohl den verhaltenstherapeutischen als auch den tiefenpsychologischen Boden, jedoch bleiben beide Methoden in ihrem Recht und ihrer Eigenheit weiter bestehen und erkennbar, was eines unserer Ziele war. Wir haben gar nicht erst versucht, eine vermittelnde »Zwischen-

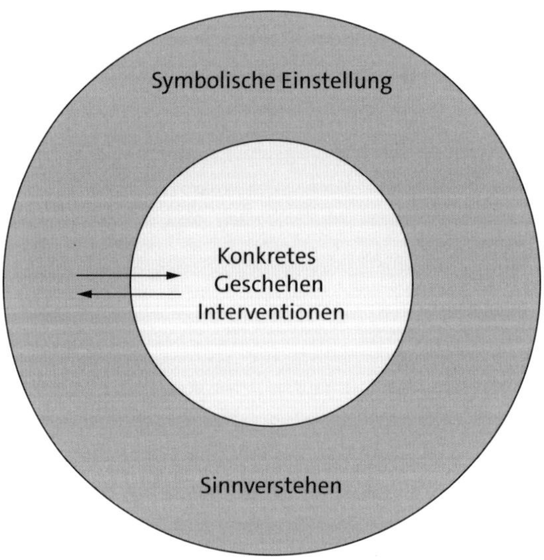

Abb. 4-16: Grundidee tiefenpsychologisch fundierter Verhaltenstherapie.

sprache« von Begriffen und Konzepten zu entwickeln, da sie mehr Missverständnisse und Ungenauigkeiten schafft, als die Welten wirklich ineinander zu übersetzen und zu verbinden. Die »symbolische Sprache« hingegen, derer wir uns im Buch teilweise bedienen, ist bildhaft und erlebensnah und dennoch oder gerade deswegen brauchbar, das Gemeinte zu vermitteln.

Da wir der Meinung sind, dass Psychotherapie im Allgemeinen und die psychodynamische Herangehensweise im Besonderen am besten praxisnah vermittelt wird, möchten wir einige Anregungen dazu geben. Es freut uns zunächst, dass unsere verhaltenstherapeutischen Kolleginnen bei eigenem Therapiebedarf nach unserer Erfahrung oft ein psychodynamisches Verfahren wählen. Das zeigt eine große Offenheit und Mut, sich auf neue Erfahrungen einzulassen, auch und gerade, wenn es um etwas geht. Die oft nicht unerhebliche Persönlichkeitsveränderung einer langjährigen Lehranalyse kann sich durchaus auch in einer solchen psychodynamischen Therapie vollziehen und die Lehranalysandinnen bzw. Patienten im besten Fall nicht nur mit Selbsterkenntnis und Selbstübereinstimmung »ausstatten«, sondern auch mit einem seelischen »Container«, der unbewusstes Material eines anderen Menschen in der Lage ist aufzunehmen, zu ertragen und zu symbolisieren. Die Erfahrung einer Psychotherapie oder psychotherapeutischen Selbsterfahrung vermittelt zudem »am eigenen Leib«, auf wie vielfältige Weise heilsam therapeutisch gearbeitet werden kann.

Das führt uns dazu, uns zu wünschen und dazu anzuregen, dass es auf irgendeine Weise in der Zukunft regelmäßig möglich sein möge, mehr als eine »Selbsterfahrungsmethode« in der psychotherapeutischen Weiterbildung kennenlernen zu können, ohne dass es auf ein »speed dating«-Format hinausläuft. Und darüber hinaus wünschen wir uns für eine zukünftige Therapieausbildung die Vermittlung verschiedener Therapieverfahren nicht nur in der Therapie, sondern auch in der Praxis. Was spricht dagegen, in zwei Verfahren gleichzeitig ausgebildet zu werden? Es könnten nach differentieller Indikation oder Patientinnenpräferenz Zuordnungen zu verschiedenen Verfahren stattfinden, die von den Kandidatinnen unter verfahrensspezifischer Supervision und Weiterbildung jeweils verfahrenskonsistent durchgeführt werden. Wir trauen den angehenden Therapeutinnen zu, verschiedene Verfahren mit ihren jeweiligen Konzepten und Methoden konsistent und fallbezogen in der Praxis anzuwenden, auch parallel. Werden so nicht die spezifischen Eigenheiten deutlicher, z. B. die jeweilige Bewältigung ähnlicher Probleme mit unterschiedlichen Mitteln? Und auch mögliche Anknüpfungspunkte? Und wie wäre es, in einem solchen Konzept verfahrensübergreifende Gruppensupervisionen und technisch-kasuistische Seminare anzubieten? Für uns klingt das nach einem großartigen Lernumfeld. Und warum sollte ein solcher verfahrenskollegialer Ansatz nicht schon an der Universität beginnen?

Da diese Wünsche wahrscheinlich für eine längere Zeit Wünsche bleiben werden und auch die bereits fertig ausgebildeten Psychotherapeutinnen in der Regel nicht ein solches Lernumfeld genießen konnten, möchten wir dazu anregen, die zahlreichen Seminare, Workshops, Kongresse und Vorträge der jeweils anderen »Verfahrensschulen« zu besuchen, entsprechende Literatur zu studieren und vielleicht auch eine verfahrensübergreifende Intervisionsgruppe oder technisch-kasuistische Seminare zu gründen oder zu besuchen. Dort könnten z. B. Erstkontakte von Patientinnen nach verschiedenen Schulen konzeptualisiert und diskutiert und die Erkenntnisse immer wieder in ihrer Bedeutung für das jeweils angewandte Praxisverfahren heruntergebrochen werden. Auch Gesprächsprotokolle, audio- oder videoaufgezeichnete Therapiesitzungen und Rollenspiele stellen für ein Verständnis der jeweiligen Therapieperspektive wertvolle Materialien bereit und wir möchten ermuntern, sie wenn möglich zu nutzen.

Für die psychodynamischen Verfahren sehen wir die Gefahr, dass sie aufgrund ihrer weitgehenden Entkopplung vom universitären Forschungs- und Lehrbetrieb, der ungünstigen demografischen Entwicklung ihrer Community und der für die moderne Lebenswelt teilweise fast absurden und nahezu untauglichen Weiterbildungsstrukturen zunehmend aus dem Praxisfeld verschwinden. Die Verhaltenstherapie auf der anderen Seite läuft Gefahr, mit ihrer teilweisen Selbstdarstellung von Psychotherapie als reinen Symptom-Technik-Assoziationen, deren praktische Applikation an »preiswerteres« Personal (in Kliniken bereits z.B. durch Ergotherapeutinnen oder Pflegekräfte) oder Apps, virtuelle Therapeuten und bald vielleicht Roboter zu verlieren. Das wäre dann allerding nur folgerichtig.

Es ist daher erfreulich, dass es in beiden Traditionen starke Entwicklungen gibt, die helfen, diese Gefahren abzuwenden. Die psychodynamischen Verfahren reformieren sich und ihre Strukturen, teilweise parallel zu den bestehenden, es werden aufwendige Forschungsvorhaben in Gang gesetzt und der interdisziplinäre Austausch und entsprechende Veröffentlichungen sind lebendig. Die Verhaltenstherapie wiederum integriert immer neue Denk- und Methodenansätze, die weit über ihre Grundannahmen hinausgehen, und ergänzt und erweitert auch ihre theoretischen Grundlagen entsprechend.

Wir würden uns freuen, wenn dieses Buch sowohl in der verhaltenstherapeutischen als auch der tiefenpsychologischen Verfahrenswelt auf Interesse stößt und dazu inspiriert, von beiden Seiten die psychodynamische Herangehensweise mit der verhaltenstherapeutischen Praxis zu verbinden. Wir hoffen, gezeigt zu haben, dass beide Verfahren jeweils in ihrem Eigensein berechtigt sind und sich in der Praxis bereichern können. Die Anwendung der Verbindung der beiden soll dabei keine Beschwerung darstellen, indem sie dem Therapiegeschehen noch ein weiteres Konzept auferlegt, sondern eine Erleichterung und Befreiung. Insofern: Wenden Sie sie an, es lohnt sich!

Literatur

Ainsworth, M. D., Blehar, M., Waters, E. & Wall, S. (1978). Patterns of attachment: A psychological study of the strange situation. Hillsdale N. J.: Lawrence Erlbaum.

Alder, M.-L., Brakemeier, E.-L., Dittmann, M. M., Dreyer, F. & Buchholz, M. B. (2016). Fehlleistungen als Empathie-Chance: Die Gegenläufigkeit von »Projekten« der Patientin und der Therapeutin. Psychotherapie Forum, 21(1), 2–10.

Allen, J. G. (2006). Mentalizing in practice. in: Allen, J. G. & Fonagy, P. (Eds.): Handbook of Mentalization-Based Treatment (S. 3–30). Chichester: John Wiley and Sons.

Allen, J., Fonagy, P. & Bateman, A. (2016). Mentalisieren in der psychotherapeutischen Praxis. Stuttgart: Klett-Cotta.

Altmeyer, M. (2013). Die exzentrische Psyche. Forum der Psychoanalyse, 29(1), 1–26.

Altmeyer, M. & Thomä, H. (Hrsg.) (2016). Die vernetzte Seele: die intersubjektive Wende in der Psychoanalyse. Stuttgart: Klett-Cotta.

American Psychiatric Association (2013). Diagnostic and Statistical Manual of Mental Disorders, Fifth Edition. Arlington, VA: American Psychiatric Association.

Anderson, I., Shippen, C., Juhasz, G., Chase, D., Thomas, E., Downey, D., ... Deakin, J. (2011). State-dependent alteration in face emotion recognition in depression. British Journal of Psychiatry, 198(4), 302–308.

Anonyme Alkoholiker (1983). Anonyme Alkoholiker. Ein Bericht über die Genesung alkoholkranker Männer und Frauen. o. O: Anonyme Alkoholiker deutscher Sprache.

Arbeitskreis OPD (Hrsg.) (2004). Operationalisierte Psychodynamische Diagnostik. Grundlagen und Manual. Bern: Verlag Hans Huber.

Arbeitskreis OPD (Hrsg.) (2007). Operationalisierte Psychodynamische Diagnostik OPD-2. Das Manual für Diagnostik und Therapieplanung. 2., überarbeitete Auflage. Bern: Verlag Hans Huber.

Aron, L. & Harris, A. (2016). Neuere Entwicklungen der relationalen Psychoanalyse. In M. Altmeyer & H. Thomä (Hrsg.): Die vernetzte Seele: die intersubjektive Wende in der Psychoanalyse (S. 108–121). Stuttgart: Klett-Cotta.

Argelander, H. (1970). Das Erstinterview in der Psychotherapie. Darmstadt: Wissenschaftliche Buchgesellschaft.

Balint, M. (1997). Therapeutische Aspekte der Regression: die Theorie der Grundstörung. 2. Auflage. Stuttgart: Klett-Cotta.

Bateman, A. & Fonagy, P. (2016). Mentalization-based treament for personality disorders: A pratical guide. Oxford: Oxford University Press.

Bauer, J. (2005). Warum ich fühle was Du fühlst – Intuitive Kommunikation und das Geheimnis der Spiegelneurone. Hamburg: Hoffmann und Campe.

BCPSG. Boston Change Process Study Group (2013). Enactment and the emergence of new relational organization. Journal of the American Psychoanalytic Association, 61(4), 727–749.

BCPSG. Boston Change Process Study Group (2018). Moving through and being moved by: embodiment in development and in the therapeutic relationship Contemporary Psychoanalysis, 54(2), 299–321.

Becker, P. (1995). Seelische Gesundheit und Verhaltenskontrolle. Göttingen. Hogrefe.

Beebe, B. & Lachmann, F. M. (2004). Säuglingsforschung und die Psychotherapie Erwachsener. Stuttgart: Klett-Cotta.

Benecke, C. (2014). Die Bedeutung empirischer Forschung für die Psychoanalyse. Forum der Psychoanalyse: Zeitschrift für klinische Theorie & Praxis, 30(1), 55–67.

Benecke, C. (2016). Psychodynamische Therapien und Verhaltenstherapie im Vergleich: Zentrale Konzepte und Wirkprinzipien. Göttingen: Vandenhoeck & Ruprecht.

Benecke, C. (2019). Die Zukunft der Psychotherapieverfahren im neuen Psychotherapiestudium. Psychotherapeutenjournal, 18(4), 393–401.

Benecke, C. & Brauner, F. (2017). Motivation und Emotion. Psychologische und psychoanalytische Perspektiven. Stuttgart: Kohlhammer.

Benjamin, L. S. (1993). Interpersonal Diagnosis and Treatment of Personality Disorders. New York: Guilford.

Benjamin, L. S., Foster, S. W., Roberto, L. G. & Estroff, S. E. (1986). Breaking the family code: Analysis of videotapes of family interactions by Structural Analysis of Social Behavior (SASB). In: Greenberg, L. S. & Pinsof, W. M. (Hrsg.). The psychotherapeutic process: A research handbook, S. 391–438. New York: Guilford.

Berking, M. (2017). Training emotionaler Kompetenzen. Heidelberg: Springer.

Berns, U. (2014). Deutung. In: Mertens, W. (Hrsg.): Handbuch psychoanalytischer Grundbegriffe. 4., überarbeitete und erweiterte Auflage (S. 176–182). Stuttgart: Kohlhammer.

Bernstein, D. P., Iscan, C. & Maser, J. (2007). Opinions of personality disorder experts regarding the DSM-IV personality disorders classification system. Journal of Personality Disorders, 21(5), 536–551.

Beutel, M., Doering, S., Leichsenring, F. & Reich, G. (2010). Psychodynamische Psychotherapie. Störungsorientierung und Manualisierung in der therapeutischen Praxis. Göttingen: Hogrefe.

Bion, W.R. (1990/1959). Angriffe auf Verbindungen. In: Spillius, E. B. (Hrsg.): Melanie Klein heute. Bd. 1: Beiträge zur Theorie. Übers E. Vorspohl (S. 110–129). München, Wien: Verlag Internationale Psychoanalyse.

Bion, W.R. (1990/1962). Eine Theorie des Denkens. In: Spillius, E. B. (Hrsg.): Melanie Klein heute. Bd. 1: Beiträge zur Theorie. Übers E. Vorspohl (S. 225–235). München, Wien: Verlag Internationale Psychoanalyse.

Bion, W. R. (1992). Elemente der Psychoanalyse. Frankfurt a. M: Suhrkamp.

Bion, W. R. (2006). Aufmerksamkeit und Deutung. Frankfurt a. M: Brandes & Apsel.

Bion, W. R. (2009). Raster und Zäsur. Zwei Abhandlungen. Frankfurt a. M: Brandes & Apsel.

Bion, W. R. (2013). Lernen durch Erfahrung. Frankfurt a. M: Suhrkamp.

Bion, W. R. (2016). Transformationen. Gießen: Psychosozial-Verlag.

Bohleber, W. (Hrsg.) (2002). Doppelheft: Entwicklungsforschung, Bindungstheorie, Lebenszyklus. Psyche, 56(9–10). Gießen: Psychosozial-Verlag.

Bohleber, W. (Hrsg.) (2011). Doppelheft: »Wie wir wurden, was wir sind – Subjektwerdung im Schnittpunkt von neuer Entwicklungsforschung und Psychoanalyse«. Psyche, 65(9–10). Gießen: Psychosozial-Verlag.

Bohleber, W. (2013). Der psychoanalytische Begriff des Unbewussten und seine Entwicklung. Psyche 67(9), 807–816.

Bohleber, W., Fonagy, P., Jiménez, J. P., Scarfone, D., Varvin, S. & Zysman, S. (2013). Towards a better use of psychoanalytic concepts: A model illustrated using the concept of enactment. International Journal of Psychoanalysis, 94(3), 501–530.

Bott Spillius, E. (Hrsg.) (2002). Melanie Klein heute. Entwicklungen in Theorie und Praxis. Bd. 1. Stuttgart: Klett-Cotta.

Bowlby, J. (1969/1982). Attachment and loss. New York: Basic Books.

Brakemeier, E.-L., Guhn, A. & Normann, C. (2021). Praxisbuch CBASP. Behandlung chronischer Depression und Modifikationen für weitere interpersonelle Störungen. (2. Aufl.). Weinheim: Beltz.

Bucci, W. (1997). Psychoanalysis and Cognitive Science: A multiple code theory. New York: Guilford Press.

Buchholz, M. B. (2014). Hermeneutik oder Szientismus? Forum der Psychoanalyse. 30(3), 257–274.

Buchholz, M. B. & Reich, U. (2015). Tanz der Einsicht – Linguistische Einblicke in ein psychoanalytisches Gespräch. Journal für Psychologie, 23(2), 11–51.

Buchholz, M. B. & Schmidt, C. (2019). Kooperation und Nachträglichkeit. Forum der Psychoanalyse. 35(6), 1–21.

Caligor, E., Stern, B., Buchheim, A., Doering, S. & Clarkin. J. F. (2004). Strukturiertes Interview zur Erfassung von Persönlichkeitsorganisation (STIPO) – wie verhalten sich Objektbeziehungstheorie und Bindungstheorie zueinander? Persönlichkeitsstörungen, 8(4), 209–216.

Caspar, Franz (2007). Beziehungen und Probleme verstehen. Eine Einführung in die psychotherapeutische Plananalyse. Bern: Verlag Hans Huber.

Cierpka, M. (2014). Frühe Kindheit 0–3 Jahre. Beratung und Psychotherapie für Eltern mit Säuglingen und Kleinkindern. Heidelberg: Springer.

Clarkin, J. F., Caligor, E., Stern, B. L. & Kernberg, O. F. (2004). Structured Interview of Personality Organization (STIPO). Unpublished Manuscript. New York: Personality Disorders Institute, Weill Medical College of Cornell University.

Clarkin, J. F., Yeomans, F. E. & Kernberg, O. (2008). Psychotherapie der Borderline-Persönlichkeit. Manual zur psychodynamischen Therapie. Stuttgart: Schattauer.

Crepaldi, G. (2018). Containing. Gießen: Psychosozial-Verlag.

David, D., Cristea, I. & Hofmann, S. G. (2018). Why Cognitive Behavioral Therapy Is the Current Gold Standard of Psychotherapy. Frontiers in Psychiatry, 9(4), 1–3.

Dieckmann, M., Becker, M. & Neher, M. (Hrsg.) (2020). Faber/Haarstrick. Kommentar Psychotherapie-Richtlinien. München: Urban & Fischer/Elsevier GmbH.

Dornes, M. (2000). Die emotionale Welt des Kindes. Frankfurt a. M.: Fischer.

Dornes, M. (2012). Die Modernisierung der Seele – Kind-Familie-Gesellschaft. Frankfurt a. M.: Fischer.

Dulz, B., Herpertz, S. C., Kernberg, O. F. & Sachsse, U. (Hrsg.) (2011). Handbuch der Borderline-Störungen. 2., vollständig überarbeitete und erweiterte Auflage. Stuttgart: Schattauer.

Eith, T. F. (2010). Psychoanalytische Krankheitslehre, unveröffentlichtes Manuskript der Vorlesungsreihe Psychoanalytische Krankheitslehre am Psychoanalytischen Institut Berlin (PaIB)/ Institut für Psychotherapie (IfP), Berlin.

Ermann, M. (2007). Psychosomatische Medizin und Psychotherapie. Ein Lehrbuch auf psychoanalytischer Grundlage (5. Aufl.). Stuttgart: Kohlhammer.

Ferro, A. (1999). The Bi-Personal Field. Experiences in Child Analysis. London/New York: Routledge.

Ferro, A. (2008). Die Transformation. Mikrotransformationen, Makrotransformationen und Transformationen durch Narration. Forum der Psychoanalyse: Zeitschrift für klinische Theorie & Praxis, 24(3), 217–228.

Firmansyah, D., Mergel, K., Benecke, C., Huber, D., Grimm, I., Klug, G. & Henkel, M. (2021). Deutungen: eine qualitative Studie unmittelbarer Patientenreaktionen. Forum der Psychoanalyse: Zeitschrift für klinische Theorie & Praxis, 37(3), 323–336.

Fonagy, P. (2008). A genuinely developmental theory of sexual enjoyment and its implications for psychoanalytic technique. Journal of the American Psychoanalytic Association, 56(1), 11–36.

Fonagy, P. (2018). Bindungstheorie und Psychoanalyse. Stuttgart: Klett-Cotta.

Fonagy, P. & Target, M. (2007). Playing with reality: IV. A theory of external reality rooted in intersubjectivity. International Journal of Psychoanalysis, 88(4), 917–937.

Fonagy, P., Gergely, G., Jurist, E. & Target, E. (2022). Affektregulierung, Mentalisierung und die Entwicklung des Selbst. Stuttgart: Klett-Cotta.

Freud, A. (1936/2012). Das Ich und die Abwehrmechanismen. Frankfurt a. M.: Fischer TB.

Freud, S. (1895). Studien über Hysterie. G.W. I (S. 75–312). Frankfurt a. M.: S. Fischer.

Freud, S. (1900). Die Traumdeutung. G.W. II/III. (S. 1–642). Frankfurt a. M.: S. Fischer.

Freud, S. (1905a). Drei Abhandlungen über Sexualtheorie. G.W. V. (S. 33–145). Frankfurt a.M.: S. Fischer.

Freud, S. (1905b). Bruchstück einer Hysterie-Analyse. G.W. V. (S 161–286). Frankfurt a. M.: S. Fischer.

Freud, S. (1908). Charakter und Analerotik. G.W. VII. (S. 203–209). Frankfurt a. M.: S. Fischer.

Freud, S. (1910). Die zukünftigen Chancen der psychoanalytischen Therapie. G.W. VIII. (S. 104–115). Frankfurt a. M.: S. Fischer.

Freud, S. (1911). Formulierungen über die zwei Prinzipien des psychischen Geschehens. G.W. VIII. (S. 230–238). Frankfurt a. M.: S. Fischer.

Freud, S. (1912a). Zur Dynamik der Übertragung. G.W. VIII. (S. 364–374). Frankfurt a. M.: S. Fischer.

Freud, S. (1912b). Ratschläge für den Arzt bei der psychoanalytischen Behandlung. G.W. VIII. (S. 376–387). Frankfurt a. M.: S. Fischer.

Freud, S. (1913). Zur Einleitung der Behandlung. GW VIII. (S. 454–478). Frankfurt a. M.: S. Fischer.

Freud, S. (1914). Zur Einführung in den Narzissmus. G.W. X (S. 137–170). Frankfurt a. M.: S. Fischer.

Freud, S. (1915a). Das Unbewusste. G.W. X (S. 264–303). Frankfurt a. M.: S. Fischer.

Freud, S. (1915b). Triebe und Triebschicksale. G.W. X (S. 210–232). Frankfurt a. M.: S. Fischer.

(Freud, S. (1915c). Bemerkungen über die Übertragungsliebe. G.W. X (S. 306–321). Frankfurt a. M.: S. Fischer.

Freud, S. (1916–17). Vorlesungen zur Einführung in die Psychoanalyse. G.W. XI (S. 264–281). Frankfurt a. M.: S. Fischer.

Freud, S. (1920). Jenseits des Lustprinzips. G.W. XIII (S. 1–69). Frankfurt a. M.: S. Fischer.

Freud, S. (1923). Das Ich und das Es. G.W. XIII (S. 237–289). Frankfurt a. M.: S. Fischer.

Freud, S. (1925). Die Verneinung. G.W. XI (3) (S. 217–221). Frankfurt a. M.: S. Fischer.

Freud, S. (1926a). Hemmung, Symptom und Angst, G.W. XIV (S. 111–207). Frankfurt a. M.: S. Fischer.

Freud, S. (1926b). Die Frage der Laienanalyse. G.W. XIV (S. 207–286). Frankfurt a. M.: S. Fischer.

Freud, S. (1927). Nachwort zur »Frage der Laienanalyse«. G.W. XIV (S. 287–296). Frankfurt a. M.: S. Fischer.

Freud, S. (1930). Das Unbehagen in der Kultur. G.W. XIV (S. 419–506). Frankfurt a. M.: S. Fischer.

Freud, S. (1933). Neue Folge der Vorlesungen zur Einführung in die Psychoanalyse. G.W. XV. Frankfurt a. M.: S. Fischer.

Fuchs, T. (2021). Kränkung, Rache, Vernichtung. Zur Phänomenologie des Hasses. Psyche, 75(4), 318–350.

Fürstenau, P. (1977). Die beiden Dimensionen des psychoanalytischen Umgangs mit strukturell ich-gestörten Patienten. Psyche, 31(3), 197–207.

Fürstenau, P. (2017). Psychoanalytisch verstehen – Systemisch denken – Suggestiv intervenieren. 4. Aufl. Stuttgart: Schattauer.

Gast, L. (2006). Ein gewisses Mass von Unbestimmtheit. Anmerkungen zum »freudschen Erkenntnisprozess.« In: Löchel, E. & Härtel, I. (Hrsg.). Verwicklungen. Psychoanalyse und Wissenschaft, S. 12–29. Göttingen: Vandenhoeck & Ruprecht Göttingen.

Geckle, R. (2020). Ausbildung im Verfahrensdialog. In L. Hauten, T. Nölle, & T. Fenster, Siegfried Schubenz. Initiativen und Perspektiven. PPT-Schriften zur Psychotherapie, Band 1. Göttingen: Vandenhoeck & Ruprecht.

Gendlin, E. T. (2004). Introduction to Thinking at the Edge. The Folio. A Journal for Focusing and Experiential Therapy, 19(1), 1–8.

Gendlin, E. T. (2011). Focusing. Selbsthilfe bei der Lösung persönlicher Probleme. Reinbek bei Hamburg: Rowohlt Taschenbuch.

Gendlin, E. T. (2015). Ein Prozess-Modell. Freiburg/München: Karl Alber.

Gödde, G. (2009). Traditionslinien des »Unbewußten«: Schopenhauer – Nietzsche – Freud. Gießen: Psychosozial-Verlag.

Gergely, G. & Unoka, Z. (2011). Bindung und Mentalisierung beim Menschen. Die Entwicklung des affektiven Selbst. Psyche, 65(9), 862–899.

Goetzmann, L., Holzapfel, M. & Toygar, A. (2003). Psychotropic agents in psychotherapy – the subjective meaning of medication in different levels of self/object differentiation (neurosis, borderline, psychosis). International Journal of Psychotherapy, 8(3), 213–222.

Golier, J. A., Yehuda, R., Bierer, L. M., Mitropoulou, V., New, A. S., Schmeidler, J. M., Silverman, J. & Siever, L. J. (2003). The relationship of borderline personality disorder to posttraumatic stress disorder and traumatic events. The American Journal of Psychiatry, 160(11) 2018–24.

Grande, T. (2007). Wie stellen sich Konflikt und Struktur in Beziehungen dar? Zeitschrift für Psychosomatische Medizin und Psychotherapie, 53(2), 144–162.

Grawe, K. (1992). Komplementäre Beziehungsgestaltung als Mittel zur Herstellung einer guten Therapiebeziehung. In: Margraf, J. & Brengelmann, C. (Hrsg.). Die Therapeut-Patient-Beziehung in der Verhaltenstherapie, 215–245. München: Röttger.

Grawe, K. (2000). Psychologische Therapie. Göttingen: Hogrefe.

Grawe, K. (2004). Neuropsychotherapie. Göttingen: Hogrefe.

Greenberg, L. S. (2016). Emotionsfokussierte Therapie, 2. Auflage. München: Ernst Reinhardt Verlag.

Greenson, R. R. (1967). Technik und Praxis der Psychoanalyse. Stuttgart: Klett-Cotta.

Grosse Holtforth, M., Castonguay, L. G., Boswell, J. F., Wilson, L. A., Kakouros, A. A. & Borkovec, T. D. (2007): Insight in cognitive-behavioral therapy. In: Castonguay, L. G. & Hill, C. E. (Eds.): Insight in psychotherapy, 57–80. Washington, DC: American Psychological Association.

Guidano, V. F. & Liotti, G. (1985). A Constructivist Foundation for Cognitive Therapy. In M. J. Mahoney & A. Freeman (Eds.), Cognition and psychotherapy. New York: Plenum.

Habermas, J. (1968). Erkenntnis und Interesse. Frankfurt a. M.: Suhrkamp.

Harrison, A., Tchanturia, K. & Treasure, J. (2010). Attentional Bias, Emotion Recognition, and Emotion Regulation in Anorexia: State or Trait? Biological Psychiatry, 68(8), 755–761.

Hartmann, H. (1960). Ich-Psychologie und Anpassungsproblem (1939). Psyche, 14(2), 81–164.

Hartmann, H. (1972). Ich-Psychologie. Studien zur psychoanalytischen Theorie. Stuttgart: Klett-Cotta.

Hartwich, P. & Grube, M. (2014). Psychotherapie bei Psychosen. Neuropsychodynamisches Handeln in Klinik und Praxis (3. Aufl.). Berlin: Springer.

Hatcher, R. (2015). Interpersonal Competencies: Responsiveness, Technique, and Training in Psychotherapy. American Psychologist, 70(8), 747–57.

Hau, C., Huber, D., Klug, G., Benecke, C. & Löffler-Stastka, H. (2015) Vergleich therapeutenspezifischer Wirkfaktoren im psychoanalytischen, psychoanalytisch orientierten und kognitiv-verhaltenstherapeutischen Therapieprozess der Depression. Psychotherapie Forum, 20(1–2), 38–46.

Hayes, S. C. (2019). A liberated Mind. How to pivot towards what matters. New York: Avery.

Hayes, S. C., Strosahl, K. D. & Wilson, K. G. (2014). Akzeptanz- & Commitment-Therapie: Achtsamkeitsbasierte Veränderungen in Theorie und Praxis. Paderborn: Junfermann.

Heidenreich, T. & Michalak, J. (2003). Achtsamkeit (»Mindfulness«) als Therapieprinzip in Verhaltenstherapie und Verhaltensmedizin. Verhaltenstherapie, 13(4), 264–274.

Heimann, P. (1950). On Counter-Transference. The International Journal of Psycho-Analysis, 31, 81–84.

Hinshelwood, R. D. (1994). A dictionary of Kleinian thought. London: Free Association Books.

Hoffmann, N. (2013). Zwänge und Depressionen. Pierre Janet und die Verhaltenstherapie. Berlin: Springer.

Hoffmann, S. O. & Hochapfel, G. (2009). Neurotische Störungen und Psychosomatische Medizin. Mit einer Einführung in Psychodiagnostik und Psychotherapie (8. Aufl.). Stuttgart: Schattauer.

Hoyer, J., Jacobi, F. & Leibing, E. (2019). Gesprächsführung in der Verhaltenstherapie. In: Leibing,

E., Hiller, W. & Sulz, S. K. D. (Hrsg.): Lehrbuch der Psychotherapie/Bd. 3: Verhaltenstherapie, 2. überarb. und erw. Neuauflage (S. 87–103). Gießen: Psychosozial-Verlag.
Jung, C. G. (1921a/2001). Psychologische Typen. G.W. 6 (S. 1–436). Düsseldorf: Walter.
Jung, C. G. (1921b/2001). Definitionen. G.W. 6 (S. 437–520). Düsseldorf: Walter.
Jung, C. G. (1934/2001). Allgemeines zur Komplextheorie. G.W. 8 (S. 111–123). Düsseldorf: Walter.
Jung, M. (2018). Hermeneutik zur Einführung. Hamburg: Junius Verlag.
Jungclaussen, I. (2013). Handbuch Psychotherapie-Antrag. Psychodynamisches Verstehen und effizientes Berichtschreiben in der tiefenpsychologisch fundierten Psychotherapie. Stuttgart: Schattauer.
Jungclaussen, I. (2018). Handbuch Psychotherapie-Antrag: Psychoanalytische Theorie und Ätiologie/PT-Richtlinie/Psychodynamik/Psychogenetische Konflikttabelle/Fallbeispiele. 2. Aufl. Stuttgart: Schattauer.
Jungclaussen, I. & Hauten, L. (2018). Psychodynamische Konfliktdiagnostik – Ein komplementäres Modell (KMK). Plädoyer für ein komplementäres Verständnis von Beobachtungsnähe und psychogenetischer Rekonstruktion in der Konfliktdiagnostik. Psychotherapeutenjournal, 17(3), 225–234.
Kappes, H. (1992). AA- und EA-Texte. Gesamtausgabe: Reden auf Treffen der Anonymen Alkoholiker und von Emotions Anonymous in den Jahren 1976–86, Kassettenbriefe, Vom Sinn des Lebens heute. Die Zwölf Schritte. Oberursel: Zwölf & Zwölf.
Karacaoglan, U. (2012). Tattoo and taboo: on the meaning of tattoos in the analytic process. The International journal of psychoanalysis, 93(1), 5–28.
Kernberg, O. F. (1988). Innere Welt und äußere Realität. Anwendungen der Objektbeziehungstheorie. Stuttgart: Klett-Cotta.
Kernberg, O. F. (1996). Ein psychoanalytisches Modell der Klassifizierung von Persönlichkeitsstörungen. Psychotherapeut, 41(5), 288–296
Kernberg, O. F. (2000). Borderline-Persönlichkeitsorganisation und Klassifikation der Persönlichkeitsstörungen. In: Kernberg, O. F., Dulz, B. & Sachsse, U. (Hrsg.). Handbuch der Borderline-Störungen, S. 45–74. Stuttgart: Schattauer.
Kernberg, O. F. (2019). Borderline-Störungen und pathologischer Narzissmus (19. Aufl.). Frankfurt a. M.: Suhrkamp.
Kiyhankhadiv, A. & Schramm, E. (2017). Modulare Psychotherapieprinzipien in der Psychiatrie am Beispiel eines interpersonellen Modulprogramms für komorbide depressive Patienten. Psychiatrie & Neurologie, (3), 7–11.
Klein, M. (2019a). Das Seelenleben des Kleinkindes und andere Beiträge zur Psychoanalyse. Stuttgart: Klett-Cotta.
Klein, M. (2019b). Vorlesungen zur Behandlungstechnik. Gießen: Psychosozial-Verlag.
Klüwer, R. (2001). Szene, Handlungsdialog (Enactment) und Verstehen. In: W. Bohleber & S. Drews (Hrsg.): Die Gegenwart der Psychoanalyse – die Psychoanalyse der Gegenwart (S. 347–357). Stuttgart: Klett-Cotta.
Kohut H. (1973). Überlegungen zum Narzißmus und zur narzißtischen Wut. Psyche, 27(6), 513–554.
Kohut, H. (1976). Narzißmus. Eine Theorie der psychoanalytischen Behandlung narzisstischer Persönlichkeitsstörungen. Frankfurt a. M.: Suhrkamp.
Kohut, H. (1979). Die Heilung des Selbst. Frankfurt a. M.: Suhrkamp.
Kohut, H. (1987). Wie heilt die Psychoanalyse. Frankfurt a. M.: Suhrkamp.
König, K. (2005). Kleine psychoanalytische Charakterkunde. Göttingen: Vandenhoeck & Ruprecht.
Körner, J. (1995). Vom Erklären zum Verstehen in der Psychoanalyse. In: Kaiser, E. (Hrsg.). Psychoanalytisches Wissen, S. 92–108. Wiesbaden: VS Verlag für Sozialwissenschaften.
Körner, J. (2014). Abstinenz. In: Mertens, W. (Hrsg.): Handbuch psychoanalytischer Grundbegriffe. 4., überarbeitete und erweiterte Auflage (S. 1–6). Stuttgart: Kohlhammer.
Körner, J. (2015). Die Deutung in der Psychoanalyse. Stuttgart: Kohlhammer.

Körner, J. (2018). Die Psychodynamik von Übertragung und Gegenübertragung. Göttingen: Vandenhoeck & Ruprecht.

Kramer, U. & Stiles, W. B. (2015). The Responsiveness Problem in Psychotherapy: A Review of Proposed Solutions. Clinical Psychology: Science and Practice, 22(3), 277–295.

Krause, R. (1994). Schwer, früh, unbehandelbar? In: Streeck, U. & Bell, K. (Hrsg.): Die Psychoanalyse schwerer psychischer Erkrankungen (S. 61–75). München: Pfeiffer Verlag.

Krause, R. (2002). Affekte und Gefühle aus psychoanalytischer Sicht. PiD – Psychotherapie im Dialog, 3(2), 120–126.

Küchenhoff, J. (2018). Psychodynamische Kurz- und Fokaltherapie. Theorie und Praxis. Stuttgart: Schattauer.

Küchenhoff, J. (2019). Sich verstehen im Anderen. Erkenntniswege der Psychoanalyse. Göttingen: Vandenhoeck & Ruprecht.

Kuhl, J. (2001). Motivation und Persönlichkeit. Interaktion psychischer Systeme. Göttingen: Hogrefe.

Kuttenkeuler, D. & Schäfer, G. (Hrsg.) (2016). Deutungsprozesse im Wandel. Beiträge zum aktuellen Verständnis der Deutung in der Psychoanalyse. Gießen: Psychosozial-Verlag.

Laimböck, A. (2007). Schwierige Passagen. Herausforderungen an die psychoanalytische Methode. Frankfurt a.M.: Brandes & Apsel.

Laimböck, A. (2015). Die Szene verstehen. Die psychoanalytische Methode in verschiedenen Settings. Frankfurt a. M.: Brandes & Apsel.

Lang, H. (2000). Strukturale Psychoanalyse. Frankfurt a. M.: Suhrkamp.

Langer, S. K. (1984). Philosophie auf neuem Wege. Das Symbol im Denken, im Ritus und in der Kunst. Frankfurt a. M.: Fischer.

Laplanche, J. & Pontalis, J. B. (1973). Das Vokabular der Psychoanalyse. Frankfurt a. M.: Suhrkamp.

Lazarus, A. A. (1978). Fragebogen zur Lebensgeschichte. (Übersetzt und erweitert von Zimmer, D. & Echelmeyer, L.). Tübingen: dgvt.

Leichsenring, F. (1996). Borderline-Stile. Denken, Fühlen, Abwehr und Objektbeziehungen von Borderline-Patienten. Bern: Huber.

Leichsenring, F. (2004). Phänomenologie und Psychodynamik der Affekte bei Borderline-Störungen. Zeitschrift für Psychosomatische Medizin und Psychotherapie, 50(3), 253–270.

Leichsenring, F., Abbass, A., Beutel, M., Gündel, H., Heuft, G., Hoffmann, S. O. et al. (2019). Vom Sinn des Verfahrenskonzepts und der Verfahrensvielfalt – und warum das Baukasten-System in der Psychotherapie nicht funktioniert. Zeitschrift für Psychosomatische Medizin und Psychotherapie, 65(4), 321–340.

Leuzingr-Bohleber, M., & Fischmann, T. (2006). What is conceptual research in psychoanalysis? The International Journal of Psychoanalysis, 87(5) 1355–1386.

Leuzingr-Bohleber, M. & Weiß, H. (2014). Psychoanalyse. Die Lehre vom Unbewussten. Stuttgart: Kohlhammer.

Leuzinger-Bohleber, M., Laezer, K. L., Pfenning-Meerkoetter, N., Fischmann T., Wolff, A. & Green, J. (2011). Psychoanalytic Treatment of ADHD Children in the Frame of Two Extraclinical Studies: The Frankfurt Prevention Study and the EVA Study, Journal of Infant, Child, and Adolescent Psychotherapy, 10(1), 32–50.

Leuzinger-Bohleber, M., Hautzinger, M., Fiedler, G., Keller, W., Bahrke, U., Kallenbach, L., ... & Beutel, M. (2019). Outcome of Psychoanalytic and Cognitive-Behavioural Long-Term Therapy with Chronically Depressed Patients: A Controlled Trial with Preferential and Randomized Allocation. The Canadian Journal of Psychiatry, 64(1), 47–58.

Lichtenberg, J. (1989). Psychoanalysis and Motivation. Hillsdale, N.J.. Analytic Press.

Linehan, M. M. (2014). DBT Skills Training Manual Second Edition. New York: Guilford Press.

Lorenzer, A. (1970). Sprachzerstörung und Rekonstruktion. Frankfurt a. M.: Suhrkamp.

Lorenzer, A. (1983). Sprache, Lebenspraxis und szenisches Verstehen in der psychoanalytischen Therapie. Psyche, 37(2), 97–115.

Luborsky, L. (1977). Measuring a pervasive psychic structure in psychotherapy: The core conflictual relationship theme. In: Freedman, N., Grand, S. (Hrsg.). Communicative structures and psychic structures, S. 367–395. New York: Plenum.

Luborsky, L. (1988). Einführung in die analytische Psychotherapie. Ein Lehrbuch. Berlin: Springer-Verlag.

Mahler, M. (1968). Symbiose und Individuation. Psychosen im frühen Kindesalter. Stuttgart: Klett-Cotta.

Margraf, J. (2008). Hintergründe und Entwicklung. In: J. Margraf & S. Schneider (Hrsg.). Lehrbuch der Verhaltenstherapie. Band 1: Grundlagen, Diagnostik, Verfahren, Rahmenbedingungen, S. 3–46. Berlin: Springer.

McCullough, L., Kuhn, N., Andrews, S., Kaplan Romanowsky, A., Wolf, J. & Lanza Hurley, C. (2019). Affektfokussierte psychodynamische Psychotherapie. Ein integratives Manual zur Behandlung von Affektphobien. Stuttgart: Kohlhammer.

Mentzos, S. (2015). Lehrbuch der Psychodynamik: Die Funktion der Dysfunktionalität psychischer Störungen. Göttingen: Vandenhoeck & Ruprecht.

Mertens, W. (2022). Handbuch psychoanalytischer Grundbegriffe. 5. Aufl. Stuttgart: Kohlhammer.

Milch, W. (2019). Selbstpsychologie. Göttingen: Vandenhoeck & Ruprecht.

Minzenberg, M. J., Poole, J. H., Vinogradov, S. (2006). Social-emotion recognition in borderline personality disorder. Comprehensive Psychiatry, 47(6), 468–474.

Moser, U. (2001). »What is a Bongaloo, Daddy?« Übertragung, Gegenübertragung, therapeutische Situation. Allgemein und am Beispiel »früher Störungen«. Psyche, 55(2), 97–136.

Müller, A. & Müller, L. (2018). Praxis der Analytischen Psychologie. Ein Lehrbuch für eine integrative Psychotherapie. Stuttgart: Kohlhammer.

Müller, L. & Knoll, D. (1998). Ins Innere der Dinge schauen. Mit Symbolen schöpferisch leben. Zürich und Düsseldorf: Walter.

Neumann, E. (1963) Das Kind: Struktur und Dynamik der werdenden Persönlichkeit. Zürich: Rhein-Verlag.

Norcross, J. C. (1986). Handbook of Ecclectic Psychotherapy. New York: Brunner/Mazel.

Norcross, J. C. & Goldfried, M. (Eds.) (2019). Handbook of Psychotherapy Integration (3rd ed.). NY: Oxford University Press.

Norcross, J. C. & Wampold, B. E. (Eds.) (2019). Psychotherapy relationships that work. Vol. 2: Evidence-based responsiveness (3rd ed.). NY: Oxford University Press.

Oddli, H. W. & McLeod, J. (2017). Knowing-in-relation: How experienced therapists integrate different sources of knowledge in actual clinical practice. Journal of Psychotherapy Integration, 27(1), 107–119.

Ogden, T. H. (1994). The analytic third: Working with intersubjective clinical facts. The International Journal of Psychoanalysis, 75(1), 3–19.

Ogden, T. H. (1996). The perverse subject of analysis. Journal of the American Psychoanalytic Association. 44(4) 1121–1146.

Ogden, T. H. (2004). The analytic third: implications for psychoanalytic theory and technique. Psychoanalytic Qarterly, 73(1), 167–95.

Ogden, T. H. (2016). Das analytische Dritte, das intersubjektive Subjekt der Analyse und das Konzept der projektiven Identifizierung. In: Altmeyer, M. & Thomä, H. (Hrsg.): Die vernetzte Seele: die intersubjektive Wende in der Psychoanalyse (S. 35–64). Stuttgart: Klett-Cotta.

Palmieri, A., Zidarich, S. & Kleinbub, J. R. (2020). Symbolic meaning of drugs in psychotherapy: A psychodynamic perspective. Psychoanalytic Psychology, 37(4), 294–304.

Paulick, J., Deisenhofer, A.-K., Ramseyer, F., Tschacher, W., Boyle, K., Rubel, J. & Lutz, W. (2018). Non-verbal synchrony: a new approach to understand psychotherapeutic processes and drop-out. Journal of Psychotherapy Integration, 28(3), 367–384.

Peichl, J. (2004). Gibt es eine oder mehrere Borderline-Störungen? Psychotherapie 9(2), 166–174.

Perrig, W. J., Wippich, W. & Perrig-Chiello, P. (1993). Unbewusste Informationsverarbeitung. Bern: Verlag Hans Huber.
Pfammatter, M. & Tschacher, W. (2012). Wirkfaktoren der Psychotherapie – eine Übersicht und Standortbestimmung. Zeitschrift für Psychiatrie, Psychologie und Psychotherapie, 60(1), 067–076.
Pine, F. (1988). The four psychologies of psychoanalysis and their place in clinical work. Journal of the American Psychoanalytic Association, 36(3), 571–596.
Pine, F. (1990). Die vier Psychologien der Psychoanalyse und ihre Bedeutung für die Praxis. Forum der Psychoanalyse(6), S. 232–249.
Racker, H. (1957). The meanings and uses of countertransference. The Psychoanalytic Quarterly, 26(3), 303–357.
Rafaeli, E., Bernstein, D. P. & Young, J. E. (2013). Schematherapie. Paderborn: Junfermann.
Rafalski, M. (2018). Empfinden, Intuieren, Fühlen und Denken. Die vier psychischen Grundfunktionen in Psychotherapie und Individuation. Stuttgart: Kohlhammer.
Reik, T. (1948/1976). Hören mit dem dritten Ohr. Frankfurt a. M.: Fischer TB.
Rief, W. (2019). Von der verfahrensorientierten zur kompetenzorientierten Psychotherapie-Qualifikation. Psychotherapeuten-Journal, 18(3), 261–268.
Roediger, E. (2010). Praxis der Schematherapie. Grundlagen – Anwendung – Perspektiven. Stuttgart: Schattauer.
Roediger, E. & Dornberg, M. (2011). Wie »psychodynamisch« ist die Schematherapie? Gemeinsamkeiten und Unterschiede zwischen Schematherapie und psychodynamischer Psychotherapie. In: Roediger, E. & Jacob, G. (Hrsg.): Fortschritte der Schematherapie: Konzepte und Anwendungen (S. 30–45). Göttingen: Hogrefe.
Rohde-Dachser, C. (2004). Das Borderline-Syndrom. Bern: Verlag Hans Huber.
Rohde-Dachser, C. (2010). Schwermut als Objekt. Über Struktur und Inhalt der Borderline-Depression. Psyche, 64(9), 862–889.
Rudolf, G. (2013). Strukturbezogene Psychotherapie. Leitfaden zur psychodynamischen Psychotherapie struktureller Störungen. Stuttgart: Schattauer.
Rudolf, G. (2014). Psychodynamische Psychotherapie. Die Arbeit an Konflikt, Struktur und Trauma. Stuttgart: Schattauer.
Rudolf, G. (2016). Psychotherapeutische Identität. Göttingen: Vandenhoeck & Ruprecht.
Rudolf, G. (2019). Psychodynamisch denken – tiefenpsychologisch handeln. Praxis der tiefenpsychologisch fundierten Psychotherapie. Stuttgart: Schattauer.
Rudolf, G., Grande, T. & Oberbracht, C. (2010). Die Heidelberger Umstrukturierungsskala. Psychotherapeut, 45(4), 237–246.
Rugenstein, K. (2019). Freie Assoziation und gleichschwebende Aufmerksamkeit. Göttingen: Vandenhoeck & Ruprecht.
Rupprecht-Schampera, U. (2010). »Hysterie« – eine klassische psychoanalytische Theorie? In: Seidler, G. H. (Hrsg.). Hysterie heute. Metamorphosen eines Paradiesvogels, S. 103–132. Gießen: Psychosozial-Verlag.
Saß, H., Wittchen, H. U. & Zaudig, M. (Hrsg.) (1996). Diagnostisches und Statistisches Manual Psychischer Störungen DSM-IV. Göttingen: Hogrefe.
Sachse, R. (2003). Klärungsorientierte Psychotherapie. Göttingen: Hogrefe Verlag.
Sachse, R. (2006). Persönlichkeitsstörungen verstehen – Zum Umgang mit schwierigen Klienten. Bonn: Psychiatrie-Verlag.
Sachse, R., Sachse, M. & Fasbender, J. (2011). Klärungsorientierte Psychotherapie von Persönlichkeitsstörungen. Göttingen: Hogrefe Verlag.
Safran, J. D. (Ed.) (2003). Psychoanalysis and Buddhism: An Unfolding Dialogue. Boston: Wisdom Publications.
Sandler, J. (1976). Gegenübertragung und Bereitschaft zur Rollenübernahme. Psyche, 30(4), 297–305.

Schindler, H & von Schlippe, A (2006). Psychotherapeutische Ausbildungen und psychotherapeutische Praxis kassenzugelassener Psychologischer PsychotherapeutInnen und Kinder und JugendlichentherapeutInnen. PiD – Psychotherapie im Dialog 7(3), 334–337.

Schirm, S. & Sachse, R. (2016). Schematherapie und Klärungsorientierte Psychotherapie: Ein Vergleich. In: R. Sachse & M. Sachse: Klärungsprozesse in der Praxis II (S. 277–297). Lengerich: Pabst.

Schramm, E., Schweiger, U., Hohagen, F., & Berger, M. (2006). Psychotherapie für chronische Depression. Cognitive Behavioral Analysis System of Psychotherapy (CBASP) von James P. McCullough. Deutsche Übersetzung und Bearbeitung. München: Elsevier.

Schultz-Hencke, H. (1988). Lehrbuch der analytischen Psychotherapie. Stuttgart: Thieme.

Segal, H. (2019). Melanie Klein. Eine Einführung in ihr Werk. Frankfurt a. M.: Brandes & Apsel.

Sell, C. (2012). Die Wissenskultur der Psychoanalyse und ihre Differenz zur kognitiven Verhaltenstherapie. In Gödde, G. & Buchholz, M. B. (Eds.): Der Besen, auf dem die Hexe fliegt – Wissenschaft und Therapeutik des Unbewussten, Band 1: Psychologie als Wissenschaft der Komplementarität (S. 271–300). Gießen: Psychosozial-Verlag.

Sell, C. & Benecke, C. (2020) Methodenintegration in der psychodynamischen Psychotherapie. Psychodynamische Psychotherapie, 19(2), 185–200.

Senf, W. & Broda, M. (Hrsg.) (2019). Praxis der Psychotherapie (6. Aufl.). Stuttgart: Thieme.

Spitz, R. (1965). Vom Säugling zum Kleinkind. Stuttgart: Klett-Cotta.

Stenzel, N., Krumm, S. & Rief, W. (2010). Therapieplanung mithilfe des Interviews zur operationalisierten Fertigkeitsdiagnostik (OFD). Verhaltenstherapie, 20(2), 109–117.

Stern, D. N. (1985). Die Lebenserfahrung des Säuglings. Stuttgart: Klett-Cotta.

Stern, D. N. (1995). The motherhood constellation: a unified view of parent-infant psychotherapy. New York: Basic Books Inc.

Stern, D. N. (2000). Putting time back into our considerations of infant experience: a microdiachronic view. Infant Mental Health Journal, 21(1–2), 21–28.

Stern, D. N. (2007). Der Gegenwartsmoment: Veränderungsprozesse in Psychoanalyse, Psychotherapie und Alltag. Frankfurt a. M.: Brandes & Apsel.

Stern, D. N., Bruschweiler-Stern, N., Lyons-Ruth, K., Morgan, A. C., Nahum, J. P., & Sander, L. W. (2012). Veränderungsprozesse: ein integratives Paradigma. Frankfurt a. M.: Brandes & Apsel.

Stern, D. N., Bruschweiler-Stern, N., Harrison, A. M., Lyons-Ruth, K., Morgan, A. C., Nahum, J. P., Sander, L. & Tronick, E. Z. (1998). The process of therapeutic change involving implicit knowledge: Some implications of developmental observations for adult psychotherapy. Infant Mental Health Journal, 19(3), 300–308.

Storch, M, Krause, F. & Weber, J. (2022). Selbstmanagement – ressourcenorientiert. Theoretische Grundlagen und Trainingsmanual für die Arbeit mit dem Zürcher Ressourcen Modell (ZRM®). 7., überarbeitete Auflage. Göttingen: Hogrefe.

Storck, T. (2019). Das dynamisch Unbewusste. Stuttgart: Kohlhammer.

Storck, T. (2021). Abwehr und Widerstand. Stuttgart: Kohlhammer.

Storck, T. (2022). Deutung. Stuttgart: Kohlhammer.

Storck, T. & Billhardt, F. (2021). Denken und Lernen. Psychoanalyse und Allgemeine Psychologie. Stuttgart: Kohlhammer.

Storck T., Volkert, J., Brauner, F. & Sell, C. (2021). Psychotherapeutische Arbeitsmodelle in unterschiedlichen Verfahren: Skizze einer konzeptvergleichenden Psychotherapieforschung. Forum der Psychoanalyse: Zeitschrift für klinische Theorie & Praxis, 37(2), 149–163.

Strachey, J. (1934). Die Grundlagen der therapeutischen Wirkung der Psychoanalyse. Internationale Zeitschrift für Psychoanalyse, 21(4), 486–516.

Strauß, B., Galliker, M., Linden, M. & Schweitzer, J. (2021). Ideengeschichte der Psychotherapieverfahren: Theorien, Konzepte, Methoden. Stuttgart: Kohlhammer.

Streeck-Fischer, A. (Hrsg.) (2018). Die frühe Entwicklung. Göttingen: Vandenhoeck & Ruprecht.

Streek, U. & Leichsenring, F. (2009). Handbuch psychoanalytisch-interaktionelle Therapie. Behandlung von Patienten mit strukturellen Störungen und schweren Persönlichkeitsstörungen. Göttingen: Vandenhoeck & Ruprecht.

Streeck & K. Bell (Hrsg.) (1994). Die Psychoanalyse schwerer psychischer Erkrankungen. München: Pfeiffer Verlag.

Strupp, H. H. & Binder, j. L. (1991). Kurzpsychotherapie. Stuttgart: Klett-Cotta.

Subic-Wrana, C., Milrod, B. & Beutel, M. E. (2012). PFPP – Panikfokussierte Psychodynamische Psychotherapie der Panikstörung. Göttingen: Hogrefe.

Thomä, H., Kübler, J. C. & Kächele, H. (1985). Zum Verhältnis von Theorie und Praxis der Psychoanalyse. Analyse & Kritik, 7(1), 3–25.

Tress, W. & Hartkamp, N. (2002). Die Strukturale Analyse Sozialen Verhaltens. Ein Arbeitsbuch für Forschung, Praxis und Weiterbildung in der Psychotherapie. München: CIP-Medien.

Tronick, E. Z. (1989). Emotions and emotional communication in infants. American Psychologist, 44(2), 112–119.

Tronick, E. Z., Bruschweiler-Stern, N., Harrison, A. M., Lyons-Ruth, K., Morgan, A. C., Nahum, J. P., ... Stern, D. N. (1998). Dyadically expanded states of consciousness and the process of therapeutic change. Infant Mental Health Journal, 19(3), 290–299.

Tschacher, W. & Meier, D. (2020). Physiological synchrony in psychotherapy sessions. Psychotherapy Research, 30(5), 558–573.

Tyrer, P., Reed, G. M. & Crawford, M. J. (2015). Classification, assessment, prevalence, and effect of personality disorder. Lancet, 385(9969), 717–726.

Vogel, Ralf, T. (2005). Verhaltenstherapie in psychodynamischen Behandlungen. Theorie und Praxismanual für eine integrative Psychodynamik in ambulanter und stationärer Psychotherapie. Stuttgart: Kohlhammer.

Wachtel, P.L. (1977). Psychoanalysis and behaviour therapy: Toward an integration. New York: Guilford Press.

Wagner, E. (1996). Psychotherapie als Wissenschaft in Abgrenzung von der Medizin. In: Pritz, A. (Hrsg.): Psychotherapie – eine neue Wissenschaft vom Menschen (S. 219–247). Wien: Springer.

Warsitz, R. P. & Küchenhoff, J. (2015). Psychoanalyse als Erkenntnistheorie – psychoanalytische Erkenntnisverfahren. Stuttgart: Kohlhammer.

Watson, J. C. & Wiseman, H. (2021). Introduction. Exploring Responsiveness and Attunement in Psychotherapy. In Watson, J. C. & Wiseman, H. (Eds.): The Responsive Psychotherapist: Attuning to Clients in the Moment (S. 3–12). American Psychological Association.

Weiß, H. (2001) Zur Beziehung zwischen einigen theoretischen Konzepten bei Melanie Klein und Wilfred Bion. Psyche – Zeitschrift für Psychoanalyse, 55(2), 159–180.

Weiß, H. (2013). Unbewusste Phantasien als strukturierende Prinzipien und Organisatoren des psychischen Lebens. Zur Evolution eines Konzepts – eine kleinianische Perspektive. Psyche, 67(9–10), 903–930.

Wiedemann, W. (2007). Wilfred Bion. Biografie, Theorie und klinische Praxis des »Mystikers der Psychoanalyse. Gießen: Psychosozial-Verlag.

Will, H. (2008). Über die Position eines Analytikers, der keiner Schule entstammt. Eine Fallstudie zum Verhältnis von privater und öffentlicher Theorie. Psyche, 62(1), 1–27.

Will, H. (2016). Ungesättigte und gesättigte Deutungen. Psyche, 70(1), 2–23.

Wiltshire, T. J., Philipsen, J. S., Trasmundi, S. B., Jensen, T. W. & Steffensen, S. V. (2020). Interpersonal coordination dynamics in psychotherapy: a systematic review. Cognitive Therapy and Research, 44(4), 752–773.

Winnicott, D. W. (2019). Vom Spiel zur Kreativität. Stuttgart: Klett-Cotta.

Wittmann, L. (1981). Verhaltenstherapie und Psychodynamik. Therapeutisches Handeln jenseits der Schulengrenzen. Weinheim: Psychologie Verlags Union.

Wöller, W. (2022). Psychodynamische Psychotherapie. Lehrbuch der ressourcenorientierten Praxis. Stuttgart: Schattauer.Wöller, W. & Kruse, J. (2012). Tiefenpsychologisch fundierte Psychotherapie. Basisbuch und Praxisleitfaden. Stuttgart: Schattauer.

Wöller, W., Lampe, A., Mattheß, H., Schellong, J., Leichsenring, F. & Kruse, J. (2020). Psychodynamische Therapie der komplexen posttraumatischen Belastungsstörung. Ein Manual zur Behandlung nach Kindheitstraumata. Stuttgart: Schattauer.

World Health Organization (2004). International statistical classification of diseases and related health problems. 10. Aufl. Genf: WHO.

Wright, A. G. C. & Zimmermann, J. (2015). At the nexus of science and practice: answering basic clinical questions in personality disorder assessment and diagnosis with quantitative modeling techniques. In: Huprich, S. K. (Hrsg.): Personality disorders. Toward theoretical and empirical integration in diagnosis and assessment (S. 109–144). Washington D.C.: American Psychological Association.

Young, J. E., Klosko, J. S. & Weishaar, M. E. (2005). Schematherapie. Ein praxisorientiertes Handbuch. Paderborn: Junfermann.

Zimmermann, J. & Brakemeier, E.-L. & Benecke, C. (2015). Alternatives DSM-5-Modell zur Klassifikation von Persönlichkeitsstörungen. Psychotherapeut, 60(4), 269–279.

Zwiebel, R. & Weischede, G. (2015). Buddha und Freud – Präsenz und Einsicht. über buddhistisches und psychoanalytisches Denken. Göttingen: Vandenhoeck & Ruprecht.

Anhang

Arbeitsblatt 1 – Äußerer Rahmen

Bestimmung der Basisvariablen des äußeren Rahmens

	Setzung	Kriterium
→ Arbeitszeiten/-ort → Stundendauer, Anzahl, Frequenz, Regelmäßigkeit → Sitzarrangement	Abweichung Pat. ________	
→ Bezahlung → Ausfallhonorar + Bedingungen	Abweichung Pat. ________	
→ Kontaktmöglichkeit: Wann? Wie? Inhalt?	Abweichung Pat. ________	
→ Begrüßung und Verabschiedung → Pünktlichkeit	Abweichung Pat. ________	
→ Geschenke → Persönliche Fragen	Abweichung Pat. ________	
→ Urlaube: Dauer und Ankündigung	Abweichung Pat. ________	
→ Adhärenz VT	Abweichung Pat. ________	
→ »Service«	Abweichung Pat. ________	

Arbeitsblatt 2 – Haltung

Wie verstehe ich mein therapeutisches Handeln? Worum geht es mir? Was ist mir daran besonders wichtig? Wie möchte ich nicht handeln oder sein? Wie möchte ich mich als Handelnde/r fühlen? Welche Herangehensweisen liegen mir, welche nicht und warum? Gibt es Entwicklungsziele meiner therapeutischen Handlungskompetenz und welche?

Welche methodische Haltung entspringt meinem persönlichen und therapeutischen Background? Wie stelle ich mich ein auf Patientinnen und Therapie? Was ist mir hier bedeutsam?
Ist es mir möglich, zeitweise eine andere methodische Haltung einzunehmen und wie begründe ich das für mich? Was passt »in« meine therapeutische Haltung?

Was sind die wichtigsten Elemente meines therapeutischen Backgrounds? Welche Annahmen und Sichtweisen sind mir essenziell?
Wie verstehe ich mich selbst als Therapeut/in? Was macht mich darin aus? Wie fühlt es sich stimmig an? Wie möchte ich erlebt und erinnert werden?
Welches psychotherapeutische Menschenbild steht dahinter und auf welche Art teile ich es? Wie sehe ich meine Patientinnen oder wie möchte ich sie sehen?

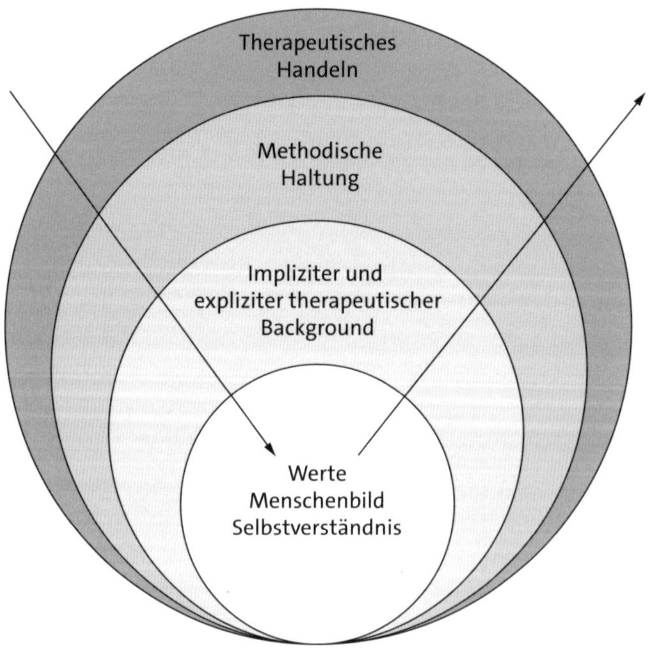

Welche unverrückbaren Überzeugungen habe ich? Was ist mir essenziell wichtig? Wovon möchte ich nie abrücken? Was gibt mir Erfüllung und Sinn? Was sind meine tiefsten Werte?
Wie verstehe ich mich selbst im Tiefsten? Was für ein Mensch möchte ich sein? Was macht mein Selbstsein aus? Wie möchte ich erlebt und erinnert werden? Gibt es ein Bild meiner größten Erfülltheit, von Sinn?
Wie stehe ich zu anderen Menschen? Was ist ein Mensch für mich? Was ist mir an anderen am bedeutsamsten?

1) Schreiben Sie auf einem leeren Blatt Papier die Worte und Formulierungen auf, die sich als Antworten auf die Fragen einstellen. – 2) Markieren Sie dort diejenigen, die sich am stimmigsten anfühlen. Präzisieren oder ergänzen Sie diese ggf. – 3) Versuchen Sie für alle Bereiche jeweils maximal ein bis drei Formulierungen zu finden, die als Statement am besten ausdrücken, wie Sie denken und fühlen. Übertragen Sie sie in die untenstehenden Themenbereiche. – 4) Überprüfen Sie, wie die verschiedenen Bereiche miteinander übereinstimmen. Wo passt etwas nicht oder nicht ganz? Untersuchen Sie diese Unstimmigkeit. Dann erkunden Sie, ob es eine Lösung gibt, einen Kompromiss, eine verbindende Idee, die die Unstimmigkeiten beseitigt.

Bereiche	**Statements**	**Mögliche Verbindungselemente**
Therapeutisches Handeln		
Methodische Haltung		
Therapeutischer Background		
Werte Menschenbild Selbstverständnis		

Arbeitsblatt 3 – Erstbegegnung, Szene

Kontaktaufnahme **Vorfeldphänomene**		
Therapeut/in		**Patient/in**
Offenes Begegnungsangebot neutral, abstinent, »unwissend«; ggf. »Eingestimmtheit« aus Vorfeldphänomenen		*Äußere Merkmale* Zum Erstgespräch erscheint ein/e ... Alter, äußere Erscheinung, Art und Weise, Beruf.
Reaktion auf Erscheinung (Auffälligkeiten, Impulse, Gefühle, Gedanken/Fantasien) Mir fällt auf ... Ich fühle mich ... Ich denke ... Ich möchte ... Ich (Handlung) ...		*Kontaktaufnahme* Der/die Patient/in ... wirkt ... macht ... sagt ...
Innere und äußere Reaktion (Erleben und Verhalten) Ich fühle mich ... Ich denke ... Ich möchte ... Ich (Handlung) ...		*Kontaktaufnahme* Pat. reagiert darauf ...
Innere und äußere Reaktion (Erleben und Verhalten) Ich fühle mich ... Ich denke ... Ich möchte ... Ich (Handlung) ...		*Reaktion auf meine Reaktion* Pat. reagiert darauf ...
	Abschluss/Gestaltgefühl	
Gegenübertragung	**Rollen**	**Übertragung**

Entwicklung der Begegnung und Kumulation? Dramatik?

Welches Thema wurde dabei wie verhandelt?

Manifest

Latent

»Titel«

Arbeitsblatt 4 – Gesprächsverlauf

Was wird erzählt?
Inhalte/Themen/Konstellationen

Personen/Rollen/Narrative

Beschwerden/Leidensdruck/Motivation/Störungsmodell/Bewältigungsversuche

Wie wird es erzählt?
Mimik/Gestik/Prosodie

Art und Weise (genau, weitschweifig, knapp, ...)

Interaktion (Rollen, Eingebundensein, Reaktion auf Interventionen, Übertragungsdynamik)

Wirkung
Wie hat Sie das Erzählte emotional angemutet?

Welches Bild wurde gezeichnet? Welche Bilder hat es bei Ihnen freigesetzt?

Welche Impulse hatten Sie?

Arbeitsblatt 5 – Biografie, auslösende Situation, Symptomwahl

Lebensgeschichte
Herkunftsfamilie (ggf. transgenerationale Perspektive)

____

____

Psychosoziale Entwicklung

____

____

Gegenwärtige Lebenssituation

____

____

Abwehraspekte von Erinnerung und Darstellung

____

____

Resultierende Prägungen
Welche konflikthaften Inhalte klingen an?

____

____

____

Welche Selbst- und Objektbilder werden deutlich? Welche Beziehungsfantasien und -themen dominieren? Wie sind sie strukturiert?

____

____

____

Welche strukturellen Fähigkeiten wurden biografisch in ihrer Entwicklung gefördert, vermittelt oder behindert?

____

____

Gab es Traumatisierungen? Wenn ja, welcher Art, wann, wie häufig und mit welchen Folgen?

Was sind die zentralen Ängste? Wie wurden sie bewältigt?

Welches Narrativ lässt sich erkennen? Welche Rolle nimmt die/der Pat. darin ein?

Welche Bewältigungsformen haben sich etabliert?

Wie drücken sich die biografischen Erfahrungen in Lebenskonstrukt und -gestaltung aus?

Was war die auslösende Situation und was macht sie bedeutsam?

Welches Symptombild resultiert und welche Bedeutung drückt sich in ihm aus?

Arbeitsblatt 6 – Fallkonzeption

→ Unterstreichen Sie alle Begriffe, Themen, Inhalte der Arbeitsblätter 3–5, zu denen ein deutlicher somatischer Marker spürbar wird. Sammeln Sie die Inhalte auf der linken Seite.

1.		–	
2.		–	
3.		–	
4.		–	
5.		–	
6.		–	

→ Schreiben Sie nun rechts zu den markierten Begriffen einen Gegenbegriff (Gegenteil, Polarität, Ergänzung o.ä.) in Klammern gesetzt hinzu.

→ Zwischen welchen Begriffen oder Begriffspaaren gibt es einen funktionalen Operator im Sinne einer spezifischen Abwehr, Bewältigung oder Kompensation? Markieren Sie ihn!

→ Prüfen Sie, ob zwischen den Begriffen Beziehungen oder Zusammenhänge bestehen.

→ Versuchen Sie nun, die folgende Tabelle mit Inhalten zu befüllen.

→ Nutzen Sie ggf. jeweils einen Fokussatz nach dem Muster:

Ich muss immer wieder ...., damit ich .... /weil sonst ....

	Was? Inhalt	Wie? Abwehr	Warum? Bedeutung → Konsequenz
Konflikt			
	Was? Latentes Beziehungsgeschehen	**Wie? Manifeste Beziehungsgestaltung**	**Warum? Bedeutung → Konsequenz**
Beziehung			
	Was? Funktion	**Wie? Kompensation**	**Warum? Seelische Bedrohung**
Struktur			
Ergänzend ggf. Traumatisierungsfolgen			

Arbeitsblatt 7 – Therapieplanung

	VT-Perspektive ← symbolische Einstellung → unbewusste Bedeutung	
Symptomatik	←→	Konflikt
Themen	←→	
Fokus	←→	Beziehung
Ziele	←→	
Methoden	←→	Struktur
Fallstricke	←→	

Arbeitsblatt 8 – Klärungsschema

Auslöser/Anlass der Aktivierung des psychodynamischen Wahrnehmungsfeldes

---

Was war vorher?

Was steht an?

Beschreiben

Anreichern
Was nehme ich wahr? Was fällt mir auf? Was wird beschrieben?

Was fühle ich? Wie mutet es mich an?

Welche Gedanken, Assoziationen, Bilder kommen mir?

Was ahne ich? Was steckt da untergründig drin?

Symbolischer Gehalt + Lebensbezug = Situations-Bedeutungs-Zusammenhang
Was zeigt sich da? Was drückt sich symbolisch aus? Was wird dargestellt? Worum geht es?

Wo gehört es hin? Welcher Situations-Bedeutungs-Zusammenhang drückt sich im Geschehen sinnbildlich aus?

Hotspot?
Konflikt, Beziehung, Struktur, Trauma, wie?

Neues Thema?

Deutung
Warum so? Welche unbewusste Lage und Bewältigungsdynamik drückt sich im gegenwärtigen Geschehen aus?

Arbeitsblatt 9 – Handlungsvorbereitung

Bewertung des Geschehens im Kontext der Therapie (Warum so jetzt?)

Fortschritt/Rückschritt (Welcher Bereich? Wie?)

Situations-Bedeutungs-Zusammenhang mit unmittelbarem Therapiebezug (z.B. Gefährdung, Übertragungsanspielung, außertherapeutisches Agieren, Verschiebung, Widerstand etc.)

Handeln?

	Ja	Nein
Vorteile		
Nachteile		

Handeln (Wann? Wie? Warum so?)

1. Therapie schützen

---

2. Handeln zum Verstehen

---

3. Handeln aus Verstehen

Arbeitsblatt 10 – Stundenprotokoll

Pat.-Code: **Datum:**

Stunde … von …

Besprochene Themen:

Vereinbarte Hausaufgaben:

Referenzpunkte o. k.?

Abweichung wo, wann, wie?

→ Blickfeld weiten – Wahrnehmen

→ Beschreiben – Anreichern

→ Symbolische Einstellung – Deuten

Handeln?

Wie?

Sachverzeichnis